科学出版社"十三五"普通高等教育本科规划教材
高等医药院校药学类系列教材

生物药剂学与药物动力学

主　　编　鲁卫东　张景勍
副主编　王　凌　陈　文　李维凤　唐富山
编　　委　（以姓氏笔画顺序）
　　　　　王　凌（四川大学）
　　　　　兰　轲（四川大学）
　　　　　李芸霞（成都中医药大学）
　　　　　李维凤（西安交通大学）
　　　　　李　楠（成都中医药大学）
　　　　　张　全（成都医学院）
　　　　　张景勍（重庆医科大学）
　　　　　陈　文（石河子大学）
　　　　　赵韫琦（昆明医科大学）
　　　　　罗　雷（西南大学）
　　　　　周　玥（川北医学院附属医院）
　　　　　贾　乙（第三军医大学）
　　　　　高会乐（四川大学）
　　　　　高秀蓉（成都医学院）
　　　　　唐富山（遵义医学院）
　　　　　鲁卫东（昆明医科大学）
编写秘书　逯　荻（昆明医科大学）

科学出版社
北　京

内 容 简 介

本教材分为两篇，第一篇为生物药剂学。该篇第一章为有关生物药剂学概论，之后依据药物进入体内的过程，按药物的吸收、分布、代谢和排泄四章编排，系统地阐述药物在体内过程以及影响因素。第二篇为药物动力学内容，首先阐述药物动力学相关概念，之后三章按单次和多次给药叙述，接着叙述了非线性药物动力学、统计矩以及药物动力学在临床实践和药物设计中的应用。在章节内容编写上，注重理论与实践的结合，书中引用大量例子有利于对所阐述理论知识的理解。本教材注重有关新进展的介绍，同时注重科学性、严谨性、实用性以及启发性。

本教材适合药学、药物制剂、临床药学以及相关专业本科教学使用，同时也可作为药学相关从业人员的参考用书。

图书在版编目（CIP）数据

生物药剂学与药物动力学 / 鲁卫东，张景勍主编. —北京：科学出版社，2017.1

ISBN 978-7-03-050460-9

Ⅰ.①生… Ⅱ.①鲁… ②张… Ⅲ.①生物药剂学–医学院校–教材 ②药物代谢动力学–医学院校–教材 Ⅳ.①R945 ②R969.1

中国版本图书馆CIP数据核字（2016）第262337号

责任编辑：李 植 / 责任校对：李 影
责任印制：李 彤 / 封面设计：陈 敬

科学出版社 出版
北京东黄城根北街16号
邮政编码：100717
http://www.sciencep.com

北京中石油彩色印刷有限责任公司 印刷
科学出版社发行 各地新华书店经销
*
2017年1月第 一 版　开本：787×1092 1/16
2023年1月第六次印刷　印张：18 1/4
字数：501 000

定价：75.00元
（如有印装质量问题，我社负责调换）

科学出版社"十三五"普通高等教育本科规划教材
高等医药院校药学类系列教材

专家委员会

主 任 委 员 张志荣 四川大学华西药学院
副主任委员 （按姓氏笔画排序）
　　　　　　　于　超　重庆医科大学
　　　　　　　王玉琨　空军军医大学
　　　　　　　刘卫东　陆军军医大学
　　　　　　　宋流东　昆明医科大学
　　　　　　　胡华强　中国科技出版传媒股份有限公司
　　　　　　　傅　强　西安交通大学
委　　　员 （按姓氏笔画排序）
　　　　　　　叶　云　西南医科大学
　　　　　　　包保全　内蒙古医科大学
　　　　　　　李　莉　新疆医科大学
　　　　　　　沈祥春　贵州医科大学
　　　　　　　张立明　宁夏医科大学
　　　　　　　张仲林　成都医学院
　　　　　　　陈　文　石河子大学
　　　　　　　陈朝军　内蒙古医科大学
　　　　　　　周旭美　遵义医学院
　　　　　　　周春阳　川北医学院
　　　　　　　胡昌华　西南大学
　　　　　　　饶高雄　云南中医学院
　　　　　　　贺　耘　重庆大学
　　　　　　　顾　健　西南民族大学
　　　　　　　柴慧芳　贵阳中医学院
　　　　　　　黄　园　四川大学华西药学院
　　　　　　　彭　芳　大理大学
　　　　　　　傅超美　成都中医药大学
　　　　　　　谭钦刚　桂林医学院

前　言

本教材共包括十三章。第一至五章为生物药剂学，第六至十三章为药物动力学内容。系统地介绍了生物药剂学与药物动力学的基本概念、基本理论、基本的研究方法以及应用。

本教材注重理论知识与临床实践以及药学学科进展相结合。力求做到语言简明易懂，重点突出，详略得当，名词定义言简意赅，知识阐述由浅入深。

本书的特色主要体现在以下方面：

1. 根据多年教学经验，结合学科最新进展，新增加了一些内容。如第六章药物动力学概述中增加了药物动力学相关学科的基本知识；第十章非线性药物动力学部分，增加了容量-限制药动学、时间-依从药动学两节的内容，使读者能在更加广义和深刻的层面认识和理解非线性药物动力学过程的产生及特点；第十三章，增加了药物动力学在靶向制剂中的应用和生物技术药物的药物动力学；章中增加了"知识拓展"内容，既是对正文知识的补充，也扩展了学生的知识面。

2. 在内容的编排上做了适当调整。如将口服以及非口服药物的吸收归为第二章，简洁明了；药物动力学基本知识的介绍按单剂量和多剂量给药划分，单剂量给药药物动力学内容按血管内以及血管外给药分类，符合学生以及老师阅读习惯，易教易学；第八章，调整了一室模型药物动力学参数计算部分公式的顺序，使其更具有逻辑性和条理性。

3. 关注进展，联系临床应用。本着理论服务实践的特点，本教材引用了大量的药物在临床应用的数据和实例。如第十章非线性药物动力学，大量引用具有非线性药物动力学特征的药物在临床应用的数据及实例，如阿司匹林、水杨酸盐、乙醇、维拉帕米、卡马西平、尼卡地平、苯妥英钠等，从消除、转运和蛋白结合方面系统阐述了引起非线性药物动力学的药物体内过程，并对临床用药过程中出现非线性药物动力过程时的用药方案选择提出建议，将基础理论与临床实践相互印证，反映了非线性药物动力学知识在临床应用中的重要作用。

4. 注重可读性。药物动力学部分每一个主要的公式都有相关例题，通过例题引导教学，丰富教学内容，提高学习效率；每章开头提出"能力要求"，每章结尾进行"小结"并列出"思考题"，力求做到语言简明易懂，易读。

正是由于本教材编委的热情与投入，以及出版社的大力支持，才使得本教材能顺利完成，衷心地表示感谢！

鉴于时间以及编者水平有限，书中如存在疏漏之处还恳请各位读者批评指正。

鲁卫东　张景勍

2016年6月

目　　录

第一篇　生物药剂学

第一章　生物药剂学概述 ………… 1
　第一节　生物药剂学的概念 ………… 1
　第二节　生物药剂学的应用 ………… 5
　第三节　生物药剂学的地位 ………… 6
　本章小结 …………………………… 7
　思考题与习题 ……………………… 7
第二章　药物的吸收 ……………… 8
　第一节　药物的膜转运 …………… 8
　第二节　口服给药的药物吸收 …… 12
　第三节　注射给药的药物吸收 …… 35
　第四节　皮肤给药的药物吸收 …… 38
　第五节　眼部给药的药物吸收 …… 41
　第六节　黏膜给药的药物吸收 …… 43
　本章小结 ………………………… 50
　思考题与习题 …………………… 51
第三章　药物的分布 …………… 52
　第一节　分布的概念 ……………… 52
　第二节　药物的血液系统转运 …… 55
　第三节　药物的淋巴系统转运 …… 60
　第四节　药物的脑内分布 ………… 61
　第五节　药物的胎盘和胎儿转运 … 63
　第六节　药物微粒递送系统的体内
　　　　　分布 ……………………… 64
　本章小结 ………………………… 68
　思考题与习题 …………………… 68
第四章　药物代谢 ……………… 69
　第一节　代谢的概念 ……………… 69
　第二节　代谢反应和代谢酶 ……… 70
　第三节　影响药物代谢的因素 …… 77
　第四节　药物代谢在新药开发中的
　　　　　应用 ……………………… 82
　第五节　药物代谢的研究方法 …… 86
　本章小结 ………………………… 88
　思考题与习题 …………………… 89
第五章　药物排泄 ……………… 90
　第一节　排泄的概念 ……………… 90
　第二节　药物的肾排泄 …………… 91
　第三节　药物的胆汁排泄 ………… 99
　第四节　药物的其他排泄途径 …… 101
　本章小结 ………………………… 102
　思考题与习题 …………………… 103

第二篇　药物动力学

第六章　药物动力学概述 ……… 104
　第一节　药物动力学定义及发展 … 104
　第二节　药物动力学相关学科 …… 107
　第三节　基础药物动力学和药物动
　　　　　力学模型 ………………… 108
　第四节　药物动力学中的数学基础 … 111
　本章小结 ………………………… 115
　思考题与习题 …………………… 115
第七章　单剂量血管内给药药物动力学 … 116
　第一节　静脉推注 ………………… 117
　第二节　静脉滴注 ………………… 139
　本章小结 ………………………… 152
　思考题与习题 …………………… 152
第八章　单剂量血管外给药药物动力学 … 154
　第一节　一室模型 ………………… 154
　第二节　二室模型 ………………… 171
　第三节　隔室模型的判别 ………… 175
　本章小结 ………………………… 179
　思考题与习题 …………………… 181
第九章　多剂量给药药物动力学 ………… 182
　第一节　多剂量给药的血药浓度与
　　　　　时间的关系 ……………… 184
　第二节　平均稳态血药浓度 ……… 193
　第三节　体内药量的蓄积与血药
　　　　　浓度的波动 ……………… 196

本章小结 ……………………………… 202
　　思考题与习题 …………………………… 203
第十章　非线性药物动力学 ……………… 204
　第一节　非线性药物动力学概述 …… 204
　第二节　非线性药物动力学方程 …… 209
　第三节　容量-限制药物动力学 …… 215
　第四节　时间-依从药物动力学 …… 216
　第五节　引起非线性药物动力学的
　　　　　体内过程及其临床意义 …… 217
　　本章小结 ……………………………… 219
　　思考题与习题 …………………………… 220
第十一章　统计矩理论及其应用 ………… 221
　第一节　统计矩理论基本概念 ……… 221
　第二节　统计矩理论的应用 ………… 223
　　本章小结 ……………………………… 227
　　思考题与习题 …………………………… 228
**第十二章　药物动力学在临床实践中的
　　　　　应用** ……………………………… 229
　第一节　给药方案个体化 …………… 229
　第二节　给药方案设计 ……………… 230

　第三节　治疗药物监测 ……………… 238
　第四节　生物利用度与生物等效性 …… 245
　第五节　群体药物动力学 …………… 250
　　本章小结 ……………………………… 252
　　思考题与习题 …………………………… 252
**第十三章　药物动力学在药物设计中的
　　　　　应用** ……………………………… 253
　第一节　药物动力学在新药开发中
　　　　　的应用 ……………………… 253
　第二节　药物动力学在缓控释制剂
　　　　　设计中的应用 ……………… 263
　第三节　药物动力学在靶向制剂设
　　　　　计中的应用 ………………… 270
　第四节　生物技术药物的药物动
　　　　　力学 ………………………… 273
　　本章小结 ……………………………… 275
　　思考题与习题 …………………………… 276

参考文献 …………………………………… 277
索引 ………………………………………… 281

第一篇　生物药剂学

第一章　生物药剂学概述

1. 掌握生物药剂学的定义。
2. 熟悉生物药剂学的应用。
3. 了解生物药剂学的地位。

第一节　生物药剂学的概念

一、定　　义

生物药剂学（biopharmaceutics）是研究药物及其制剂在体内的吸收、分布、代谢与排泄过程，阐明生物因素、剂型因素与药物效应之间关系的学科。

药物的**吸收**（absorption）过程反映药物从给药部位进入体循环的速度和程度；药物进入体循环后向组织器官的转运过程称为**分布**（distribution），涉及血药浓度变化和靶部位的浓度；药物吸收后在体内发生的化学结构变化称为药物**代谢**（metabolism）；体内药物或其代谢物排出体外的过程称为**排泄**（excretion）。药物的**转运**（transport）包括吸收、分布和排泄过程。**处置**（disposition）包括分布、代谢和排泄过程。**消除**（elimination）包括代谢与排泄过程，影响药物效应的强弱和持续时间。不同剂型的体内过程差异较大，见图1-1。

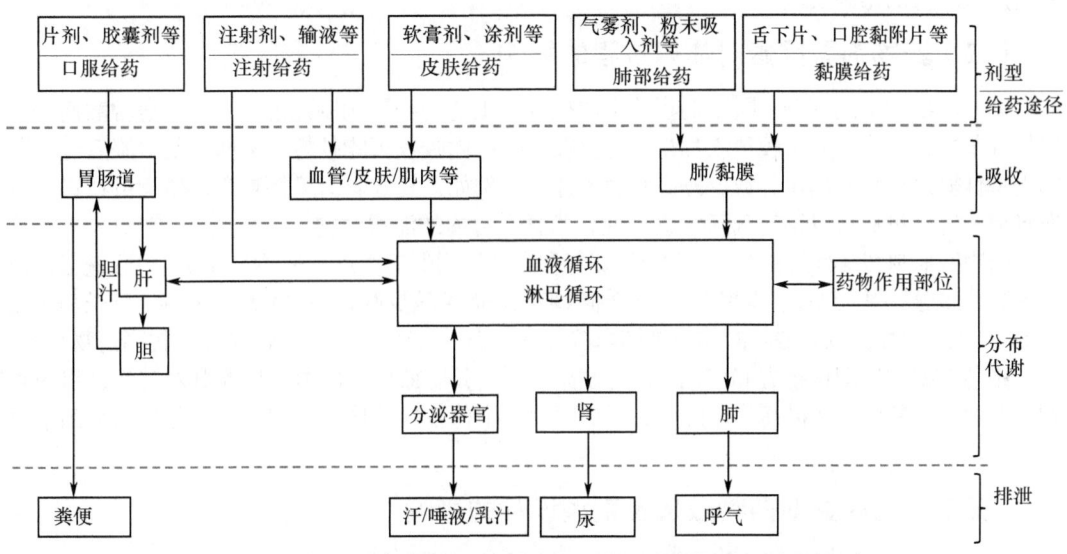

图1-1　不同药物剂型的吸收、分布、代谢和排泄过程

生物因素主要包括如下几种。

(1) 种族差异：指生物种类的差异，以及同种生物因地理区域或生活条件不同形成的差异，如鼠、兔、犬、猴与人的差异，或黄种人和白种人之间的差异。

(2) 性别差异：指动物的雌雄差异及人的男女差异。

(3) 年龄差异：指动物或人因生存的年龄不同带来的生理功能差异。

(4) 生理差异：生理条件改变（如妊娠）导致的药物体内过程差异。

(5) 病理差异：疾病引起的病理变化导致的药物体内过程差异。

(6) 遗传多样性：同种生物内个体之间的遗传变异可能会导致药物体内过程差异。

剂型因素主要包括如下几种。

(1) 药物的理化性质：如药物粒径、溶解度、化学结构等。

(2) 药物的剂型和给药途径：如口服用的片剂、皮肤用的软膏剂和静脉给予的注射剂等。

(3) 制剂辅料的种类、性质和用量。

(4) 制剂的配方及工艺过程。

(5) 制剂的储存条件等。

药物效应指药物对机体的作用，是机体对药物作用的反映，包括治疗效果、副作用和毒性反应。

二、研究内容及进展

（一）药物理化特性对体内过程的影响

药物粒径和晶型等物理性质影响溶解性能。难溶性药物通常溶出速度低，吸收不好，生物利用度不高。通过微粉化等方式减小药物粒径可提高药物溶出，进而改善体内过程和提高药物效应。药物的基本结构与药效密切相关，不改变药物原有的基本化学结构，仅对化学结构中的某些官能团进行化学修饰后，可以改善药物的理化性质，进而提高药效。

糖、蛋白质和脂质等构成生物系统的基本成分和激素、神经递质等内源性物质均具有手性特征。药物对映体的不同光学异构体虽然理化性质和旋光度相同，但旋光方向不同，因而在吸收和处置过程及药物与体内作用靶点结合等方面存在较大差异。活性高的对映体称为优对映体，无活性或活性低的对映体称为劣对映体，劣对映体有时会部分抵消优对映体的药效，有时还会产生严重的毒副反应。

（二）药物剂型因素对体内过程的影响

同一药物的不同剂型，同一剂型的不同处方和工艺均会影响制剂的溶出度。通常散剂的溶出较片剂快，素片的溶出较包衣片快，溶出较快时体内吸收可能较好。某些制剂口服后能将药物选择性输送至特定部位释放，提高吸收和疗效。例如，复方非诺贝特胃漂浮微囊可在胃中迅速释放一定剂量后再以维持剂量缓慢释放，延长在胃内的滞留时间。

药物纳米制剂具有药物稳定性较高、缓释和毒副作用低等优点。根据体内转运过程进行修饰可提高其递送效率。例如，以聚乙二醇修饰纳米粒表面可减少网状内皮系统的吞噬，延长药物在血液中的循环时间；以叶酸等配体修饰纳米粒可将药物定向转运至肿瘤等靶组织，提高药物疗效。

中药依据中医理论组方及应用，成分复杂，研究其有效成分的溶出度及其对转运过程的影响，有助于质量控制及提高临床疗效，制剂因素对中药各成分体内过程的影响是生物药剂学研究的新热点。

（三）生物因素对药物效应及剂型设计的影响

利用肠液 pH 较胃液明显提高的生理特点设计的肠溶制剂可使药物在胃中不释放，到达肠道后才释放、利用结肠内糖苷酶等独特酶及大量细菌可降解高分子载体设计的胶囊制剂可实现结肠定向给药，更好地发挥疗效。

（四）预测药物转运和处置等体内过程

生物药剂学分类系统（biopharmaceutics classification system，BCS）根据溶解性和渗透性特征将所有药物分为 4 种类型，BCS 可预测药物在胃肠道的吸收及体内外的相关性。定量生物药剂学分类系统（quantitative biopharmaceutics classification system, QBCS）是以明确定量的渗透性和剂量数为标准的 BCS 系统，建立药物在体内的平均溶出时间、肠道转运时间及吸收时间的关系。用药物代谢程度替代 BCS 的渗透性标准得到生物药剂学药物处置分类系统（biopharmaceutics drug disposition classification system，BDDCS），可预测药物处置的全过程。基于渗透系数的分类系统（permeability-based classification system，PCS）通过建立人小肠、肝和肾等部位的体外被动渗透性与体内吸收分数的关系，可预测药物在不同脏器的吸收和分布。Lipinski 等发现当药物具有五规则（the rule of five）中任两项性质时，吸收较差：相对分子质量＞500，氢键供体数＞5，氢键受体数＞10，油水分配系数 $\lg P$＞5，可旋转的连接键＜10。

根据配体与受体相互作用的原理，通过计算机辅助药物设计（computer-aided）进行定量构效关系（quantitative structure-activity relationship，QSAR）与定量构动关系（quantitative structure-pharmacokinetics relationship，QSPR）的研究，对药物的生物活性或体内动力学与其结构之间的关系进行理论计算和统计分析，可快速设计和筛选具有适宜体内转运和处置参数的目标化合物，大大减少新化合物的合成量，加快新药开发。

（五）新的给药途径和给药方法

治疗脑部疾病时为克服血-脑屏障可考虑鼻腔给药，需考察鼻黏膜中酶对药物的降解及药物对鼻黏膜的刺激性。肺部给药可减少治疗肺部疾病的用药剂量，并减少药物的全身毒副作用，是治疗呼吸系统疾病可选择的给药途径。采用离子导入技术改变皮肤角质层通透性，可提高经皮给药时药物转运效果。

（六）分子生物药剂学

分子生物药剂学（molecular biopharmaceutics）从分子和细胞学水平研究制剂特性和体内处置过程，分析剂型因素对药物疗效的影响。

通过剂型设计可实现药物细胞内靶向并调控细胞内动力学过程。药物作用靶点通常是位于细胞内的核酸、蛋白质、受体和酶等生物分子，药物靶向的细胞器有细胞核、胞浆、线粒体和高尔基体等。细胞药代动力学关注细胞上的渗透、分布、降解和外排，药物在细胞内的处置结果与其在整个机体的药动学密切相关。

细胞膜上存在多种转运蛋白。介导药物内流的转运蛋白，如离子转运多肽和多药耐药相关蛋白 1，可转运药物进入细胞；介导药物外排的转运蛋白，如 P-糖蛋白和多药耐药相关蛋白 2，可将药物泵出细胞。研究药物转运蛋白可明确药物吸收机制，有利于改善药物处置和减少药物相互作用。

基因治疗依靠遗传物质来纠正人类基因结构或功能，病毒载体和非病毒载体递送基因时需要克服各种生物学屏障，在尽可能降低载体毒性的同时，提高基因的组织和细胞特异性，增加胞内转运和细胞核摄取。研究基因载体的胞内外转运和处置过程有助于实现安全、高效的临床基因治疗。

三、研究方法及进展

（一）体外研究方法及进展

系指测定理化参数预测体内行为，或通过在体外模拟体内条件开展研究。

1. 理化性质和特性参数预测体内行为　某些口服固体制剂在模拟胃肠液中的溶出度与体内生物利用度具有相关性，溶出度合格不仅是保证这些制剂生产工艺合理、质量稳定的重要手段，也是在体外对体内生物利用度进行评价的有效替代方法。测定药物在正辛醇/水系统中的油水分配系数可初步预测药物对细胞膜的通透性及生物膜转运。采用色谱法、平衡透析法、超滤法、光谱法、毛细管电泳法、微透析及超速离心法等方法测定血浆蛋白结合率，可研究药物与血浆蛋白的结合作用及对膜转运的影响。近年来，人工神经网络（artificial neural network）技术被用于构建剂型的释放度等体外性质与体内生物利用度间的关系，以及模拟药物的构效关系，或预测药物的经皮渗透性和穿透血-脑屏障能力。

2. 应用细胞模型和人工生物膜进行研究　细胞模型应用范围广，实验条件可控，时间短，重复性好，准确度高。

（1）Caco-2 细胞模型是最常见的体外筛选模型，可用于快速研究药物口服后吸收特性及其机制，如跨膜转运和转运机制。Caco-2 细胞模型还可用于研究药物的细胞内代谢。若在模型中引入表达细胞色素 P450 的 DNA 片段，则可用于研究药物的首过代谢。Caco-2 来源于人结肠腺癌细胞系。

（2）Calu-3 细胞模型在评价药物肺部吸入或口服后向肺细胞的分布转运方面，优于 Caco-2 细胞模型。Calu-3 来源于人黏膜下层腺癌细胞。

（3）MDCK-MDR1 细胞模型是理想的评价药物肾脏内相互作用的细胞模型，也可作为药物肠道黏膜和血-脑屏障通透的快速筛选模型。MDCK-MDR1 是用人 *mdr1* 基因稳定转染犬肾上皮细胞（Madin-Darby canine kidney, MDCK）建立的细胞系，高表达 P-糖蛋白（P-glycoprotein，P-gp）。

（4）模拟生物膜色谱（mimetic biomembrane chromatography）包括脂质体色谱（liposome chromatography）和胶束液相色谱（micellar liquid chromatography），分别利用在凝胶或硅胶上固定的脂质体或胶束模拟生物膜，考察药物在不同 pH 下的保留行为，可预测药物的小肠黏膜吸收情况。若采用线性溶剂化能量方程法（linear salvation energy relationships）可分析药物与生物膜的作用强度和机制，并用于高通量筛选药物的生物药剂学性质。

（5）平行人工膜渗透分析（parallel artificial membrane permeation assay）方法基于含药物的缓冲液与含多种磷脂成分的十二烷或十六烷溶液混合时会自组装形成人工膜，可代替 Caco-2 细胞模型进行药物的膜渗透性研究，反映被动扩散药物的吸收情况。该法经济高效，在药物研发中应用广泛。

（二）体内研究方法及进展

体内研究方法指对整体动物进行药物吸收、分布、代谢与排泄过程及其影响因素的研究。选择健康大鼠、家兔、比格犬等哺乳动物分为对照组和用药组后，在相同条件下进行试验，给药后不同时间取血样、尿样或组织器官，测定体液及组织中的药物浓度及其代谢物，再进行数理统计分析，计算生物利用度和主要药动学参数，进行生物等效性评价。可通过增加实验动物数来减小实验对象间的个体差异，或通过交叉受试药物来减小实验动物的个体差异。近年来，斑马鱼模型已开始用于生物药剂学研究，鱼体模型具有体积小、周期短、费用低且结果可靠等优势。

体内药物浓度测定方法要求准确性高、灵敏度高、专属性好，常用高效液相色谱法、放射性同位素标记法、气相色谱法、质谱法、荧光分光光度法、原子分光光度法、同位素法和磁共振法。近年来，表面等离子共振技术（surface plasmon resonance）已应用于药物-蛋白质间的结合特异性、亲和力和动力学分析，药物与靶标之间的构效关系评估及体内过程监测。正电子发射断层显影术（position emission tomography）能动态地定量显示正电子标记的放射性药物在动物体内的分布和代谢情况。微透析（microdialysis）技术可进行活体组织取样，脑微透析法可用于研究药物向脑肿瘤部位的分布，眼微透析法可以获得药物在眼局部的处置情况，静脉内微透析可连续监控血液中药物浓度的实时变化。

第二节 生物药剂学的应用

一、在新药开发中的应用

生物药剂学评价始于药物的发现阶段，贯穿药物筛选、处方设计、临床前和临床有效性研究和安全性评价等全部研发过程。中国1999年起实施的《新药审批办法》中明确规定，新药临床前研究的内容包括制备工艺、处方筛选、剂型、稳定性、质量标准、药理、毒理、动物药代动力学等研究。

（一）新药的合成和筛选中需考虑药物的吸收和处置

筛选以先导化合物为基础合成的衍生物时，好的候选药物应具备口服吸收良好，易转运到靶部位，有效血药浓度范围较宽，药动学参数适宜等特点。此外，候选药可考虑设计成前药（prodrugs）、硬药（hard drugs）或软药（soft drugs），在保证疗效的同时降低药物毒副作用。前药本身无药理活性，但在体内经过代谢被转化为有活性的药物，如环磷酰胺对肿瘤细胞无效，在体内经磷酰胺酶催化生成具有抗癌活性的去甲氮芥。硬药本身具有治疗活性，体内不代谢，故无毒性代谢物产生，使用安全，如防治骨质疏松症的双磷酸盐类药物，硬药主要通过肾排泄。软药是本身具有治疗活性的药物，在体内发挥作用后再经可预料的代谢转变成无活性或无毒性物质排出体外，如吗啡-6-葡萄糖醛酸镇痛效果好，但不产生与吗啡有关的恶心等副作用。

（二）剂型设计和工艺研究时需进行生物药剂学评价

理想的口服剂型中药物能被充分吸收，血药浓度-时间曲线下面积、峰浓度和达峰时间等参数可以反映药物在胃肠道的吸收速度和程度。常见的血管外给药系统的剂型设计、制备方法和工艺参数的合理性都可以通过血药浓度进行评价。采用生物药剂学的多种指标，结合临床观察和验证可以确认药物制剂的临床疗效。生物药剂学研究有助于确定药物的适宜剂型、处方组成、给药途径和用药剂量。

（三）新药临床前和临床试验中需进行体内过程研究

新药临床前研究中必须提供比格犬等动物的吸收、分布、代谢和排泄过程资料。新药Ⅰ期临床试验中必须提供正常健康志愿者用药后药物吸收和转运的主要参数。新药Ⅱ期、Ⅲ期临床试验中提供患者用药后的生物利用度、体内药效学与安全性资料。体内毒性反应往往与血药浓度相关而不与剂量相关，此外，药物的组织分布，如药物是否有蓄积作用，也是毒性试验常需考虑的因素。

二、在临床药学中的应用

药品上市后，在临床应用中需要进行生物药剂学评价。**临床药学（clinical pharmacy）**主要研究如何使药物在患者体内发挥最好疗效，直接涉及药物本身、用药对象和给药方式。应根据患者生理、病理情况和制剂的生物药剂学特性，选择合适的药物品种、给药剂量、给药间隔时间等，拟定合理的治疗方案，实现合理用药。

（一）临床给药途径和方法需考虑药物体内过程

药物制剂经不同途径给药后体内的吸收、分布、代谢和排泄过程均不相同，会在很大程度上影响药效。口服给药方便经济，安全性高，是许多药物的最佳给药途径。当药物口服吸收很差或不规则时，可考虑其他给药方式。例如，硝酸甘油舌下片含服可避免药物的肝首过效应，从口腔黏膜迅速吸收起效。

药物在某些制剂中的存在状态与药效密切相关，要发挥预期药效必须服用完整制剂。例如，盐酸二甲双胍凝胶骨架缓释片必须整片吞服，使药物以扩散的形式从双亲水聚合物骨架系统中缓慢释放。肠溶性胶囊、缓释胶囊等须含胶囊壳服用。

（二）临床用药时间和剂量选择需考虑生物因素和剂型因素

药物效应与人体的生物节律密切相关，应根据人体对药物的反应制定给药时间，以提高疗效并降低不良反应。人体血压的峰值在 9：00～11：00 和 16：00～18：00，降压药物多在服药后 0.5h 起效，2～3h 达到血药浓度峰值，故高血压患者的服药时间可考虑为 7：00 和 14：00，使药物达峰时间与血压波动双峰一致，达到最佳降压效应。有些药物的给药剂量与其生物利用度密切相关，成人类风湿性关节炎患者需服用大剂量甲氨蝶呤，分次服药的生物利用度可能比单次服药高 28%。

（三）监测药物浓度指导临床用药方案

通过对患者血液、尿液等体液中的药物浓度进行**治疗药物监测（therapeutic drug monitoring）**，获得不同个体用药时药物的吸收和处置情况，制定最佳给药方案，可提高药物治疗水平，防止药物过量中毒，提高患者依从性，实现安全、合理、有效用药。肝或肾受损严重患者或心力衰竭患者，治疗指数低和个体差异大的药物，可考虑治疗药物监测。

（四）临床联合用药时需考虑药物的体内过程变化

联合用药（drug combination）是指同时或先后应用两种或两种以上药物进行治疗。若药物可促进或抑制与吸收和代谢相关的转运蛋白或酶系，就可能改变联合使用的其他药物的体内处置，影响药物的有效性和安全性。例如，甘遂与甘草联合使用时，甘草诱导细胞色素氧化酶 P450 的活性增强，故可促进甘遂所含成分转化为致癌物和毒物，导致对机体毒性增强。

第三节　生物药剂学的地位

一、在药学学科中的地位

生物药剂学是一门重要的药学学科，促进了药学各学科的发展。

（一）生物药剂学促进了对新制剂处方工艺的研究

生物药剂学是药剂学的分支学科，与药剂学关系密切、相辅相成。生物药剂学的理论和方法可用于制剂的体内质量考察，为制剂处方筛选和工艺设计提供依据，而药剂学的发展又向生物药剂学提出新的要求，推动其发展。

（二）生物药剂学促进了对药品质量的研究

生物药剂学需要深入地研究影响药物体内过程的有关药品性质，使药品质量不再局限于药物含量和杂质限量等内容，深化了人们对药品质量概念的认识，并由此提出了更合理的药品质量控制指标与方法。

（三）生物药剂学促进了对药物效应的研究

药理学与生物药剂学互相渗透和补充。两者均研究药物与机体的关系，前者侧重研究药物在体内的作用方式和机制，后者主要研究药物制剂以某种途径给药后吸收、分布、代谢和排泄过程，阐述剂型因素和生物因素对药物效应的影响。

二、与其他学科的关系

生物药剂学发展迅速，与其他学科互相关联。例如，生理学主要研究机体的正常生命活动规律，生物化学研究药物参与机体的生化过程，而生物药剂学研究药物的体内过程，三者交叉介入，相互影响。

本 章 小 结

生物药剂学（biopharmaceutics）是研究药物及其制剂在体内的吸收、分布、代谢与排泄过程，阐明生物因素、剂型因素与药物效应之间关系的学科。

生物药剂学主要研究药物理化特性和剂型因素对药物体内过程的影响，生物因素对药物效应及剂型设计的影响，预测药物转运和处置等体内过程，新的给药途径和给药方法。分子生物药剂学从分子和细胞学水平研究制剂特性和体内处置过程，分析剂型因素对药物疗效的影响。

生物药剂学体外研究是通过测定理化参数预测体内行为，或在体外模拟体内条件进行研究。体内研究系指对整体动物进行研究，计算生物利用度和主要药动学参数，进行生物等效性评价。

新药的合成和筛选、剂型设计和工艺考察、新药临床前和临床试验等新药开发中均需考虑药物的吸收和处置等体内过程，进行生物药剂学评价。临床用药途径和方法、用药时间和剂量选择、联合用药时应考虑药物体内过程、生物因素和剂型因素等。

生物药剂学是重要的药学学科，促进了药学各学科的发展，并与其他学科互相关联。

思考题与习题

1. 生物药剂学是一门什么样的学科？
2. 生物药剂学在新药开发中有哪些应用？
3. 生物药剂学在临床实践中有哪些应用？
4. 生物药剂学的主要研究内容是什么？
5. 生物药剂学的主要研究方法有哪些？

（张景勍）

第二章 药物的吸收

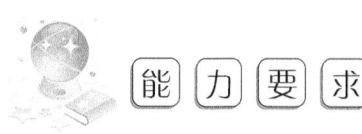

1. 掌握药物的膜转运机制及影响药物胃肠道、皮肤、眼部、肺部、直肠黏膜吸收的生理因素和剂型因素。
2. 熟悉生物膜结构特性，不同途径给药的特点，影响注射给药及口腔、鼻、阴道黏膜给药药物吸收的因素。
3. 了解药物的生物药剂学分类，口服药物的吸收研究方法，以及运用药物吸收特性进行药物新制剂开发和合理用药的方法。

第一节 药物的膜转运

生物中除某些病毒外，都具有生物膜。真核细胞除质膜（细胞膜）外，还具有分隔各种细胞器的膜系统，包括核膜、线粒体膜、内质网膜等。细胞外表面的质膜与各种细胞器的亚细胞膜统称为生物膜，它不仅将细胞内容物和细胞周围环境分隔开来，维持内环境的稳定，同时也是细胞与外界进行物质交换的门户。物质通过生物膜的现象叫做膜转运（membrane transport）。膜转运是重要的生命现象之一，在药物的体内转运过程包括吸收、分布及排泄中起着十分重要的作用。

一、生物膜的结构与性质

（一）生物膜结构

生物膜形态上都呈双分子层的片层结构，厚度为5~10nm。其组成成分主要是脂质和蛋白质，脂类主要包括磷脂、糖脂和胆固醇三种类型。另有少量糖类通过共价键结合在脂质或蛋白质上。

生物膜的结构形态多种多样，取决于膜中物质分子的排列形式。20世纪30年代以来，先后有许多模型用来阐述膜的结构。1935年Danielli与Davson提出生物膜经典模型，认为生物膜是由脂质双分子层构成的，两个脂质分子亲脂性的尾部尾尾相连构成对称的膜结构并形成膜的中间疏水区，脂质分子的亲水头部分别分布于膜的内外侧。膜蛋白分布在脂质层的两侧，膜上分布有许多带电荷的小孔，水分能自由通过。在膜结构中还存在许多特殊载体和酶促系统，能与某些物质特异性结合，进行物质转运。

在此基础上，1972年Singer和Nicolson提出生物膜液态镶嵌模型。该模型仍以脂质双分子层为基本结构，认为流动的脂质双层分子构成膜的连续主体，蛋白质分子以不同程度镶嵌于脂质双分子层中。膜上含有少量的糖类，主要是寡糖和多糖链，绝大多数糖链存在于膜的外表侧，以共价键的形式与膜内脂质或蛋白质结合，形成糖脂和糖蛋白。模型强调了膜的流动性，认为流动的脂类分子层构成膜的连续整体，既有固体分子排列的有序性，又有液体的流动性；同时强调了膜的不对称性，认为膜中球形蛋白质分子不同程度地镶嵌在脂类双分子层中，蛋白质分子的非极性部分嵌入脂类双分子层的疏水尾部，极性部分露于膜的表面。然而它忽视了蛋白质分子对脂类分子流动性的控制作用，忽视了膜的各个部分流动性的不均匀性等。

1975 年 Wallach 提出的晶格镶嵌模型（图 2-1）认为膜的流动性是由脂质可逆地进行液态（无序）和晶态（有序）的相变过程引起的。但具有流动性的脂质呈小片的点状分布，膜蛋白能控制脂质分子的活动。因此脂质的流动性是局部的，并不是整个脂质双分子层都在流动，这就进一步解释了膜的流动性和稳定性特征。

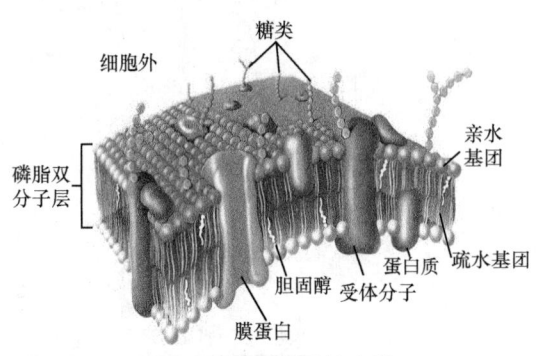

图 2-1 细胞膜晶格镶嵌模型

（二）生物膜性质

生物膜具有流动性、不对称性及半透性。这些特性与物质转运、细胞融合、细胞分裂、细胞表面受体功能等有密切的关系。

1. 膜的流动性 构成膜的磷脂分子能可逆地进行液态（无序）和晶态（有序）的相变。其脂肪酸链不饱和程度越大，脂质的相变温度越低，流动性也越大。膜中的胆固醇能增加膜脂质分子的有序性。膜中的蛋白质也可发生侧向扩散运动和旋转运动。

2. 膜的不对称性 生物膜的蛋白质、脂类及糖类物质呈不对称分布。根据蛋白质在脂质双分子层的位置，膜中蛋白质可分为"外周蛋白"（peripheral proteins）和"内在蛋白"（integral proteins）。前者通过较弱的非共价键结合于脂质双分子层的表面，可溶于水，后者贯穿于整个脂质双分子层，占膜蛋白总量的 70%～80%。膜外的蛋白质和脂类大部分以糖蛋白和糖脂的形式存在。

3. 膜的半透性 生物膜具有半透性，某些药物能顺利通过，另一些药物则不能通过。由于生物膜的脂质结构特征，脂溶性药物容易透过，脂溶性很小的药物难以通过。镶嵌在膜内的蛋白质具有不同的结构和功能，能与药物可逆性结合，作为载体进行药物转运。水溶性的小分子药物可经含水小孔转运。

二、膜转运途径及机制

（一）膜转运途径

根据物质转运的不同途径，膜转运可分为以下两种形式。

1. 细胞通道转运（transcellular pathway） 是指物质借助脂溶性或膜内蛋白的载体作用，穿过生物膜的过程。上皮细胞膜以脂质双分子层为基本骨架，骨架中镶嵌有多种药物转运蛋白，这是脂溶性药物及一些经主动转运机制药物吸收的通道，也是多数药物吸收的主要途径。

2. 细胞旁路通道转运（paracellular pathway） 是指小分子物质经过细胞间连接处的微孔进行转运的过程。水溶性的小分子药物可通过该通道转运吸收。

（二）膜转运机制

从生物膜结构和性质可知，生物膜具有复杂分子结构和生理功能。药物的跨膜转运机制呈多样性，见图 2-2。按药物的跨膜转运机制，可将其分为被动转运、载体媒介转运和膜动转运。

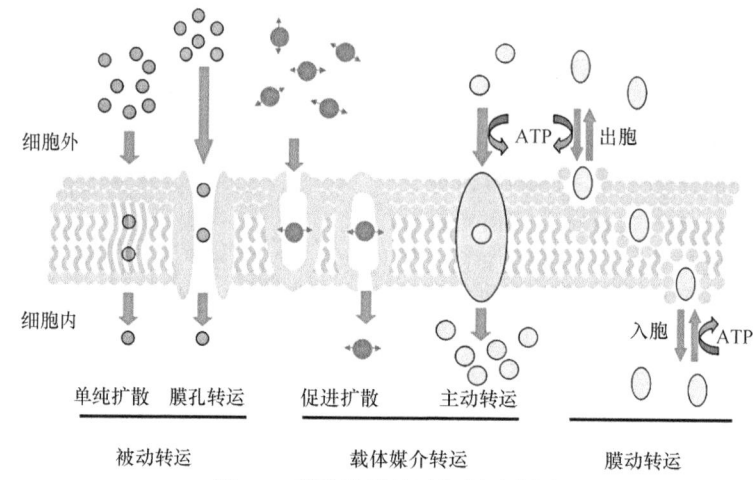

图 2-2 药物跨膜转运机制示意图

1. 被动转运（passive transport） 是指存在于生物膜两侧的物质顺浓度梯度，从高浓度一侧向低浓度一侧转运的过程，分为单纯扩散和膜孔转运两种形式。生物膜是被动转运的屏障，物质的透膜量大小可用扩散通量（diffusion flux）表示。物质的透膜转运方向和扩散通量不仅取决于膜两侧的浓度梯度、电位梯度和渗透压梯度，也与膜对该物质的屏障作用有关。

（1）单纯扩散（simple diffusion）：是指物质从生物膜的高浓度一侧向低浓度一侧跨膜转运的过程。由于生物膜为脂质双分子层，非解离的脂溶性药物，容易透过生物膜。绝大多数有机弱酸或有机弱碱类化合物都是以单纯扩散机制通过生物膜。单纯扩散属于一级速率过程，服从Fick扩散定律，下面以胃肠道吸收为例说明药物的扩散速率计算公式：

$$\frac{dC}{dt} = -\frac{DAk(C_{GI} - C)}{h} \quad (2-1)$$

式中，$\frac{dC}{dt}$ 为扩散速度；D 为扩散系数；A 为扩散表面积；k 为分配系数；h 为膜厚度；C_{GI} 为胃肠道中的药物浓度；C 为血药浓度。

口服药物在吸收前，胃肠道中的浓度大于血中的药物浓度，此时 C 可以忽略不计。在给予某一药物于某一个体的特定转运过程中，其 D、A、k、h 都为定值，定义透过系数 $P = \frac{DAk}{h}$，则式（2-1）可简化为

$$\frac{dC}{dt} = -PC_{GI} \quad (2-2)$$

即药物在胃肠道的单纯扩散速度与药物在胃肠道吸收部位的浓度成正比。

（2）膜孔转运（membrane pore transport）：是被动转运的另一种形式。在生物膜上存在着 0.4～0.8nm 大小的微孔。这些贯穿细胞膜且充满水的微孔是小分子的水溶性物质的转运通路。分子小于微孔的水溶性物质，如水、乙醇、尿素等能通过微孔进行转运，大分子物质则不能通过。膜孔内含有带正电荷的蛋白质或吸附有阳离子（如钙离子等），其正电荷形成的球形静电空间电场能排斥阳离子，有利于阴离子通过。

被动转运的特点是：物质从高浓度侧向低浓度侧的顺浓度梯度转运；不消耗能量，扩散过程与细胞代谢无关，不受细胞代谢抑制剂的影响；不需要载体，膜对药物无特殊选择性；不存在转运饱和现象和同类物竞争抑制现象。

2. 载体媒介转运 借助生物膜上的载体蛋白作用，使物质透过生物膜而被转运的过程称为载体媒介转运（carrier-mediated transport），分为促进扩散和主动转运两种形式。

（1）促进扩散（facilitated diffusion）：又称为易化扩散，是指某些物质在生物膜上载体的

帮助下，从高浓度一侧向低浓度一侧扩散的过程。促进扩散的转运机制尚不十分明确：有研究报道认为其是由载体蛋白在生物膜外侧与物质结合后，通过蛋白质的自动旋转或变构将物质转入膜内；或者是细胞膜上的特殊载体蛋白与药物的结合形成高脂溶性的复合物，使药物易于透过细胞膜进行转运。有些药物虽然水溶性与脂溶性均不好，但也具有较好的转运特性，一般认为是由促进扩散进行转运。研究表明，在小肠上皮细胞、脂肪细胞、血-脑屏障血液侧的细胞膜中，D-葡萄糖、D-木糖、氨基酸、季铵盐类药物的转运均属于促进扩散。

促进扩散需要载体参与，具有结构特异性并存在饱和现象。一种载体蛋白只能转运相应结构的物质。例如，在同样的浓度梯度下，D-葡萄糖的跨膜通量明显地大于 L-葡萄糖，这是因为载体蛋白易与 D-葡萄糖结合转运所致。载体蛋白的数量或结合的部位数是有限的，当结合的物质过多，超过限度时就会出现饱和现象。因此，结构类似物往往会产生竞争现象，一种物质的促进扩散作用会被另一种物质所抑制。与被动转运相同，促进扩散服从顺浓度梯度扩散原则，不消耗能量。但促进扩散的速度要比单纯扩散的速度快得多，某些高极性的药物的促进扩散转运速度更快。

促进扩散的特点是：物质从高浓度侧向低浓度侧的顺浓度梯度转运；不消耗能量，扩散过程与细胞代谢无关，不受细胞代谢抑制剂的影响；需要载体，存在结构特异性；存在转运饱和现象和同类物竞争抑制现象。

（2）主动转运（active transport）：是物质借助载体或酶促系统的作用，从生物膜低浓度一侧向高浓度一侧转运的过程。生物体内一些必需物质，如 K^+、Na^+、单糖、氨基酸、水溶性维生素及一些有机弱酸、弱碱等弱电解质的离子型都是以主动转运方式通过生物膜。主动转运的速率及转运量与载体的量及其活性有关：当药物浓度较低时，载体的量及活性相对较高，药物转运速度随浓度的增加而增加；当药物浓度较高时，载体趋于饱和，药物转运速度随浓度增加而增加的速度减慢直至转运饱和。

主动转运是人体主要的物质转运形式之一。目前研究较多的发生在细胞膜上的主动转运过程是离子泵（ion-pump）转运过程。离子泵是由镶嵌在脂质双分子层膜上的内在蛋白，即称为 ATP 酶的分子构象变化实现的。离子泵有多种，且专一性强。不同的 ATP 酶转运不同的离子，转运 Na^+、K^+ 的称为钠-钾泵，转运 Ca^{2+} 的称为钙泵。钠-钾泵不仅对 Na^+、K^+ 的转运非常重要，同时也是非电解质，如单糖类、氨基酸等物质主动转运的载体。除了向膜内泵入物质的转运系统以外，机体内同时存在着将物质从膜内泵出到膜外的转运系统，如 P-糖蛋白（P-glycoprotein，P-gp）、多药耐药相关蛋白（multidrug resistance-associated protein，MRP）、乳腺癌耐药蛋白（breast cancer resistance protein，BCRP）、肺耐药蛋白（lung resistance-related protein，LRP）、多药及毒性化合物外排转运蛋白（multidrug and toxic compound extrusion transporter，MATE）等。

主动转运的特点是：药物从低浓度一侧向高浓度一侧逆浓度梯度转运；需要消耗机体能量，能量主要由细胞代谢产生的 ATP 提供，因此代谢抑制剂，如 2-硝基苯酚、氟化物等物质可抑制细胞代谢而影响主动转运过程；需要载体参与，存在着结构特异性和部位特异性，如维生素 B_2 和胆酸的主动转运仅在小肠的上端进行，而维生素 B_{12} 在回肠末端吸收；结构类似物能产生竞争性抑制作用，相似物通过竞争载体结合位点影响药物的转运。

图 2-3 为被动转运和载体媒介转运速率的示意图。由图可知，被动转运时药物浓度与转运速率呈线性关系，为一级速率过程。载体媒介转运的速率在低浓度时呈线性过程，随浓度的增加而增加直至饱和。

3. 膜动转运（membrane mobile transport） 是指通过细胞膜的主动变形将物质摄入到细胞内或释

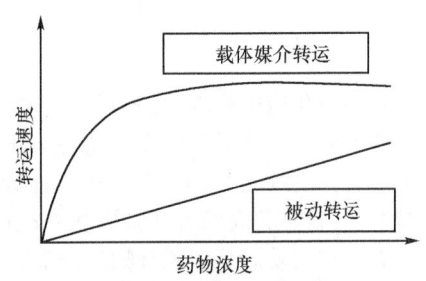

图 2-3 被动转运和载体媒介转运速率示意图

放到细胞外的转运过程。物质向内摄入的过程称为入胞作用（endocytosis），向外释放的过程称为出胞作用（exocytosis）。膜动转运与生物膜的流动性特征有关。在进入细胞的过程中，物质首先借助与细胞膜上某些蛋白质的特殊亲和力附着于细胞膜上，通过细胞膜的凹陷进入细胞内而形成小泡（vesicle），包裹化合物的小泡逐渐与细胞膜表面断离，进入细胞内，完成入胞过程。入胞作用对大分子物质药物的转运非常重要，如蛋白质、多肽类、脂溶性维生素、三酰甘油和重金属等，但对一般药物转运的意义不大。神经递质乙酰胆碱的释放则是由出胞作用来完成的：乙酰胆碱储存于神经末梢的囊泡里，当兴奋到达神经末梢时，接头前膜上的 Ca^{2+} 通道开放，Ca^{2+} 进入末梢内，促使囊泡移动到突触前膜内表面，与膜融合后，以出胞形式将递质排出。

根据摄取物质的不同，膜动转运可分为胞饮和吞噬作用两种方式。摄取的药物为溶解物或液体称为胞饮作用（pinocytosis）。摄取的物质为大分子或颗粒状物称为吞噬作用（phagocytosis）。膜动转运需要消耗能量，同时也存在部位特异性，如蛋白质和脂肪颗粒在小肠下端吸收较为明显。

物质的跨膜转运是一个非常复杂的过程，其转运机制及特点见表 2-1。药物以何种机制进行转运与自身性质和转运部位生理特征等密切相关。某种药物可以一种特定的转运机制进行转运，也可以多种形式进行。由于机体独特的防御特性，大多数药物被机体视为异物，往往以单纯扩散的被动转运形式为主。

表 2-1 药物膜转运机制及特点

特点	被动转运		载体媒介转运		膜动转运	
	膜孔转运	单纯扩散	促进扩散	主动转运	入胞	出胞
载体	无	无	有	有	有	有
能量消耗	无	无	无	有	有	有
饱和现象	无	无	有	有	无	无
竞争性抑制	无	无	有	有	无	无
膜变形	无	无	无	无	有	有

第二节 口服给药的药物吸收

药物的吸收（absorption）是指药物从给药部位进入体循环的过程。吸收可在口腔、胃、小肠、大肠、肺泡、皮肤、鼻黏膜和角膜等部位的上皮细胞膜中进行。口服给药后，药物透过胃肠道上皮细胞后进入血流或淋巴液随体循环系统分布到各组织器官而发挥疗效。胃肠道由胃、小肠、大肠三部分组成，了解其结构与功能以及与吸收有关的生理特征，对于研究药物的吸收特征，改善药物的吸收情况，提高药物的临床疗效有重要指导作用。

一、胃肠道的主要结构和功能

（一）胃

胃为消化道中最膨大的部分，上接食管，下连十二指肠，胃控制内容物向肠管转运。胃壁由黏膜、肌层和浆膜层组成。黏膜上分布有无数深度 0.1~0.5nm 的胃小窝，其下分布有胃腺。成人每日分泌约 2L 胃液，胃液的 pH 为 1~4（主要含有以胃蛋白酶为主的酶类和 0.4%~0.5% 的盐酸）。胃黏膜表面有许多褶襞（kerckring），但由于缺乏绒毛，胃部的吸收面积有限。

胃的主要功能是消化食物。口服的药物在胃内的停留过程中大部分崩解、分散和溶解，除一些弱酸性药物在胃部有较好吸收外，大多数药物吸收较差。

（二）小肠

小肠由十二指肠、空肠和回肠组成，全长 2～3m，直径约 4mm。十二指肠与胃相连，胆管和胰腺管开口于此，排出胆汁和胰液，帮助消化和中和部分胃酸使消化液 pH 升高，小肠的 pH 为 4～7.5。

肠黏膜上分布有许多环状褶襞，并拥有大量指状突起的绒毛（villi）。绒毛（图 2-4）是小肠黏膜表面的基本组成部分，长度为 0.5～1.5mm。绒毛内含丰富的血管、毛细血管及乳糜淋巴管。绒毛表面覆盖着一层圆柱状上皮细胞。每个上皮细胞面向消化管的一侧（黏膜侧）具有 1700 根以上的微绒毛（microvilli），这些微绒毛（图 2-5）是药物吸收过程进行的主要区域。由于环状褶襞、绒毛和微绒毛的存在，小肠的吸收面积比同样长度的圆筒面积增加约 600 倍，约达 200m^2。上皮细胞面向黏膜侧的膜称为顶侧膜（apical membrane），构成刷状缘膜（brush border membrane）。面向浆膜（或血液）侧的膜称为基膜（basal membrane），细胞两侧膜称为侧细胞膜（lateral membrane）。基底膜和侧细胞膜合称侧底膜（basolateral membrane）。相邻细胞之间充满间隙液，其细胞顶侧膜处相连，上皮细胞之间通过紧密结合（tight junction）、间隙连接（gap junction）及桥粒（desmosome）等方式相互连接。药物通过微绒毛后可以进入毛细血管、淋巴管及神经纤维的固有层后被血液带走，也可通过乳糜淋巴管到淋巴管，但绒毛中的血流速度比淋巴液快 500～1000 倍，故在吸收过程中，淋巴系统的作用只占一小部分。上皮细胞在形态学上具有明显的不对称性，使上皮细胞具有单向转运的功能。

小肠是药物的主要吸收部位，是药物主动转运吸收的特异性部位，同时也是弱碱性药物吸收的最佳环境。

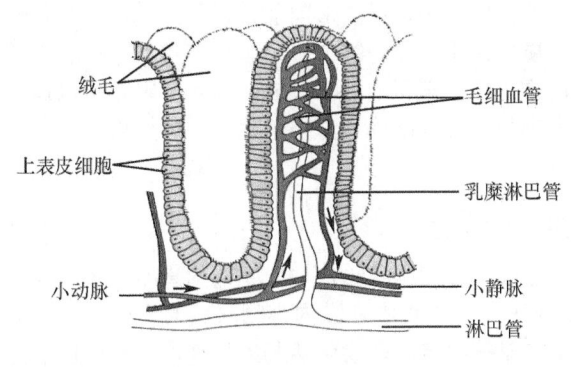

图 2-4 小肠绒毛示意图

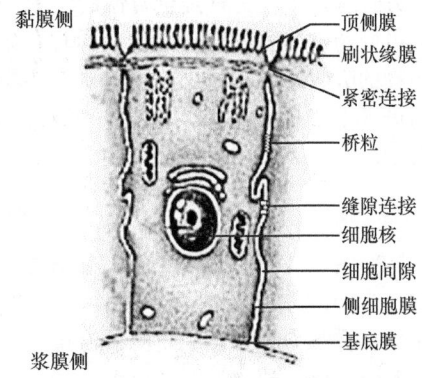

图 2-5 小肠微绒毛示意图

（三）大肠

大肠由盲肠、结肠和直肠组成。大肠比小肠粗而短（长约 1.7m），黏膜上有褶襞但没有绒毛。有效吸收表面积比小肠小得多，因此对药物的吸收不起主要作用。除直肠给药和结肠定位给药外，只有一些吸收很慢的药物，在通过胃与小肠未被吸收时，结肠才呈现药物吸收功能。直肠下端接近肛门部分，血管相当丰富，是直肠给药（如栓剂）的良好吸收部位。大肠中药物的吸收也以被动扩散为主，兼有胞饮和吞噬作用。

大肠的主要功能是储存食物糟粕，吸收水分、无机盐及形成粪便。

二、影响口服药物吸收的生理因素

口服药物的吸收在胃肠道上皮细胞进行，胃肠道生理环境的变化对吸收产生较大的影响。

掌握和熟悉各种影响吸收的生理因素，对药物的剂型设计、制剂的制备、生物利用度的提高和使用安全性有重要指导意义。

（一）消化系统因素

1. 胃肠液的 pH 药物吸收部位的 pH 对很多药物，特别是有机弱酸或弱碱类药物的吸收至关重要。如前所述，大多数药物的吸收是属于被动转运，即非离子型的脂溶性药物较容易通过细胞膜，而分子型和离子型药物的比例是由药物的 pK_a 和胃肠道药物吸收部位的 pH 决定的。

不同部位的胃肠液有不同的 pH。胃 pH 为 1～4，十二指肠 pH 为 4～5，空肠和回肠 pH 为 6～7，大肠 pH 为 7～8。空腹时胃液 pH 为 1.2～1.8，正常饮食或进水后 pH 变为 3 左右。胃液的 pH 偏酸性，有利于弱酸性药物的吸收。此外，胃液的表面张力较低，有利于湿润药物粒子及水化片剂的包衣层，促进体液渗透进入固体制剂。胃液到达十二指肠后，被胰腺分泌的胰液（pH 为 7.6～8.2）中和，导致肠液的 pH 逐渐升高。同时小肠自身分泌液也是一种弱碱性液体，pH 约为 7.6。小肠较高的 pH 环境是弱碱性药物最佳的吸收部位。此外，小肠液分泌后很快地被绒毛重吸收，这种液体的交流为小肠内物质的吸收起到媒介作用。但要注意的是，主动转运的药物是在特定部位受载体或酶系统作用吸收，不受消化道 pH 变化的影响。

胃肠道的 pH 还能影响某些口服药物的稳定性。红霉素在胃酸中 5min 只剩下 3.5% 的效价，可将其制成红霉素丙酸酯，其在胃酸中不溶，在肠道中溶解，保证有效剂量的吸收。竹桃霉素在胃酸中容易失效，可将其乙酰化成三乙酰竹桃霉素给药。

2. 胃肠道运动

（1）胃排空：胃内容物从胃幽门排入十二指肠的过程称为胃排空（gastric emptying）。胃的运动方式有两种，一种是全胃性的慢紧张性收缩，另一种是以波形向前推进的蠕动。慢紧张性收缩可使药物与食物充分混合，同时有分散和搅拌作用，使药物与胃黏膜充分接触，有利于胃中药物的吸收。蠕动将内容物向十二指肠方向推进，一般只有小于 2mm 的食糜颗粒可以通过幽门进入十二指肠。胃排空是按一级速率过程进行，其速率称为胃空速率，它可用胃空速率常数表示。

$$\lg V_t = \lg V_0 - \frac{K_{em} \cdot t}{2.305} \qquad (2-3)$$

式（2-3）中，V_t 为 t 时刻胃内容物体积；V_0 为初始时胃内容物的体积；K_{em} 为胃空速率常数。由式（2-3）可知，胃空速率与胃内容物体积成正比，当胃中充满内容物时，对胃壁产生较大的压力，胃张力增大，从而促进胃排空。胃排空速率决定了药物到达肠道的速度，从而影响药物的起效快慢，药效强弱及持续时间。胃排空速率慢，药物在胃中停留时间延长，与胃黏膜接触机会和面积增大，主要在胃中吸收的弱酸性药物吸收会增加。而大多数药物以小肠吸收为主，胃空速率增加时，药物到达小肠的速度加快，从而药物吸收加快。少数部位特异性主动转运的药物（如维生素 B_2）吸收可能变差，这是由于大量药物同时到达吸收部位造成转运蛋白的饱和所造成的。胃空速率增加，对胃中不稳定药物和希望速效的药物（如止痛药）更为有利。

除了内容物的体积外，胃空速率还受到多种因素的影响，包括如下几种。①食物的影响：稀的软性食物较稠的或固体食物的胃排空为快；食物的组成可影响胃排空，一般来说糖类的胃排空时间较蛋白质短，蛋白质又较脂肪为短，混合食物的胃排空通常需要 4～6h。②胃内容物黏度、渗透压：若胃内容物黏度低，渗透压低时，一般胃空速率较大。随着内容物黏度和渗透压的增高，胃排空速率减小，胃内滞留时间延长。服药时饮用大量水，胃内容物体积增大和渗透压降低，加快了胃排空速度，进入小肠后药物的稀溶液可与肠壁充分接触，也有利于药物的吸收。例如，洗胃解毒时，每次不应注入过多的水或使胃中水停留过久，以免促进毒性物质吸收。③药物的影响：服用某些药物，如抗胆碱药、抗组胺药、止痛药、麻醉药等都可使胃空速率下降。④其他因素：如左侧卧胃排空快、精神因素等也会对胃排空产生影响。

（2）小肠的运动：小肠的固有运动有蠕动、节律性分节运动和黏膜与绒毛的运动三种。蠕动是一种向前推进的运动，使内容物分段向前推进，速度较慢，每分钟数厘米，通常是到达一个新的肠段，再开始节律性分节运动。分节运动很少向前推进，以肠环型肌的舒张与收缩为主，使小肠内容物与消化液充分混合，并反复与吸收黏膜接触，常在一段小肠内进行20min后，再蠕动推进一段。由局部刺激而发生的黏膜肌层收缩引起的黏膜与绒毛的运动，有利于药物的充分吸收。从十二指肠、空肠到回肠，内容物通过的速度依次减慢。小肠运动的快慢和正常与否直接影响药物通过的速率，从而影响药物的吸收过程。一般药物与吸收部位的接触时间越长，药物吸收越好。

（3）结肠的运动：结肠的运动包括结肠的推进运动和混和运动。结肠推进运动能将内容物向下推进。结肠的混合运动进行得较慢，可产生较大的环状收缩，从而增加结肠的表面积并引起水分的有效吸收。结肠是特殊的给药部位，是治疗结肠疾病的作用部位，多肽类药物可以结肠作为口服的吸收部位。物质通过结肠的速度较慢，而结肠中分泌液量少，因而药物释放后可得较高的浓度梯度，有利于药物的吸收。除直肠给药和结肠定位给药外，只有一些吸收很慢的药物，在通过胃与小肠未被吸收时，才能在结肠呈现药物吸收功能。

3. 胃肠道代谢作用的影响 消化道内或黏膜内存在各种消化酶，以及肠道菌丛产生的酶、上皮细胞新生酶等。这些代谢酶使得药物尚未被吸收就可能在消化道内发生代谢反应（水解反应、结合反应等），从而产生活性的变化。大分子药物，如蛋白质、肽类药物极易被肠道酶系酶解而破坏其结构，失去药理活性。通常药物滞留时间越长，代谢反应就越容易发生。药物的胃肠道代谢也是一种首过效应，会对药物的疗效产生影响，应给予足够的重视。

4. 其他因素 胃肠道黏膜表面覆盖一层黏性多糖-蛋白质复合物（glycocalyx）具有保护黏膜的作用，有利于药物的吸附吸收，但某些药物可与其结合而使药物不能吸收（如季铵盐类药物）或不完全吸收（如链霉素）。在复合物表面还存在一层厚度约为400nm的不流动水层（stagnant layer），它是高脂溶性药物透膜吸收的屏障，在制剂中加入适量的表面活性剂可促进高脂溶性药物的吸收。胆汁中的胆酸盐对难溶性药物有增溶作用，可促进吸收，但可与新霉素和卡那霉素等生成不溶性物质而影响吸收，还可使制霉菌素、多黏菌素和万古霉素失效。此外，有研究认为，胃肠道内水分的吸收对药物跨膜转运有促进作用，被称为溶媒牵引效应（solvent drag effect）。

（二）循环系统因素

1. 胃肠通道血液循环 血流具有组织灌流和运送物质的双重作用，消化道周围的血流与药物的吸收、分布和排泄有复杂的关系。药物在胃肠道内透膜转运后，大部分被血流迅速带走到全身各部位。当血流速度下降，吸收部位运走药物的能力降低，不能维持漏槽状态（sink state），药物吸收降低。

对于难溶性药物来说，当药物的透膜速率小于血流速率时，透膜是吸收的限速过程；而对高脂溶性药物和膜孔转运药物来说，当透膜速率大于血流速率时，血流是吸收的限速过程。血流量可影响胃的吸收速度。例如，饮酒的同时服用苯巴比妥，其吸收量增加。血液从小肠经门静脉流入肝的速度约为500ml/min，小肠组织中的血流速度影响着药物在小肠的清除效率，人体摄入食物后，小肠的血流量可以增加30%～130%。

2. 淋巴循环 药物从消化道向淋巴系统转运也是药物吸收的途径之一。淋巴液的流速比血流慢得多，为血流的1/1000～1/500。淋巴液由肠淋巴管、胸导管直接经左锁骨下静脉进入全身循环。因此，经淋巴系统吸收的药物不经过肝，不受肝首过作用的影响。通常，药物在消化道中的吸收主要通过毛细血管向循环系统转运，淋巴系统的转运几乎可忽略。但淋巴系统的转运对大分子药物的吸收起着重要作用：大分子药物从上皮细胞中排出后，穿过基膜进入结缔组织间隙，由于毛细血管被一层不间断的基膜遮蔽，大分子物质透过基膜的能力差，进入毛细血管的速度慢；而淋巴管没有基膜，加上肠组织不断蠕动及绒毛运动，使毛细淋巴管的内皮细胞不时分离，大分子物质就容易进入毛细淋巴管进行转运。脂肪能加速淋巴液流动，使药物淋巴系统的转运量增加。淋巴系统转运对在肝中易受代谢的药物的吸收及一些抗癌药的定向淋巴系统吸收和转运有重要的临床意义。

（三）肝首过效应

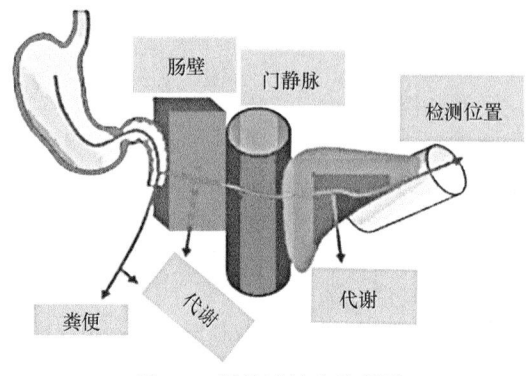

图2-6 肝首过效应示意图

大部分从消化道上皮细胞吸收的药物经肝门静脉进入体循环，然后随循环系统转运到机体各部位。被胃吸收的药物经胃冠状静脉、胃网膜左静脉等进入肝门静脉；吸收到小肠绒毛内毛细血管中的药物经过十二指肠静脉、小肠静脉、上肠系膜静脉进入肝门静脉；由大肠吸收的药物经过上肠系膜静脉、下肠系膜静脉进入肝门静脉。肝丰富的酶系统对经过的药物具有强烈的代谢作用，药物进入体循环前的降解或失活称为"肝首过代谢"或"肝首过效应"（liver first pass effect）（图2-6）。肝首过效应越大，药物被代谢越多，其原型药物血药浓度越小，药效会受到明显的影响。

三、影响口服吸收的药物理化因素

药物进入体内的过程中存在药物和机体的相互作用。影响药物体内过程的因素包括药物的因素和机体的因素。这里药物的因素广义的理解为药物自身的理化性质和药剂的因素等。药物的理化性质，如药物的脂溶性、相对分子质量、解离度、溶出速度、稳定性等与药物胃肠道吸收密切相关。

（一）脂溶性和相对分子质量

胃肠上皮细胞膜是药物吸收的通道，也是吸收的屏障。作为脂质双分子层膜，脂溶性较大的未解离型药物较容易通过生物膜进行吸收。药物脂溶性大小可由**油/水分配系数（$K_{o/w}$）**表示，油/水分配系数的对数值用 $\lg P$ 表示。

$$K_{o/w} = \frac{C_{oil}}{C_{water}} \qquad (2-4)$$

$$\lg P = \lg K_{o/w} \qquad (2-5)$$

式中，C_{oil} 为药物在油相中的浓度；C_{water} 为药物在水相中的浓度。油水分配系数本身是个常数，是指中性分子的化合物在与水相不混溶的溶剂中的浓度与水相中的浓度比。实验时最常用的分配溶剂是正辛醇。值得注意的是 $\lg P$ 计算的是中性分子的浓度。实际应用中，碱的中性分子存在于至少大于实际 pK_a 2个单位的 pK_a，酸的中性分子存在于至少低于实际 pK_a 2个单位的 pK_a。因此，$\lg P$ 将根据操作条件及分配溶剂的不同而改变，由此衍生出分配系数的另一种表达 $\lg D$。$\lg D$ 是特定pH下的分布系数，它不是常数，随着分子的性质的变化而改变，一般被认为pH为7.4时的 $\lg D$ 是药物在血浆中的亲油性反映。

一般来说，随着药物的 $K_{o/w}$ 增大，药物脂溶性增加，吸收率也增加。例如，随着巴比妥类药物 $K_{o/w}$ 的增大，其在大鼠胃中的吸收率也逐渐增加（表2-2）。但要注意的是，$K_{o/w}$ 与药物的吸收并不成简单的比例关系。脂溶性太强的药物反而可因难以从脂质膜中解离出来进入水性体液而导致药物吸收下降。同时，相对分子质量也会影响到药物的吸收，相同的脂溶性药物相对分子质量越小越容易被吸收。脂溶性的大小对制剂的制备具有指导意义：一般来说，lgP<0，可做成注射剂；lgP 在 0～3 之间，可做成口服制剂；lgP 在 3～4，可做成透皮制剂；当 lgP 为 4～7 时要注意其在脂肪组织的蓄积易发生中毒现象。但主动吸收的药物吸收由载体转运实现，与药物脂溶性不相关。同样，通过细胞旁路转运吸收的药物的吸收也与脂溶性没有直接相关性。

表 2-2 戊巴比妥衍生物的油/水分配系数与大鼠胃中的吸收

巴比妥酸衍生物	pK_a	相对分子质量	$K_{o/w}$（氯仿/水）	吸收率（%）
巴比妥	7.9	184.19	0.72	6.2
苯巴比妥	7.41	232.23	4.44	12.6
戊巴比妥	8.11	226.27	24.1	17.6
异戊巴比妥	7.49	226.27	33.8	17.7
环己巴比妥	8.34	236.26	129	24.1
硫喷妥	7.45	240.34	321	37.8

（二）解离度

对弱酸性或弱碱性药物而言，药物以未解离型（分子型）和解离型两种形式存在。在胃肠道内，两者所占比例由药物的解离常数 pK_a 和吸收部位 pH 所决定。在通过被动转运机制进行转运的药物中，脂溶性较大的分子型较易通过胃肠道上皮细胞的生物膜吸收，而解离后的离子型则不易透过难以吸收。胃肠道内已溶解药物的吸收受未解离型药物的比例和未解离型药物脂溶性大小的影响。药物的吸收取决于药物的解离状态和油/水分配系数的学说称为 **pH-分配假说（pH-partition hypothesis）**。溶液中未解离型与解离型药物之比与 pK_a 和消化道 pH 的函数关系可用 Handerson-Hasselbalch 方程式来表达：

$$\text{弱酸性药物} \quad pK_a - pH = \lg \frac{C_u}{C_i} \tag{2-6}$$

$$\text{弱碱性药物} \quad pK_a - pH = \lg \frac{C_i}{C_u} \tag{2-7}$$

式中，C_u 和 C_i 分别为未解离型和解离型药物的浓度。从式 2-6、2-7 可知，当 pK_a 与 pH 相等时，无论是弱酸性药物还是弱碱性药物，解离型和未解离药物比例相等，各占 50%。当 pH 变动一个单位值时，未解离型与解离型比例随之变动 10 倍。胃肠道吸收时，当酸性药物的 pK_a 大于消化道液 pH 时（通常是酸性药物在胃中），未解离型药物浓度 C_u 占有较大比例。碱性药物 pK_a 大于体液 pH 时（通常是弱碱性药物在小肠中），解离型药物所占比例较高，随着小肠从上端到末端的 pH 逐渐增大，未解离型比例增加，吸收增加。

例如，某酸性药物的 pK_a 为 5.4，胃液的 pH 为 1.4，其在胃中解离型与未解离型的比例计算如下：

$$5.4 - 1.4 = \lg \frac{C_u}{C_i} \tag{2-8}$$

$$\lg \frac{C_u}{C_i} = 4 \tag{2-9}$$

$$\frac{C_u}{C_i} = 10000 : 1 \tag{2-10}$$

由式（2-10）可见，其在胃中解离型占总分子比例为（1∶10001），几乎全部的药物在胃中呈分子型而容易吸收。当药物经吸收达到血液循环时，血液的 pH 为 7.4，在血中解离型与未解离型的比例计算如下：

$$5.4 - 7.4 = \lg \frac{C_u}{C_i} \quad (2\text{-}11)$$

$$\lg \frac{C_u}{C_i} = -2 \quad (2\text{-}12)$$

$$\frac{C_u}{C_i} = 1:100 \quad (2\text{-}13)$$

由式（2-13）可见，其在血中未解离型占总分子比例为（1:101），几乎全部的药物在血中呈离子型。当这个化合物在转运达到平衡时，也就是胃中和血液中不再存在浓度差时，膜两侧的分子型药物浓度都为1时，胃中的药物总浓度为1.0001，而血中的药物总浓度为101。

在胃中转运的药物，膜两侧处于不同pH状态时，弱酸性药物被动运转达平衡时，膜两侧浓度比的计算方法见式（2-14）。除此之外，我们还可以推导出在小肠中转运的弱酸性药物，以及在胃肠中转运的弱碱性药物达到平衡时的药物总浓度比值。

$$\frac{C_B}{C_G} = \frac{1+10^{pH_B-pK_a}}{1+10^{pH_G-pK_a}} \quad (2\text{-}14)$$

式（2-14）中，C_B为血侧药物浓度；C_G为胃侧药物浓度；pH_B为血侧pH；pH_G为胃侧pH。

从式（2-7）也可计算弱碱性药物在不同胃肠pH环境下的分子离子型比例。例如，弱碱性药物西咪替丁pK_a为6.8，胃液的pH为1.0，小肠液pH为6.0，其胃内分子型和离子型比例计算如下：

$$6.8 - 1.0 = \lg \frac{C_i}{C_u} \quad (2\text{-}15)$$

$$\frac{C_i}{C_u} = 6.3 \times 10^5 \quad (2\text{-}16)$$

小肠中分子型和离子型计算比例如下：

$$6.8 - 6.0 = \lg \frac{C_i}{C_u} \quad (2\text{-}17)$$

$$\frac{C_i}{C_u} = 6.3 \quad (2\text{-}18)$$

由此可见，弱碱性药物西咪替丁在胃中未解离型只有十万分之一，药物不能被胃吸收；进入小肠后，随着pH的升高，未解离型比例增大，吸收增加。

研究表明，药物在胃中或小肠中的吸收与pK_a存在一定关系。无论在胃中还是在小肠内，酸性药物的吸收百分率随着pK_a的增加而增大，碱性药物的吸收百分率随pK_a的增加而减小。一般来说，弱酸性药物在胃液中几乎不解离，分子型药物较多，故有较好的吸收。但pK_a低于1的强酸在胃液中也解离，故不能很好吸收。弱碱性药物在胃液中解离程度高，吸收不好，正常小肠的pH为4~7，通常$pK_a>3.0$的酸性药物及$pK_a<7.8$的碱性药物容易吸收，在这些限度以外的酸及碱的吸收都相应地迅速下降。

要注意的是，除了强碱性药物外，药物在胃中的吸收与pH-分配假说比较一致。但在药物的主要吸收部位小肠中，药物的吸收不一定与pH-分配假说相吻合。一般情况下，小肠中的吸收比pH分配假说预测的值要高。近年来研究表明，小肠黏膜表面微环境的pH比肠内pH要低，这使弱酸性药物在小肠的实际吸收水平比按pH-分配假说计算的大。例如，水杨酸pK_a为3.0，但在小肠也有吸收。同时，由于小肠具有巨大的吸收表面积和丰富的血流，药物在小肠内的未解离型比例虽然小于解离型比例，但未解离型药物快速透膜吸收入血，解离型药物不断形成分子型，保持着解离-未解离的动态平衡，药物逐渐地被吸收。

也有研究认为，解离型药物虽不能通过生物膜吸收，但可以通过生物膜上的含水微孔及细胞旁路通道而吸收，并开始对pH-分配假说做出修正。对于两性药物，则在等电点的pH时吸收最好。强碱性阳离子药物在所有胃肠道pH都带正电荷，故在任何pH环境下都不被吸收。

另外，如药物本身脂溶性差，即使以未解离型存在也可能吸收不佳。

（三）溶出速率

1. 药物溶出理论 固体药物与液体溶媒接触后，当药物与溶剂间的吸引力大于固体药物粒子间的内聚力时，药物溶解于介质，并在固-液界面之间形成溶解层，也称为扩散层或静流层（图2-7）。溶出速度取决于药物在溶剂中的溶解度和药物从溶出界面进入总体溶液中的速度。因此，溶出由固液界面上药物溶解扩散的速度所决定。药物在扩散层中饱和浓度 C_s

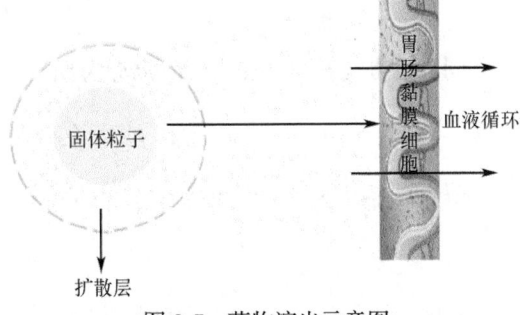

图2-7 药物溶出示意图

与溶剂中浓度 C 形成浓度差。由于浓度差的存在，溶解的药物不断向溶剂中扩散，其溶出速度可用 Noyes-Whitney 方程进行描述：

$$\frac{dC}{dt} = \frac{DS}{h}(C_s - C) \qquad (2-19)$$

式（2-19）中，$\frac{dC}{dt}$ 为药物的溶出速度；D 为溶解药物的扩散系数；S 为固体药物的表面积；h 为扩散层厚度；C_s 为药物在溶剂中的溶解度；C 为 t 时间药物在溶剂中的浓度。由于特定药物在固定的溶出条件下，其 D 和 h 值恒定，将 $\frac{D}{h}$ 定义为该药在特定溶剂中的溶出速度常数 k，则式（2-19）可简化为

$$\frac{dC}{dt} = kS(C_s - C) \qquad (2-20)$$

式（2-20）中，（$C_s - C$）为扩散层与总体液体介质的浓度差。在胃肠道中，溶出的药物不断地透膜吸收入血，形成**漏槽状态（sink state）**。与 C_s 相比，C 值很小可忽略不计，则式（2-20）进一步简化为

$$\frac{dC}{dt} = kSC_s \qquad (2-21)$$

从式（2-21）可知，溶出速度与药物的溶出速度常数（k）、固体药物颗粒的表面积（S）和药物溶解度（C_s）成正比，增加药物的表面积，改善药物的溶解度，可促进药物的溶出速度。

2. 影响药物溶出的因素 溶出速度受药物的溶出速度常数、固体药物颗粒的表面积和药物溶解度的影响。溶出速度常数是药物的固有性质，在这里讨论影响药物溶解度和表面积的主要因素。

（1）影响药物溶解度的因素：药物的溶解度与溶出速度直接相关，当药物在扩散层中的溶解度增大，扩散层与溶剂中药物浓度可形成较大的浓度差，则药物溶出速度加快，见式（2-21）。

1）pH 对溶解度的影响：弱酸或弱碱性药物的溶解度随溶剂 pH 的变化而变化。胃肠液的 pH 不同导致药物在胃肠道不同部位的溶出速率不同。对弱酸性药物来说，其总溶解度为

$$C_s = [HA] + [A^-] \qquad (2-22)$$

式中，[HA]是未解离的酸性药物的固有溶解度（用 C_0 表示）；[A$^-$]为阴离子浓度，可用解离常数 K_a 和 C_0 来表示，即 $[A^-] = \frac{K_a C_0}{[H^+]}$，则

$$C_s = C_0 + \frac{K_a C_0}{[H^+]} \qquad (2-23)$$

溶出速率方程为

$$\frac{dC}{dt} = kSC_0(1 + \frac{K_a}{[H^+]}) \qquad (2\text{-}24)$$

同理可得弱碱性化合物的溶解度为

$$C_s = C_0 + \frac{[H^+]C_0}{K_a} \qquad (2\text{-}25)$$

溶出速率方程为

$$\frac{dC}{dt} = kSC_0(1 + \frac{[H^+]}{K_a}) \qquad (2\text{-}26)$$

式（2-24）和式（2-26）表明弱酸性药物的溶出速率随 pH 的增加（$[H^+]$ 的减少）而增加，弱碱性药物的溶出速率随 pH 的增加（$[H^+]$ 的减少）而降低。因而，在胃液中弱碱性药物的溶出速率最大，而弱酸性药物的溶出速率随 pH 上升而逐渐增大。

2）晶型对溶解度的影响：化学结构相同的药物，由于结晶条件不同，可得到数种晶格排列不同的晶型（crystal form），这种现象称为**多晶型（polymorphism）**。大约有 1/3 的有机化合物具有多晶型现象。根据物理性质的差别（红外光谱、密度、熔点、溶解度及溶出速度等）可分为稳定型、亚稳定型和无定型。一般稳定型（stable form）的结晶熵值最小、熔点高、溶解度小、溶出速度慢；无定型溶解时不必克服晶格能，溶出最快，但在储存过程中甚至在体内都容易转化成稳定型；亚稳定型（metastable form）介于上述两者之间，其熔点较低，具有较高的溶解度和溶出速度。亚稳定型可以逐渐转变为稳定型，但这种转变速度比较缓慢，在常温下较稳定，有利于制剂的制备。晶型不同造成的溶解度差异能影响药物吸收速度，进而影响药物的药理活性。

许多药物的疗效差异都与晶型有关，研究表明，阿折地平 α、β 两种晶型的药物动力学参数，如最大血药浓度（C_{max}）、达峰时间（T_{max}）、0 到 t 时间血药浓度-时间曲线下面积（AUC_{0-t}）存在显著性差异（$P<0.05$），而半衰期（$t_{1/2}$）和消除速率（K_e）无显著性差异（$P>0.05$）。阿折地平 α 晶型相对于 β 晶型的生物利用度为 135.32%。初步推测晶格构成的不同可以影响阿折地平吸收的速度和程度，阿折地平 α 晶型和 β 晶型生物利用度是不等效的。由于多晶型对药物治疗的影响，各国药典开始对一些药物的多晶型进行质量控制，如卡马西平，中、美、英三国药典都通过红外光谱标准图谱对其晶型做了限定。

3）溶剂化物对溶解度的影响：药物在结晶的过程中，因溶剂分子加入而使结晶的晶格发生变化，得到的结晶称为**溶剂化物（solvate）**。溶剂为水的称为水合物，不含水的为无水物。在多数情况下，药物在水中的溶解度和溶解的速度是以水合物＜无水物＜有机溶剂化物的顺序增加。在原料药生产时，将药物制成无水物或有机溶剂化物，有利于溶出和吸收。例如，氨苄西林无水物比水合物的溶解度大，在 30℃时无水物和三水物的溶解度分别为 12mg/ml 和 8mg/ml，口服 250mg 氨苄西林无水物与三水物混悬液后，前者的血药浓度较高。

4）温度对溶解度的影响：一般来说，固体药物在特定溶剂里的溶解度随温度的增加而增加，如 KNO_3、NH_4NO_3 等。少数物质的溶解度受温度影响不大，如 NaCl，但温度升高，它的溶解度也略增大。极少数物质的溶解度在温度升高的时候反而减小，如 $Ca(OH)_2$。

（2）影响药物表面积的因素：药物的溶出速率与药物的表面积成正比，而药物的表面积与粒径的大小成反比，计算公式如下

$$S = \frac{6}{d} \times \frac{W}{D} \qquad (2\text{-}27)$$

式中，d 为药物粉末颗粒的平均直径；D 为药物密度；W 为药物质量。由此可见，药物颗粒的表面积与颗粒直径成反比。相同重量下，药物粒子的表面积随直径的减少而增加，导致药物的

溶出速度增大，吸收也加快。例如，以不同粒径的血竭制剂给药后，不同的粒径制剂中龙血素A、B的吸收率不一样，随着粒径的减少，吸收率逐渐增大（表2-3）。

表 2-3 不同粒径血竭制剂龙血素 A、B 吸收情况比较

平均粒径	A 平均吸收率（%）	A[SD（%）]	B 平均吸收率（%）	B[SD（%）]
100.83μm	42.65	24.94	43.76	23.61
43.24μm	46.69	16.91	49.31	13.16
10.02μm	63.69	20.18	69.83	19.41
2.6μm	78.28	4.27	94.71	2.79
305nm	71.6	15.70	88.84	3.68
123nm	69.95	19.49	95.44	2.33
29nm	73.76	8.25	94.73	3.35

但药物的溶出并不是随着粒径的减小而无限增大。以药物粒子的直径对药物溶出的影响为指标，定义不影响药物吸收的最大粒径为**临界粒径（critical particle size）**，即服用某药一组不同粒径的微粒后，以所产生的血药浓度对时间作图所得的曲线（或者药物排泄量对时间作图的曲线）与服用同一药物水溶液的药物浓度-时间曲线比较，与药物水溶液曲线相似的最大粒径就是该药的临界粒径。粒径大于临界粒径的药物就会显著地影响其血药浓度。

四、影响口服吸收的药物剂型因素

药物的剂型会影响药物的吸收。这里的剂型不仅仅是我们常说的药物剂型，还包括了辅料的影响因素。

（一）固体制剂的崩解和溶出

到目前为止，关于药物吸收的讨论都假设是从溶液中开始的。然而，对固体药物来说，溶出是吸收的重要前提。口服固体药物制剂后，药物在胃肠道内经历崩解、分散、溶出过程才可通过上皮细胞膜进行吸收。水溶性药物崩解后可立即进入分散、溶出过程，从而吸收，崩解是其吸收的限速过程。难溶性药物崩解分散过程很快，但其从固体制剂中溶出的速度很慢，当溶出速率小于吸收速率时，则可能出现所谓溶出限速的现象。

1. 药物的崩解 崩解（disintegration）是指固体制剂全部崩解或溶散成碎粒的过程。崩解是药物从固体制剂中释放和吸收的前提，特别是难溶性药物的固体制剂在崩解成碎粒后，其有效表面积增加，有利于药物的溶解和释放。制剂崩解的快慢及崩解后颗粒的大小均有可能影响药物疗效。但固体药物制剂的崩解度不能完全反映其内在质量，亦不能反映药物在体内的吸收和呈现药效的情况，更不能反映药物之间及药物与赋形剂之间的相互作用。崩解试验具体方法按照《中华人民共和国药典》（以下简称《中国药典》）2015 年版四部通则 0921"崩解时限检查法"规定进行。

2. 药物的溶解 溶出度（dissolution）是指在规定溶出介质中，药物从片剂、胶囊剂等固体制剂中溶出的速度和程度。药物在胃肠道内的溶出速度直接影响药物的起效时间、药效强度和作用持续时间。对固体药物制剂而言，溶出是影响吸收的重要因素。如果某些难溶性药物不易从制剂中释放、溶出，则该药物制剂的生物利用度很低。对于药理作用强烈、安全指数很小的药物，如果制剂溶出速度太快，则极容易发生不良反应甚至中毒。固体制剂体外溶出特征的评价可预测制剂在消化道中的溶解特性，特别是缓控释制剂在消化道中的药物吸收速度常依赖其释放速度。一般来说，体外溶出速度能够反映制剂在消化道药物吸收快慢，可以作为考察固

体制剂内在质量的指标。然而，由于消化道的复杂环境及各种影响因素，不一定能显示其确切的相关性。溶出度测定按照《中华人民共和国药典》2015版四部通则0931"溶出度与释放度测定法"规定进行。

（二）剂型的影响

不同的剂型决定了不同的给药部位和吸收途径，导致药物吸收的速度与程度的差异。口服制剂经胃肠道吸收后，其中一部分药物经肝药酶的代谢后进入循环系统。口腔黏膜制剂类经黏膜吸收的药物则不需经肝直接进入体循环。不同口服剂型药物的溶出速度不同，其吸收的速度与程度也不同。这种差异必然会影响药物的起效时间、作用强度及作用持续时间等。少数药物甚至会由于剂型不同导致药理效应也不一致。例如，硫酸镁溶液剂口服后形成高渗状态而阻止肠内水分的吸收，扩张肠道，刺激肠壁，促进肠蠕动，可作为泻药；而硫酸镁注射剂作为抗惊厥药，常用于妊娠高血压。

剂型中药物的吸收情况取决于药物从制剂中崩解、溶出的速度与程度（如果存在崩解或溶出的过程）。一般认为，口服剂型吸收的快慢顺序为：溶液剂＞乳剂＞混悬剂＞散剂＞颗粒剂＞胶囊剂＞片剂＞包衣片。

1. 液体制剂　常用液体制剂有溶液剂、乳剂、混悬剂等。溶液型药物以分子或离子状态分散在介质中，其吸收是口服剂型中最快且较完全的。影响溶液中药物吸收的因素有：溶液的黏度、渗透压、增溶作用及络合物的形成等。

乳剂吸收一般来说较混悬剂快，如果油相可以被消化吸收，则乳剂的吸收速度可进一步增大。同时乳剂中的油脂可促进胆汁的分泌，油脂性药物可通过淋巴系统转运，这些都有助于药物的吸收。O/W型乳剂中的油相有很大的表面积，能提高油相中药物在胃肠道中的分配速度，有利于药物的溶解吸收。溶于油的药物制成乳剂，分配到水相中的药物量是影响O/W型乳剂吸收的重要因素。

混悬剂在吸收前，药物颗粒必须溶解。溶解过程是否为吸收的限速过程取决于药物的溶解度和溶出速度。影响混悬剂中药物吸收的因素比溶液剂多，如混悬剂中的粒子大小、晶型、附加剂、分散溶媒的种类、黏度及各组分间的相互作用等因素。混悬剂中的药物是难溶于水的固体颗粒时，粒度的大小对吸收影响较大。粒径在0.1～1mm时，其吸收速度受溶出速度的限制。水性混悬剂中药物的吸收主要取决于药物的溶出速度、油/水分配系数及药物在胃肠道中的分散性。水性混悬剂中的难溶性药物的吸收虽然比其水溶液慢，但较其他固体制剂快，这是因为它分散性较好，在胃肠道有较大的表面积，而固体制剂只有在较长的时间后才能达到这种分散性和表面积。

2. 固体制剂　常见的固体制剂有散剂、颗粒剂、胶囊剂、片剂等。散剂比表面积大，易分散，服用后可不经崩解和分散过程，吸收较其他固体口服制剂快。散剂的粒子大小、溶出速度、药物和其他成分间发生的相互作用等都可能影响散剂中药物的吸收，如稀释剂能够帮助药物分散，但有些可能会吸附药物使药物不能很快溶解吸收。

颗粒剂服用后不需要崩解的过程，吸收较快。其溶出主要受颗粒大小、晶型、成分间的相互作用及颗粒剂的处方工艺等因素影响。

胶囊剂制备时不需加压力，服用后待囊壳破裂后，药物颗粒可迅速分散，故药物的释放吸收较快。胶囊壳会阻碍药物的溶出，导致10～20min的滞后现象，但这种滞后现象对除需要快速起效的药物外，对大多数药物并不重要。药物颗粒的大小、晶型、湿润性、分散状态、辅料的选择、药物与辅料的相互作用等剂型因素都会影响胶囊剂的吸收。

片剂在胃肠道中经历崩解、分散和溶出的全过程。片剂首先崩解分散成包含辅料的细颗粒，再经溶解后被机体吸收。除了影响颗粒剂溶出的影响因素外，片剂还受到辅料，如润滑剂、黏合剂、崩解剂及制剂工艺中制粒、压片等工艺的影响。

包衣制剂中的药物在包衣层的溶解后才能崩解溶出，包衣材料和衣层的厚度影响药物吸收的快慢。许多包衣材料为离子型聚合物，受胃肠道内盐类及 pH 的影响很大，尤其是肠溶衣材料。一些肠溶衣片的疗效与胃肠道 pH 及片剂在胃中的滞留时间有关，因此肠溶衣制剂个体间的血药浓度差异也较大，甚至同一个体不同时期服用，其血药浓度也有差异。包衣层厚度也会影响包衣片的崩解度，进而影响药物吸收。例如，不同厚度的乙基纤维素包衣的阿司匹林，崩解时间随包衣层厚度的增加而延长。包衣制剂中药物吸收的难易不仅与衣层的性质和厚度有关，还与包在其中的药物的溶解性有关。当一部分衣层溶解时，衣层上就会出现小孔，胃肠液通过小孔向片剂内渗透，易溶性药物就较容易从小孔中溶出。

3. 药物制剂新技术药物 固体分散体：如果药物与载体两固体以一定比例混合，共熔后快速冷却可以完全融合，药物以分子或超细粒子形式分散于载体中形成固体分散体。根据载体材料的不同，固体分散作用（solid-dispersion）可加快药物的溶出或延缓药物的释放。如果药物以分子状态、胶体状态、微晶状态分散于水溶性载体中，可构成一种均匀的高度分散体系，从而增加难溶性药物的溶出速度和吸收速度。倘若以疏水性、肠溶性或脂质类材料为载体制备固体分散体，由于载体材料的阻滞作用，能不同程度的延缓药物释放，因为这些载体材料能形成可容纳药物分子的网状骨架结构，被分散在骨架内的药物分子或微晶必须通过网状结构慢速扩散而溶出，使整个释放过程减慢，药物的吸收受释放过程控制而缓慢。例如，采用固体分散技术制成的速释型制剂具有快速释放药物的特征。口崩片和口溶片在口腔能快速崩解或溶解，药物迅速被口腔黏膜吸收，并且无首过作用。分散片和泡腾片是借助制剂在水中的分散和溶解作用，使药物呈液体状态后的口服制剂，其胃肠道吸收与混悬剂和溶液剂相似。

（三）辅料的影响

为增强主药的均匀性和稳定性，制剂过程中往往添加各种辅料（adjuvant）。许多辅料可影响药物的理化性质及机体的生理特性，同时辅料与药物及辅料之间还可产生相互作用从而影响药物的吸收。

1. 对透膜转运的影响 表面活性剂（surfactant）广泛应用于许多制剂中，往往会对药物的跨膜转运产生影响。表面活性剂能溶解消化道上皮细胞膜脂质从而改变上皮细胞的渗透性，使本来被动扩散难以吸收的药物吸收增加。但长期的类脂质的损失可能造成肠黏膜的损害。表面活性剂除能够降低表面张力外，还有形成胶束起增溶作用。如果药物被增溶在胶束内，药物从胶束中扩散的速度和程度及胶束与胃肠生物膜融合的难易程度对药物的吸收具有重要影响。如果药物可以顺利从胶束内扩散或胶束本身迅速与胃肠黏膜融合，则吸收增加，如聚乙烯吡咯烷酮可明显促进落新妇苷的口服吸收。但增溶作用也可能对药物吸收产生不利影响，如使用 1.25% 吐温 80 时，水杨酰胺的吸收速度为 1.3ml/min，而当浓度增加到 10% 时，吸收速度仅为 0.5ml/min，这是因为浓度超过了临界胶束浓度形成胶团的原因。此外，表面活性剂与某些药物相互作用能够形成复合物，其溶解度、分子大小、扩散速度、油/水分配系数等发生变化，从而增强或降低药物对生物膜的渗透性。乳剂中含有的乳化剂也可以改变肠道黏膜的性能从而促进药物的吸收。

2. 对崩解和溶出的影响 许多药物溶液及混悬剂中常加入一些增黏剂来改善制剂的物理性质。通常药物的溶出度和扩散速度与黏度成反比。溶液黏度改变而影响药物吸收的机制可能是由于胃排空速度或通过肠道速度的改变，或减缓了药物分子到达吸收表面的扩散速度等。例如，分别给家兔口服相同剂量的安乃近糖浆剂和安乃近水溶液，糖浆剂 C_{max} 和 AUC 值较小，这是由于糖浆剂有较大的黏度和较高的渗透压减缓了安乃近的吸收。但是，对于主动转运吸收的药物来说，黏度的增加可能增加药物在吸收部位的滞留时间而有利于吸收。一些高分子化合物，如纤维素、PEG 类化合物是可用于增加溶液的黏度，同时还可能与药物形成难溶性的络合物，造成溶解度的改变，从而影响药物的吸收。

对于难溶性药物，加入增溶剂或助溶剂有利于药物的溶解。服用这类制剂后，由于胃内容物的稀释或胃酸的影响，药物可能会析出。但一般析出的粒子药物极细，可以迅速溶解。若析出的粒子较大，则会延缓药物的吸收。药物在能与水混溶的非水溶液中，吸收比固体制剂快；在非水或与水不相混溶溶液中，如溶于植物油中，其吸收速度和程度比水溶液差，这是由于口服药物油溶液的吸收受药物从油相转到水相中速率的影响所致。

混悬液中药物的吸收受溶出速度限制，此时增加制剂的黏度将干扰药物的吸收。研究发现，给大鼠分别灌胃水杨酸钠溶液和含 2%甲基纤维素的水杨酸钠溶液，水杨酸钠溶液在血浆中和脑中出现速度更快。又如苯巴比妥钠溶液中的蔗糖浓度增加时，大鼠服用后麻醉的诱导期将延长。这是因为随着蔗糖浓度的增大，药物分子在胃中的扩散速度减小，同时胃排空速度减小，从而导致苯巴比妥钠胃肠吸收速度的减慢和药效发挥的延缓。

片剂制粒过程中常常加入黏合剂以增加颗粒之间的黏合能力。黏合剂的品种和用量会影响药物的崩解和溶出。选用五种不同的黏合剂：10%的淀粉浆、2%的羧甲基纤维素纳（CMC-Na）浆、4%的羟丙基甲基纤维素（HPMC）浆、10%的糊精浆、4%的聚乙烯吡咯烷酮（PVP）浆制备嘧苯胺磺隆水分散片剂，其崩解度和溶出速率都以淀粉浆制粒的片剂最快，其余依次是 2%的 CMC-Na 浆、4%的 HPMC 浆、10%的糊精浆、4%的 PVP 浆制备的片剂。

为消除因黏合剂或由于加压而形成的结合力而使片剂容易崩解常加入崩解剂。崩解剂的品种和用量会影响药物的崩解和溶出。将微晶纤维素（MCC）、羧甲基淀粉钠（CMS-Na）、羧甲基纤维素纳（CMC-Na）分别作为法莫替丁分散片的崩解剂，测定法莫替丁分散片的溶出速度大小分别为 CMC-Na＞CMS-Na＞MCC。崩解剂用量也会影响药物的溶出，如不同量的羧甲基纤维素钠（CMC-Na）作为崩解剂制备的法莫替丁分散片。1%～2%对崩解的影响不明显（1.6～1.8min）；3%～7%明显加快了崩解（0.7～0.8min），8%～10%较 3%～7%反而延迟了崩解（1.1～1.7min），可能是因为羧甲基淀粉钠部分水解后产生胶状物质所致。

润滑剂（lubricant）大多为疏水性或水不溶性物质，疏水性润滑剂可使药物与溶媒接触不良，溶出介质不易透入片剂的孔隙，而影响药物的崩解与溶出。硬脂酸镁与滑石粉为常用的润滑剂，前者具有疏水性，后者为水不溶性物质但具有亲水性。制备龙须藤总黄酮分散片时，润滑剂对崩解时间的影响如表 2-4 所示，结果表明，使用 1%的滑石粉所制片剂崩解较快，故选择滑石粉为润滑剂。因为疏水性润滑剂起包裹颗粒的作用，使药物溶出量低，而亲水性的润滑剂能够促进药物与胃肠液的接触，使集结的颗粒分散到胃肠液中，能大幅度增加药物溶出量。

表 2-4　龙须藤总黄酮分散片润滑剂对崩解时间的影响

润滑剂	占处方量（%）	片面情况	崩解时限（s）
滑石粉	1	无麻点，光滑	36
硬脂酸镁	1	无麻点，光滑	45
微粉硅胶	1	无麻点，光滑	41

低浓度的表面活性剂能增加体液对吸附有空气的疏水性药物粒子表面的湿润性，从而增加溶出速率。通常难溶性药物疏水性都很强，与体液接触时有效表面积小，若加入适量的表面活性剂，能使固体药物与胃肠液的接触角变小，减少表面张力，提高有效表面积，增加药物的湿润性，从而增加药物的溶出速度和吸收，如在非那西丁中加入 1%的聚山梨酯 80 后，血药浓度明显提高。

包衣中的增塑剂和着色剂有时会影响水溶性薄膜衣的性质而干扰吸收，增塑剂与薄膜衣材料虽然有相容性，不易挥发，但有时能够增强衣层的黏合能力而影响溶出。

3. 对药物颗粒比表面积的影响　对于难溶性、小剂量药物，稀释剂（diluent）能够稀释和分散主药。将亲水性分散剂加到疏水性药物中有较好的分散作用，能够减少粉末与液体接触时的结块现象，使药物有合适的有效表面积，有利于药物的吸收。但要注意的是若稀释剂为不溶性物质而又有较强的吸附作用，则被吸附的药物很难释放出来，从而影响药物的吸收，如三硅酸镁和碳酸镁能吸附抗胆碱药物阿托品、溴苯胺林等。

（四）药物与辅料间的相互作用

1. 络合作用　药物在制剂中可能与辅料发生络合作用，能减少药物在吸收部位的浓度。药物络合物的性质，如溶解度、分子大小、扩散性及油/水分配系数，可能与原来的药物有很大的差别。例如，含二价或三价的金属离子（如 Cu^{2+}、Ca^{2+}、Mg^{2+}、Fe^{3+}、Al^{3+} 等）的化合物与卡巴克络、四环素类抗生素或喹诺酮类抗生素（如诺氟沙星）同时服用，在胃肠道形成难以溶解的络合物，使吸收受阻，在体内达不到有效抗菌浓度；苯巴比妥与 PEG-6000 形成难溶性络合物，使溶解度降低，吸收减少。也有的药物与药物之间形成的络合物可以促进药物的吸收，如苯甲酸钠、尿素等，可与难溶性成分形成可溶性络合物；L-天冬氨酸螯合钙的溶解度与钙相比大大提高，从而吸收率可达 90% 以上。

药物与络合物间的平衡式如下：

$$药物 + 络合剂 \rightleftharpoons 药物络合物 \tag{2-28}$$

相互作用的程度用络合平衡常数（稳定常数）$K_{稳}$ 表示，1∶1 络合时：

$$K_{稳} = \frac{C_{药物络合物}}{C_{药物} \times C_{络合物}} \tag{2-29}$$

络合作用对吸收的影响取决于 $K_{稳}$ 的大小。一般情况，$K_{稳}$ 小对药物的吸收影响小，因为络合作用是可逆的，吸收带走了游离的药物，则平衡式（2-28）向左移动；若是吸收很差的药物，又形成不能被吸收的络合物，则络合作用对药物的吸收影响较为显著。由于存在着可逆的动态平衡，以及胃肠液对络合物的稀释作用常会使其解离，所以制剂中络合物的形成对吸收的影响较小。

2. 吸附作用　吸附作用分为物理吸附和化学吸附。物理吸附指从溶液中将药物分子除去并转移到"活性"固体表面，溶液中药物与被吸附药物间常存平衡关系。化学吸附是指药物与"活性"固体表面形成很强的键合作用，吸附是不可逆的，对药物吸收产生显著影响。水溶性聚合物常作为水性混悬剂中的助悬剂，除能提高液体介质黏度外，聚合物在固体粒子表面的吸附对于混悬剂的絮凝和稳定也有重要作用。许多辅料都具有"活性"固体表面或吸附剂的作用，因而可能会影响药物的吸收。若吸附物的解离趋势大，可能不影响药物的吸收，有的可能只是影响药物吸收的快慢，而不影响药物吸收的总量；吸附解离趋势小的吸附剂，如三硅酸镁，能吸附多种药物，如地高辛、抗胆碱类药物等，可使药物的生物利用度降低。

（五）制备工艺对药物吸收的影响

药物的制备工艺也会通过影响药物的崩解、溶出过程从而影响药物的吸收。

1. 对溶出的影响　混合方法会影响药物的溶出速度，尤其是对于小剂量的药物影响更加明显。粉体性质（如粒子的粒径、形态、密度等）、混合方式、混合时间、操作条件及设备等都会影响混合效果。例如，用溶媒分散法将小剂量的药物配成溶液再与辅料混合，比药物直接与辅料混合分散均匀度好得多，亦有利于药物的溶出。如将利血平采用递加稀释法与直接稀释法制成的片剂相比，前者的溶出速度快得多。

制粒方法的不同会影响所得颗粒的形状、大小、密度和强度，使其崩解性、溶解性产生很大差别，从而影响药物疗效。如不同加入崩解剂（淀粉）的方法影响磺胺嘧啶片的崩解溶出，溶解性能为：外加法＞内加法＞内外加法。由表 2-5 可见，在药物的胶囊剂制备过程中，随着粒径的增加，药物的溶出逐渐减小，这可能与表面积减少有关。

表 2-5　颗粒粒径对药物胶囊溶出度的影响

品种	6号筛（150μm）溶出度（%）	5号筛（180μm）溶出度（%）	4号筛（250μm）溶出度（%）	2号筛（850μm）溶出度（%）
阿莫西林	94	93	90	86
克拉霉素	88	88	86	79
吉非贝齐	87	86	82	77
头孢氨苄	95	94	92	92

压片是在压力下把颗粒状或粉末状药物压实的过程。压力与溶出速度的关系与原料及辅料有关。塑性较强的物料受压时易产生塑性变形，可压性好，压制的片剂硬度亦比较大。反之弹性较强的物料，受压时易产生弹性变形，可压性差，解除压力后，由于弹性复原，可使压制的片剂硬度降低甚至破裂。压力的大小会影响片剂的孔隙率，进而影响片剂的崩解与药物的溶出。一般情况下，压力增大，片剂的孔隙率减小，硬度变大，比表面积变小，崩解时间延长，溶出速度变慢。但当压力增大到一定范围时，由于挤压而使颗粒破碎，比表面积增大，虽然密度也增加，但药物的崩解和溶出都加快，如果压力继续增大，则表面积减小，颗粒间产生了不可逆的塑性变形，变形的颗粒借助分子间力、静电力等而紧密结合成坚实的片剂，则该片剂具有高度的致密性，液体不易透入片剂内部，使崩解不易发生。

2. 对晶型的影响　不同晶型药物的吸收乃至药理作用都有可能不同。不同的制备工艺会影响到晶型的转变。如重结晶可以使晶型发生转化：吲哚美辛在乙醇中80℃结晶时得到α型，在苯中室温下结晶为β型，在乙醚中结晶为γ型，从而影响药物的疗效。粉碎与研磨亦可以使晶型发生转变，如结晶性头孢氨苄经离心球磨机粉碎可转变为非晶型。

（六）储存条件对药物吸收的影响

储存的时间、温度、湿度等会影响到药物的吸收。

1. 对晶型的影响　储存过程的晶型转换不可忽视，混悬剂中的药物多为无定型或亚稳定型，在储存期间可能缓慢的转变为稳定型。加入高分子材料增加分散溶媒黏度或加入表面活性物质吸附在结晶上，可以阻滞或延缓晶型转变，如甲基纤维素、聚氧乙烯吡咯烷酮和阿拉伯胶等都有延缓晶型转变的作用。加入聚山梨酯80等表面活性剂，吸附在结晶表面，干扰新晶核的形成，延缓晶型的转变。

2. 对溶出的影响　散剂的比表面积大，其吸湿性、风化性也较显著，散剂吸湿后会发生物理化学变化，如湿润性降低，结块从而影响药物的溶出。胶囊储藏时的相对湿度和温度对胶囊的崩解性有很大的影响，从而也会影响药物的释放。胶囊剂在高温、高湿条件下不稳定，若长期储存，其崩解时限明显延长，溶出度也有很大的变化，胶囊的储存温度一般不应超过25℃，相对湿度不超过45%。过分干燥可因胶囊中的水分丢失而易脆裂。包衣制剂储存过久也会影响药物体内释放，一般情况下，高湿度的环境会使溶出速度减慢。例如，糖衣片在高湿环境中易发生软化、溶化和黏结而影响药物的溶出速度。

五、影响口服吸收的其他因素

（一）食物的影响

食物可以通过与药物发生作用、影响机体生理等造成不同方面的影响。

1. 食物与药物作用　食物与药物发生作用从而影响药物的吸收，如牛奶或其他乳制品中的钙离子与红霉素、甲硝唑、四环素、西咪替丁等形成络合物，减少药物的吸收；茶叶、花生、核桃中的鞣酸与铁制剂中的铁离子结合，影响铁离子的吸收。

2. 食物改变胃肠道的生理功能

（1）改变胃肠道的 pH：空腹时胃液的 pH 为 0.9～1.5，进食后 pH 可增加至 3.0～5.0。pH 的改变会影响到弱酸或弱碱性药物的分子型与离子型比例及溶出度等从而影响药物的吸收。

（2）改变胃排空速率：虽然食物可以增加胃体积，但通常情况下，食物可减慢胃排空速率，从而影响药物的达峰时间和作用强度。胃排空速率的减慢对于不同的药物有不同的影响。例如，维生素 B_2 主要由小肠上部主动转运吸收，具有部位特异性，在空腹时服维生素 B_2，则大量的药物在短时间内到达小肠的吸收部位，使吸收达到饱和，相当部分的药物继续向下被排出体外，使药物的相对吸收量减少；若饭后服用，胃排空速率减慢，药物连续不间断到达小肠吸收部位，虽然未到达饱和，但药物吸收总量明显增加。对于小肠被动吸收的药物来说，胃排空速率的影响与对维生素 B_2 的影响正好相反，如饭后服用，胃排空速率减慢，药物达到吸收部位小肠的速度慢，其吸收迟缓，血药浓度低，出现药效的时间慢，且作用弱；若空腹时服用，则胃排空速率快，药物迅速到达小肠，吸收快，且作用强。对于主要在胃中吸收的药物，理论上讲，因胃排空速率慢使药物在胃中停留的时间长而有利于药物的吸收。但由于食物消耗胃内的水分，从而使制剂的崩解、药物的溶出变慢；同时，由于食物的存在，增加了胃内容物的黏度，从而影响药物向胃壁的扩散，使药物的吸收变慢。但对于在胃内不稳定、易在胃中分解的药物，因胃排空速率减慢，药物在胃中停留的时间长，意味着药物分解的可能性更大。

不同的食物成分对胃的排空速率有不同的影响，稀软的食物较稠厚的或固体的食物胃排空速率快；对于三大营养成分的食物，糖类的排空时间较蛋白质类食物短，而蛋白质类食物较脂肪类食物短。

（3）食物通过其他途径影响药物的吸收：如脂肪通过促进胆汁分泌而使淋巴液的流速加快，从而增加难溶性药物的吸收，同时胆汁中的胆酸离子具有表面活性作用，能增加难溶性药物的溶解度，促进其吸收。例如，脂肪类食物与灰黄霉素等药物同时服用，可增加其生物利用度。

（二）病理状态的影响

疾病对药物吸收的影响机制比较复杂，通过多种方式影响口服药物在胃肠道的吸收，如改变胃肠道 pH、胃排空时间或肠吸收功能及胃肠道黏膜血流量等。

1. 对胃肠道 pH 的影响 疾病引起的胃肠道 pH 的改变会干扰药物吸收。有研究考察了人体某些疾病状态下胃肠液的 pH，发现胃癌患者的胃液 pH 往往升高，50%的患者的 pH 为 3～7，十二指肠溃疡时胃液 pH 则下降。胃酸分泌长期减少的恶性贫血患者用铁剂及西咪替丁治疗时吸收缓慢。弱酸药阿司匹林在胃酸缺乏患者吸收会慢得多。

2. 对胃肠道运动的影响 胃排空速率是影响药物吸收的重要因素。一般来说胃排空速率或胃肠蠕动增加，可促进药物与小肠黏膜的接触，加快药物吸收速率；反之，降低胃排空速率，延长胃排空时间，一般能使药物的吸收减慢。例如，胃排空减慢和幽门狭窄患者，对乙酰氨基酚和阿司匹林等药物，尤其是肠溶或缓释制剂，吸收大大减慢。在周期性偏头痛发作时，胃排空减慢，阿司匹林泡腾剂吸收减缓；而肌内注射给予甲氧氯普胺后，使胃排空速率加快，则能改善阿司匹林的吸收。部分或全部胃切除患者使药物立即进入十二指肠，如维生素 B_2 的吸收由此而增加。然而，胃切除术也可能导致药物的吸收减少，因为有些药物在吸收前必须在酸性胃液中溶解。肠道运动也是影响药物吸收的重要因素。例如，腹痛、腹泻、急性胃肠炎时，胃肠转运非常快，缩短了药物有效吸收的时间，并减少了药物在肠腔中的溶解，会减慢药物吸收速率，尤其是溶解度低的药物（如地高辛、诺氟沙星）、肠溶和缓释制剂影响非常大。而便秘时，胃肠蠕动减慢，如地高辛类溶解度低的药物吸收会增加。

3. 对胃肠功能的影响 甲状腺功能不足的儿童维生素 B_2 的吸收增加，而甲状腺功能亢进的儿童则减低。这是因为甲状腺功能不足时，肠的转运速率往往降低，使维生素 B_2 在小肠的吸收部位滞留的时间延长，从而吸收较完全。但甲状腺功能亢进者，肠的转运速率增加，因而减低维生素 B_2 的吸收程度。

4. 对胃肠道血流量的影响 心力衰竭时，外周循环衰竭，会引起胃肠道血流量的降低从而影响药物的吸收，若此时口服普鲁卡因胺，生物利用度会减少 50%，且吸收速率明显降低，不能完全适应病情的需要。

5. 对循环系统的影响 肝疾病常伴有其他脏器功能的变化，从而影响药物的体内过程。如门静脉高压症伴有小肠黏膜水肿或结肠异常，影响药物从消化道吸收。有研究表明，门脉高压时安替比林的吸收可延迟数小时。肝硬化患者由于肝细胞活性下降及合并门静脉旁路，使相当多的胃肠道血液通过门静脉外循环直接进入体循环，而绕过门脉循环，这样会引起口服生物利用度的增加。

（三）合并用药的影响

合用药物等能改变胃液的 pH，如制酸药使 pH 上升，抗胆碱药（如阿托品、溴苯胺太林）和脂肪、脂肪酸等能抑制胃液分泌。

一些药物可影响肠道的运行速度而干扰其他药物的吸收。如阿托品、丙胺太林等能减慢胃空速率与肠内容物的运行速率，从而增加一些药物的吸收；普萘洛尔等 β-受体阻滞剂可促进胃排空且增加肠运行速率，减少药物在消化道内的滞留时间，从而减少某些药物的吸收。

也有部分药物会通过影响肠道菌群而减少药物的分解吸收而干扰其他药物的吸收。例如，柳氮磺胺吡啶口服后部分在胃肠道吸收，但会通过胆汁重新回到肠道，与未被吸收的部分在回肠末端和结肠由细菌分解成磺胺吡啶和 5-氨基水杨酸，该药主要通过 5-氨基水杨酸抑制前列腺素合成而发挥抗溃疡性结肠炎的作用。故同时使用抗生素将破坏肠道菌群，使细菌量减少，影响药物的分解，降低疗效。

六、促进口服药物吸收的方法

吸收是药物与机体相互作用的结果，通过改善影响吸收的药物和生理因素，可以促进药物的吸收。

（一）改善影响吸收的药物因素

具有适宜脂溶性的分子型药物易于透过脂质双分子层膜，因此通过药物结构的改造可增加药物的脂溶性、溶解性等来提高药物的跨膜能力。

1. 改变药物的脂溶性 在药物分子中引入烃基、卤素原子、硫醚键等，可增加药物的脂溶性；引入羟基、羧基、脂氨基等，可降低药物的脂溶性。

2. 增加药物的溶解性 溶解度是药物的固有理化性质，水溶性较大的药物通常在胃肠液中有较好的溶出速率，增加溶解性可加速药物在胃肠液中的溶解和释放，从而增加药物的吸收。

（1）改变药物的结构：水溶性差的药物可通过糖基化、羟基化、成盐等方式提高药物的溶解性，从而改善难溶性药物的吸收。又如，氯霉素糖基化后，增加水溶性，降低毒性，难溶性药物分子中引入亲水基团可增加在水中的溶解度。又如，葛根素羟基化后水中溶解度增大；咖啡因与助溶剂苯甲酸钠形成安钠咖，溶解度由 1：50 增加到 1：1.2，增强吸收。

（2）选用适当的药物晶型：同一药物的不同晶型在外观、溶解度、熔点等方面都可能有显著不同差异，从而影响了药物的稳定性、生物利用度及疗效，该种现象在口服固体制剂方面表现得尤为明显。药物多晶型现象是影响药品质量与临床疗效的重要因素之一，许多药物，如吲哚美辛、布洛芬、法莫替丁、呋塞米、保泰松等都存在多晶型现象。

（3）增加药物颗粒的比表面积：减小药物的粒径，可增加颗粒比表面积，大幅度增加药物与胃肠液的接触面，提高药物的溶出速度。增加药物的比表面积，对提高脂溶性药物的吸收有显著性意义，而对水溶性药物的吸收影响较小。通常可采用微粉化技术如研磨、机械粉碎、气流粉碎和制成固体分散体等来增加药物的表面积。混悬剂、乳剂、分散片等制剂的药物吸收也与药物粒子大小有关。对于难溶性药物而言，利用水溶性载体制备的固体分散物，不仅可以保持药物的高度分散状态，而且对药物具有良好的润湿性，这在提高药物溶解度，加快药物溶出速度，从而提高药物的生物利用度方面具有重要的意义。以 PEG-6000 为载体，用熔融法制成灰黄霉素滴丸，结果表明，滴丸口服 2h 内几乎完全吸收，而微粉片 30~80h 内吸收只有 44.3%。

（4）加入助溶剂：无机盐类助溶剂可溶于水，多为低分子化合物，可与药物形成络合物增加药物的溶解性。例如，碘在水中溶解度为 1∶2950，加入适量的碘化钾，可明显增加碘在水中溶解度，能配成含碘 5% 的水溶液。碘化钾为助溶剂，增加碘溶解度的机制是碘化钾与碘形成分子间的络合物 KI_3。

（5）加入增溶剂：表面活性剂是常用的增溶剂。表面活性剂除能够降低表面张力外，还能形成胶束起增溶作用。由于胶束的内部与周围溶剂的介电常数不同，难溶性药物根据自身的化学性质，以不同方式与胶束相互作用，使药物分子分散在胶束中。当表面活性剂的浓度接近临界胶束浓度（CMC）时，溶液的表面张力基本达到最低，但当表面活性剂的浓度超过 CMC，会生成胶束，脂溶性药物就会溶入胶束中，降低溶液中游离的药物浓度，此时胶团中的药物必须重新分配到溶液中转变成游离药物才可能被吸收。若这种分配是迅速的，则药物吸收不会受到影响，反之，药物吸收速度变小。因此，使用表面活性剂时，应该注意其浓度适量，通常在 CMC 以下为宜，但也有的药物由于增加了表观溶解度，即使形成了胶束复合物，药物的吸收速度也有可能增加。增溶剂不仅可增加难溶性药物溶解度，而且制得的增溶制剂稳定性较好。

（6）用亲水材料制成包合物：包合物由主分子和客分子两部分组成。常用的主分子材料为 β-环糊精（β-CYD），药物被环糊精包和后以分子状态进入到环糊精的筒状空隙中。脂溶性药物的疏水键与 β-CYD 空洞中疏水键相互作用，极性药物分子与 β-CYD 的羟基形成氢键结合，形成水溶性较大的包合物。药物被包合后，可提高水不溶性药物的溶解速率，提高其吸收速率和吸收程度。例如，普罗布考制成 β-环糊精包合物胶囊剂后，生物利用度提高。尼群地平在水中的溶解度极小，将其制备成尼群地平 β-环糊精包合物后在水中的溶出度较尼群地平增加了 5.4 倍，有效地改善了吸收。

（二）改善影响药物吸收的生理因素

影响口服药物透膜的生理因素主要有生物膜、黏膜黏液层、不流动水层和细胞间的紧密连接。生物膜的类脂结构限制大分子、低脂溶性药物的透过，黏膜黏液层可延缓药物的扩散，不流动水层限制药物在绒毛间的扩散，紧密连接则阻碍水溶性药物的通过。通常大分子、极性药物很难透过生物膜，可使用一些物质特异或非特异性地增强胃肠道透过性可改善机体的透膜特征，增加药物的吸收速度和吸收量来促进药物的透膜。这类物质被称为**吸收促进剂**（absorption enhancer），其主要促吸收机制有如下几种。

1. 改善生物膜的透过性 生物膜为半流动的脂质双分子层膜，通过改善膜的流动性、脂溶性及通过与膜蛋白的相互作用，可提高药物的膜透过性。例如，药物在肠道通过微绒毛膜进行转运，吸收促进剂与其发生作用后增加膜的流动性而提高药物的透过性；低熔点脂肪酸和短碳链脂肪酸钠能引起膜的无序性而增加其他药物的吸收；表面活性剂可促使膜成分溶解而增加药物的吸收；胆酸盐具有较强的溶解磷脂的能力，低浓度的胆酸盐可穿过、插入脂质双分子层，高浓度时可使双分子层破碎，形成混合胶束，甚至造成肠壁的破坏，使药物透膜性增强；吸收促进剂可作用于膜内蛋白质区，引起蛋白质的变性甚至析出，也可能引起蛋白质螺旋的延伸和展开，使细胞间的空隙增大，由此开放了极性通道。

2. 改变黏液的流变学性质 促进剂的使用可降低黏液的黏度和弹性。例如，0.2~20mmol/L

的脱氧胆酸钠、甘胆酸钠可降低黏液的黏度和弹性，螯合剂，如皂角苷能与黏液中的 Ca^{2+}、Mg^{2+} 离子反应而改变黏液的黏度，从而提高药物的渗透性。

3. 改善细胞旁路通道转运 水吸收（溶剂拖动能力）是药物在细胞旁路通道吸收的动力，促进此作用有助于药物的通过。葡萄糖和氨基酸增强胰岛素扩散是激活了活性钠的转运、加速了水通道的吸收能力所致。葡萄糖、氨基酸还可引发紧密连接处的肌动蛋白、肌球蛋白环的收缩，导致该部位空间扩展而增加渗透性。此外，细胞外 Ca^{2+} 的螯合作用（如卡波姆）、上皮细胞 ATP 的消耗、对磷脂酶 C 介导的紧密连接物的调节及 NO 对紧密连接处的膨胀作用等都可影响药物的膜孔转运。

七、口服药物吸收的研究方法

口服药物吸收的研究方法有体内法、在体法和体外法，可采用多种实验方法对同一药物进行研究，以便综合评价，相互补充。

（一）体内法

体内法（in vivo experimental method）通常是在口服给予药物后，于不同时间点采集血液或尿液等样品，测定其中的药物浓度，绘制体内药物的药物浓度-时间曲线，计算药物动力学参数，如 $t_{1/2}$，AUC 等来评价药物的吸收速度和吸收程度。这些药物动力学参数不仅反映药物的吸收特征，也是药物在体内的吸收、分布、代谢和排泄过程的综合反映。但此法的结果反映了物理化学、生理、剂型等因素的综合作用，很难从细胞或分子水平研究药物的吸收机制，不能特异性的反映药物肠道的吸收情况，且存在个体差异大等情况。

（二）在体法

在体法（in situ experimental method）主要采用原位实验模型。模型在实验过程中具有完整的血液供应和神经支配，保证肠道神经完好无损，直接反映药物的吸收情况，常用于研究药物的吸收动力学过程。主要有在体肠灌流法、肠襻法、肠道血管灌流法等。

1. 在体肠灌流法（intestine perfusion method）打开麻醉动物腹腔，量取一定长度的肠节段，两端插管，用一恒流泵灌流 0.9%NaCl 溶液冲洗肠内容物后，换含药灌流液灌流肠腔，于不同时间分段收集灌流液，测定不同时间灌流液药物和示踪物的浓度，从灌流液中药物的消失率中评价药物的吸收速率和吸收量。在体肠灌流方法根据灌流方式的不同可分为：单向灌流、循环灌流和振动灌流等。该法可以在不同时间测定灌流液内药物浓度的变化，也可以从血液中取样，测定血中浓度以获得药物透过肠上皮细胞的情况。肠灌流法既保证了肠道神经及内分泌输入的完好无损，也保证了血液及淋巴液的供应，维持实验期间的生物活性。虽然这些研究常在麻醉的小动物上进行，但借助肠插管技术，非麻醉的实验动物、甚至人体的肠灌流研究亦可进行，但该法只限于溶液状态给药，pH、药物浓度、吸收部位等因素均有可能影响其测定的准确性。

2. 肠襻法（intestinal loop method）麻醉大鼠，开腹结扎肠腔，也可按部位分段结扎。将一定浓度的人工肠液注入肠襻中，经过一定时间后，取出肠襻，收集肠襻冲洗液，测定药物剩余量。该法操作简单，但由于肠腔中存在大量内容物，样品处理较复杂。

3. 肠道血管灌流法（vascular cannulation method）在体肠灌流的基础上，进行肠道血管插管。实验过程中，既可插管于对一段肠管供血的肠系膜血管，也可以插管于对整段小肠供血的肠系膜上动脉和肝门静脉，在不同时间内收集门静脉或体静脉血以研究该物质从肠腔直接吸收入血的情况。此法中药物的吸收量是以药物被吸收到血液的变化量来计算，不受动物的大小及血容量的限制，能真实反映药物在小肠的吸收情况。但其技术难度大，干扰因素较多，应用受到一定限制。

（三）体外法

体外法（in vitro method）简便易行，重复性好，实验环境和条件便于控制，使影响因素单一化、简单化，但不能反映药物在机体的实际吸收状态，因此常用于研究肠吸收机制等。该法主要包括组织流动室法、外翻肠囊法、细胞培养模型法、膜囊泡、平行人造膜通透性测定法、药物溶出/吸收动态仿生系统法等。

1. 组织流动室法（tissue flux chambers method）化合物透过未损肠组织的实验来模拟药物体内吸收。剪开离体肠段形成一定面积的小肠块，将其安装至扩散池中。扩散池中装入适宜的缓冲液，通入空气搅动缓冲液来控制不流动水层的厚度，并且提供肠组织氧气。药物加入供应室，在接收室取样测量药物不同时间的浓度并计算其累积量。通常在缓冲液中加入谷酰胺或者葡萄糖等物质作为能量源，使组织存活能力增强。由于黏膜侧药物含量是膜分配系数的函数，因此可以通过这一方法对膜渗透性进行筛选。此方法也常用于研究其他限制药物吸收的因素，如细胞旁路转运、肠道排泄及代谢作用对药物吸收的影响等，有如下几种。①可以改变供应室的化合物组成以研究离子、pH 及其他物质等对药物转运的影响。②通过从黏膜及浆膜缓冲液中取样可以测定黏膜到浆膜或者浆膜到黏膜方向上的药物流量，以确定药物是被动扩散吸收还是以载体介导的转运吸收。如果流量等于 1，则表明是被动转运，如果不等于 1，则表明可能有载体介导的转运过程。③也可研究肠道对药物的代谢作用，同时亦可研究药物及其代谢物的主要转运方向。但肠道不同区段对药物的吸收和代谢作用不同，如上段肠道的细胞旁路通道较下段多；血流供应的缺乏对细胞旁路通道和药物代谢酶活性的影响等因素都会对实验结果产生一定影响。

2. 外翻肠囊法（everted gut sac method）是较为经典的研究方法：将动物的一定长度的小肠置于特制的装置中，通过考察药物透过肠黏膜的速度和程度，定量描述药物的透膜性。取出一定长度小肠，注入 0.9%NaCl 溶液排出内容物。用一细玻棒将其翻转，使黏膜朝外，浆膜朝内。肠一端结扎，另一端接一取样器，注入一定体积 Krebs-Ringers 溶液于肠囊内并将肠囊置于含有药物的 Krebs-Ringers 溶液中，37℃孵育，充分供氧，定时从肠管内外两侧取样，测定药物浓度的变化。此法可用于研究生物膜的转运机制。浆膜侧的体积相对较小，药物积累较快，便于样品的分析。但翻转小肠时易造成形态学破坏，缺乏血液及神经供应，组织易死亡，因此实验操作时间不宜过长，通常要求在 5h 以内完成试验。

3. 细胞模型 细胞模型（cell model）是体外法评价药物吸收的重要手段。作为药物吸收研究的一种快速筛选工具，可在细胞水平上提供药物透过小肠黏膜的吸收、分布、代谢、转运以及毒性的综合信息，并具有相对简单、重复性较好、应用范围较广的特点。最常用的是 Caco-2 细胞模型，其他细胞模型，如 MDCK、MDCK-MDR1 和 M 细胞等近年发展也十分迅速。

（1）**Caco-2 细胞**（Caco-2 cell）：来源于人的直肠癌，结构和功能类似于人小肠上皮细胞，并含有与小肠刷状缘上皮相关的酶系。存在于正常小肠上皮中的各种转运系统、代谢酶等在 Caco-2 细胞中大多都有相同的表达，如细胞色素 P450 同工酶、谷氨酰胺转肽酶、碱性磷酸酶、蔗糖酶、葡萄糖醛酸酶及糖、氨基酸、二肽、维生素 B_{12} 等多种主动转运系统在 Caco-2 细胞中都与小肠上皮类似的表达。由于其含有各种胃肠道代谢酶，因此更接近药物在人体内吸收的实际环境。值得一提的是 Caco-2 细胞能过度表达 P-糖蛋白，因此，许多研究都利用 Caco-2 细胞模型来研究 P-糖蛋白对药物肠道吸收的影响。随着 Caco-2 细胞模型使用的不断推广，某些不足，例如培养周期过长、缺少黏液层、紧密连接过紧以及表达转运载体与酶的数量和种类同人体小肠的差异等，逐步显现并限制其进一步的拓展。TC_7 细胞是 Caco-2 细胞经甲氨蝶呤处理后分离得到的，是 Caco-2 细胞的良好替代。TC_7 细胞的形态学特征与 Caco-2 细胞相似，但表达的酶比 Caco-2 细胞更接近于人体小肠，可以主动转运牛磺胆酸，P-gp 表达水平低于 Caco-2 细胞。

（2）**MDCK 细胞（MDCK cell）**：来源于考克斯班尼犬肾，可分化成具有紧密连接的极性细胞单层，在遗传学和细胞的脂质、蛋白质组成方面是最为理想的上皮细胞系。MDCK 细胞主要有 MDCK Ⅰ 和 Ⅱ 两种，转运研究中一般选用跨膜电阻（TEER）较低的 Ⅱ 型。通过 MDCK 细胞模型研究左甲状腺素钠的吸收促进剂，发现癸酸、十二酸及油酸可通过降低 MDCK 细胞的 TEER 值，打开紧密连接，从而增加左甲状腺素钠的渗透性，且很低的癸酸、十二酸和油酸浓度即可显著增加其渗透性，无细胞毒性。对比 55 种化合物在 MDCK 细胞与 Caco-2 细胞上的表观渗透系数（P_{app}），发现二者的 P_{app} 相近，并且被动吸收药物在 MDCK 细胞上的渗透性与人体吸收具有一定的正相关性，P_{app} 越大，吸收越好。表明 MDCK 细胞在研究被动转运药物吸收特征方面可作为 Caco-2 细胞模型的优良替代模型。

MDCK 细胞最主要的优点是培养周期短，3～5 日即能成熟，减少实验成本，降低染菌的可能性。但其来源于动物，有异源性，且转运蛋白表达的种类少、水平低、酶代谢活性低。因此，该细胞模型通常只用于被动转运药物的吸收研究，不宜用于药物的主动转运和外排机制研究。MDCK-MDR1 细胞是将人多药耐药基因稳定地转染到 MDCK 细胞而建立的细胞系，能大量表达人源性 P-gp，可以专门用于研究 P-gp 介导的转运机制，筛选 P-gp 底物、抑制剂和诱导剂。

（3）**M 细胞模型**：随着微粒给药系统的发展，与微粒吸收相关的派伊尔结（Peyer's patches，PPs）越来越受重视。PPs 是口服微粒的主要吸收部位，位于 PPs 的 M 细胞（M cell）具有很强的吞噬能力，能吞噬多种材料制备的粒径小于 10μm 的纳米颗粒。因此 M 细胞模型可用于研究微粒给药系统的吸收。M 细胞的培养可建立在 Caco-2 细胞之上，在 Caco-2 细胞单层长至 14 日后，加入人 B 淋巴瘤细胞，共同孵育 4～6 日，即可分化出占细胞总数约 20% 的 M 细胞。M 细胞的 TEER 值小，碱性磷酸酶的活性可降低 15%～36%。用 M 细胞研究聚苯乙烯羧酸纳米粒（粒径为 200nm）的转运机制时发现，其转运具有温度和能量依赖性，加入乙二醇双（2-氨基乙醚）四乙酸打开紧密连接，对纳米粒的转运无影响，但加入吞饮抑制剂却能限制其转运，说明聚苯乙烯羧酸纳米粒在 M 细胞上不是经细胞旁路转运，而是通过细胞吞噬作用被摄取。

八、生物药剂学分类系统

生物药剂学分类系统（biopharmaceutics classification system，BCS） 的概念自从在 1995 年被 Amidon 提出后，现已经成为世界药品管理的一个非常重要的工具。

（一）生物药剂学分类系统依据

美国食品药品监督管理局（FDA）提出了口服药物按生物药剂学分类系统管理，依据药物的渗透性（permeability）和溶解性（solubility），将药物分成四大类，并可根据这两个特征参数预测药物在体内-体外的相关性（表 2-6）。

表 2-6　药物的 BCS 分类与体内外相关性预测

类型	溶解性	渗透性	体内外相关性预测
Ⅰ	高	高	如果药物胃排空速度比溶出速度快，存在体内外相关性，反之则无
Ⅱ	低	高	如果药物在体内、体外的溶出速度相似，具有相关性；但给药剂量很高时就难以预测
Ⅲ	高	低	透膜是吸收的限速过程，溶出速率没有体内外相关性
Ⅳ	低	低	溶出和透膜都限制药物吸收，不能预测其体内外相关性

在应用 BCS 对药物进行分类时，必须依据药物的剂量值、溶解度和渗透性。世界卫生组织（World Health Organization，WHO）对剂量、溶解度和渗透性的定义和评价如下。

1. 剂量值 在 BCS 中，剂量除以溶解度的比得到的剂量值是 WHO 推荐的最大剂量（以 mg 计）。这个剂量可能和一些国家处方资料中推荐的剂量不同，也有可能与制药厂商提供的剂量不符。例如，阿司匹林，WHO 规定的单剂量给药范围为 100~500mg，但在德国处方资料中最大剂量是 1000mg。因此，选择不同的最大剂量对 BCS 分类的剂量/溶解度比值（D：S ratio）有影响。

2. 溶解性 将剂量（mg）除以溶解度（mg/ml）得到的比值与 FDA 的标准 250ml 相比，即可判断药物溶解度的高低。高溶解性的药物是指在 37℃，pH 在 1~7.5 的，剂量/溶解度比值小于 250ml 的药物。

值得注意的是，研究药物在 37℃，pH 在 1~7.5 的整个溶解度数据非常重要。某些药物只有在该 pH 范围内某个 pH 下的溶解度，没有完整的 pH 范围内的溶解度数据。因此，对部分 pH 依赖性的药物的溶解度的研究困难更大。例如，阿昔洛韦、阿司匹林、卡马西平、地西泮、红霉素、布洛芬、甲苯达唑、甲硝达唑、青霉素 V 钾、苯妥英等药物溶解度都是在 37℃，pH 在 1.2、4.5、6.8 和去离子水条件下分别孵育 24h 测定的。

3. 渗透性 高渗透性药物是指在没有证据说明药物在胃肠道不稳定的情况下，有 90%以上的药物被吸收。FDA 推荐使用的有人体药代动力学数据、人体肠道灌流试验、原位动物模型数据或有效的单层细胞培养（通常是 Caco-2 细胞）数据。

获得药物渗透性的最佳和最可靠的方法是测定人体绝对生物利用度，如绝对生物利用度大于 90%即可归类为高渗透性。在绝对生物利用度小于 90%的情况下，首过效应、胃肠道中药物的降解和溶解度限制性吸收作用等是影响因素。对于难溶性药物，常不能够准确判断生物利用度小于 90%是由溶解度的问题导致的还是受低渗透性特性影响所致。某些药物在进食后服用，其生物利用度比空腹明显增高，这提示该药在空腹状态下的吸收小于 90%主要是因为溶解度的问题而不是渗透性的问题。对于由测定尿液中药量或者测定代谢物量得到的实验数据，由于没有相应的静注数据比较而限制了其应用价值，但这些数据对于描述药物渗透性特征也是有意义的。

（二）生物药剂学分类系统相关参数

生物药剂学分类系统可用三个参数来描述药物的吸收特征：**吸收数**（absorption number，A_n）、**剂量数**（dose number，D_0）和**溶出数**（dissolution number，D_n）。对这三个参数进行综合分析，可判断药物被吸收的可能性，也可计算出药物的吸收分数 F，这对药物在生物药剂学分类系统中的类别划分有重要指导意义。

1. 吸收数 吸收数是预测口服药物吸收的基本变量，是反映药物在胃肠道渗透性高低的函数，与药物的有效渗透率、肠道半径和药物在肠道内滞留时间有关，用式（2-30）表示：

$$A_n = \frac{P_{\text{eff}}}{R} \times T_{\text{si}} = \frac{T_{\text{si}}}{T_{\text{abs}}} \quad (2\text{-}30)$$

式（2-30）中，P_{eff} 为有效渗透率；R 为肠道半径；T_{si} 为药物在肠道中的滞留时间；T_{abs} 为肠道内药物的吸收时间。对某一个体而言，R 为一定值，则 P_{eff} 及 T_{si} 决定了 A_n 的大小，A_n 也由 T_{si} 与 T_{abs} 的比值计算得到。研究表明，P_{eff} 与药物的吸收分数 F 成正比。当 $P_{\text{eff}} < 2$ 时，药物的吸收是不完全的，只当 $P_{\text{eff}} > 2$ 时，药物才有可能完全吸收。

通常高渗透性药物有较大的 A_n。药物的吸收分数 F 与吸收数、剂量数及溶出数的相关性各异。假如药物的溶出和剂量不限制药物的口服吸收（如溶液剂），则药物的吸收分数与吸收数呈以下指数关系：

$$F = 1 - e^{-2A_n} \quad (2\text{-}31)$$

当某药物 $A_n = 1.15$ 时，药物口服最大吸收分数 F 约为 90%；当 $A_n < 1.15$，药物口服最大吸

收分数 $F<90\%$，提示该药物的渗透性不高；当 $A_n>1.15$，药物口服最大吸收分数 $F>90\%$，提示该药物的渗透性高，药物才有可能接近完全吸收。

2. 剂量数　剂量数是反映药物溶解性与口服吸收关系的参数，是药物溶解性能的函数，可用下式计算：

$$D_o = \frac{M/V_0}{C_s} \qquad (2-32)$$

式中，M 为药物的剂量；V_0 为溶解药物所需的体液体积，通常设为胃的初始容量（250ml）；C_s 为药物的溶解度。由式（2-32）可知，剂量数等于一定剂量的药物在250ml体液中形成的浓度与该药物溶解度的比值。当 $M/V_0 \gg C_s$ 时，剂量数高（$D_o \gg 1$），说明指定剂量药物在胃的初始容量溶解性能差；当 $M/V_0 \ll C_s$ 时，剂量数低（$D_o \ll 1$），表明指定剂量药物在胃的初始容量溶解性能好。药物的 C_s 越大，D_o 越小。如果某一药物极易溶解且剂量又很小，则 D_o 并不重要。通常情况下，服用相同剂量药物，以同时饮用较多水时的吸收为佳。

如果吸收过程仅仅不受溶出的限制（如混悬剂），F 可用下式计算：

$$F = \frac{2A_n}{D_o} \qquad (2-33)$$

式（2-33）表明，吸收分数与 A_n 和 D_o 相关。若 D_o 较小或 A_n 较大，小肠末端不会有粒子存在，吸收较好。如果 D_o 较大，部分粒子可能依然存在于小肠中而未被吸收，当然还与 A_n 的大小有关。随着 D_o 减小，F 增大，但药物并不一定能达到最大吸收，这是因为吸收数 A_n 也会限制药物的吸收。

3. 溶出数　溶出数是反映药物从制剂中释放速度的函数，与多种药物特征参数有关，用下式表示：

$$D_n = \frac{3D}{r^2} \times \frac{C_s}{\rho} \times T_{si} \approx \frac{T_{si}}{T_{diss}} \qquad (2-34)$$

式（2-34）中，D 为扩散系数；r 为初始药物粒子半径；C_s 为药物的溶解度；ρ 为药物的密度；T_{si} 为药物在肠道中的滞留时间；T_{diss} 表示药物的溶出时间。D_n 等于药物在胃肠道滞留时间与溶出时间的比值。D_n 越小，表示药物溶出越慢。

溶出数是评价药物吸收的重要参数，受剂型因素所影响，并与吸收分数 F 密切相关。大多数难溶于水的药物由于其非极性特征而具有较低的 A_n，但由于受 D_n 和 D_o 影响，吸收分数 F 会有很大变化。

根据上述3个参数的计算公式可知，较高的渗透性、较小的粒子、较大的溶解度、较低的剂量、饮用较多的水及延长药物在胃肠道的滞留时间等都可增加药物的吸收。

4. 分类系统与 A_n、D_o、D_n 的关系　生物药剂学分类系统用三个参数描绘药物渗透性、溶解性和药物溶出速度，药物的 A_n、D_o、D_n 与药物生物药剂学分类存在一定关系。各类别对应 A_n、D_o、D_n 见表2-7。

表2-7　分类系统各类别与 A_n、D_o、D_n 对应关系

类别	A_n	D_o	D_n
Ⅰ	高	低*	高**
Ⅱ	高	低*/高	低
Ⅲ	低	低*	高**
Ⅳ	低	低*/高	低

注：*高溶解度药物；**药物溶出快制剂

（三）生物药剂学分类系统与剂型设计

在对不同类型药物进行制剂研究时，可根据 BCS 理论，合理设计剂型，有针对性的解决影响药物吸收的关键问题，从而提高其生物利用度。

Ⅰ型药物的溶解性和渗透率均较大，药物的吸收通常较好，进一步改善其溶解度对药物的吸收影响不大。一般认为餐后胃平均保留（排空）$t_{50\%}$是 15~20min。因此，当此类药物在 0.1mol/l 盐酸中 15min 溶出 85%以上时，可认为药物体内吸收速度与程度不依赖于胃排空速率。这种情况下，只要处方中没有显著影响药物吸收的辅料，通常无生物利用度问题，易于制成口服制剂。延长药物在胃肠道内的滞留时间（胃肠道黏附剂），减少药物在胃肠道中的代谢或降解（定位释药制剂、包衣、加入代谢酶抑制剂），可进一步提高药物的生物利用度。依据 FDA《依据生物药剂学分类系统对口服速释型固体给药制剂采用免做人体生物利用度和生物等效性实验》的指导原则，Ⅰ型药物免做生物学实验。但制剂还必须满足以下条件：①为速释型口服固体制剂（30min 内释放 85%以上）；②辅料不能影响主药吸收的速度和程度。具有窄治疗窗的或应用于口腔的药物不适用于生物学实验免做原则。

Ⅱ型药物的溶解性较低，药物的溶出是吸收的限速过程。如果药物的体内与体外溶出基本相似，且给药剂量较小时，可通过增加溶解度来改善药物的吸收；若给药剂量很大，存在体液量不足而溶出较慢的问题，可通过减小药物粒径促进吸收。影响Ⅱ型药物吸收的理化因素有药物的溶解度、晶型、溶媒化物、粒子大小等。黏膜黏液层可延缓药物的扩散，不流动水层能限制药物在绒毛间的扩散，从而影响药物的跨膜吸收。为提高Ⅱ型药物的生物利用度，通常采取以下方法：①制成可溶性盐类；②制成无定型药物；③加入适量表面活性剂；④增加药物的表面积（微粉化技术、固体分散技术）；⑤制成包合物；⑥增加药物在胃肠道内的滞留时间等。

Ⅲ型药物的渗透性较低，生物膜是吸收的屏障，药物的跨膜转运是吸收的限速过程，可能存在主动转运和特殊转运过程，可通过改善药物的脂溶性来增加药物的吸收。影响口服药物透膜的主要因素有相对分子质量、脂溶性、P-gp 和 CYP3A 等。促进药物跨膜吸收的方法有：①制成微粒给药系统（脂质体、纳米粒、微乳、自微乳化系统等）；②增加药物在胃肠道的滞留时间（制成生物黏附制剂、胃内漂浮片等）；③制成前体药，改善药物的脂溶性，增大跨膜转运能力；④抑制药物肠壁代谢及外排转运；⑤加入透膜吸收促进剂等。

Ⅳ型药物的溶解度和渗透性均较低，药物的水溶性或脂溶性均为影响药物透膜吸收的主要因素，药物溶解度或油/水分配系数的变化可改变药物的吸收特性，主动转运和 P-gp 外排等可能也是影响因素。对于Ⅳ型药物通常考虑采用静脉途径给药。改善药物溶解度和（或）透膜性，也能在一定程度上提高药物的吸收。

第三节　注射给药的药物吸收

注射给药（parenteral administration）是指由注射器将适当药物制剂注入组织、血管或体腔中的给药方式。注射给药通常起效迅速，常用于危重患者急救；对于无法口服药物和胃肠道吸收障碍的患者，注射给药也是必然的选择；某些药物在胃肠道中存在被降解或不吸收等问题，也可通过注射给药加以解决。注射给药的吸收是药物由注射部位向循环系统转运的过程。

一、注射给药的途径和部位

注射剂理论上几乎可注入机体的任何器官及部位，但最常见注射途径是静脉注射、肌内注射、皮下注射、皮内注射等。根据注射的途径和方式不同，药物注射的容量、分散状态可不同，药物的吸收情况也有差异。

1. 静脉注射（intravenous injection，iv） 是将药物直接注入静脉而进入血液循环，没有吸收过程，作用迅速，适用于危重患者的急救。静脉注射一般可视为完全吸收，生物利用度为100%。

2. 肌内注射（intramuscular injection，im） 是将少量药液注入肌肉组织，是临床上常用的一种注射给药方法。肌内注射药物先经注射部位的结缔组织扩散，再经毛细血管吸收进入血液循环，所以存在吸收过程，起效比静脉注射稍慢，但通常快于口服或皮下注射。

一些药物肌内注射后吸收缓慢且不完全，如地西泮、苯妥英钠、地高辛和奎尼丁等肌内注射的吸收程度甚至低于口服给药。肌内注射多为水溶液，也可以是油溶液、混悬液和乳浊液。油溶液、混悬液及乳浊液注射后在局部可作为药物储库，具有一定的延效作用，如可的松混悬液肌内注射吸收亦比口服慢。

3. 皮下与皮内注射

（1）**皮下注射（subcutaneous injection，sc）**：是将药物注射到真皮与肌肉之间的疏松组织中。药物皮下注射后通过结缔组织扩散进入毛细血管吸收，吸收较肌内注射慢，有时甚至比口服吸收还慢。需延效的药物可采用皮下注射，如治疗糖尿病的胰岛素等。一些油混悬型注射液或植入剂可注射或埋藏于皮下，以发挥长效作用。身体不同部位皮下注射后药物吸收速度可有所不同，可能与注射部位的血流速度有关。

（2）**皮内注射（intracutaneous injection，ic 或 intradermal injection，id）**：是将药物注射到表皮与真皮之间。一次剂量在 0.2 ml 以下，常用于过敏性试验或疾病诊断。皮内血管细小，药物吸收差，药物通常很难进入血液循环。

4. 其他部位注射

（1）**动脉注射（intra-arterial injection，ia）**：是将药物注入靶区动脉末端，可使药物分布于特定组织或器官。动脉注射不存在吸收过程和肺首过效应。如抗癌药采用动脉内给药可提高疗效、降低毒性。

（2）**鞘内注射（intrathecal injection，it）**：是将药物直接注射到椎管内，可用于克服血-脑屏障，如治疗结核性脑膜炎时可鞘内注射异烟肼和糖皮质激素等药物，防治中枢神经性白血病可鞘内注射化疗药物。

（3）**腹腔注射（intraperitoneal injection，ip）**：是将药液注入腹膜腔内，经腹膜吸收并主要经门静脉进入血液循环，其药物作用的速度，仅次于静脉注射。但由于腹腔注射具有一定危险性，该给药途径仅用于动物。

二、影响注射给药药物吸收的因素

1. 生理因素 注射部位的血流状态是影响药物吸收快慢的主要生理因素。

（1）血流量：皮下或肌内注射时，血流丰富的部位药物吸收快。通常，肌内注射的药物吸收速率一般为上臂三角肌＞大腿外侧肌＞臀大肌。对于淋巴系统为主要吸收途径的水溶性大分子药物或油溶液型注射剂，淋巴液的流速也会影响药物的吸收。

（2）血流速度：肌内或皮下注射后，注射部位的按摩与热敷能加快血液流动，促进药物的吸收；运动使血管扩张，血流加快，能够促进药物吸收；肾上腺素使末梢血管收缩，可降低合用药物在皮下的吸收速度。

2. 药物理化性质 肌内或皮下注射的药物可通过组织液进入毛细血管和毛细淋巴管，其吸收途径取决于药物的理化性质，如相对分子质量、油/水分配系数、溶解度等。

（1）相对分子质量：相对分子质量小的药物可以穿过毛细血管内皮细胞膜上的孔隙快速扩散进入毛细血管。大分子药物（相对分子质量 5000~20 000）通过血管壁上的微孔十分困难，淋巴系统成为其主要的吸收途径。如氯化钠肌内注射后主要通过毛细血管吸收；山梨醇铁（相对分子质量约 5000）肌内注射后 50%～60%通过毛细血管吸收，16%通过淋巴吸收；相对分子质量大的铁-多糖复合物（相对分子质量 10 000～20 000）肌内注射后主要通过淋巴吸收。

（2）油/水分配系数：药物的脂溶性有利于药物透过血管上皮，而药物适度的亲水性有利于药物的扩散和分配，因而亲水亲油平衡是影响药物吸收的重要因素。但实际上药物的油/水分配系数对注射剂的吸收影响并不大，因为一般分子量为 200～800 的药物均可穿过毛细血管壁。故很多口服难吸收的亲脂性或亲水性药物，皮下和肌内注射可有较好的吸收。

（3）溶解度：混悬型注射剂中药物的溶解速度可能成为药物吸收的主要限速因素。另外，非水溶剂注射液在水性体液中析出沉淀时，药物的溶解度亦可能成为影响吸收的主要因素。

3. 剂型因素 药物从注射剂中的释放速率是药物吸收的限速因素，各种注射剂中药物的释放速率排序为：水溶液＞水混悬液＞油溶液＞O/W 型乳剂＞W/O 型乳剂＞油混悬液。

（1）溶液型注射剂：药物在水溶液型注射剂中以分子或离子形式分散，能与体液迅速混合并被快速吸收，有利于药物迅速发挥作用，水与体液的生物相容性较好，有利于药物稳定，因此大部分注射液是药物的水溶液。有时为提高药物的溶解性和稳定性，溶剂中加入助溶剂，使用混合潜溶剂或调节药液 pH 等，这些偏离体液生理条件的注射剂进入体内后被体液稀释，由于溶剂、pH 等的改变，影响助溶剂或稳定剂的作用，而使药物的溶解度下降，析出形成微粒，滞留在组织中缓慢释放药物，导致药物吸收缓慢、吸收不稳定甚至发生不良反应。

注射剂的渗透压也会影响血管外注射药物的吸收。当注射剂呈明显低渗时，溶剂会从注射部位向外转移，从而使药物浓度提高，增加了被动扩散的速率；相反，当注射剂呈明显高渗时，液体流向注射部位，使该部位的药物浓度稀释，从而降低了扩散速率。例如，阿托品溶液中加入氯化钠，可使渗透压增加，肌内注射药物吸收速率降低。

以油为溶媒的溶液型注射剂，由于油与组织液不相混溶，在注射部位扩散慢而少，形成药物储库而延缓其吸收。通常药物从油溶剂向水性组织液的分配过程是影响油溶液型注射剂中药物吸收的主要因素。

在水性注射液中加入甘油或高分子物质，可使溶液的黏度增加，药物向组织扩散的速度减慢，吸收延长，可产生延效作用。小分子药物与高分子化合物结合，可使药物定向分布到作用部位或淋巴系统，提高生物利用度、降低副作用、增强和延长药效。例如，右旋糖酐铁注射液静脉注射后，可被肝脾的网状内皮系统吞噬，变成储存铁而延长造血作用。

（2）混悬型注射剂：混悬型注射剂注射后，药物微粒沉积在注射部位。药物被吸收前，需经溶出与扩散过程，吸收较慢。药物在组织液中的溶出是吸收的限速过程。药物的溶出速率正比于其溶解度与粒子表面积，药物的结晶状态与粒径大小等因素也影响药物的吸收速率。混悬型注射液中助悬剂使注射液黏度增大，降低了药物的扩散及溶出速度，从而延缓药物的吸收。混悬型注射液中的表面活性剂等其他附加剂，亦可能影响吸收。混悬型注射液中药物的吸收一般为零级过程，通常具有长效作用。

（3）乳剂型注射剂：O/W 型乳剂（静脉乳）的乳滴粒径大小为 1μm 左右，静脉注射后可被网状内皮系统的巨噬细胞所吞噬，使药物富集于巨噬细胞丰富的脏器，如肝、脾、肺、肾等，具有靶向作用。乳剂型注射剂肌内注射后，药物多通过淋巴系统转运，适用于淋巴转移的恶性肿瘤治疗与淋巴造影等。

乳剂型注射剂中药物需首先从内相向外相转移，再扩散进入体液，因此吸收较水溶液型注射剂中药物慢，有一定的长效作用。

（4）微粒型注射剂：微粒型注射剂主要有微球、脂质体和纳米粒等，这些微粒皮下或肌内注射后，通常具有靶向、缓释、长效的作用。例如，醋酸亮丙瑞林注射用微球经肌内注射可以缓慢释放药物，维持 1～3 个月的治疗效果。

第四节 皮肤给药的药物吸收

皮肤给药主要用于局部治疗表皮和皮下组织疾病,但也可以作为全身性疾病的治疗途径。部分皮肤病的治疗需要药物透过角质层以后才能起效;而对于全身性疾病,药物必须通过角质层,被皮下毛细血管吸收进入血液循环以后才能起效。因此,皮肤给药涉及药物透皮和吸收的问题。

一、皮肤的结构

皮肤由表皮、真皮和皮下组织三部分组成,此外还有汗腺、皮脂腺、毛囊等附属器。其中表皮层由角质层(死亡表皮层)和活性表皮层组成,见图2-8。

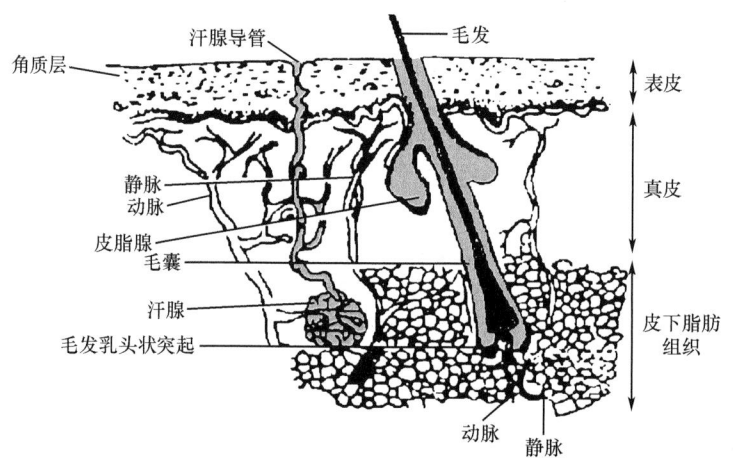

图2-8 皮肤的结构

(1)表皮由外向内可分为角质层、透明层、颗粒层、棘层和基底层五层。表皮中的角质层性质与其他各层有较大差异,是药物经皮吸收的主要屏障,表皮的其他四层统称为活性表皮。活性表皮层位于角质层和真皮之间,厚度为50~100μm,由活细胞组成,细胞膜具有脂质双分子层的结构,其转运药物的功能与其他部位细胞基本相同。

(2)真皮位于表皮和皮下脂肪组织之间,分为上部的乳头层和下部的网状层。厚1~2mm,主要由结缔组织构成,毛发、毛囊、皮脂腺和汗腺等皮肤附属器分布于其中,并有丰富的血管和神经。

(3)皮下组织是一种脂肪组织,其厚度因部位和性别的不同而有所差异。皮下组织一般不成为药物的吸收屏障。皮下脂肪组织可以作为脂溶性药物的储库。

(4)皮肤附属器包括毛囊、汗腺、皮脂腺等,约占皮肤面积的1%,在大多数情况下不是药物主要吸收途径。大分子药物及离子型药物难以通过富含类脂的角质层,可能经由这些途径转运。

二、药物的经皮吸收及其特点

药物的**经皮吸收**(percutaneous absorption)主要是以皮肤表面与皮肤深层间药物浓度差为动力,以被动扩散方式进行转运。药物经皮吸收全过程包括:药物向角质层扩散→角质层内的扩散→活性表皮和真皮中的扩散→真皮中毛细血管的吸收→进入体循环。有些药物可以通过皮肤附属器直接进入皮下组织,进入体循环。药物经皮渗透的主要屏障来自角质层,在离体透皮实验中，将皮肤角质层剥除后，药物的渗透性可增加数十倍甚至数百倍。

药物可经两种途径扩散通过角质层。①通过细胞间隙扩散，该途径在药物经皮渗透过程中起重要作用。药物渗透阻力主要来自于细胞间隙的纤维蛋白骨架中镶嵌的类脂质。透皮促进剂主要作用于类脂质双分子层，通过改变类脂质双分子层的空间结构来提高流动性。②通过细胞膜扩散，角质层细胞膜是一种致密的交联的蛋白网状结构，细胞内则是大量微丝角蛋白和丝蛋白的规整排列结构，两者均不利于药物的扩散，但由于其占有巨大的扩散面积，有些促进剂可作用于其中的一些蛋白质，所以在药物经皮渗透研究中也必须重视通过细胞膜扩散的途径。此外难以通过富含类脂的角质层的大分子及离子型药物可通过毛囊、皮脂腺和汗腺等皮肤附属器转运。

三、影响皮肤给药吸收的因素

（一）生理因素

1. 皮肤渗透性的生理差异 不同种族、年龄、性别的人体皮肤及不同皮肤部位的角质层的厚度、致密性和附属器的密度等可有显著不同，由此对皮肤的渗透性产生明显的影响。

种族不同，皮肤的渗透性不同。例如，白色人种、黑色人种、亚洲人种的皮肤对烟酸甲酯的渗透性大小顺序为：黑色人种＜亚洲人种＜白色人种，白色人种中西班牙人的渗透性最高。婴儿的角质层没有成年人的发达、完善，因而皮肤的渗透性比较大。通常，老人和男性皮肤的渗透性低于儿童和妇女。而身体各部位皮肤渗透性大小为：阴囊＞耳后＞腋窝区＞头皮＞手臂＞腿部＞胸部。

2. 皮肤渗透性的变化 各种导致角质层变化的因素均可导致皮肤渗透性的变化。

皮肤的水化能改变皮肤的渗透性，当皮肤上覆盖塑料薄膜或具有封闭作用的软膏后，水分和汗液在皮肤内蓄积，使角质层水化，细胞自身发生膨胀，结构的致密程度降低，药物渗透性增加，对水溶性药物的促渗作用较脂溶性药物明显。皮肤水化对药物经皮吸收的影响与水化的程度和药物的性质有关。

使角质层受损而削弱其屏障功能的任何因素均能加速药物的渗透。溃疡、破损或烧伤等创面上的渗透性可能增加数倍至数十倍。湿疹及一些皮肤炎症也会引起皮肤渗透性改变。相反，某些皮肤病，如硬皮病、老年角化病等使皮肤角质层致密，可降低药物的渗透性。

另外，随着皮肤温度的升高，药物的渗透效率提高。由于血液循环过程不是经皮给药吸收的限速步骤，因此推测这种影响可能与温度升高对角质层的影响有关。

3. 微生物的降解作用 皮肤表面寄生着许多微生物，这些微生物可能对药物有降解作用，特别当药物以薄层涂覆于皮肤表面时此作用更突出。当经皮给药制剂贴于皮肤上长达数天时，有利于微生物生长，可使药物降解变得明显。

4. 皮肤的代谢 皮肤内代谢酶含量很低，主要存在于活性表皮，且皮肤用药面积一般很小，所以酶代谢对多数药物的经皮吸收不产生明显的首过效应。阿糖腺苷、茶碱、甲硝唑等药物的经皮渗透效率不能达到治疗效果，将其改造成亲脂性前体药物，渗透能力提高，扩散进入活性表皮内被代谢成为具有治疗作用的母体药物，继而吸收进入体循环。

5. 角质层中药物的蓄积 在经皮吸收过程中可能会在皮肤内产生积蓄，积蓄的主要部位是角质层。药物可能与角质层中的角蛋白发生结合或吸附，亲脂肪性药物溶解在角质层形成高浓度。这些积蓄作用使药物在皮肤内形成储库，有利于皮肤疾病的治疗。

（二）剂型因素

1. 药物的理化性质 药物的相对分子质量、熔点、溶解度、O/W 分配系数、解离度等是影响药物经皮吸收的重要因素。

（1）药物的相对分子质量：药物经皮吸收是主要通过角质层细胞的扩散。小分子药物容易通过细胞间扩散，相对分子质量大于600的物质不能自由通过角质层。

（2）药物的熔点：一般情况下，低熔点的药物容易渗透通过皮肤。

（3）药物的溶解性能：一般而言，脂溶性药物，即O/W分配系数大的药物较水溶性药物或亲水性药物容易通过角质膜屏障，但是脂溶性太强的药物也难以透过亲水性的活性表皮和真皮层，主要在角质层中蓄积。药物的透皮速率与油水分配系数不成正比关系，往往呈抛物线关系，即透皮速率随油水分配系数增大到一定程度后，油水分配系数继续增大，透皮速率反而下降。所以用于经皮吸收的药物最好在水相及油相中均有较大的溶解度。水溶性药物经皮渗透系数小，但当溶解度大时可能有较高的皮肤渗透速率。

（4）药物的解离程度：对于弱酸或弱碱性药物，药物的解离程度也会影响药物的透皮速率。药物以分子型存在时容易通过皮肤吸收，而离子型药物由于其强亲水性而难以进入脂性细胞间隙，一般不易透过角质层。

2. 给药系统性质

（1）药物从制剂中的释放：药物从制剂中释放越容易，越有利于药物的经皮渗透。常用的经皮给药剂型有乳膏、凝胶、涂剂和透皮贴剂等，药物从不同剂型的制剂中的释放往往有显著差异。同一剂型制剂的不同处方组成，药物的透皮速率亦可能有很大不同。药物从制剂中的释放与制剂的处方、制备工艺有关。选择处方基质时，要考虑基质对药物的亲和力不应太大，否则将影响药物的释放，从而影响药物的吸收。

（2）分散介质的影响：溶解与分散药物的介质不但会影响药物的释放，有些亦会影响皮肤的渗透性。不同介质对药物亲和力不同，影响药物在制剂与皮肤之间的分配。药物在介质中的溶解度大意味着药物与介质的亲和力大，使药物在皮肤与介质间的分配系数降低，因而会降低透皮速率。

（3）pH的影响：皮肤表面和给药系统内的pH能通过影响弱酸性或弱碱性药物的解离度，进而影响药物的渗透率。药物的解离程度由介质的pH和药物的pK_a决定。皮肤可耐受的介质pH为5～9。制剂设计时，根据药物的pK_a调节给药系统中介质的pH，可以提高药物分子型的比例，有利于提高药物的渗透性。

（4）药物浓度和给药系统表面积的影响：药物通过皮肤的渗透是被动扩散过程，随着皮肤表面药物浓度的增加，渗透速率亦增大。同一给药系统，药物释放速率相同时，药物透皮吸收的量与给药系统的表面积成正比，表面积越大，透皮吸收量越多，常用面积大小调节给药剂量。

四、促进皮肤吸收的方法和技术

1. 透皮吸收促进剂的应用

（1）**透皮吸收促进剂**的种类：常用的透皮吸收促进剂有如下几种。①表面活性剂类，如吐温80、十二烷基硫酸钠等；②二甲亚砜及其类似物，如二甲亚砜、癸基甲基亚砜等；③吡咯酮衍生物；氮酮类化合物，如月桂氮䓬酮；醇类和脂肪酸类化合物；④芳香精油，如桉叶油、薄荷油等。

（2）透皮吸收促进剂的作用机制：①作用于角质层的脂质双分子层，干扰脂质分子的有序排列，增加脂质的流动性，有助于药物分子的扩散而提高药物的透皮速率；②溶解角质层的类脂，影响药物在皮肤的分配而提高药物的透皮速率；③促进皮肤的水化而提高药物的透皮速率。

2. 离子导入技术的应用　离子导入技术（iontophoresis）是利用直流电流将离子型药物经由电极定位导入皮肤和黏膜、肌肉局部组织或血液循环的一种生物物理方法。离子型药物或能够在溶液中形成带电胶体粒子的药物可采用这一技术给药。药物离子经皮吸收的途径与药物分子不同，主要是通过皮肤附属器，如毛囊、皮脂腺及汗腺等途径转运。有些情况下，离子导入技术亦可改善不荷电药物的渗透。这主要是在电场作用下，增加了水对皮肤的渗透，增强皮肤水化，而非电流对药物的直接作用。影响离子导入有效性的因素有：①药物及介质因素，如药物解离性质、药物浓度、介质 pH 等；②电学因素，如电流强度、通电时间、脉冲电流、离子电极等。

3. 超声导入技术的应用 超声导入法（sonophoresis）即超声波法，是用超声波促进药物经皮穿透（或吸收）的方法。超声促进药物吸收的作用机制主要有两方面：①超声波可能改变皮肤角质层的结构；②将皮肤附属器作为药物的传递透过通道。前者主要在超声波的作用下角质层的脂质结构重新排列形成空洞，后者主要在超声波的放射压和超微束作用下形成药物传送通道。影响超声波促进药物吸收的因素主要有超声波的波长、输出功率及药物的理化性质等。

4. 微针导入技术的应用 微针（microneedles）是通过微制造技术制成的极为精巧的微细针簇，可以穿透人皮肤的角质层或活性表皮，可在皮肤上人为造成大量微米级孔道，但不会有疼痛感觉，具有连续性的促进药物透皮传递的装置。微针技术综合了传统注射器和经皮给药的双重优点，有可能将多肽、蛋白质及其他大分子药物传递透过角质层，在提高药物经皮渗透性方面具有良好的应用前景。

第五节　眼部给药的药物吸收

眼部给药（ophthalmic administration） 主要用于眼局部疾病的治疗，如抗眼部细菌性或病毒性感染、降低眼压、缩瞳或扩瞳等。眼部药物吸收的研究主要是探讨药物在眼内各生物膜的透过性及通过眼部黏膜吸收进入人体循环的问题。

一、眼的结构

眼包括眼球和眼附属器两部分。

1. 眼球 由眼球壁和眼球内容物组成，见图 2-9。

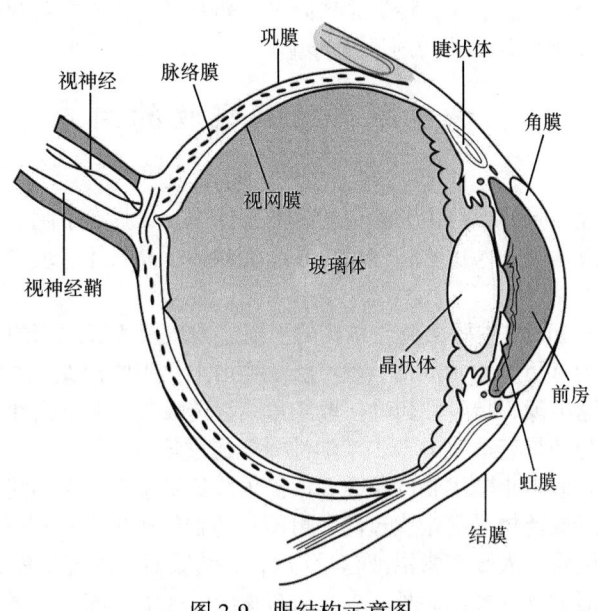

图 2-9　眼结构示意图

（1）眼球壁：可分为三层同心膜。其中外层为纤维膜，可分为角膜和巩膜。角膜位于约前 1/5，后 4/5 部分为巩膜。角膜与巩膜对眼球起保护和支持作用，是阻止微生物入侵的有效屏障；

眼球中层为血管膜，由后向前可分为脉络膜、睫状体和虹膜三部分；眼球的最内层是视网膜。

（2）眼球内容物：包括房水、晶状体和玻璃体。在角膜后面与虹膜和晶状体前面之间的空隙叫前房；在虹膜后面，睫状体和晶状体赤道部之间的环形间隙叫后房。充满前、后房的透明液体叫房水。房水主要成分为水，含有少量氯化物、蛋白质、维生素C、尿素及无机盐类等，房水呈弱碱性，密度较水略高。晶状体为双凸透镜状的富有弹性的透明体。玻璃体为透明、无血管、无神经且具有一定弹性的胶体。

2. 眼附属器

（1）眼睑：眼睑位于眼球前方，保护眼球及其最外部的角膜，并具有将泪液散布到整个结膜和角膜的作用。

（2）结膜：结膜为透明黏膜，与眼睑内表面相连，覆盖在眼球前部除角膜以外的外表面。其中，衬在眼睑内的称睑结膜，衬在眼球表面的称球结膜。滴眼液即滴于其上下翻转处构成结膜囊中，并通过结膜内丰富的血管和淋巴管吸收进入体循环。

（3）泪腺：泪腺位于眼眶上外侧，其分泌的泪液含有溶菌酶，具有湿润角膜、清除尘埃和杀菌的作用，并有一定缓冲能力。

二、药物眼部吸收途径及其特点

滴入结膜内的药物主要通过经角膜渗透和经结膜渗透两种途径吸收。经角膜渗透是眼部吸收较为重要的途径。由于角膜表面积较大，药物容易与角膜表面接触并渗入角膜，进而进入房水，由前房到达虹膜和睫状体，并被局部血管网摄取，发挥局部作用，有些药物还可转运至眼后部发挥治疗作用。结膜渗透是药物经眼进入体循环的主要途径。结膜和巩膜的渗透性能比角膜强，药物在渗透后经巩膜转运至眼球后部，并可经结膜内丰富的血管网进入体循环。但该途径不利于药物进入房水，同时也有可能引起药物全身吸收后的副作用。

脂溶性药物一般经角膜渗透吸收，而如菊粉、庆大霉素、前列腺素等亲水性药物及多肽蛋白质类药物则不易通过角膜，主要通过结膜、巩膜途径吸收。亲水性药物的渗透系数与其相对分子质量相关，相对分子质量增大，渗透系数降低。药物经何种途径吸收进入眼内，很大程度上依赖于药物本身的理化性质、给药剂量及剂型。

三、影响眼部给药吸收的因素

1. 生理因素

（1）角膜的渗透性：眼部给药主要希望发挥局部作用，如具有散瞳、扩瞳、抗青光眼等作用的药物，均需要透过角膜进入房水，然后分布于睫状体、晶状体、玻璃体、脉络膜、视网膜等周边组织而起效。

角膜厚度为 0.5～1mm，主要由脂质结构的上皮、内皮及两层之间的亲水基质层组成。上皮和内皮的脂质含量为基质层的100倍，基质层主要由水化胶原构成。角膜上皮对于大多数亲水性药物构成扩散限速屏障，脂溶性药物一般经角膜渗透吸收，但亲脂性很高的药物则难以透过角膜基质层。药物分子具有适宜的亲水亲油性才能透过角膜。

角膜上皮层可以有效阻止微生物的侵袭，保护角膜免受感染、溃疡甚至失明等损伤。损伤的角膜通透性增大，造成药物局部浓度过高，可能对药物作用带来不利影响。

（2）角膜前影响因素：人眼正常泪液容量约 7μl，结膜囊最高容量为 30μl。一般滴眼剂每滴为 50～70μl，滴入后大部分溢出眼外，滴入结膜囊中的药液大部分经鼻泪导管从口、鼻流失或经胃肠道吸收进入体循环，只有小部分药物能透过角膜进入眼内部。

2. 剂型因素 眼用制剂角膜前流失是影响其生物利用度的重要因素，其中鼻泪腺是药物损失的主要途径，75%的药物从此途径在滴入眼内后 5min 内损失，仅有1%左右的药物通过角膜被吸收。增加药物与角膜的接触时间可有效地降低药物流失，采用的措施有增加制剂黏度，减少给药体积或应用软膏、膜剂等。改善制剂的角膜透过性可改进药物的吸收。

（1）制剂黏度：增加制剂黏度可以延长保留时间，减少流失，有利于药物与角膜接触，有利于药物透过，并可延长作用时间。

（2）给药体积：减少滴入体积，适当增大滴入药物的浓度，能够提高药物的利用率。

（3）pH：正常泪液的 pH 为 7.2~7.4，通常滴眼剂在 pH 中性附近范围内吸收都增加。滴眼剂的 pH 过低或过高均会刺激泪液大量分泌，从而稀释药液并将药物冲出结膜囊，降低生物利用度。正常人眼可耐受的 pH 为 5.0~9.0。由于 pH 对不同药物的药效有不同的影响，因此滴眼剂的 pH 应根据生物利用度、药物稳定性与疗效综合考虑。

（4）渗透压：高渗溶液易使流泪显著增加，生物利用度下降；等渗、低渗溶液对流泪均无明显影响，生物利用度也较高，但低渗溶液则能使角膜组织膨胀而引起疼痛。正常眼能耐受相当于 0.8%~1.2% NaCl 溶液的渗透压，滴眼剂通常最好采用等渗溶液。

（5）表面张力：滴眼剂的表面张力越小，越有利于泪液与滴眼剂的充分混合，也有利于药物与角膜上皮接触，药物越容易渗入。适量的表面活性剂有促进吸收的作用。

（6）渗透促进剂：不同种类的渗透促进剂对角膜和结膜的渗透促进作用可有所不同，可根据药物不同结合低刺激性的要求加以选用。

（7）剂型：眼膏剂和膜剂与角膜接触时间都比水溶液长，因而作用时间延长，也有利于吸收。其缺点是当药物在油脂性基质中的溶解度大于角膜上皮层时，药物不易释放进入角膜内，另外由于油脂性基质不易与泪液混合，可妨碍药物的穿透；一般眼膏剂的吸收慢于水溶液及水混悬液。

混悬型滴眼剂中的药物微粒在结膜囊内能不断地提供药物透入角膜，因而能够产生较高的药物浓度。混悬液中的粒子大小也有一定要求，粒度过大可引起眼部刺激和流泪，药物易于流失。

本着延长药物作用时间、提高眼部生物利用度、缓释、控释和眼内靶向给药的目的，近年来研究开发了多类眼部给药新剂型，如各类凝胶、微乳、脂质体、纳米混悬体、植入制剂及接触软镜等。

（8）给药方法：滴眼剂眼表面给药后，眼后部组织的药物浓度常不及角膜、结膜、巩膜、房水、睫状体等眼前部组织中高。因此治疗严重的眼后部疾病宜采用结膜下注射、玻璃体内注射或球后注射治疗。药物注射入结膜下或眼后部的眼球筋膜鞘（特农囊，Tenon's capsule）后，通过简单扩散经巩膜进入眼内，对睫状体、脉络膜和视网膜发挥作用。将药物作球后注射时，同样以简单扩散方式进入眼后部，对球后的神经及其他结构发挥作用。

第六节　黏膜给药的药物吸收

一、肺部给药

肺部给药（pulmonary administration）是指药物经口腔或鼻腔吸入，通过咽喉，进入呼吸道中下部位的给药方式。气雾剂、喷雾剂和粉末吸入剂等气溶胶剂经肺部给药，能够产生局部或全身治疗作用。肺部给药的吸收面积大，肺泡上皮细胞膜薄，渗透性高；吸收部位的血流丰富，酶的活性相对较低，能够避免肝的首过效应，生物利用度高。对于口服给药在胃肠道易受破坏或具有较强肝首过效应的药物，尤其是蛋白和多肽药物，肺部给药是极富前景的非静脉注射研究领域之一。

(一)呼吸器官的结构与生理

人体的呼吸器官由鼻、咽、喉、气管、支气管、细支气管、终末细支气管、呼吸细支气管、肺泡管及肺泡囊组成。呼吸道表面覆盖着上皮细胞。气管和支气管的上皮细胞主要由纤毛细胞和杯细胞组成。上皮表面覆盖着由分泌细胞分泌的黏液,呼吸道黏液组成很复杂,含有糖蛋白、蛋白质和磷脂等成分,起到保护呼吸道及润湿吸入空气的作用。纤毛节律性的运动推动黏液层沿着呼吸道向咽喉部移动,将异物带至咽喉部被吐出或吞咽。大支气管的纤毛细胞数量多,运动快,细支气管的纤毛较少。

肺泡是血液与气体进行交换的部位,也是药物在肺部主要的吸收部位。肺泡是半球状囊泡,呈薄膜束状,由单层扁平上皮细胞构成,厚度仅 $0.1\sim0.5\mu m$,细胞间隙存在致密的毛细血管。肺泡腔至毛细血管腔间的距离仅为 $1\mu m$,便于气体交换和药物吸收。由于巨大的肺泡表面积、丰富的毛细血管和极小的转运距离,肺部给药吸收通常比较迅速,而且吸收后的药物直接进入血液循环,可避免肝首过效应的影响。

肺泡内表面存在一种表面活性物质,主要成分是二棕榈酰卵磷脂,它能降低肺泡表面张力,维持肺泡的正常形态和功能。此外,肺泡部位的细胞中约有 3%的巨噬细胞,可将外来异物清除或转运至淋巴系统。

(二)影响药物肺部吸收的因素

1. 生理因素

(1)呼吸道的防御作用:呼吸道气管壁上的纤毛运动能够使停留在该部位的异物在几小时内被排出。呼吸道越往下,纤毛运动就越弱,而在肺泡,由于没有纤毛,异物停留可达24h以上。有时不被纤毛运动清除的微粒可被肺泡内的巨噬细胞通过吞噬作用有效转移。通常被纤毛运动清除的量越少,药物能到达肺深部的比例就越高。在病理状况下,纤毛运动减弱,使粒子的停留时间延长。

(2)呼吸道的管径:随着支气管分支增多、呼吸道管径逐渐变小及气道方向发生改变,药物粒子在向肺深部运动过程中,容易因受到碰撞等原因而被截留。支气管病变的患者,腔道通常比正常人窄,药物更容易被截留,故肺部给药之前,先应用支气管扩张药,使支气管管径扩大,减少药物截留。

(3)呼吸量、呼吸频率和类型:经抛射装置给药时,药物在上呼吸道的损失可达 70%~90%,当使用干粉吸入器或雾化器给药时,药物经患者主动吸入,损失药量相对较少。患者使用气雾剂的方法,如气雾剂阀门掀压与呼吸的协调性、使用时呼吸的类型等,对药物的吸入量与吸入深度有影响。患者使用气雾剂时,如果阀门的掀压与吸气不同步,可使大部分药物停留在咽喉部。患者的呼吸量、呼吸频率和类型与气雾剂粒子到达肺部的部位有关。通常药物粒子进入呼吸系统的量与呼吸量成正比,与呼吸频率成反比。为了达到最大的肺部给药效果,推荐在吸入药物后屏气 5~10s。一般来说,屏气 5s,粒子可向呼吸道内推进几毫米。

(4)黏液层:覆盖在呼吸道黏膜上的黏液层是药物的吸收屏障之一。粉末吸入剂中的药物需首先溶解在黏液中,才能进一步被吸收。黏稠的黏液层可能成为粉末状药物,特别是难溶性药物吸收的限速过程。黏液中带负电荷的唾液酸残基可与某些带正电荷的药物离子发生相互作用,也有可能影响药物的吸收。

(5)巨噬细胞和多种代谢酶:呼吸道黏膜中存在巨噬细胞和多种代谢酶,如磷酸酯酶和肽酶。药物可能在肺部上皮组织被清除或代谢,从而失去活性。酶代谢也是肺部药物吸收的屏障因素之一。

2. 剂型因素

(1)药物的溶解性:呼吸道上皮细胞为类脂质,脂溶性药物易通过脂质膜被吸收,水溶性化合物主要通过细胞旁路吸收，吸收较脂溶性药物慢，但水溶性药物的肺部吸收仍比小肠、直肠、鼻腔和颊黏膜快。另外，吸入的药物最好能溶解于呼吸道的分泌液中，否则会成为异物，对呼吸道引起刺激。

（2）药物的相对分子质量：一般而言，小分子药物吸收快，大分子药物吸收相对慢。相对分子质量小于 1000 时，相对分子质量对吸收速率的影响不明显。大分子药物可通过肺泡壁细胞间空隙被吸收，也可先被肺泡中的巨噬细胞吞噬进入淋巴系统，再进入血液循环，因而肺部有可能成为一些水溶性大分子药物较好的给药部位。

（3）粒子的大小：吸入的药物粒子要在肺部通过惯性碰撞（inertial impaction）、沉降（sedimentation）、扩散（diffusion）等方式沉积，然后溶出发挥局部或全身治疗作用。

粒子的沉积效率受到呼吸道局部几何形状、粒子特性参数及气流特征的影响，粒子在肺部的沉积还与粒子的大小有关。最适宜的空气动力学粒径在 0.5～7.5μm。大于等于 7.5μm 的粒子主要在口咽部沉积，而多数小于 0.5μm 的粒子沉积后又随气流吸入。

（4）药物的吸湿性：吸湿性强的药物，在呼吸道运行时由于环境的湿度，使其微粒聚集增大，妨碍药物进入深部。

（5）制剂因素：肺部给药剂型主要有气雾剂、喷雾剂、粉雾剂、微球制剂和脂质体等。制剂的处方组成、制剂工艺、吸入装置的构造都可能影响药物雾滴或粒子的大小和性质、粒子的喷出速度等，进而影响药物的吸收。将药物制成脂质体或微球吸入给药，能够增加药物在肺部的滞留时间或延缓药物的释放。

二、口腔黏膜给药

口腔黏膜给药（buccal mucosa administration）能避开肝首过效应，无胃肠道的降解作用，给药方便，起效迅速，无痛无刺激，患者耐受性好，是较为重要的黏膜给药方式。

（一）口腔黏膜的结构

人口腔黏膜主要可分为四层结构：上皮层、基底层、固有层和黏膜下层。上皮层由角质形成细胞与非角质形成细胞组成，为药物透过黏膜的主要屏障；基膜位于上皮层与固有层之间，为药物渗透的主要屏障；固有层为致密的结缔组织成分；黏膜下层为疏松的结缔组织。结缔组织中有毛细血管网络，药物透过角质层后由此进入血循环。

不同种属的动物口腔黏膜的厚度和角质化情况不同，仓鼠和大鼠的口腔黏膜已全部角质化。体外实验最常用的是猪口腔黏膜，其非角质化上皮的解剖结构与代谢和人口腔黏膜相似。

口腔黏膜表面覆盖有一种水凝胶状黏液，主要是由 1%～5%水不溶性的糖蛋白和 95%～99%水构成。口腔黏膜下有大量毛细血管汇总至颈内静脉，不经肝而直接进入心脏，可避免肝的首过作用。口腔中唾液腺分泌的唾液有湿润口腔、帮助食物消化、润滑食物以利咀嚼和吞咽以及保护口腔组织的作用，其中具有少量有一定活性的酶，但活性比胃肠道中低许多。

（二）影响口腔黏膜吸收的因素

1. 生理因素

（1）口腔黏膜的结构的影响：完整的口腔黏膜上皮是阻止异物、药物和微生物进入深层组织的天然生理屏障。一般认为，口腔黏膜吸收以被动扩散为主，相对分子质量低的水溶性药物主要通过细胞间通道穿过口腔黏膜，由于口腔黏膜细胞间存在类脂质成分，一些脂溶性药物也能经细胞间透过黏膜吸收。相对分子质量低的脂溶性药物可经细胞内通道被动扩散透过黏膜，但药物必须透过上皮细胞的多层结构才能到达毛细血管。

通常认为口腔黏膜的渗透性能介于皮肤和小肠黏膜之间，口服吸收效果好、生物利用度较高的药物，口腔黏膜给药效果不一定比口服更好。药物的吸收速度和程度与口腔黏膜的结构与性质密切相关。口腔内不同部位给药,药物吸收的差异很大,其中以舌下黏膜的渗透性能最强,药物吸收迅速,给药方便。甾体激素、硝酸甘油、二硝酸异山梨酯等许多口服肝首过效应强或在胃肠道中易降解的药物,舌下给药后生物利用度显著提高,其次是颊黏膜,最慢的是齿龈黏膜和颚黏膜。

(2)唾液的冲洗作用:唾液的冲洗作用是影响口腔黏膜给药制剂吸收的最大因素。舌下片剂常因此保留时间很短,口腔其他部位的黏附制剂也可能因此而改变释药速度,缩短释药维持时间。唾液的缓冲能力较差,药物制剂本身可能改变口腔局部环境的pH。唾液中含有的黏蛋白有利于黏膜贴附制剂的黏着,但黏蛋白也可能与药物发生特异性的或非特异性的结合,影响药物的吸收。

(3)其他影响吸收的生理因素:口腔中的酶会使一些化合物在口腔中代谢失活;口腔黏膜的物理损伤和炎症使其吸收增加;pH和渗透压也会影响药物的口腔吸收。此外,口腔黏膜给药对药物的味觉要求较高,舌背侧分布有许多被称为味蕾的味觉受体,使某些具有苦味的药物和赋形剂应用受到限制。

2. 剂型因素 溶液型或混悬型漱口剂、气雾剂、膜剂、口腔片剂等经口腔黏膜给药可发挥局部作用,用于治疗口腔溃疡、细菌和真菌感染,以及其他口腔科或牙科疾病。舌下片、黏附片、贴膏等剂型经口腔黏膜给药可发挥全身治疗作用。药物经口腔黏膜渗透的能力与药物本身的脂溶性、解离度和相对分子质量大小密切相关。

(1)药物因素:大多数弱酸和弱碱类药物能通过脂质膜吸收,它们的口腔黏膜吸收率与分配系数成正比,遵循pH分配学说。这些药物的分子型容易透过口腔黏膜,离子型难以透过脂质膜。例如,脂肪酸的口腔黏膜吸收依赖于溶液的pH,分子型比例越高,渗透系数越大。水溶性药物在离子型时也能通过细胞间途径吸收。亲水性药物的吸收速度取决于相对分子质量大小,小于75~100的小分子药物能够迅速通过口腔黏膜,相对分子质量大于2000的药物,口腔黏膜渗透性急剧降低。

(2)舌下黏膜给药:舌下黏膜渗透能力强,药物吸收迅速,给药方便,许多口服肝首过效应强或在胃肠道中易降解的药物,如甾体激素、硝酸甘油、二硝酸异山梨酯等舌下给药后生物利用度显著提高。舌下给药的主要缺点是易受唾液冲洗作用影响,保留时间短。药物在舌下仅能保留几分钟,因此舌下片剂要求药物溶出速度快、剂量小、作用强。目前舌下给药的制剂大多是为一些需要迅速起效的脂溶性药物设计的,如一些迅速崩解的片剂、软胶囊、喷雾剂等。

(3)颊黏膜给药:颊黏膜渗透性比舌下黏膜差,一般药物吸收和生物利用度不如舌下黏膜,但颊黏膜表面积较大,而且颊黏膜给药能够避免胃肠道中的酶解和酸解作用,受口腔中唾液冲洗作用影响小,生物黏附制剂能够在颊黏膜上保持相当长的时间,有利于蛋白多肽类药物的吸收,也有利于控释制剂释放。

(4)局部给药的剂型要求:口腔局部作用的剂型一般易受唾液冲洗作用影响,保留时间较短,这就要求制剂在较短时间内即能释放达到局部治疗浓度,或者能在作用部位保持较长时间。

(5)口腔黏膜吸收促进剂:由于颊黏膜渗透性能相对较差,制剂处方中常加入金属离子螯合剂、脂肪酸、胆酸盐、表面活性剂等吸收促进剂,其作用机制与透皮吸收促进剂相似。

三、鼻黏膜给药

鼻黏膜给药(intranasal administration)原多用于鼻腔局部疾病的治疗,近年来已有不少研究探索其作为全身疾病治疗的新型给药途径之一,如甾体激素类、抗高血压药、镇痛药、抗生素、抗病毒药物以及某些蛋白多肽药物等,通过鼻黏膜吸收可以获得比口服更好的生物利用度。

由于鼻腔内给药方便易行;鼻黏膜内血管丰富,吸收可达到全身给药需要的程度和速度;

且可避开肝首过作用、消化道内代谢和药物在胃肠液中的降解，因而，口服给药个体差异大、生物利用度低的药物以及口服易破坏或不吸收、只能注射给药的药物，可考虑鼻黏膜给药。

（一）鼻腔的结构与生理

1. 鼻腔的结构 鼻由外鼻、鼻腔和鼻旁窦三部分组成，是呼吸道直接与外界相通的器官。鼻腔从鼻前庭开始到鼻咽管，长度为 12～14cm，被鼻中隔分为左右对称两部分，从功能上又可分为位于鼻孔的开口处的鼻前庭区、位于鼻腔后 2/3 部位的呼吸区和位于鼻腔的最上部的嗅觉区。鼻前庭和呈皱褶状的上、中、下鼻甲使鼻腔的空气通道呈弯曲状，气流进入鼻腔即会受到阻挡并改变方向，外界随气流进入鼻腔的粒子大部分沉积在鼻前庭前部，很难直接通过鼻腔到达气管。鼻腔的内表面为黏膜，由上皮和固有层构成。鼻上皮细胞下有许多大而多孔的毛细血管和丰富的淋巴网，加之鼻黏膜表面积相对较大，这就使其成为较理想的黏膜给药途径。有些药物通过鼻腔给药后可通过嗅觉区转运，绕过血-脑屏障直接进入脑内。

2. 鼻腔黏膜的结构和生理 鼻黏膜可分为前庭部、呼吸区和嗅觉区黏膜。呼吸区占鼻黏膜的大部分，因血管丰富呈粉红色。黏膜表面被覆假复层纤毛柱状上皮，含有较多杯状细胞，药物通透性高、吸收快。鼻腔上部黏膜比鼻腔底部和各鼻窦内黏膜厚，血管密集，是药物吸收的主要区域。药物经鼻黏膜毛细血管吸收后，直接进入体循环，不经过门-肝系统，避免了肝的首过效应。鼻黏膜表面有众多纤毛，以 1000 次/分左右的速度向后摆动，这对清除鼻腔内异物、保持鼻腔清洁具有重要意义，同时也对鼻腔给药时药物在鼻腔内的保留时间有很大影响。鼻黏膜表面覆盖约 5μm 厚度的黏液层，黏液中主要含有约 95%的水、2%的黏蛋白、1%的盐和 1%的其他蛋白质，其中的肽酶和蛋白水解酶是影响多肽蛋白质类药物鼻腔吸收的因素之一。鼻黏液能缩短药物与吸收表面的接触时间，影响药物的吸收及生物利用度，而鼻黏液的黏度可影响纤毛的正常功能，黏度过高或过低均不利于药物的吸收。

（二）影响鼻黏膜吸收的因素

1. 生理因素

（1）吸收途径：鼻黏膜吸收途径包括经细胞的脂质通道和细胞间的水性孔道的主动转运或被动扩散。以脂质途径为主，脂溶性药物相对易吸收。鼻黏膜上水性孔道分布较丰富，许多亲水性药物或离子型药物从鼻黏膜吸收比小（空）肠黏膜、阴道黏膜、直肠黏膜等好。

（2）鼻腔血液循环：鼻黏膜极薄，黏膜内毛细血管丰富，药物吸收后直接进入人体循环，可避免肝的首过效应及药物在胃肠道中的降解。鼻腔的血液循环和分泌机制对外界影响或病例状况均很敏感，如外界温度、湿度变化、鼻腔息肉、慢性鼻炎引起的鼻甲肥大能降低鼻腔吸收。萎缩性鼻炎、严重血管舒缩性鼻炎、过敏性鼻炎、感冒会影响鼻腔吸收。

（3）纤毛运动：鼻黏膜纤毛清除作用可能缩短药物在鼻腔吸收部位滞留时间，影响药物的生物利用度。有些药物，如盐酸普萘洛尔鼻腔吸收良好，生物利用度与静脉注射相当，但该药物对鼻黏膜纤毛具有严重毒性，能不可逆地抑制纤毛运动。防腐剂和吸收促进剂，如去氧胆酸钠也可影响纤毛的正常运动。

（4）鼻腔酶类：成人鼻腔分泌物中含有多种酶，其中活性最高的为氨基肽酶。因此，对这类酶敏感的药物经鼻黏膜给药时可能会被降解。但鼻腔中药物代谢酶种类较消化道中少，活性较低，鼻腔给药仍可有较高的生物利用度，如黄体酮鼻腔给药的生物利用度为口服的 5～10 倍，胰岛素鼻腔给药可达到肌内注射治疗作用的 50%。

（5）鼻腔 pH：鼻腔黏液每日仅分泌 1.5～2.0ml，缓冲能力差。鼻用制剂的 pH 对药物的解离度和吸收有较大影响，通常在 pH4.5～7.5 之间选择一个最佳值以提高药物的吸收。

2. 剂型因素 鼻黏膜给药的剂型包括溶液剂、混悬剂、凝胶剂、气雾剂、喷雾剂、吸入剂及生物黏附制剂等。鼻腔气雾剂、喷雾剂和吸入剂给药相对方便，剂量准确，药液以雾滴状喷出,在鼻腔中弥散度大、分布较广泛,药物吸收快,生物利用度高,疗效相对较好。溶液剂在鼻腔中扩散速度较快,分布面积较大,药效也较好。混悬剂的作用与其粒子大小及其在鼻腔吸收部位中保留的位置和时间有关。凝胶剂和生物黏附性微球因黏性较大,能降低鼻腔纤毛的清除作用,延长与鼻黏膜接触时间,可改善药物的吸收。

(1) 药物的脂溶性和解离度:脂溶性药物鼻黏膜吸收的主要途径是经细胞脂质双分子层的被动扩散,药物的渗透随着药物的油/水分配系数增大而增加。弱酸或弱碱性药物的鼻黏膜吸收程度依赖于溶液 pH 和解离度,分子型易通过鼻黏膜吸收,离子型吸收量减少。

(2) 药物的相对分子质量:亲水性药物可通过鼻黏膜细胞间的水性孔道吸收,亲水性药物的鼻腔吸收通常与其分子量密切相关。相对分子质量小于 1000 的药物较易通过鼻黏膜吸收。相对分子质量大于 1000 的药物鼻黏膜吸收明显降低。应用吸收促进剂后,即使相对分子质量较大的药物亦可获得很好的鼻黏膜生物利用度。

(3) 药物粒子大小:不溶性药物由于粒子大小不同,可分布在鼻腔中不同位置而有吸收程度差异。气雾剂中约有 60%粒径介于 2~20μm 的粒子可分布在鼻腔吸收部位的前部,并能进一步被气流、纤毛作用等引入吸收部位,药物在转运过程中被鼻黏膜吸收。大于 50μm 的粒子一进入鼻腔即沉积,不能达到鼻黏膜主要吸收部位,小于 2μm 的粒子又可能被气流带入肺部,也不能停留在鼻腔吸收部位。发挥局部作用,如杀菌、抗病毒的药物气雾剂,为避免肺吸收,粒径应大于 10μm。

(4) 吸收促进剂:多数蛋白多肽类药物的鼻腔给药生物利用度较差,很难达到理想的临床效果,可通过在其制剂中加入一些吸收促进剂来增加药物的鼻黏膜吸收。另外,鼻黏液中蛋白水解酶中的存在也是影响蛋白多肽类药物吸收的重要因素,因而,蛋白水解酶抑制剂也是鼻黏膜给药吸收促进中应该考虑的。良好的鼻黏膜吸收促进剂必须对鼻黏膜刺激性小,促进吸收作用强,对鼻纤毛的运动及功能影响小,无毒副作用。

很多吸收促进剂存在黏膜毒性问题,如胆酸盐刺激鼻黏膜,可引起鼠鼻黏膜超微结构的改变,不宜长期使用;去氧胆酸钠可能造成鼻黏膜组织损伤、上皮细胞或上皮下细胞毒性、纤毛毒性,甚至抑制黏液分泌而增加感染的机会。采用两种吸收促进剂联合应用的方法有可能降低黏膜毒性,如卵磷脂与环糊精,或胆酸盐与环糊精合用都可使药物的纤毛毒性显著降低。

(5) 生物黏附性制剂:鼻腔对异物清除很快,液体和粉末在其中的滞留半衰期仅为 15min,因此增加多肽、蛋白质类药物吸收的关键是延长药物在鼻黏膜的滞留时间。如可采用淀粉、壳聚糖、卡波姆等生物黏附性高分子材料制成微球,有望提高相对生物利用度,延长药物与鼻黏膜的作用时间,甚至还可以达到一定的缓释与控释效果。

四、阴道黏膜给药

阴道黏膜给药(vaginal mucosa administration)多利用其局部作用发挥杀精避孕、抗微生物感染及局部止血、润滑等功效。阴道血供丰富,表面积大,可作为全身给药的应用部位。阴道对许多药物具有良好的渗透性,甾体激素类阴道栓剂的成功应用,使得许多研究者关注全身性作用的阴道给药系统。

(一) 阴道的解剖与生理

人的阴道为从前庭向后上方延伸至子宫的狭长管状腔道,长度为 10~15cm。阴道黏膜由上皮和固有层组成,形成很厚的横向褶皱。阴道上皮可以进一步分成上层、中层和基底层。上层由复层扁平细胞构成,该细胞可以不断增殖和脱落。中层由 10~30 层呈多面体的细胞构成,基底层由柱状细胞构成。阴道上皮下为固有层,分布有大量小血管。

在雌激素、孕激素等女性激素的调控下,人的阴道黏膜会产生周期性变化。在子宫内膜增殖期，阴道上皮逐渐增生变厚，细胞间连接部位逐渐紧密，在增殖期末，上皮细胞之间相互黏着，细胞间孔道十分狭窄。而在黄体期，上层直至中层的细胞开始脱落，阴道表面失去结构的完整性，细胞间孔道变宽，上皮细胞变得松弛与多孔。更年期妇女的阴道黏膜变得非常薄，药物的渗透性能大大提高。妊娠期妇女的阴道血管增生，上皮增厚。阴道血管分布丰富，血流经会阴静脉丛流向会阴静脉，最终进入腔静脉，可绕过肝的首过作用。

阴道黏膜表面覆盖着一层含有多种抗菌物质的黏液，是女性机体预防感染的屏障之一，其组成受月经周期影响。由于卵巢激素影响，阴道通常维持偏酸性环境，pH 值 4～5，有利于防御病原微生物的繁殖。更年期妇女阴道 pH 上升至 7.0～7.4。

（二）影响阴道黏膜吸收的因素

1. 生理因素 阴道黏膜随排卵周期、妊娠和绝经期等发生周期性变化，药物从阴道的吸收受阴道上皮的条件、阴道壁的厚度、宫颈黏液、pH 及特异的胞浆受体的影响。由于阴道上皮具有多层细胞，形成了吸收屏障。与鼻腔、直肠黏膜相比，药物从阴道吸收速度较慢，时滞较长。药物经阴道黏膜吸收后，其中部分药物可直接转运至子宫，被称之为"子宫首过效应"。

2. 剂型因素 药物通过阴道黏膜吸收，以脂溶性的细胞内转运通道为主。药物经阴道上皮的渗透系数随药物脂溶性的增大而增大，因而药物在阴道黏膜的吸收与药物理化性质，如相对分子质量、脂溶性、离子化程度等密切相关。药物经阴道黏膜转运方式包括：细胞外和细胞内转运，小囊和受体介导转运。

五、直肠黏膜给药

直肠黏膜给药（rectal mucosal administration）主要以栓剂为主，如将润滑剂、收敛剂、局部麻醉剂、甾体、激素及抗菌药物制成的栓剂，可用于直肠发挥通便、止痛、止痒、抗菌消炎等功效。近年来，全身作用的栓剂是国内外发展较快的直肠吸收剂型，如出现了以速释为目的的中空栓剂和泡腾栓剂，以缓释为目的的渗透泵栓剂、微囊栓剂和凝胶栓剂，既有速释又有缓释的双层栓剂，或加入渗透剂或阻滞剂的多种形式的栓剂。

（一）直肠的解剖与生理

人体直肠长度为 12～20cm，直肠液体量为 1～3ml，pH 约为 7.3，几乎无缓冲能力。直肠黏膜由上皮、黏膜固有层、黏膜肌层三部分构成。上皮由排列紧密的柱状细胞组成，某些区域上皮产生凹陷，其中分布着可分泌黏液的杯状细胞。直肠黏膜上皮细胞下分布有许多淋巴结，黏膜固有层中分布有浅表小血管，黏膜肌层由平滑肌细胞组成，分布有较大血管。虽然直肠的血流供应较充分，但直肠黏膜吸收面积远远小于小肠黏膜，药物吸收比较缓慢，故直肠不是药物吸收的主要部位。但有的药物也能在直肠较好地吸收。直肠与肛门部位的血管分布有其特殊性，药物经直肠吸收主要有两条途径：一条是通过直肠上静脉，经门静脉而入肝，在肝代谢后再转运至全身；另一条是通过直肠中、下静脉和肛管静脉进入下腔静脉，绕过肝而直接进入血液循环。

（二）影响吸收的因素

1. 生理因素 直肠黏膜为类脂膜结构。直肠黏膜上的水性微孔分布较少，相对分子质量 300 以上的极性分子难以透过，药物主要通过类脂质途径透过直肠黏膜。若改变直肠黏膜表面的 pH，使未解离药物所占比例增大，有可能增加药物的吸收。药物的直肠吸收与给药部位有关，栓剂引入直肠的深度越小，栓剂中药物不经肝的量越多，一般为总量的 50%～70%。栓剂距肛门口 2cm 处给药生物利用度远高于距肛门口 4cm 处给药。当栓剂距肛门口 6cm 处给药时，大部分药物经直肠上静脉进入门静脉-肝系统。

直肠壁上覆盖着一层黏液层。黏液中含有蛋白水解酶和免疫球蛋白，会形成药物扩散的机械屏障并促使药物酶解。另外，直肠中的粪便影响药物的扩散，阻碍药物与直肠黏膜接触，从而影响药物的吸收。空直肠比充有粪便的直肠药物吸收多。

2. 剂型因素

（1）药物的脂溶性与解离度：脂溶性和分配系数是药物经直肠黏膜吸收的决定因素。通常，药物经直肠黏膜的吸收速度和程度随着药物脂溶性和油水分配系数的降低而减少。

直肠黏膜对分子型药物可以选择性地透过，而离子型药物难以穿透，pK_a 大于 4.3 的弱酸性药物或 pK_a 小于 8.5 的弱碱性药物，一般吸收较快。若药物为 pK_a 小于 3.0 的酸性药物或 pK_a 大于 10.0 的碱性药物，吸收速度则十分缓慢。

（2）药物的溶解度与粒度：由于直肠液体容量小，因而药物的溶解度对直肠吸收有较大影响。对难溶性药物可采用溶解度大的盐类或衍生物制备栓剂以利吸收。为促进药物的释放、降低药物在基质中的残留，可将水溶性药物混悬在油脂性基质中，或脂溶性较大的药物分散在水溶性基质中。水溶性较差的药物呈混悬状态分散在栓剂基质中时，药物粒径大小能够影响吸收，药物粒径越小，表面积越大，越有利于药物的释放与吸收。

（3）基质的影响：一般来说，栓剂基质中的药物释放到体液的速度是栓剂中药物吸收的限速过程。药物从基质中释放得快，则栓剂作用快速而强烈，反之则缓慢而持久。

采用水溶性基质，如聚乙二醇（PEG）类的栓剂，药物在基质吸水溶胀并溶解后释放，因基质本身溶解需要一个过程，且 PEG 可降低溶液的极性，增加黏度，不利于水溶性药物向黏膜分布，药物吸收过程一般慢于在纯水中的吸收速度。而脂溶性药物较易从水溶性基质释放。

采用油溶性基质的栓剂进入直肠后，基质在体温下能很快熔化，涂展在黏膜表面，增大药物与体液的接触面积。对于水溶性较大的药物，药物释放主要取决于混悬的药物粒子转移到熔化的基质与水性直肠液之间界面的过程；对于难溶性药物，除了溶解度的问题之外，基质熔化后可能引起混悬粒子聚结等因素影响药物释放，情况比较复杂；一般脂溶性药物难以进入水相中，释放速度比较缓慢，从而影响药效的发挥。

采用生物黏附性给药系统，可延长栓剂的直肠保留时间，增加药物的直肠吸收，提高生物利用度。

（4）吸收促进剂：近年来，由于吸收促进剂的使用，使许多本来在直肠内难以吸收的药物能通过直肠黏膜加速吸收，从而扩大了栓剂的临床应用范围。常见的直肠吸收促进剂有：①非离子型表面活性剂；②脂肪酸、脂肪醇和脂肪酸酯；③羧酸盐，如水杨酸钠、苯甲酸钠；④胆酸盐，如甘氨胆酸钠、牛磺胆酸钠；⑤氨基酸类，如盐酸赖氨酸等；⑥环糊精及其衍生物等。

适量表面活性剂可促进直肠栓剂中药物的释放与吸收，可根据亲水亲油平衡值（HLB 值）来选择。一般认为 HLB 值在 11 以上才能较好地促进药物从基质向水性介质中扩散。须注意，吸收促进剂加入量过多可能对药物的吸收呈现抑制作用。另外吸收促进剂对生物膜的损伤也不容忽视。离子型表面活性剂和络合剂对黏膜毒性大，一般不宜采用。

本 章 小 结

药物给药后通过细胞脂质双分子层进行转运。转运机制可分为被动转运，载体媒介转运和主动转运，其中大多数药物以被动转运为主。

口服药物的吸收的影响因素有胃肠道消化系统（胃肠液 pH、胃肠道运动、胃肠道代谢作用）、胃肠血液循环、肝首过效应等生理因素，脂溶性和相对分子质量、解离度、崩解度和溶出度，药物的剂型、辅料、制备及储藏等。除此之外，食物，生理和病理因素及合并用药等也都会影响到药物的吸收。可以通过体、在体及离体细胞实验等研究药物的吸收，并调控以上因素来改变药物的吸收过程。

非口服药物给药途径包括注射、皮肤、眼部给药以及经肺部、口腔、鼻、阴道、直肠等黏膜给药。由于不同吸收部位的结构和功能各异,因而药物吸收表现为不同的特点。影响药物吸收的因素包括由不同吸收部位结构和功能所决定的生理因素,以及包括药物理化性质和剂型特点在内的剂型因素。

制剂研究和临床用药均应综合考虑生理因素和剂型因素,以达到药物经不同途径给药后理想的吸收,实现合理剂型设计和合理用药的目的。

思考题与习题

1. 生物膜的特性是什么?药物通过生物膜的转运机制有哪些?
2. 影响药物从胃肠道吸收的因素有哪些?
3. 简述 pH 分配假说理论。
4. 简述药物相互作用对吸收的影响。
5. 研究药物吸收的方法有哪些?
6. 简述各种非口服给药途径的特点。
7. 促进皮肤吸收的方法和技术有哪些?
8. 直肠给药避免肝首过效应的原因是什么?

(李芸霞　唐富山)

第三章 药物的分布

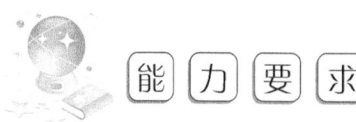

1. 掌握药物的体内分布过程及影响因素。
2. 熟悉表观分布容积的含义及重要意义。
3. 熟悉药物的血液系统转运特征及影响因素。
4. 了解药物的脑部转运及提高脑内分布的策略。
5. 了解药物的胎盘内转运、淋巴转运的影响因素。
6. 了解微粒给药系统的体内分布影响因素及设计策略。

第一节 分布的概念

一、定 义

药物的分布（distribution）指药物从给药部位吸收进入血液后，随着血液循环在各组织器官间的转运过程。药物的分布主要受到药物的理化性质、组织的病理、生理特征的影响。这些性质的不同导致药物组织分布的差异，进而影响药效及毒副作用。理想的药物制剂和给药方法应能使药物分布于特定的靶器官（target organ）、靶组织（target tissue）、靶细胞（target cell）、靶细胞器（target organelle）甚至特定的靶点（target site），且具有一定的药物浓度，并维持一定的时间，以发挥其药效；同时在非靶部位的浓度较低，且能快速消除，以降低其毒副作用。因此，药物的分布不仅关系到药效，还关系到药物的安全性。随着现代药剂学、纳米科学、材料科学、病理生理学的发展，可以设计新型制剂以改变药物本身的分布，提高其靶部位分布，并降低非靶部位分布，达到增效、减毒的目的。

药物的理化性质，包括化学结构、亲脂性、立体结构等，是影响药物体内分布的重要因素。化学结构类似的药物，往往由于某些基团略有改变而导致脂溶性、立体构型的变化，使其体内分布显著不同。例如，硫喷妥仅是将戊巴比妥2-碳上的"=C=O"改为"=C=S"，使其与脂肪组织亲和力较大，且易于透过血-脑屏障，故麻醉效果迅速。

另外，转运体对特定结构的识别也会导致药物体内分布的改变。例如，耐药肿瘤往往高表达P-糖蛋白，一些化疗药物，如多柔比星能被P-糖蛋白识别而泵出肿瘤细胞，从而降低了这类化疗药物在肿瘤内的分布。

二、表观分布容积

表观分布容积（apparent volume of distribution，V_d）是指全血或血浆中的药物浓度与体内药量的比例。表观分布容积常用来描述药物在体内分布状况，其单位为 L/kg 或 L。公式如下：

$$V_d = D/C \tag{3-1}$$

式中，D 表示体内药量；C 表示相应的血药浓度。它是指假设在药物充分分布的前提下，体内全部药物按血药浓度溶解时所需的体液总容积。表观分布容积与药物的理化性质有关，可以用于估算药物在血液和组织间的分布特性，但无生理学意义。

人的体液是由占体重41%的细胞内液、占体重13%的细胞间液和占体重4%的血浆三部分组成，以体重60kg的成人为例，细胞内液约25L，细胞间液约8L，血浆约2.5L。伊文思蓝或吲哚花青绿等高分子物质静注给药后基本上仅分布在血浆中，故可用它们来估算血浆容积（在测出红细胞比容后尚可了解全血容积）。溴或氯等离子能很快分布到细胞外液但很难通过细胞膜，故可用它们来估算细胞外液。总体液容积则可以通过重水或安替比林之类物质来测求，因为这些物质很快分布到整个体液。表3-1列出了一些常用药物的表观分布容积。

表3-1　一些常用药物在正常人体内的表观分布容积

药物	V_d（L/kg）	药物	V_d（L/kg）
安替比林	0.48～0.70	萘啶酸	0.26～0.45
异戊巴比妥	0.50～1.11	去甲替林	22.5～56.90
地西泮	0.18～1.30	保泰松	0.04～0.15
生长激素	0.071～0.093	普鲁卡因胺	1.74～2.22
肝素	0.055～0.059	茶碱	0.33～0.74
胰岛素	0.054～0.112	华法林	0.09～0.24
利多卡因	0.58～1.91		

如果药物基本不与血浆蛋白或者组织结合，测得的表观分布容积应该与真实的分布容积接近，且不超过总体液。但多数药物与血浆蛋白和组织，或与两者均有显著结合。当药物主要与血浆蛋白结合时，其表观分布容积小于它们的实际分布容积；而当药物主要与血管外的组织结合时，其表观分布容积大于它们的实际分布容积。不同的药物，其表观分布容积的下限为0.041L/kg（相当于血浆容积），而其上限可以超过20L/kg，远远大于总体液的体积。尽管表观分布容积无生理学意义，但可以据此推测药物的体内分布特点，如血浆蛋白结合率、组织细胞摄取程度等。假如药物分布限制在体液的某一部分，表观分布容积就等于那部分的容积，如伊文思蓝染料只分布在血浆内，其表观分布容积等于2.5L；安替比林均匀分布在全身体液，其表观分布容积等于36L。

根据药物本身理化性质及其与机体组织的亲和力差别，药物在体内的分布大致分以下三种情况。①组织中的药物浓度与血液中的药物浓度几乎相等的药物，即具有在各组织内均匀分布特征的药物。安替比林是这一类药物的代表，可用于测定体液容积。②组织中的药物浓度比血液中的药物浓度低，则 V_d 将小于实际分布容积。水溶性或与血浆蛋白结合率高的药物，如青霉素、有机酸类药物，主要存在于血液中，不易进入细胞内或脂肪组织中，因此 V_d 值通常较小。③组织中的药物浓度高于血液中的药物浓度，则 V_d 大于该药实际分布容积。脂溶性药物易被细胞或脂肪组织摄取，血浆浓度较低，因此 V_d 值常超过体液总量，如地高辛的表观分布容积为600L。V_d 较大的药物代谢慢、药效持久、毒性大。

三、药物分布与药效

药物的体内分布和药效密切相关，药物分布到达作用部位的速度越快，起效就越迅速；药物和作用部位的亲和力越强，药效就越强且越持久。药物从血液向组织、器官、细胞分布的速度取决于血液灌流速度、血管通透性和药物的理化性质。血液灌流速度越大，药物越容易达到组织器官；血管通透性越高，药物越容易从血管转运进入组织器官；药物的相对分子质量越小、亲脂性越高，药物越容易跨过细胞膜进入细胞内部；同时药物与作用部位的亲和性越高，也越容易进入作用部位发挥药效。

药物在体内的分布是药物发挥药效的关键步骤。药物分布进入作用部位后，通常仅有少部分药物与靶点相互作用产生药理效应。同时还有一些药物与细胞内的高分子、脂肪等产生非特异性结合，起到储库的作用。由于药物与靶点相互作用的可逆动态平衡，作用部位的药物浓度会随着时间而变化。药物与作用部位的亲和力是决定药物在该部位分布和蓄积的重要因素，并进而影响药效（图3-1）。

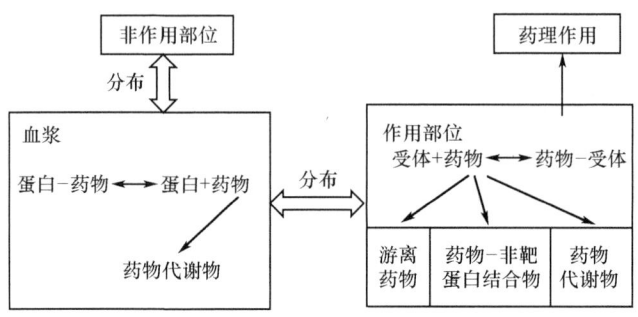

图 3-1 药物的分布与其药理效应的关系

药效的起始时间和药效强度受给药剂量及药物在体内分布的影响。利用靶向制剂可以提高药物对靶部位的亲和力、增加药物在靶部位的蓄积浓度和滞留时间，从而提高药效强度和持续时间。尤其对于细胞毒类的抗肿瘤药物，靶向制剂除提高药效外，还可以降低药物在正常组织的浓度，从而减少毒副作用。

四、药物分布与蓄积

在长期连续用药时，机体某些组织中的药物浓度有逐渐升高的趋势，这种现象称为**蓄积**（ **accumulation** ）。产生蓄积的主要原因是药物对该组织有特殊的亲和性，使得药物从组织返回血液循环的速度比其进入组织的速度慢，使该组织成为药物储库，也可能导致蓄积中毒。亲脂性较高的药物易从亲水性血浆分布进入亲脂性的脂肪组织。这一分布过程尽管可逆，但由于脂肪组织血流量极低，药物从脂肪组织中返回血液系统的速度相对较慢，使其药物移出速度较慢，从而在组织中滞留较长时间。如二氯二苯三氯乙烷（DDT）有很高的脂溶性，其在脂肪组织会潴留数年。另外有些药物能通过与蛋白质、脂肪、酶或其他大分子结合而在组织中蓄积。例如，四环素可与钙生成不溶性的络合物，滞留在小儿的牙齿和骨骼中，导致新生儿骨生长抑制以及牙齿变色和畸形。某些组织具有的主动转运系统也会改变特定药物的分布。例如，安非他命具有与去甲肾上腺素类似的苯乙胺结构，能够被肾上腺组织的儿茶酚胺摄取系统摄取，而高浓度蓄积在肾上腺组织。在某些情况下，药物能够不可逆的与特殊组织结合。例如，某些药物或代谢中间产物可与组织蛋白以共价键不可逆结合，如肿瘤化疗时，许多嘌呤和嘧啶类药物会与核酸结合，导致细胞的破坏，产生毒副作用。

临床上有时有目的地利用药物的蓄积作用使药物在体内逐渐达到有效浓度，然后长期维持药效。但药物长时间滞留组织内的蓄积现象并不都是所期望的，尤其是当反复用药时，由于药物本身代谢较慢、治疗窗窄，药物导致体内解毒或排泄功能的改变，或患者肝、肾功能不健全时，可能会造成严重后果。

第二节 药物的血液系统转运

一般而言,药物吸收进入血液,并随血液循环系统进一步分布于机体各组织。从血液循环系统向组织的转运可以分为两步:首先是透过血管壁进入组织间液,其次是从细胞间液跨细胞膜转运入细胞内。影响转运的主要因素包括毛细血管血液流量、血管通透性、药物与组织细胞的亲和性、药物的 pK_a、立体构型、亲脂性及微粒递送系统的理化性质如粒径、电荷等。

一、血液循环对药物分布的影响

除中枢神经系统外,组织的血流速率,又称灌注速率(perfusion rate),是影响药物穿过毛细血管壁的速度的主要因素,其次为毛细血管的通透性。血流量大,血循环好的器官和组织,药物的转运速度和转运量相应较大;反之,药物的转运速度和转运量相应较小。例如,心脏每分钟输出的血液约5.5L,主动脉中血液流动的线速度为300mm/s。在这种流速下,血液与药物溶液混合十分迅速。各脏器组织按血液循环速度的不同,大致可分为循环速度较快、循环速度中等和循环速度较慢三大类(表3-2)。

表 3-2 具有不同循环速度的人体各脏器组织的血流量

组织	重量(占体重%)	占心脏每搏输出量(%)	血流量[ml/(100g组织 min)]
循环速度较快的脏器			
脑	2	15	55
肝	2	45	165
肾	0.4	24	450
心脏	0.4	4	70
肾上腺	0.02	1	550
甲状腺	0.04	2	400
循环速度中等的脏器			
肌肉	40	15	3
皮肤	7	5	5
循环速度较慢的脏器			
脂肪组织	15	2	1
结缔组织	7	1	1

二、血管通透性对药物分布的影响

药物从血液循环系统进入组织必须透过毛细血管。血管的通透性主要取决于毛细血管壁的类脂质屏障和管壁微孔。一般而言,亲脂性好的药物比亲水性高的药物更容易被动扩散透过毛细血管壁,相对分子质量小的药物也比相对分子质量大的药物更容易透过。而对于以主动转运方式透过毛细血管的药物,其透过能力则与相应的转运体蛋白的密度、活性、药物与转运体的亲和性等相关。表3-3为一些水溶性物质通过肌肉毛细血管的渗透性。

表 3-3 若干水溶性物质通过肌肉毛细血管的渗透性

物质	相对分子质量	有效半径（nm）	扩散系数（D）水溶液中（cm^2/s）×10^5	渗透系数（P）* 毛细血管*（cm/s）
水	18		3.20	3.70
尿素	60	0.16	1.95	1.83
葡萄糖	180	0.36	0.81	0.64
蔗糖	342	0.44	0.74	0.35
棉子糖	594	0.56	0.56	0.24
胰岛素	5500	1.52	0.21	0.036
肌红蛋白	17 000	1.9	0.15	0.005
血红蛋白	68 000	3.1	0.084	0.001
血清蛋白	69 000		0.085	<0.001

*按 Fick's 扩散定律：$dC/dt = (C_1 - C_2) \times P$

　　毛细血管的通透性与组织的病理生理特征密切相关。例如，脑毛细血管与相关细胞形成血-脑屏障，使得约 98% 的小分子药物和 100% 的大分子药物难以透过。而在炎症和脑肿瘤存在情况下，血-脑屏障一定程度破坏，脑毛细血管的通透性大为增加。又如，肝窦分布着不连续性毛细血管，管壁上有许多缺口，从而允许相对分子质量较大的药物通过。

三、血浆蛋白结合率对药物分布的影响

　　进入血液中的药物，能与血浆蛋白以氢键和范德华力进行结合，这种可逆的蛋白结合在药物动力学中具有重要作用。药物的蛋白结合不仅影响药物的体内分布，同时也影响药物的代谢和排泄。人血浆中的三种蛋白质与大多数药物结合有关：白蛋白（albumin）、α_1-酸性糖蛋白（alpha acid glycoprotein，AAG）和脂蛋白（lipoproteins）。白蛋白占血浆蛋白总量的 60%，在药物-蛋白质结合中起主要作用，大多数酸性药物和一些碱性药物，如青霉素类可与白蛋白结合。许多碱性和中性药物，如普萘洛尔、奎尼丁等可与 α_1-酸性糖蛋白或脂蛋白结合。其他蛋白质只与少数药物有特殊亲和性，如甾体化合物泼尼松龙和皮质激素与球蛋白结合。白蛋白、α_1-酸性糖蛋白和脂蛋白的重要性质见表 3-4。

表 3-4 白蛋白、α_1-酸性糖蛋白和脂蛋白的重要性质

蛋白质	相对分子质量	浓度范围 (g/L)	浓度范围 (mol/L)
白蛋白	65 000	50～55	5×10^{-4}～7.5×10^{-4}
AAG	44 000	0.4～1.0	0.9×10^{-4}～2.2×10^{-5}
脂蛋白	200 000～3 400 000	不定	

　　药物与蛋白质类高分子物质结合后，不能透过血管壁向组织转运，因此药物的分布主要取决于游离药物浓度。由于血管外体液中蛋白质浓度比血浆低，所以药物在血浆中的总浓度一般比淋巴液、脑脊液、关节腔液及其他血管外体液的药物浓度高，而血管外体液中的药物浓度与血浆中游离型浓度相似。例如，磺胺噻唑的血浆蛋白结合率为 55%～80%，进入脑脊液的浓度仅为血浆浓度的 30% 左右，而磺胺嘧啶的蛋白结合率较低（20%～60%），其脑脊液浓度高达血

浆浓度的 40%～80%。

药物与血浆蛋白结合是一种可逆过程，有饱和现象，血浆中游离型药物和结合型药物之间保持着动态平衡。当游离型药物随着转运和消除而浓度降低时，部分结合型药物就转变成游离型药物，使血浆及作用部位在一定时间内保持一定的浓度。因此药物与蛋白结合也是药物储存的一种形式。

尽管药物与蛋白结合的选择性不高，但结合部位相对稳定，多个药物竞争同一个蛋白结合位点则可能产生药物的相互作用。假设与药物作用的蛋白质分子中的几个结合部位都具有同样亲和性，一个药物分子只与一个蛋白质作用部位结合，且相互间无作用时，则相互间的关系应为

$$D_f + 游离结合部位 \underset{k_2}{\overset{k_1}{\rightleftharpoons}} D_b \tag{3-2}$$

式（3-2）中，D_f 为游离药物浓度；D_b 为与蛋白质结合的药物浓度；k_1 为结合速度常数；k_2 为解离速度常数。平衡时的结合常数 K 为

$$K = \frac{k_1}{k_2} = \frac{[D_b]}{[D_f](nP - [D_b])} \tag{3-3}$$

式（3-3）中，$[D_f]$，$[D_b]$ 分别为游离药物和结合药物的摩尔浓度；P 为蛋白质总摩尔浓度；n 为每一分子蛋白质表面的结合部位数。

K 一般为 $0 \sim 10^7$ mmol/L；接近于零表示没有结合，K 值越大，药物与蛋白的结合能力越强，对药物的储存能力越大。对于高蛋白结合率的药物，血浆中游离药物浓度较低，因此需给予大剂量才能达到治疗所需游离药物浓度。

血浆蛋白结合率 β 为蛋白结合药物和血浆中全部药物的比值，可以用来表示药物和血浆蛋白结合的程度。

$$\beta = \frac{[D_b]}{([D_b]+[D_f])} = \frac{[nP]}{[nP]+K^{-1}+[D_f]} \tag{3-4}$$

式（3-4）中，K^{-1} 为药物与蛋白质结合物的解离常数。又设游离药物浓度对总浓度之比值为 α，则

$$\alpha = \frac{[D_f]}{[D_b]+[D_f]} = \frac{K^{-1}+[D_f]}{[nP]+K^{-1}+[D_f]} \tag{3-5}$$

由式（3-4）和式（3-5）可知，血浆中游离药物浓度 D_f、血浆蛋白总浓度 nP 和结合常数 K 是影响血浆蛋白结合率的重要因素。

图 3-2 说明不同 K 时血浆中游离型药物对血浆中药物总浓度的比值，K 值大，血浆蛋白结合率高的药物在血浆中储存量大，游离药物浓度低。但当血浆中的药物浓度达到一定程度时，由于蛋白结合饱和而使得游离型药物浓度急剧增加。图 3-3 说明不同 K 值时体内药物总量与血浆药物量的关系。蛋白结合强的药物，体内药物量低时，大部分药物存在于血浆中，当体内药物量增加至一定程度时，血浆中药物所占比例急剧下降，大量药物转移至组织中。因此，当应用蛋白结合率高的药物时，在给药剂量增大或者同时服用另一种蛋白结合能力更强的药物时，由于竞争作用将其中一个蛋白结合力较弱的药物置换下来，导致游离药物浓度和体内分布急剧改变，从而引起药理作用显著增强。对于毒副作用较强的药物，易发生用药安全问题。同时在一些疾病情况下，如肝疾病导致体内蛋白质总浓度降低，可引起血浆中游离药物浓度的升高。

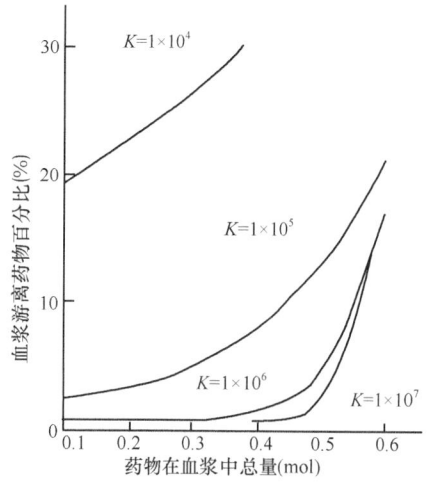 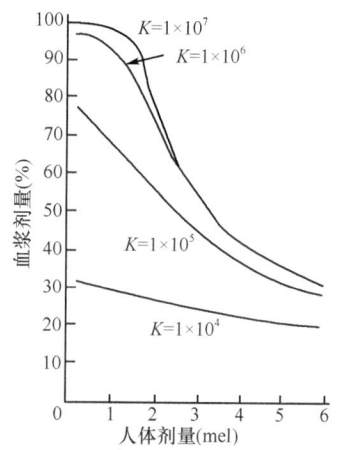

图 3-2 蛋白结合率对血浆游离药物百分率的影响　　图 3-3 蛋白结合率对药物体内分布的影响

药物与血浆蛋白可逆性结合，能降低药物的分布与消除速度，使血浆中游离型药物保持一定的浓度和维持一定的时间，从而提高药效持续时间。而毒副作用较大的药物与血浆蛋白结合可起到减毒和保护机体的作用。但由于药理作用只与游离药物浓度有关，血浆蛋白结合率高将使药物的药理作用受到显著影响，特别是临床要求迅速起效的磺胺类等抗生素，形成蛋白结合物后往往会降低抗菌效力。

药物与蛋白结合除了受药物的理化性质、给药剂量、药物与蛋白质的亲和力及药物相互作用等因素影响外，还与下列因素有关。①动物种属差异，主要由于各种动物的血浆蛋白对药物的亲和性不同所致。②性别差异。③生理和病理状态。血浆的容量及其组成随年龄而改变，从而影响药物的血浆蛋白结合。例如，婴儿和老年人的血浆白蛋白浓度比青壮年成人低，药物蛋白结合率亦较低，血浆中游离型药物比例较高。另外机体某些组织发生病变时，蛋白结合率可发生变化，如细菌性肺炎、肝硬化、肝脓肿、肾病综合征、肾功能衰竭、恶性肿瘤、急性胰腺炎等都会导致血浆内白蛋白含量降低，使得药物的游离型浓度增加。

四、药物情况对药物通过血液系统转运的影响

（一）药物的理化性质的影响

药物从组织间液向细胞内的跨膜转运主要受到药物的理化性质的影响，同时药物在细胞内细胞器间的转运也受此影响。一般而言，药物主要通过两种方式进入细胞：①被动转运，主要通过细胞膜微孔或细胞膜的脂质双分子层被动扩散进入细胞内；②特殊转运，如促进扩散转运、主动转运、胞饮作用与细胞吞噬作用。

大多数药物以简单扩散方式透过细胞膜。这种被动转运方式与药物的理化性质密切相关，如药物的脂溶性、相对分子质量、解离度、异构体及与蛋白质结合能力等。相对分子质量越小越容易透过细胞膜，脂溶性大的药物易于透过。而对于亲水性强、相对分子质量大的药物则难以通过简单扩散方式入胞，往往需要特殊转运方式。同时药物一般只有分子型形式易于透过细胞膜，其透过速度取决于药物的油/水分配系数、解离度及膜两侧药物的浓度差。弱酸、弱碱的穿透与细胞外液的 pH 有关，细胞外液的 pH 与血液相同。弱酸，如水杨酸等，在此 pH 条件下大部分解离，因而不易进入组织；弱碱，如氯喹等，在此 pH 条件下甚少解离，故易进入组织。

主动转运是指通过载体或转运体的作用将药物从低浓度向高浓度转运。胞饮作用与细胞吞噬作用机制相同，是借细胞膜的一部分产生凹陷或凸起，在细胞能量的作用下，把所需物质主动摄取到细胞中。主动转运受到药物与特定载体或转运体亲和性及转运体数量的影响。例如，

肿瘤细胞的叶酸受体表达量显著高于正常细胞，因此叶酸更易被肿瘤细胞主动摄取。

采用现代制剂技术制备的微粒递送系统，显著改变了药物的表面性质，从而可明显改变药物的体内分布。例如，亲水性蛋白质难以被动扩散进入细胞，将其包裹于脂质体内后，由于脂质体与细胞膜的良好亲和性而使其能够进入细胞内。同时利用微粒递送系统的性质，及靶部位的生理病理特点，能将药物蓄积在特定的部位，如肿瘤、炎症等。

（二）药物和组织的亲和力

药物和组织的亲和力也是影响体内分布的重要因素之一。除血浆蛋白外，其他组织细胞内存在的蛋白、脂肪、DNA、酶及黏多糖类等高分子物质，亦能与药物发生非特异性结合，这种结合与药物和血浆蛋白结合的原理相同。一般组织结合是可逆的，药物在组织与血液间保持动态平衡。由于结合物不容易渗出细胞膜，对于与组织成分高度结合的药物，其在组织中的浓度往往高于其在血浆中游离药物的浓度。

多数情况下，药物的组织结合起着药物的储存作用，假如储存部位也是药理作用的部位，就可能延长作用时间。但许多药物在体内大量分布和蓄积的组织，往往不是药物发挥疗效的部位。由于一些药物向组织外转运的平衡速度很慢，在组织中的时间可以维持很长，这些药物与组织间的相互作用很难可逆，如吩噻嗪、氯喹及砷沉积在头发中，四环素沉积在骨骼和牙齿中，其半衰期可达数月之久。

另一方面，通过制备前药的手段将与特定组织有特殊亲和力的基团修饰在药物分子上，会显著改变药物与特定组织的亲和力，从而提高药物在该组织的分布。例如，氟比洛芬难以透过血-脑屏障，使其在脑中浓度较低，将其修饰二甲基乙醇胺类似物后，由于与血-脑屏障亲和性提高，其在脑中的最高浓度提高了12倍。

（三）药物相互作用对体内分布的影响

药物相互作用主要对蛋白结合率高的药物的分布有影响。药物与蛋白的结合绝大部分是非特异性的，在某些药物与蛋白质的结合位点上，可能存在竞争作用。对于一些结合率高的药物，当和另一种与其竞争蛋白结合的药物合用时，会导致游离型的药物大量增加，引起该药的分布容积、半衰期、肾清除率、受体结合量等一系列体内过程的改变，最终导致药效的改变和不良反应的产生。

药物与血浆蛋白结合的程度分高结合率（80%以上）、中度结合率（50%左右）及低度结合率（20%以下）。一般而言，蛋白结合率高的药物对其他药物的置换作用更为敏感。如一个药物结合率从99%降到95%，其游离型分子浓度从1%增加到5%（即5倍），有时可能导致致命的毒副作用。但只有当药物大部分分布在血浆中（不在组织），这种置换作用才可能显著增加游离药物浓度，所以只有低分布容积、高结合率的药物才可能受影响。对于低蛋白结合率的药物，则不敏感，如一个药物的结合率从30%下降到15%，游离药物也仅从70%增加至85%（1.2倍），对其药效的影响不显著。

有些可以和组织中蛋白发生结合的药物，如阿的平能特异性结合于肝，服药后4h肝内药物浓度比血浆中高3000倍，当与抗疟疾药喹啉合用时，大量阿的平由于竞争结合而被游离出来，导致严重的胃肠道及血液学毒性反应。又如地高辛能特异性结合于心肌组织等，当与奎尼丁合用时，使游离地高辛增加，肾排泄减少，从而引起血浆浓度明显升高。

对于一些蛋白缺乏症的患者，由于血中蛋白含量下降，应用蛋白结合率较高的药物时游离药物浓度增加，易发生不良反应。如当白蛋白低于2.5%（正常值约4%）时，泼尼松的副作用发生率增加一倍。苯妥英钠试验中亦可观察到类似的结果。

体内一些内源性物质也和血浆蛋白有结合作用，应用蛋白结合率较高的药物时，可发生置换作用。例如，磺胺类能使蛋白胆红素游离出胆红素，引起婴儿及胎儿黄疸。

五、药物的红细胞转运

红细胞主要由血红蛋白组成,同时含有其他蛋白质、糖类、类脂、核酸等。红细胞膜主要由蛋白质和类脂组成,与其他组织细胞的生物膜类似,且存在微孔,常被用于物质透过生物膜的机制研究。

通常,体内药物的红细胞转运动力学与血浆动力学具有平行性质。例如,奎宁静脉给药后,红细胞浓度-时间曲线与血浆浓度-时间曲线几乎平行。一般而言,药物向红细胞内转运与药物在血浆的游离浓度呈线性相关,提高药物血浆蛋白结合率会降低游离型药物浓度从而降低红细胞内药物浓度。对多数药物而言,红细胞转运并不明显改变药物分布容积。但对于与红细胞结合能力很强的药物而言,机体的红细胞比容会影响血液中药物总量,因此对这些药物需要测定血液中药物总含量。

第三节 药物的淋巴系统转运

淋巴是静脉循环系统的辅助组成部分,主要由淋巴管、淋巴器官(淋巴结、脾、胸腺等)、淋巴液和淋巴组织组成。淋巴循环起始于毛细淋巴管,淋巴管中有瓣膜,能保证淋巴单向流动。许多毛细淋巴管汇合成小淋巴管,继而汇合成大淋巴管,全身的淋巴管最终汇合成两条总淋巴管:胸导管和右淋巴导管,并分别进入左侧和右侧锁骨下静脉。

在身体各部分淋巴回流的要道上有淋巴结,它是淋巴液的过滤器,且多集合成群,起着控制淋巴液流的作用。淋巴结内的吞噬细胞还能吞噬微生物和异物,在机体免疫力方面具有重要意义,癌细胞转移也主要通过淋巴结。

淋巴管转运药物的方式,可随给药途径不同而有差异。静脉注射时药物全部进入血液,其后可向末梢组织中的淋巴液转运;肌内注射、皮下注射以及其他组织间隙注射给药时,药物从组织液向该部位的血液或淋巴液转运;口服或直肠给药时,其吸收途径经过消化道,因此与胃肠道中血液循环和淋巴循环的分布情况有关。

一、淋巴系统转运的特点

毛细淋巴管仅由一层上皮细胞形成管壁,管壁有小孔且细胞间存在缺口,因此毛细淋巴管的通透性远远大于毛细血管,难以进入毛细血管的大分子药物更容易经淋巴系统转运。

对肌肉、皮下注射等组织间隙给药,由于血流量远远大于淋巴流量,渗透性好、相对分子质量低于 5000 的药物主要通过血液转运。而对于相对分子质量大于 5000 的药物,特别是脂溶性差的大分子药物,则趋向于淋巴转运(表3-5)。

对于口服给药,同样由于血流量大大高于淋巴流量,相对分子质量小、脂溶性好的药物以血液转运为主。而对于难以进入毛细血管的大分子药物、微粒药物主要通过淋巴系统吸收转运,如蛋白质、酶、维生素A、胆固醇及长链(C_{10}以上)脂肪酸甘油酯等。

表3-5 肌内注射、皮下注射时吸收途径与相对分子质量的关系

药物	分子量	给药方式	吸收途径
$Na^{24}Cl$	58	肌内注射	血管
$Fe^{59}Cl$	270	皮下注射	血管
士的宁	>334	皮下注射	血管
蛇毒	2500>4000	皮下注射	血管

续表

药物	分子量	给药方式	吸收途径
山梨醇-枸橼酸铁复合物	<5000	肌内注射	淋巴管 16%; 血管 50%~60%
black tiger 蛇毒	>20 000	皮下注射	淋巴管
russel viper 蛇毒	~30 000	皮下注射	淋巴管
白喉类毒素	~70 000	皮下注射	淋巴管
铁-多糖复合物	10 000~20 000	肌内注射	淋巴管
新霉素-聚甲基丙烯酸复合物	高分子	肌内注射	淋巴管

二、淋巴系统转运的意义及影响因素

　　肌内、皮下等注射药物进入组织间液后，药物可通过血液或淋巴转运。由于血液流量大大超过淋巴流量，相对分子质量低于 5000 的药物几乎全部由血液转运。相对分子质量大于 5000 的药物由于难以进入血管而主要经淋巴转运，且相对分子质量越大，淋巴转运率越高。淋巴转运能够使得药物经给药部位吸收后首选蓄积于淋巴结，从而有助于靶向治疗淋巴结相关的疾病。特别的，对于肿瘤，淋巴转移是肿瘤转移的主要途径之一。通过药物制剂设计，使得药物经皮下、肌内等注射后，靶向蓄积在淋巴结，从而杀死淋巴转移肿瘤细胞。如将药物与大分子物质连接为前体药物，将药物包载于脂质体、胶束、纳米粒、微乳等微粒递送系统内，都有助于提高药物的淋巴转运，并增强淋巴转移肿瘤治疗效果。同时，由于药物未经血液循环而直接到达作用部位，其给药剂量显著降低，全身毒副作用得到明显改善。

　　口服给药后的淋巴吸收能够使得药物不经过肝，从而避免肝首过效应。同时对于大分子药物，淋巴转运能够减少酶降解，提高吸收，从而提高其生物利用度。口服给药时，大分子脂溶性药物、微粒以淋巴转运为主，增加微粒制剂中亲脂性成分能够提高药物与淋巴管细胞的亲和性，促进淋巴转运。该策略已被应用于口服蛋白多肽药物制剂的设计。

第四节　药物的脑内分布

　　大脑属于人体的中枢神经系统，可分为血液、脑脊液及脑组织三部分。其中脑脊液由各个脑室内脉络丛分泌和滤出而产生，脑脊液由侧脑室流入第三脑室，经第四脑室，进入蛛网膜下隙，最终进入硬隙静脉窦，返回至血循环。脑室与蛛网膜下隙中一般均充满脑脊液，成人脑脊液总量约为 120ml，起着保护、缓冲与维持颅内压的作用，并与脑组织的新陈代谢有关。本节将重点讨论药物从血液循环系统进入脑内的途径及影响因素。

一、脑　屏　障

　　脑屏障包括三种：①从血液直接转运至脑内时的血液-脑组织屏障（血-脑屏障，blood-brain barrier，BBB）；②从血液转运至脑脊液时的血液-脑脊液屏障；③从脑脊液转运至脑组织内时的脑脊液-脑组织屏障。其中，血-脑屏障是影响药物向脑内转运的关键屏障。血-脑屏障主要由紧密连接的脑毛细血管内皮细胞、基膜及神经胶质细胞构成。由于细胞膜连接紧密，极少膜孔，血-脑屏障首先是一种机械屏障，能够直接降低药物的被动扩散。其次，脑毛细血管表面还表达一些酶系统，如多巴胺脱羧酶、γ-氨基丁酸转化酶等，能够降解特定氨基酸而使其难以透过血-脑屏障。同时脑毛细血管内皮细胞膜上高表达多种外排蛋白，如 P-糖蛋白、耐药相关蛋白等，能选择性将进入脑内的药物及有害物质泵出脑外，因此血-脑屏障也是一个酶屏障。血-脑屏障的存在为脑组织

二、药物由血液向中枢神经系统转运

与其他组织类似,药物从血液向中枢神经系统转运也可以通过被动转运方式进行,转运效率与药物的相对分子质量、脂溶性相关。由于药物的分子型分子较离子型更易透过细胞类脂膜,因此药物向中枢神经系统的转运与该药物在 pH7.4 时的分配系数大小密切相关,而分配系数又取决于解离度。如分配系数高的硫喷妥、苯胺、氨基比林等容易透过血-脑屏障,而分配系数低的 N-乙酰基-4-氨基安替比林和磺胺脒透过性极差(表 3-6)。另外,在血浆 pH7.4 时,弱酸性药物主要以解离型存在,而弱碱性药物主要以分子型存在,因此,弱碱性药物更容易向脑脊液转运。

表 3-6　分子型药物的理化性质对其脑脊液透过速度的影响

药物	pK_a	分子型(%)	血浆蛋白结合率(%)	分配系数 氯仿	分配系数 庚烷	透过系数(P^*, $\min^{-1}$)
硫喷妥钠	7.6	61.3	75	102	0.95	0.50~0.69
苯胺	4.6	99.8	15	17	0.55	0.40~0.69
氨基比林	5.1	99.6	12	73	0.15	0.25~0.69
4-氨基安替比林	4.1	99.9	15	15	0.03	0.69
戊巴比妥	8.1	83.4	40		<0.05	0.17
安替比林	1.4	>99.9	2	28	0.04	0.12~0.21
乙酰苯胺	1.0	>99.9	2	3	0.01	0.039
巴比妥	7.8	55.7~71.5	<2	2	0.005	0.026~1.029
N-乙酰-4-氨基安替比林	0.5	>99.9	<3	1.5	0.004	0.0051~1.0012
磺胺脒	>10	99.8	6			0.003

$*P = -\dfrac{1}{t}\ln\left\{\dfrac{C_{\mathrm{P1}}-C_{\mathrm{CSF}}}{C_{\mathrm{P1}}}\right\}$;式中 C_{P1}:血浆中药物浓度;C_{CSF}:脑脊液中药物浓度;t:时间。

药物的蛋白结合率也在一定程度上影响血液-脑脊液间的药物分配,但只有药物的亲脂性才是药物能否透过血-脑屏障的决定因素。例如,吩噻嗪类安定药,如氟丙嗪、氯丙嗪、氟吩嗪等,均有很高的脂溶性,故均能迅速向脑内转运。

大脑的病理状况会改变血-脑屏障的通透性。如脑内感染时,血-脑屏障的通透性增加,从而平时不能进入中枢神经系统的抗生素能够在脑内感染时透过血-脑屏障,进入脑脊液,从而有利于脑部感染的治疗。

血-脑屏障的内皮细胞膜表面存在一些特异性转运体,能够转运中枢神经系统必需的物质,如氨基酸转运体、己糖转运体和单羧酸转运体等,能够主动转运相应的氨基酸、葡萄糖、羧酸等进入脑内,以维持脑内的正常生理功能。但当血液中某种氨基酸浓度升高时,则会抑制其他氨基酸向脑内转运。例如,氨基酸代谢异常性疾病苯酮尿症,由于患者血液中苯丙氨酸的浓度显著提高,故往往造成脑内其他必需氨基酸慢性缺乏的病理症状。同时,血-脑屏障的内皮细胞膜上存在一些特异性的受体,如转铁蛋白受体、低密度脂蛋白受体、胰岛素受体等,用于转运特定的配体入脑。例如,血中的铁可以通过转铁蛋白受体介导入脑。

三、提高药物脑内分布的策略

由于血-脑屏障的存在,大约 98%的化学药物及近乎 100%的蛋白多肽基因类药物无法进入脑部,给脑部疾病的治疗带来很大困难。而且随着科技的发展,大分子药物对脑部疾病的治疗具有越来越重要的作用,因此如何提高药物透过血-脑屏障的能力,增加药物在脑内的分布,具有非常重要的价值。目前主要采用以下几种策略提高药物的脑内分布。

（1）对药物结构进行改造，制备成前药，增加血-脑屏障的透过性。通过修饰提高药物亲脂性，尽管能够提高药物透过血-脑屏障的能力，但是其脑内分布效果不佳，且组织选择性差。近年来，前药的研究主要集中于修饰特异性的靶向功能分子，使药物能够通过血-脑屏障上的转运体系统或者受体系统主动转运进入脑部。这种策略具有良好的组织选择性。例如，将药物与小分子叔胺衍生物连接，能够显著提高药物的入脑量，改善药物治疗效果。

（2）将药物包载在微粒递送系统内部，并在微粒递送系统表面修饰靶向分子，依靠血-脑屏障上高表达的相应转运体、受体介导主动胞吞转运，从而递送药物进入中枢神经系统；或利用血-脑屏障的负电性，将阳离子物质修饰在微粒递送系统表面，依靠正负电荷吸附介导的胞吞转运递送药物入脑。由于微粒递送系统能够掩盖药物本身的性质，从而能够通过微粒的设计，将各种药物递送进入脑内。目前该策略在脑内药物递送领域研究最多、应用最广泛。

（3）暂时打开血-脑屏障，以促进药物的被动转运。通过颈动脉输注高渗甘露醇溶液，或局部超声，能够使血-脑屏障暂时性打开，增加药物通过细胞间隙入脑。该法虽然有效，但缺乏特异性，同时会对血-脑屏障产生一定损伤。利用特异性受体介导紧密连接打开的损伤较小，安全性更高。例如，给予腺苷受体激动剂能够选择性打开血-脑屏障，使得大分子药物的入脑量提高 17.6 倍。

（4）通过鼻腔途径给药，可以使部分药物绕过血-脑屏障，直接进入脑组织。药物从鼻腔入脑主要有三条通路：嗅神经通路、嗅黏膜上皮通路、血液循环通路。研究表明，许多药物、微粒递送系统均可通过该途径进入脑内。同时添加吸收促进剂，或对微粒递送系统表面修饰特定分子，能够进一步提高药物经鼻入脑效率。例如，成纤维细胞生长因子 bFGF 鼻腔给药后在脑部海马区、皮层的分布浓度是静脉注射 bFGF 在对应区域浓度的 2 倍以上。

第五节　药物的胎盘和胎儿转运

据报道，约有 64% 的孕妇至少用过一种除维生素和营养补充剂外的药物，其中约 2/3 的药物并未正式进行孕妇应用的安全性测试，药物会在母体血液循环系统与胎儿的循环系统之间发生转运。该转运除受到药物理化性质的影响外，还受到胎盘屏障的调控。怀孕也会导致母体酶水平的变化影响药物的分布。

一、药物的胎盘转运

胎盘由胎儿丛密绒毛膜和母体子宫的基蜕膜等构成，是母体养育胎儿的器官，也是胎儿营养、呼吸和排泄的器官。胎盘是母体血循环和胎儿血循环之间的一道天然屏障（胎盘屏障），构成胎盘的多核细胞单层称为合胞滋养层。母体血液循环中的物质包括药物必须穿过胎盘和胎膜，才能到达胎儿，合胞滋养层是药物在母体和胎儿间转运的主要限速屏障，且滋养层不对称表达药物转运体，从而导致药物的极性转运。

胎盘屏障的性质与其他生物膜，如脑部的血-脑屏障、肺部的气血屏障等相似，药物主要通过被动转运和主动转运两种方式进行胎盘转运。大部分药物以被动转运通过胎盘，游离型、分子型药物的脂溶性越大，越易透过胎盘屏障；相对分子质量 600 以下的药物，容易跨胎盘被动扩散，而相对分子质量 1000 以上的水溶性药物难以透过胎盘，脂溶性低、高度离子化的物质胎盘转运极少。γ-球蛋白容易从母体进入胎儿，但白蛋白难以透入。随着妊娠的进行，胎儿生长逐渐达到高峰时期，胎盘活动力亦相应增强，此时药物的转运作用亦加速。药物的血浆蛋白结合率同样影响药物透过胎盘的能力，蛋白结合型药物无法透过胎盘，而游离型药物则能通过。合胞滋养层存在糖类、K^+、Na^+、氨基酸和嘧啶等胎儿生长必须物质的转运体，从而主动转运相应物质进入胎儿体内。同时胎盘屏障的外排蛋白，如 P-糖蛋白等能够抑制外来异物进入胎儿，起到保护作用。

影响药物通过胎盘的因素主要有药物的理化性质,如相对分子质量、脂溶性、解离度、药物的蛋白结合率;胎盘自身的生理状况,如胎盘血流量、胎盘代谢、胎盘生长等情况;以及药物在孕妇体内的分布特征。在妊娠后期,绝大多数药物可通过胎盘到达胎儿体内。

当孕妇患有中毒、严重感染或其他疾病时,胎盘的正常功能受到破坏,使得药物的透过性增加,甚至可使正常情况下不能渗透到胎儿体内的微生物和其他物质进入胎盘内。

二、胎儿体内的药物分布

透过胎盘的药物,由胎儿循环转运至胎儿体内各部分。胎儿与母体的药物分布不同,胎儿体内各部分的药物分布同样也有差异。这与药物胎盘透过性、血浆蛋白结合率以及胎儿体内各组织屏障的成熟程度等均有关系。例如,由于胎儿血浆的总蛋白含量低于母体,因此苯妥英钠在母体达稳态后,胎儿血中的浓度仅为母体的一半左右。而胎儿的血-脑屏障发育尚不成熟,因此进入胎儿体内的药物相比母体中的药物在脑部的分布更高,如苯妥英钠注射 1h 后,胎儿的脑/肝浓度比为 0.6,而母体仅为 0.4。由于药物更易进入胎儿的中枢神经系统并发生蓄积,孕妇应当禁用或慎用吗啡、硫喷妥、利多卡因及氯烷等药物。

第六节 药物微粒递送系统的体内分布

近年来,随着医学、分子生物学、材料科学、纳米科学的发展,现代药剂学逐渐与之融合而成为跨学科的研究领域。根据机体的生理、病理特点,设计新型药物微粒递药系统,以达到缓释、控释、靶向递送、定位释放、定时释放等目的,从而有效提高药物诊断、治疗效果,降低毒副作用。这些新型制剂通常采用高分子材料将药物包裹于微粒递送系统或直接将药物采用化学键修饰于高分子材料内部或表面,如微球、微囊、乳剂、脂质体、纳米粒、囊泡、胶束、树枝状高分子聚合物等。与传统制剂不同,这些新型制剂在体内以颗粒形式存在,粒径从数纳米至数十微米不等,且具有与药物不同的表面性质、理化性质。由于微粒递送系统的性质与药物差距较大,且其载体材料具有不同的特性,使得微粒递送系统在体内的分布不同于普通药物,更多受到系统本身特性而非药物特性的影响。根据微粒递送系统的体内分布特点,可以有效提高药物的生物利用度、促进药物在靶部位、靶器官、靶细胞、靶细胞器、靶分子的分布。本节重点讨论微粒递送系统在体内分布的影响因素及微粒递送系统的设计。

一、微粒递送系统的体内转运

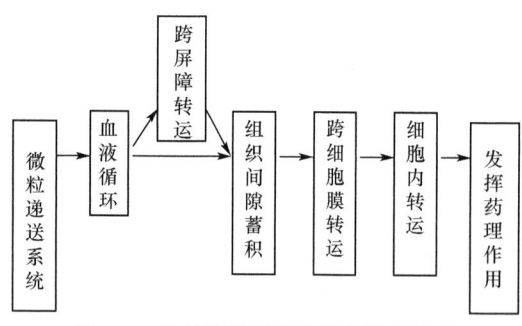

图 3-4 微粒递送系统的体内转运路径

微粒递送系统给药后,首先吸收入血并在血液中分布(局部给药且局部起作用的微粒系统除外),随着血液循环达到全身各部位,并进一步透过各个屏障而达到靶组织、靶部位,发挥药物作用。微粒递送系统在体内的转运主要可以分为以下几步(图 3-4)。

(一)微粒递送系统在血液内的处置

微粒递送系统进入血液后,首先就会与血浆蛋白等发生相互作用,并可能被血浆中的酶降解,以及被单核巨噬系统吞噬和清除。例如,调理素是血浆中的一类蛋白,它能够吸附在外来的纳米递送系统表面,从而使其进一步为单核巨噬系统识别。同时血浆中的去调理素,如白蛋白，也能吸附在微粒递送系统表面，延长其血浆半衰期或赋予其特定靶向能力。这一相互作用受到微粒递送系统性质的极大影响。

（二）微粒递送系统的跨屏障转运

体内各组织具有其特定的屏障，如脑部具有血-脑屏障，胎儿具胎盘屏障，肿瘤亦具有血瘤屏障。因此微粒递送系统随血液循环进入各个组织时必须透过这些屏障。

（三）微粒递送系统的组织内聚集

微粒递送系统透过各组织器官屏障，或跨过血管壁后会首先在组织间隙内分布聚集。例如，粒径大于 7μm 的微粒会被肺毛细血管截留而进一步分布在肺组织或肺泡。50~400nm 的微粒系统能够透过肿瘤新生血管上的孔洞进入肿瘤细胞间隙。

（四）微粒递送系统的细胞摄取

在组织间隙分布的微粒递送系统可以通过与细胞膜发生吸附、内吞等相互作用而进入细胞内部。同时将药物释放入细胞内部，发挥作用。除此之外，药物也可以在组织间隙直接释放，进而进入细胞，或直接在细胞外发挥作用。如一些药物的靶点为细胞膜蛋白，其摄取进入细胞反而不利于药理作用的发挥。

（五）微粒递送系统的细胞内转运

一般而言，微粒通过内吞进入细胞内后首选分布于溶酶体，被溶酶体消解或直接释放后进入细胞质，并将药物释放入细胞质内。但是对于特定药物，如生物大分子药物，溶酶体酶会破坏大分子药物的活性，因此其摄取进入溶酶体后需要尽快逃逸。同时对于基因类药物，其往往要进入细胞核方能发挥作用，因此微粒递送系统从细胞质向细胞核的转运尤为重要。

二、影响微粒递送系统体内转运的因素

微粒递送系统自身的粒径、电荷、形状、表面基团等性质以及各组织器官的生理、病理特点是影响微粒递送系统体内分布的主要影响因素。另外微粒递送系统与细胞的相互作用也是影响微粒向细胞内转运从而影响体内分布的重要因素。

（一）微粒的理化性质对体内转运的影响

1. 粒径对体内转运的影响 粒径是影响微粒递送系统体内转运的主要因素。如前所述，粒径较大的微粒可以通过机械栓塞作用分布于相应器官、部位，并进一步通过与细胞的相互作用而转运入胞；而纳米级的微粒则容易被单核巨噬系统识别而吞噬，从而分布于富含巨噬细胞的肝、脾；5nm 以下的微粒能够从肾小球滤过而从肾快速清除；一定范围内的纳米微粒（50~400nm）可以透过肿瘤新生血管上存在的孔洞，而分布于肿瘤内部。

2. 电荷对体内转运的影响 电荷可以直接影响微粒递送系统与细胞的相互作用而改变体内分布。白细胞带负电荷，更容易吞噬带正电的微粒，而带负电的微粒则不易被白细胞吞噬。同时血-脑屏障带负电荷，因此带正电的微粒能够与血-脑屏障发生静电吸附而促进微粒跨膜转运，从而提高在脑内的分布。

不同电荷的微粒系统吸附血浆蛋白的能力不同，从而也会影响其体内分布。正电荷的微粒易于吸附血浆蛋白中的调理素而容易被单核巨噬系统识别，从而容易分布于肝、脾；中性电荷的微粒吸附调理素较少而在肝、脾分布较低，具有较长的血浆半衰期。

3. 微粒形状对体内转运的影响 形状对微粒与细胞的相互作用有重要影响，从而影响其体内转运。相比球形（长宽比为 1）微粒，扁球形（长宽比为 4）微粒更难被巨噬细胞摄取，使

其具有较长的血浆半衰期,从而具有更好的靶器官分布。例如,表面载有曲妥珠单抗的纳米棒的抑制乳腺癌生长的效果是同样剂量的球形微粒的 5 倍。

4. 表面基团对体内转运的影响 为提高微粒递送系统对特定部位的靶向性,表面通常修饰能够与靶部位、靶细胞相互作用的靶向分子。由于这些靶向分子能够提高微粒递送系统与靶细胞上特定受体、转运体的结合,并进一步触发内吞或跨膜转运,从而提高这些微粒在靶部位的分布。例如,叶酸受体在多种肿瘤细胞高表达,表面修饰叶酸的微粒递送系统常被用来靶向递送抗肿瘤药物。

表面基团也可通过改变微粒递送系统与血浆蛋白的相互作用而影响体内转运。亲水性聚乙二醇(polyethylene glycol,PEG)与血浆蛋白亲和性较差,因此表面修饰 PEG 的微粒能够降低血浆蛋白的吸附而提高其血浆的半衰期,并降低在肝脾的分布。另外一些表面基团能够吸附血浆中特定蛋白而改变微粒递送系统的体内分布。如表面修饰吐温 80 的微粒能够吸附血浆中的载脂蛋白 E(apolipoprotein E),从而能与血-脑屏障上的低密度脂蛋白受体发生特异性结合,促进跨血-脑屏障转运,提高在脑部的分布。

5. 微粒的环境响应性对体内转运的影响 微粒本身由于载体材料、表面修饰等的特定理化性质,往往能够随着周围环境的改变而改变,从而影响其体内转运。如不同组织内的酶表达量不同,因此能够被特定酶降解的载体材料则能在相应部位降解,从而使药物更多释放在该部位,提高其在该部位的分布。又如一些两亲性材料在不同 pH 下具有不同的电荷,从而具有和细胞不同的亲和力。由于细胞膜均带负电荷,因此在特定 pH 下(如肿瘤的低 pH)微粒表面性质从负电荷变为正电荷,从而提高微粒与细胞的亲和性和摄取能力,增加微粒在该组织内的分布。

(二)微粒与细胞的相互作用

微粒递送系统通过与细胞相互作用而达到进入细胞、释放药物、跨细胞转运等目的,其主要作用方式包括吸附、内吞、融合及膜间作用。

1. 吸附(absorption) 是指微粒依靠静电相互作用、疏水相互作用等黏附在细胞表面,是微粒和细胞相互作用的开始。吸附的强弱受微粒粒径、形状、电荷、表面性质和密度等因素影响。吸附作用后,一般会导致进一步的细胞内吞或融合。然而吸附作用的强弱并不一定与内吞或融合作用的强弱呈正相关。例如,长宽比较大的圆柱形微粒与细胞的吸附作用强于长宽比较小的球形微粒,但前者的内吞作用却小于后者。

2. 内吞(endocytosis) 是细胞摄取细胞外物质的一种方式,也是微粒递送系统进入细胞的主要方式。根据摄入物质性质的不同,内吞可以分为吞噬作用(phagocytosis)和胞饮作用(pinocytosis)。根据内吞小泡的大小及机制,胞饮作用可以进一步分为巨胞饮作用、网格蛋白依赖的胞饮作用和受体介导的内吞、网格蛋白非依赖性胞饮作用、吸附介导的内吞和有被小窝介导的内吞。一般而言,微粒递送系统通过不同机制吸附于细胞膜表面后,细胞膜内陷或细胞膜蛋白主动包被而形成小泡,小泡进一步从细胞膜解离而转运至溶酶体等细胞器,从而使得微粒递送系统进入细胞内部,释放药物,并发挥药理作用。

3. 融合(fusion) 主要发生在脂质体与细胞膜之间。由于两者的膜成分类似,能够完全融合在一起而导致脂质体包载的药物全部释放进入细胞质。

4. 膜间相互作用 主要分为膜间转运和接触释放。这种作用同样主要针对磷脂构成的脂质体。由于脂质体与细胞膜成分相似,因此脂质体可以与细胞膜的脂质发生交换而导致所载药物的转运。

(三)病理生理特征对微粒转运的影响

在一些特定病理情况下,机体特定部位的微环境,如血管通透性、基质表达发生改变,能显著影响微粒递送系统的转运。如肿瘤由于生长迅速,新生血管壁不完整而导致通透性增加,能够允许数十纳米至数百纳米的微粒通过，同时肿瘤的淋巴管不完整导致淋巴回流困难，微粒容易蓄积在肿瘤部位，即**肿瘤增强的渗透和滞留效应（enhanced permeability and retention effect，EPR effect）**。EPR 效应使得一定尺寸的微粒递送系统能够显著分布在肿瘤部位。另一方面，给予抗血管新生药物能够改善肿瘤新生血管的不完整性，降低血管孔径，使得粒径较大的微粒（如 125nm）难以透过，降低该尺寸微粒的肿瘤分布。但促血管新生药物同样能够改善淋巴管，促进淋巴回流，降低肿瘤的间质压，使得粒径较小的微粒（如 12nm）更容易扩散进入肿瘤而提高在肿瘤内的分布。与此类似，炎症也会导致局部血管通透性增加，利于利用微粒递送系统将抗炎药物靶向输送至炎症部位。

三、基于微粒递送系统分布特性的剂型设计

合理的设计微粒递送系统，能够充分利用微粒的特性，以及靶部位的生理病理特征，将药物递送至药效部位，提高其治疗效果，并降低毒副作用。

（一）根据微粒的分布特性进行设计

由于微粒包裹药物后，能够改变药物的体内分布，因此可以根据微粒的自身分布特性设计合适的递药系统。表面疏水的微粒容易吸附血浆蛋白而被单核巨噬系统吞噬，分布于肝，该类微粒系统则可包载治疗肝癌、肝感染的药物，从而实现药物的肝细胞靶向递送。如前所述，微粒的粒径会影响微粒的体内分布，因此利用不同粒径的微粒的分布特性可以将药物递送至特定部位。如利用较大粒径微粒能够栓塞在肝、肺等器官，可以用该类微粒递送系统递送治疗肺炎、肝炎的药物。

（二）对微粒进行表面修饰的剂型设计

普通微粒给药系统经静脉或皮下注射进入血液后会快速被网状内皮系统所识别并清除，因此难以到达除肝脾等器官以外的病灶部位。通过修饰改变微粒系统的表面性质可以减少网状内皮系统的识别和清除，提高血液循环时间，从而更多的分布到病灶部位。

一般而言，被动靶向主要指不依赖分子间的生物化学作用结合，单纯依靠病灶部位及微粒系统的生理特征和物理性质而具有的针对特定部位的靶向蓄积能力。例如，肿瘤部位的血管由于生长速度过快而不完整，存在 400~800nm 的孔隙，因此粒径低于该孔径的微粒递送系统则能被动扩散并蓄积在肿瘤部位。表面修饰分子以降低微粒系统与非靶器官、组织和细胞的非特异性结合能够进一步增强递送系统的被动靶向能力。例如，PEG 等亲水性分子的修饰能够显著降低血浆蛋白的吸附和网状内皮系统的识别和吞噬，从而延长微粒递送系统的血液循环时间，提高被动靶向能力。

在微粒递送系统表面修饰蛋白、多肽、抗体及特定小分子、糖基等，使其能够与靶部位的特定受体、抗原、转运体等发生特异性结合，从而蓄积在靶部位，称为主动靶向。该策略已被广泛应用于微粒递送系统的设计。研究者根据靶部位特定受体、抗原、转运体等的表达差异，选择靶部位高表达的特异性受体为靶点，将其特异性配体修饰于微粒递送系统表面，从而通过受体-配体的相互作用，使微粒系统主动靶向至特定部位，提高其在特定部位的分布。随着对靶部位受体-配体研究的深入，目前已有多个配体修饰的主动靶向微粒递送系统正在进行临床 I/II 期评价。

（三）根据靶部位的病理生理特征进行设计

靶部位往往具有与其他组织不同的病理生理特征，因此可以利用该特征的区别，设计不同的微粒递送系统，提高微粒在靶部位的分布。例如，肿瘤具有较低的 pH 及高表达的多种酶，因此设计具有低 pH 响应性的微粒系统则可以使得药物在血液循环和正常组织（pH7.4）

中仍然偶联于微粒体系中，而进入肿瘤后，由于 pH 的降低（6.0~6.8），化学键水解而快速释放药物，提高药物在肿瘤内的分布。又例如，大脑虽然具有血-脑屏障，药物和微粒难以通过血液循环系统进入达到，但是大脑天然具有鼻脑通路，药物和微粒能够通过鼻腔黏膜吸收而直接进入大脑，因此一些中枢神经系统治疗药物则可被设计为鼻腔给予的微粒递送系统，从而携带药物进入大脑。

本 章 小 结

药物的分布（distribution）指药物从给药部位吸收进入血液后，随着血液循环在各组织器官间的转运过程。药物的分布受到药物的理化性质、组织的病理生理特征的影响。表观分布容积可用于描述药物在体内的分布情况。药物的分布不仅关系到药效，而且关系到药物的安全性。

药物从血液系统向组织的转运受到多种因素影响，包括血液流量、血管壁通透性、药物与组织的亲和性、药物的性质等。一般而言，血流量大的组织，药物转运速度和转运量较大；通透性好的组织和药物，转运较快；血浆蛋白结合率高会降低游离药物浓度，进而降低转运效率；亲脂性好、相对分子质量小、组织亲和力高的药物向组织的转运较快。药物的淋巴转运、脑内分布、胎盘转运同样受到药物性质及组织器官本身特征的影响。

药物微粒递送系统能够改变药物的体内分布，达到缓控释、靶向递送等目的，有助于提高药物诊断、治疗效果，降低毒副作用。其体内的分布除受到组织器官病理、生理特征影响外，还受到微粒本身性质，如粒径、电荷、表面基团等的影响。利用特定病理特征设计具有合适性质的微粒递送系统，有助于提高其在靶部位的分布。

思考题与习题

1. 什么叫药物的"表观分布容积"？有何实际意义？
2. 药物和血浆蛋白结合的特点和影响因素有哪些？
3. 为什么药物难以转运进入大脑，有哪些办法可以提高药物脑内分布？
4. 微粒给药系统体内分布有何特点？影响分布的因素有哪些？

（高会乐）

第四章 药物代谢

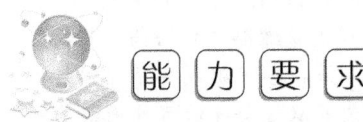

1. 掌握药物代谢、首过效应的概念。
2. 掌握代谢反应的类型和主要的代谢酶。
3. 掌握影响药物代谢的因素。
4. 熟悉代谢的临床意义。
5. 熟悉药物代谢的研究方法。
6. 熟悉药物代谢在新药开发中的应用。

第一节 代谢的概念

一、定 义

药物被机体吸收后，在体内各种酶的作用下，其化学结构发生改变，这一过程称为**药物代谢**（drug metabolism），又称生物转化（biotransformation）。代谢主要在肝中进行，也有可能发生在其他器官，如肠、肾、肺、血液和皮肤等。

通常，药物代谢的产物极性都比原型药物高，以利于机体排出体外。但是也有一些药物代谢产物的极性反而降低，如磺胺类的乙酰化或酚羟基的甲基化产物。需要注意的是，被吸收的药物在体内不一定都要发生代谢，有些药物在体内不发生代谢而以原型从尿中排出，有些药物仅部分发生代谢。

二、首过效应

口服药物在消化道和肝中发生的生物转化作用，使部分药物被代谢，最终进入体循环的药量减少的现象，称为**首过效应**（first pass effect）。

多数药物口服虽然方便、有效，但缺点是吸收较慢，且不完全，不适用于在胃肠易破坏的、对胃肠刺激性大的、首关效应多的药物，也不适用于昏迷及婴儿等不能口服的患者。舌下（sublingual）及直肠（per rectum）给药后其吸收途径不经过肝门静脉，故可避免首过效应，吸收也较迅速。

口服药物经过消化道时，由于受胃酸、消化酶和肠道内细菌产生的酶的影响，可能发生各种代谢反应，会导致部分药物在肠道中代谢失活，使吸收进入体内的原型药物相应减少。吸收进入体内的药物经门静脉进入肝时，部分药物又被肝药酶转化或与组织成分结合，或随胆汁排出，使进入体循环的原型药量更加减少。这种在吸收过程中，药物在消化道和肝中发生的生物转化作用，使部分药物被代谢，最终进入体循环的原型药物量减少。首过效应常使药物的生物利用度降低，甚至有些药物由于首过效应强烈，被大部分或几乎全部代谢，以致无法通过口服给药。例如，硝酸甘油片必须舌下含服，吞服无效。通常肝代谢比较强和受消化道酶影响较大的药物都会有很明显的首过效应，如异丙肾上腺素、阿司匹林、吗啡、氯丙嗪等。

为了避免首过效应，通常采用舌下、直肠给药，以使药物不经过消化道和肝，直接进入体循环。近年来，一些新型给药技术也可达到降低首过效应、提高生物利用度的目的，如经皮传递系统、气雾剂经皮肤或呼吸道黏膜等途径吸收。

> **知识拓展**
>
> **经皮治疗制剂简介**
>
> 　　经皮治疗制剂或称经皮传递系统（transdermal drug delivery system，简称TDDS，TTS）是指经皮给药的新制剂，常用的剂型为贴剂（patch）。该制剂经皮肤敷贴方式给药，药物透过皮肤由毛细血管吸收进入全身血液循环达到有效血药浓度，并在各组织或病变部位起治疗或预防疾病的作用。经皮吸收制剂既可以起局部治疗作用也可以起全身治疗作用，为一些慢性疾病和局部镇痛的治疗及预防提供了一种简单、方便和行之有效的给药方式。经皮给药系统除贴剂外还可以包括软膏剂、硬膏剂、涂剂和气雾剂及微针透皮给药系统等。
>
> 　　经皮治疗制剂特点：①可避免口服给药可能发生的首过效应及胃肠灭活；②可维持恒定的最佳血药浓度或生理效应，减少胃肠给药的副作用；③延长有效作用时间，减少用药次数；④通过改变给药面积调节给药剂量，减少个体间差异，且患者可以自主用药，也可以随时停止用药。
>
> 　　TDDS作为一种全身用药的新剂型具有许多优点，但TDDS也有其局限性。皮肤是限制体外物质吸收进入体内的生理屏障，大多数药物透过该屏障的速度都很小，一般给药后几小时才能起效，且多数药物不能达到有效治疗浓度。尤其是水溶性药物的皮肤透过率非常低，虽然可以通过扩大给药面积或多次给药来增加透过程度，但这种方法容易增加对皮肤的刺激，患者顺应性差。一些本身对皮肤有刺激性和过敏性的药物不宜设计成TDDS。

三、代谢的临床意义

药物在体内的代谢与其药理作用密切相关，其临床意义主要表现在以下几方面。

1. 代谢使药物失去活性　代谢可以使有活性的药物变为无活性的代谢物，使药物失去治疗活性。例如，局麻药普鲁卡因，在体内被水解后，迅速失去活性。又例如，磺胺类药物在体内通常是经乙酰化反应后生成无活性的代谢物。

2. 代谢使药物活性降低　药物经代谢后，其代谢物活性明显下降，但仍具有一定的药理作用。例如，氯丙嗪的代谢产物去甲氯丙嗪，其药理活性比氯丙嗪低。

3. 代谢使药物活性增强　药物经代谢后，表现出药理活性增强。有些药物的代谢产物比其原药的药理作用更强。例如，解热镇痛药非那西丁在体内转化为极性更高的代谢物对乙酰氨基酚，该产物亦是解热镇痛药，其药理作用比非那西丁明显增强。

4. 代谢使药理作用激活　有些药物本身没有药理活性，在体内经代谢后产生有活性的代谢产物。通常说的前体药物（pro-drug），就是根据此作用设计的。即将活性药物衍生化生成药理惰性物质，但该惰性物质能够在体内经代谢反应，使活性药物再生而发挥治疗作用。例如，左旋多巴在体内经酶解脱羧后再生成多巴胺，而发挥治疗作用。

5. 代谢产生有毒代谢物　有些药物经代谢后可产生有毒代谢产物。例如，异烟肼在体内的代谢产物——乙酰肼可引起肝损害。

药物代谢不仅直接影响药物作用的强弱和持续时间的长短，而且还会影响药物治疗的安全性。因此，掌握药物代谢的规律，对于设计合理的给药途径、给药方法、给药剂量，以及对制剂处方设计、工艺改革和指导临床应用都具有重要意义。

第二节　代谢反应和代谢酶

绝大多数的药物进入体内以后，会在细胞内特异酶的催化作用下，发生一系列的代谢反应，从而导致药物结构和理化性质的变化。药物代谢主要发生在肝或其他组织的内质网。滑面内质网含有丰富的药物代谢酶,在体外匀浆组织中,滑面内质网可形成许多碎片,称为微粒体(microsomes),这些酶也称为微粒体酶(microsomal enzymes),在其他部分的代谢酶则称为非微粒体酶。微粒体酶主要存在于肝,在肺、肾、小肠、胎盘、皮肤等部位也存在,以肝微粒体酶活性最强。

药物代谢分两步进行,第一步为氧化(oxidation)、还原(reduction)和水解(hydrolysis),即 I 相反应(phase I reaction);第二步为结合,即 II 相反应(phase II reaction)。I 相反应使多数药物灭活,但有少数例外,反而活化,故药物代谢不能称为解毒过程。II 相反应与体内物质结合后使药物活性降低或灭活并使极性增加。各药在体内代谢过程不同,有的只经一步转化,有的完全不发生代谢自肾排出,有的经多步转化生成多个代谢产物。

I 相反应将脂溶性大的药物转化成极性基团,水溶性增加,有利于排出体外。生成的极性基团也可以进一步发生 II 相反应,生成水溶性更大的代谢产物。I 相反应主要包括侧链烷基的氧化、杂原子氧化、杂原子去烷基化、芳香环羟基化、脱氨基和脱硫作用、胺的氧化、嘌呤类的氧化、醇醛氧化、硝基还原、偶氮基还原、酯水解、酰胺水解及酰肼水解等反应。

II 相反应将含有极性基团的药物或代谢产物与机体内源性物质结合。II 相反应主要包括葡萄糖醛酸结合、硫酸结合、甘氨酸结合、乙酰化及甲基化等反应。

一、氧化反应和氧化酶

(一)细胞色素 P450 系统

肝微粒体细胞色素 P450 酶系统是促进药物生物转化的主要酶系统,故又简称肝药酶,现已分离出 70 余种。例如,苯巴比妥能促进光面肌质网增生,其中 P450 酶系统活性增加,加速药物生物转化,这是其自身耐受性及与其他药物交叉耐受性的原因。西咪替丁抑制 P450 酶系统活性,可使其他药物效应敏化。该酶系统在缺氧条件下可对偶氮及芳香硝基化合物产生还原反应,生成氨基。微粒体内还存在水解酶及葡萄糖醛酸转移酶。

1. 细胞色素 P450(Cytochrome P450,CYP)**系统催化原理** 药物首先与氧化型细胞色素(CYP-Fe^{3+})结合成 CYP-Fe^{3+}-药物复合物,然后接受还原型辅酶 II(NADPH)提供的电子,形成 CYP-Fe^{2+}-药物复合物。CYP-Fe^{2+}-药物复合物再结合一分子氧,形成 CYP-Fe^{2+}-O_2-药物复合物,并接受一个电子,使 O_2 活化成为氧离子。第二个电子的来源尚不清楚,可能是由还原型辅酶 I 提供,并经还原型辅酶 I-细胞色素还原酶传递的。活化的氧离子与两个质子生成水,同时把与 CYP 结合的药物氧化。此时,CYP-Fe^{2+} 失掉一个电子,又变成氧化型细胞色素 CYP-Fe^{3+},如此周而复始发挥催化作用,其机制如图 4-1 所示。

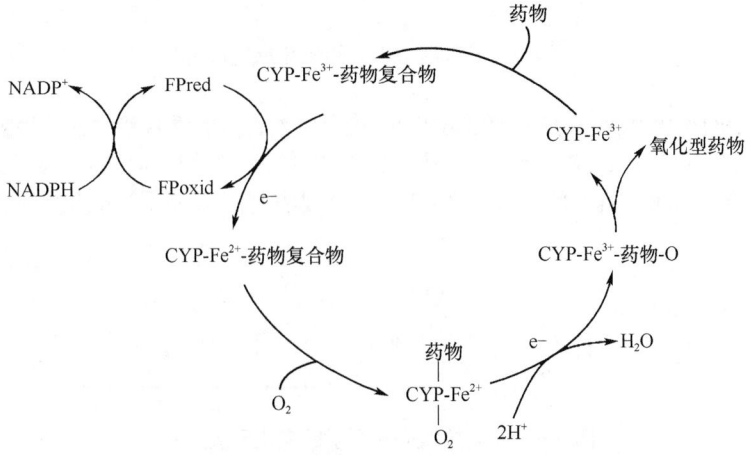

图 4-1 药物氧化过程中细胞色素 P450 的催化原理

2. 氧化类型

（1）侧链烷基氧化反应：侧链氧化可将烷基氧化成为醇或酸。例如，口服降血糖药甲苯磺丁脲中的甲基在人体内被氧化成—CH₂OH 后，一部分还继续氧化，经过醛氧化成—COOH，—CH₂OH 和—COOH 不再起结合反应，直接由尿排泄，见图 4-2。

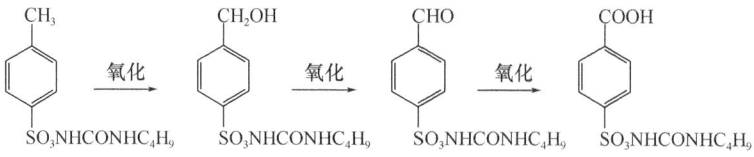

图 4-2　甲苯磺丁脲中甲基的氧化反应过程

（2）醛（酮）基氧化反应：—CO—是很常见的代谢底物结构，在体内代谢酶的作用下，—CHO 可被氧化成—COOH，如视黄醛的醛基可通过氧化生成相应的羧酸，见图 4-3。

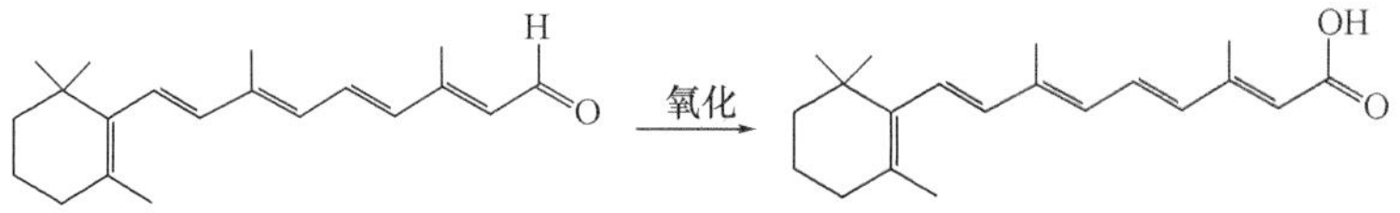

图 4-3　视黄醛中醛基的氧化反应过程

又如雄甾烯二酮可在芳香酶作用下，转化为雌酮，见图 4-4。

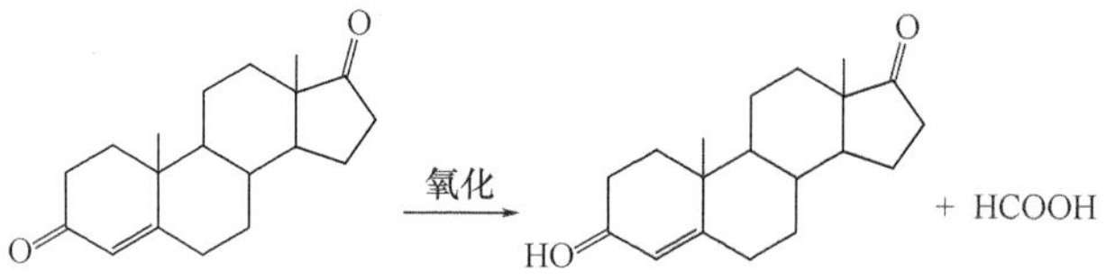

图 4-4　雄甾烯二酮的氧化反应过程

（3）氮原子的氧化反应：在氮原子上发生的氧化反应主要为 N-羟基化反应，这类反应主要以伯胺、仲胺、芳胺及芳基酰胺为反应底物，如麻风杆菌治疗药物氨苯砜的—NH₂ 经氧化作用，生成—NHOH，见图 4-5。

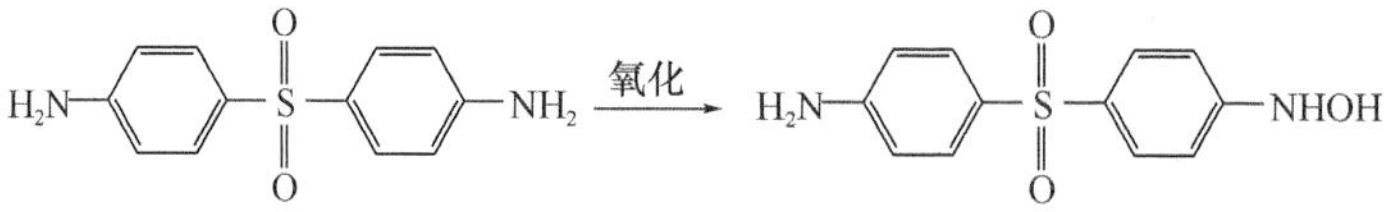

图 4-5　氨苯砜中氨基的氧化反应过程

（4）硫原子的氧化反应：硫原子在体内的氧化反应中，一般都直接生成亚砜或砜类化合物。黄素单加氧酶（FMO）和 CYP 对硫原子的氧化反应均有催化作用，但绝大多数的氧化反应均在 CYP 诱导下进行。例如，质子泵抑制剂奥美拉唑、兰索拉唑的硫原子被氧化成砜基，见图 4-6。

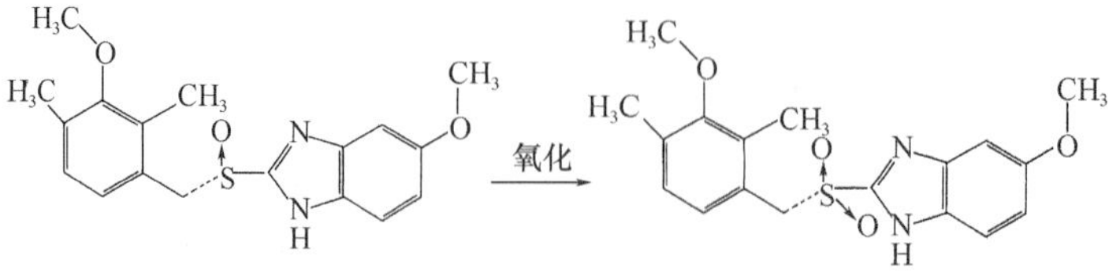

图 4-6　奥美拉唑中硫原子的氧化反应过程

（5）连接在杂原子上烷基的氧化反应：药物结构中的杂原子主要是 N、O、S，通常是 N、O、S 的邻位烷基被氧化而脱离，而母体药物则生成相应的胺、酚和巯基化合物。该反应以甲基、乙基最易发生。若烷基的碳原子数增多，w-位或第二个 w-1 位碳原子亦可被氧化。例如，非那西丁（对乙酰氨基苯乙醚）O-脱烷基氧化成对羟基乙酰苯胺。见图 4-7。

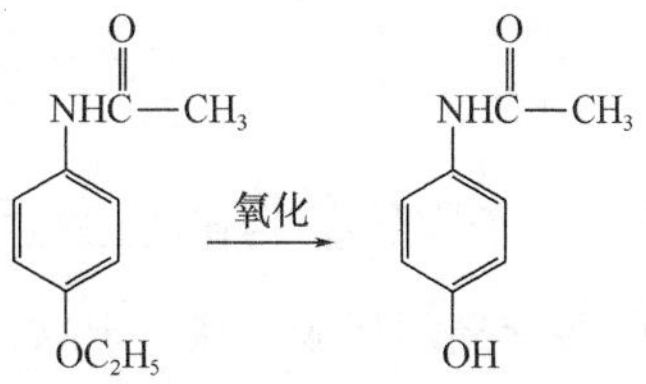

图 4-7　非那西丁 O 上乙基的氧化反应过程

（二）黄素单加氧酶系统

FMO 催化反应的第一步是 NADPH 还原 FAD，被还原的 FAD 结合分子氧形成 C（4α）-过氧羟黄素（hydro peroxy flavin），当底物结合于 FMO 时，酶处于活化形式便于进行氧化反应。FMO 在体内优先催化 NADPH 去氢，而对谷胱甘肽或半胱氨酸等亲核物质的去氢氧化作用较弱。

1. 在氮原子上的氧化反应　药物的氨基（—NH_2）可经 FMO 氧化后生成羟胺化合物，接着生成一个带有双羟基的中间体，最终经过脱水反应生成肟或者硝基化合物。例如，抗肿瘤药物他莫昔芬在体内可发生氮原子氧化，见图 4-8。

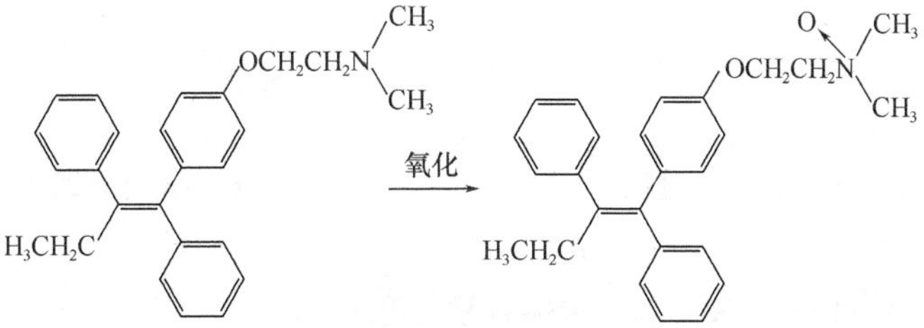

图 4-8　他莫昔芬中氮原子的氧化反应过程

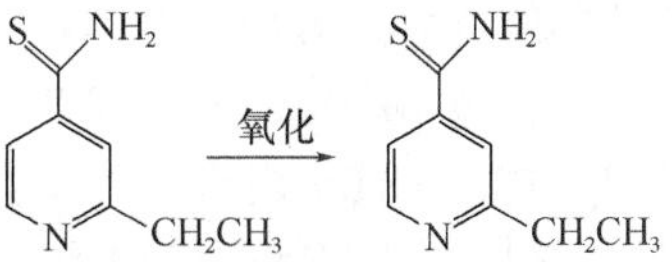

2. 在硫原子上的氧化反应　药物中的硫原子经过 FMO 氧化后，可生成亚磺酸或由氧原子进行取代。例如，抗结核药物乙硫异烟肼中的硫原子在 FMO 作用下生成对应的氧取代物，见图 4-9。

图 4-9　乙硫异烟肼中硫原子的氧化反应过程

（三）单胺氧化酶（MAO）系统

单胺类物质经氧化脱氨后，一般都失去其原有的生理活性。被 MAO 代谢的单胺类物质很多，重要的，如去甲肾上腺素（NA）、肾上腺素（Ad）、多巴胺（DA）、5-羟色胺（5-HT）等递质以及酪胺、苯乙胺等其他胺类或内源性胺类物质。

在 MAO 的作用下，单胺类物质被氧化而产生脱氨基作用生成相应的醛，反应过程见下式

$$R—CH_2—NH_2 + O_2 + H_2O \longrightarrow RCHO + H_2O_2 + NH_3$$

例如，多巴胺在 MAO 作用下，其侧链的氨基直接转化成醛基，见图 4-10。

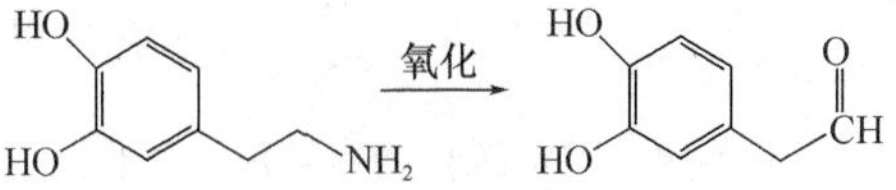

图 4-10　多巴胺中氨基的氧化反应过程

二、还原反应和还原酶

(一) CYP 参与的还原反应

1. 脱卤还原反应 在一定的条件下（尤其是无氧条件），CYP 具有还原酶的特性，而脱卤还原反应是最常见的。CYP 可以催化多卤代烷发生还原反应，结构中的卤原子可脱去形成相应的卤代烯，或由氢原子取代。例如，吸入性麻醉剂氟烷，在体内可发生还原反应，脱去 Br，而与蛋白进行结合，见图 4-11。

2. 硝基还原反应 CYP 在一定条件下可以催化含硝基的药物发生还原反应，将药物结构中的硝基还原成氨基。例如，抗艾滋病药物齐多夫定 3′位上的叠氮基，在体内可经 CYP 催化发生还原反应，生成毒性较大的 3′氨基的代谢物，见图 4-12。

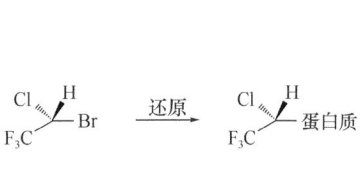

图 4-11 氟烷的还原反应过程

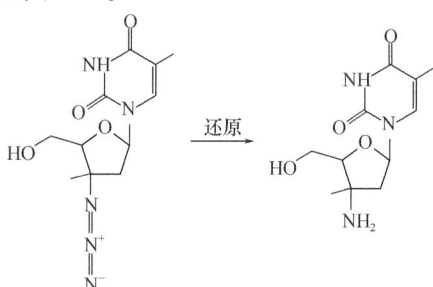

图 4-12 齐多夫定叠氮基的还原反应过程

(二) 醛-酮还原酶 (AKRs) 参与的还原反应

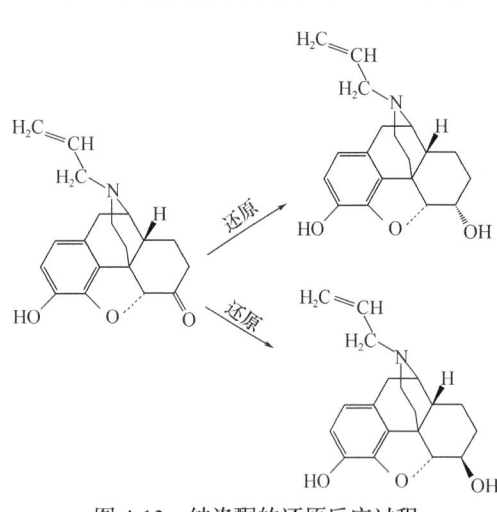

图 4-13 纳洛酮的还原反应过程

AKRs 以 $NADP^+$（H）为辅助因子，在体内参与多种物质的还原反应。多种内源性物质均是其代谢反应的底物，包括酮类固醇、视黄素以及脂质过氧化作用产物；AKRs 对部分外源性物质也具有催化作用。例如，AKRs 可作用于纳洛酮，使其酮基发生还原反应生成羟基（醇类化合物），见图 4-13。

三、水解反应和水解酶

(一) 酯类药物

酯类药物在体内，经过相关的代谢酶作用可发生水解反应，生成相应的酸和醇。例如，阿司匹林在体内可发生水解反应生成水杨酸和乙酸，见图 4-14。

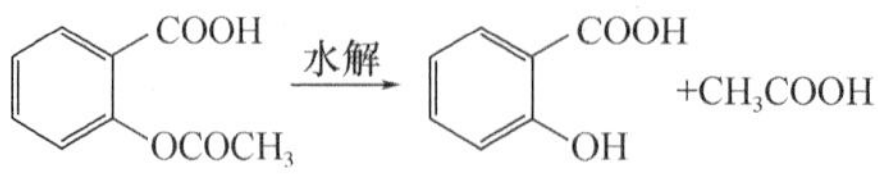

图 4-14 阿司匹林的水解反应过程

(二) 酰胺类药物

羧酸水解酶（carboxylic hydrolase，CBR）在体内除了参与酯类药物的水解反应，还会介导一些酰胺类药物的水解反应，生成相应的氨基化合物，如催化利多卡因在体内发生水解反应生成二甲基苯胺，见图 4-15。

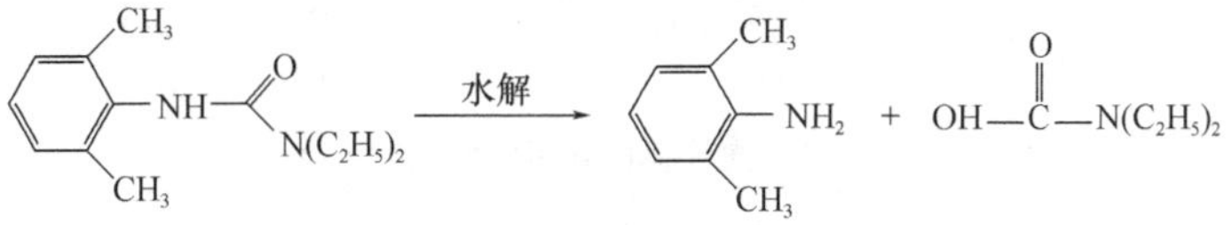

图 4-15 利多卡因的水解反应过程

（三）芳烃类药物

芳烃氧化物是微粒体型环氧水解酶（microsomal expoxide hydrolase，MEH）的反应底物，MEH 可将其水解成过渡型的二氢化合物。在 MEH 作用下，苯和萘可快速生成相应的酚类而与体内的转移酶发生结合反应，或继续反应生成相应的多酚或醌类化合物。例如，环氧化酶-2（COX-2）抑制剂罗非考昔的苯环在体内可发生水解，生成双羟基衍生物，见图 4-16。

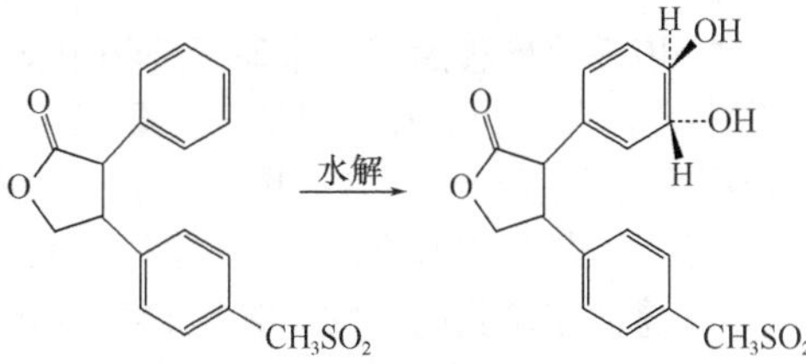

图 4-16 罗非考昔的水解反应过程

（四）烯烃类药物

烯烃类药物一般都是比较稳定的化学物质，在生理条件下，它们基本不可能发生重排反应。有些含有游离烯烃基团的药物可在细胞色素的催化下生成环氧化物，接着在环氧水解酶的作用下发生水解反应生成醇类化合物。例如，抗癫痫药物卡马西平的 C=C 经水解后生成相应的二醇代谢产物，见图 4-17。

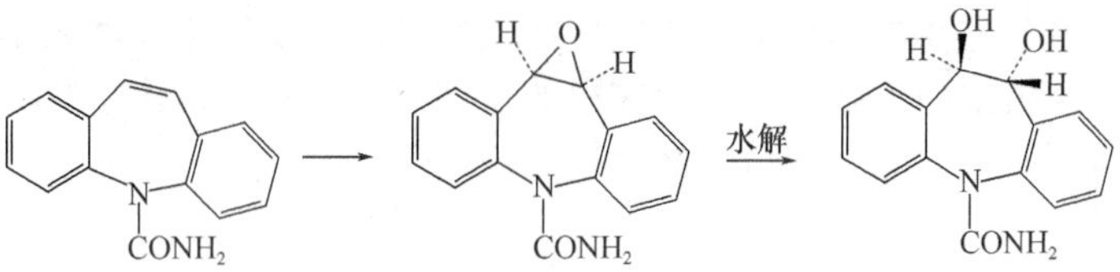

图 4-17 卡马西平的水解反应过程

（五）肽类药物

除了以上介绍的多种常见的水解酶，人体内还含有大量的肽酶介导体内多种多肽类物质的水解反应，将多肽类物质分解成不同的氨基酸碎片。

四、结合反应和转移酶

如前所述，Ⅱ相反应是将含有极性基团的药物或代谢产物与机体内源性物质结合起来，主要包括葡萄糖醛酸结合、硫酸结合、甘氨酸结合、乙酰化及甲基化等反应。这些结合反应都需要供体参加，如二磷酸尿嘧啶是葡萄糖醛酸的供体。

（一）葡萄糖醛酸结合反应

1. 葡萄糖醛酸转移酶（UGT）催化原理 葡萄糖醛酸结合反应主要在肝和肠道中进行，其可能的反应机制是尿核苷三磷酸（urinary nucleoside triphosphate）和葡萄糖反应生成尿核苷二磷酸葡萄糖（UDPG），UDPG 进一步被氧化生成活性供体 UDPGA，然后 UDPGA 再和药物结构中的功能基团（如—OH、NH$_2$、—COOH 等）生成葡萄糖醛酸结合物。根据与其结合的功能基团不同，还可以分为醚型、酯型、N-型和 S-型葡萄糖醛酸苷结合反应。其反应机制见图 4-18。

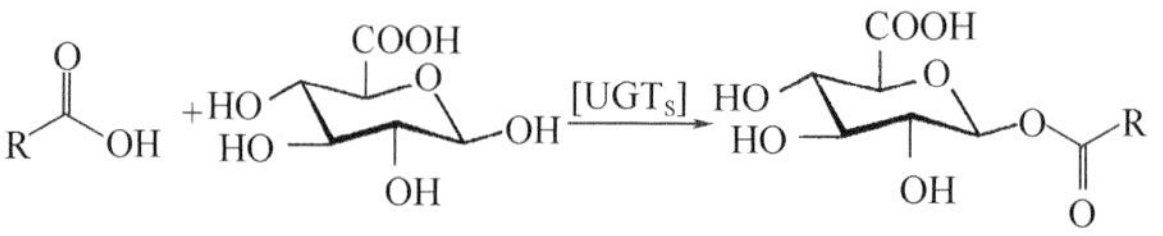

图 4-18 葡萄糖醛酸结合反应机制

2. 易被葡萄糖醛酸化的药物 UGT 的代谢底物主要是酚类和醇类物质，另外，也有许多羟胺类物质和脂肪酸可以作为 UGT 的代谢底物。UGT 的作用范围非常广，包括许多内源性物质和药物，如雌激素、雄激素、阿片类药物、羧酸等。

（二）甲基化结合反应

1. 甲基化转移酶催化原理 药物甲基化的部位通常在药物结构中的 N、O、S 等杂原子上，在甲基化作用的过程中，甲基的主要来源是蛋氨酸，经 ATP 活化后作为甲基供体，在甲基化转移酶作用下发生结合反应，甲基化后的代谢产物极性减小。例如，烟酰胺在体内经甲基化转移酶作用，生成 *N*-甲基烟酰胺，见图 4-19。

2. 易被甲基化的药物 参与 *O*-甲基化的儿茶酚-*O*-甲基转移酶（catechol-*O*-methyl-transferas，COMT）主要在细胞内表达，它的底物包括许多外源性物质以及一些药物（如多巴胺）；*N*-甲基化转移酶的底物则主要是伯胺及部分仲胺类化合物；巯嘌呤甲基转移酶则以硫唑嘌呤、6-巯基嘌呤、6-硫鸟嘌呤等嘌呤类药物为代谢底物。

（三）硫酸化结合反应

1. 硫基转移酶（SULT）的催化原理 药物发生硫酸化反应的部位主要是羟基和氨基，与羟基结合的产物称为硫酸酯，与氨基结合的产物称为氨基磺酸酯。发生硫酸结合反应时，ATP 和 SO_4^{2-}：在 Mg^{2+} 和转移酶的作用下，反应生成硫酸的活性供体腺苷-5-磷酸硫酸酯（APS）或磷酸腺苷-5-磷酸硫酸酯（PAPS），然后在酶的作用下，与药物结构中的功能基团结合生成硫酸结合物。例如，抗高血压药物米诺地尔可在硫基转移酶作用下，形成稳定的 *N-O*-硫酸酯，见图 4-20。

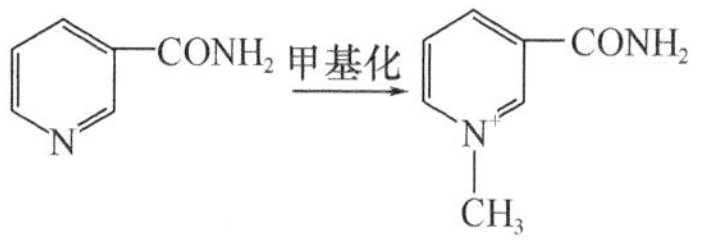

图 4-19 烟酰胺的甲基化结合的反应过程 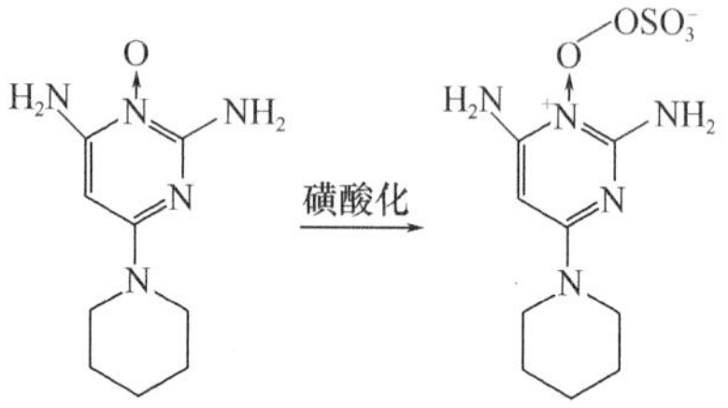　　图 4-20 米诺地尔的磺酸化结合反应过程

2. 易被硫酸化的药物 SULT 可以对多种不同物质产生催化作用，包括酚类、乙醇、氨基酸等。这些代谢底物包括许多内源性物质（儿茶酚胺、类固醇和胆汁酸）、膳食成分（类黄酮）、杂环芳香胺等。

（四）乙酰化结合反应

在乙酰化结合反应的过程中，乙酰辅酶 A（CoA）具有很重要的作用。首先 CoA 通过它的游离巯基与活性型的羧酸反应生成乙酰 A 衍生物，然后把乙酰基转移到合适的受体上。通常情况下，药物发生乙酰化后其水溶性降低。

乙酰化结合反应的主要代谢底物为中等碱性的伯胺类物质，包括磺胺类药物、异烟肼，以及一些具有致癌性的联苯化合物。下面以磺胺类药物为例，简单说明其代谢作用，见图 4-21。

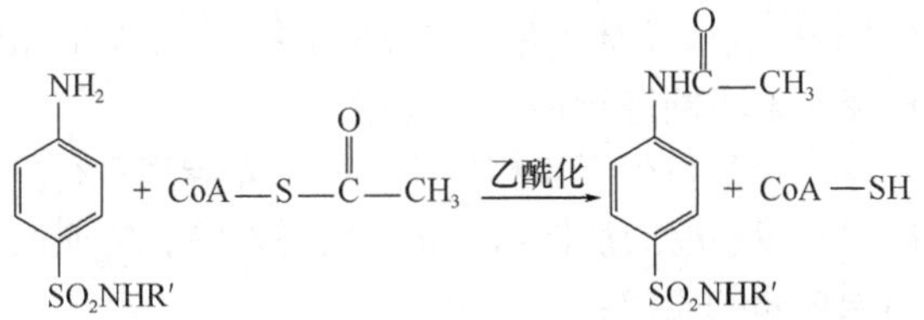

图 4-21 磺胺类药物的乙酰化结合反应

（五）谷胱甘肽结合反应

1. 谷胱甘肽转移酶（GST）催化原理　谷胱甘肽在体内以还原和氧化形式存在，它的代谢过程相当复杂，而且有多种代谢酶参与。谷胱甘肽的结合活性取决于它的巯基，通过去质子作用可增强巯基的亲核性。

作为 GST 的一个重要的作用机制，谷胱甘肽中的巯基通过与代谢酶的活性位点结合后增强酸性，GST 再将谷胱甘肽转变成各种不同的亲电子基团。由于底物的性质不同，GST 可以催化发生亲核取代反应或亲核加成反应，生成不同的代谢产物。谷胱甘肽在发生结合反应的过程中主要对电子缺失的 C 原子进行亲核攻击，也有研究表明，N、S 原子也是谷胱甘肽的靶原子。

2. 易发生谷胱甘肽结合反应的药物　醌和醌亚胺类药物在结构上与 α,β-不饱和羰基类似，它们与谷胱甘肽的反应是两个具有竞争性的途径：一个是将醌或醌亚胺还原形成氢醌或氨基酚；另一个则是通过亲核加成形成相应的结合物。例如，利尿药依他尼酸在体内可经 GST 作用，生成相应的谷胱甘肽结合物，见图 4-22。

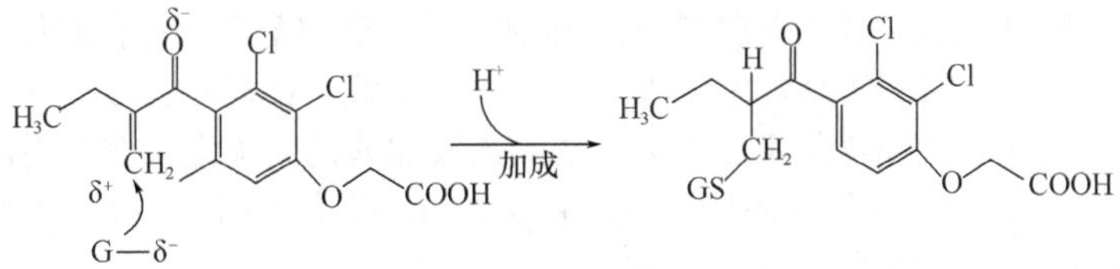

图 4-22　依他尼酸的谷胱甘肽结合反应过程

第三节　影响药物代谢的因素

一、生理因素对药物代谢的影响

（一）种属

对于同一种药物，在不同物种间的代谢存在种属差异。一般来说，不同种属动物的某些同工酶在蛋白质结构和催化能力上高度一致，其底物在不同种属间的代谢动力学表现出类似性，而对于不一致的酶，其底物的代谢则更多地表现出种属差异。

CYP3A4 是重要的药物代谢酶，它具有可调节的活性部位，主要通过疏水基团相互作用与底物键合，其底物几乎包括所有亲脂性药物。它在不同种属间明显一致。一般说来，该酶底物的动力学对人和狗具有相似的特征，但在大鼠体内该酶表现出明显的性别差异，雌性体内的酶活性高于雄性。

CYP2D 也在种属间相当一致。该酶主要代谢清除芳香基烷基胺，其特征是固有清除率高并容易饱和，酶与底物的离子型键合使羟基化代谢出现部位选择性。大鼠的酶在底物需求上更灵活，所以，许多胺类药物的芳环羟基化代谢反应在大鼠体内进行的速度远大于其他种属，如豚鼠、兔、狗、猴、人等。

CYP2C 在种属间的差异较大。狗体内缺乏相关的酶,所以对诸如甲苯磺丁脲及其他许多酸性药物(如解热镇痛抗炎药)不能进行羟基化代谢。

Ⅱ相反应所涉及的代谢途径数目少于Ⅰ相反应,种属差异表现得更为明显。体内代谢所需核酸中间体的生物合成能力、转移酶的活性与含量、内源性结合物质的产生速度及药物的性质等,都可导致结合反应出现种属间差异。

(二)个体差异和种族差异

与实验动物不同,人的遗传是不均匀的,每个人的遗传背景也各不相同,这是造成人群中药物代谢个体差异明显的主要原因。药物代谢酶在人群中广泛存在着遗传多态性现象。所谓**遗传多态性(genetic polymorphism)** 是指一个或多个等位基因发生突变而产生遗传变异,在人群中呈不连续多峰分布,其代谢药物的能力明显不同,根据其代谢快慢的不同,可分为**快代谢型(extensive metabolism,EM)** 和**慢代谢性(poor metabolism,PM)**,后者发生药物不良反应的概率通常较高。遗传多态性是人类长期进化过程中为适应机体或外界环境,通过突变改造药物代谢酶,拟产生相应的酶蛋白来代谢自身或环境中的物质。药物代谢酶的遗传多态性是药物代谢中存在个体差异的一个很重要的影响因素。

参与Ⅰ相反应的主要 CYP 酶,如 CYP2C19、CYP2C9、CYP3A4、CYP2D6、CYPlA2、CYP2E1 等都存在不同程度的遗传多态性。其中,CYP2C19 和 CYP2D6 是比较典型的例子,缺乏者的比例根据人种不同而不同,CYP2C19 为 3%~20%,CYP2D6 为 1%~7%。降压药异喹胍的 4-羟基化代谢,在人群中存在双峰分布,有 EM 和 PM 两种人群,大量研究表明,慢代谢型可能与肝内缺乏 CYP2D6 及其基因突变有关。除 CYP 外,N-乙酰转移酶、巯嘌呤甲基转移酶、谷胱甘肽-S-转移酶 M1、丁酰胆碱酯酶、二氢嘧啶脱氢酶、葡萄糖醛酸转移酶等都存在遗传多态性。

流行病学研究发现,52%的高加索人为快乙酰化代谢型,日本人、因纽特人、美洲印第安人也主要为快乙酰化者,而斯堪的那维亚人、犹太人及北非的高加索人多为慢乙酰化者,其主要原因是肝中 N-乙酰转移酶的活性不同引起的代谢差异。研究表明,乙酰化率低的人服用异烟肼后,多发性神经炎等副作用的发生率较高。

(三)年龄

新生儿与老年人对药物的清除能力同其他年龄段的人群有很大差异。因新生儿,特别是早产儿,药物代谢酶系统尚未发育完全,所以胎儿及新生儿用药时,多数情况下不仅药效高,而且容易产生毒性。例如,新生儿黄疸是由于胆红素和葡萄糖醛酸结合不充分引起的。葡萄糖醛酸转移酶直到出生时才开始生成,约 3 岁才达到正常水平,所以新生儿的葡萄糖醛酸化能力非常有限。又例如,新生儿肝中内质网发育不完全,CYP 含量低,CYP 和 NADPH-CYP 还原酶的活性约为成年人的 50%,尤其是药物的氧化代谢速度较慢。新生儿对氯霉素的代谢较幼儿也慢得多。此外,还发现新生儿肝中的羟基化反应、N-脱甲基反应、O-脱烷基反应及硝基还原反应等有关酶也不充分。

药物在老年人体内的代谢表现为速度减慢,耐受性减弱。一般认为是代谢酶活性减低,或者是由于内源性辅助因子的减少所致,但缺乏足够的证据。老年人的肝血流量仅为青年人肝血流量的 40%~50%,这也是造成药物代谢减慢的原因之一。此外,老年人功能性肝细胞减少也会影响药物的代谢。由于药物在老年人体内代谢比青年人慢,半衰期延长,因此相同剂量的药物,老年人中血药浓度相对偏高,容易引起不良反应和毒性。

(四)性别

性别对药物代谢的影响主要受激素的控制。这种差异早在 1932 年被 Nicholas 和 Barron 发现,在给予雌性大鼠的巴比妥酸盐仅为雄性大鼠的一半剂量时即可达到同样效果的诱导睡眠时间。这是因为雌性大鼠对巴比妥酸盐的代谢能力比雄性大鼠低造成的。大鼠体内的肝微粒体药物代谢酶的活性有性别差异，葡萄糖醛酸结合物、乙酰化、水解反应等也发现有性别差异，一般情况下，雄性大鼠的代谢活性比雌性大鼠要高。

有 50%以上治疗药物是由 CYP3A4 介导代谢，此酶在女性体内的代谢活性比男性要高，但 CYP2C19、CYP2D6、CYP2E1 和药物结合反应的活性，在男性体内较高。

（五）妊娠

妊娠期雌性体内激素平衡发生巨大变化，血液中肽和甾体类激素的水平也有很大的变化，这些都会潜在地影响药物的代谢，而妊娠也会使一些药物的血药浓度发生变化。很少有文献报道妊娠期间药物的生物利用度不会发生改变，这是由于血浆容积的增加及蛋白结合的改变将使药物的表观分布容积发生改变。药物最终的清除半衰期也会因妊娠而发生变化。另一方面，在此期间，孕妇机体的代谢能力也发生了相应的变化，如由某些 CYP（如 CYP3A4、CYP2D6、CYP2C9 等）和 UGT（如 UGT1A4 和 UGT2B7）催化的药物代谢增加，CYP1A2 和 CYP2C19 的活性则下降。而对乙酰氨基酚葡萄糖醛酸结合物的血浆清除率和代谢清除率，在怀孕妇女中比非怀孕妇女分别要高 58%和 75%。

由于伦理道德的原因，在孕妇身上研究药物代谢的相当少，因此，大量研究都在动物体内进行。这些药物代谢行为的改变被认为是由于黄体酮或它的代谢物在怀孕母体血中有着高浓度，对药物代谢产生了抑制作用。

（六）疾病

许多疾病会对药物代谢产生影响，如肝硬化、酒精性肝疾病、高胆红素血症、肝细胞瘤、内分泌紊乱、糖尿病、甲状腺功能亢进症、肢端肥大症、侏儒症、感染等。

肝是药物代谢的主要器官，肝发生病变显然会导致药物的生物转化能力降低。肝病变会对 CYP 酶活性造成不良的影响，CYP1A、CYP2C19 和 CYP3A 的含量和活性在肝病状态下特别容易受影响，而 CYP2D6、CYP2C9 和 CYP2E1 则不那么明显。代谢受肝功能影响较大的药物有苯巴比妥、苯二氮䓬类、镇痛药、β-受体阻滞药等，可能的影响机制包括肝药酶活性降低、肝血流量下降、血浆蛋白结合率降低、肝组织对药物的结合能力改变等。首过效应大的药物受肝功能状态的影响较大。

肾是药物及其代谢产物排泄的主要器官。当肾功能受损时，对主要以原型经肾清除的药物（如多种抗生素）应减少剂量，以避免药物在体内蓄积。尽管大多数药物的代谢物是非药理活性的，但这些代谢物若在体内过度蓄积，则可能干扰母体药物与血浆蛋白的结合，导致药物在体内的分布特征改变，使结合型药物不能及时排泄。代谢物还可竞争主动转运系统或抑制药物的进一步代谢。因此，肾功能失常对不同药物生物转化速度有不同的影响。活性代谢物在体内的蓄积则将导致药物作用增强。

许多药物主要以形成葡萄糖醛酸结合物的方式从体内消除。肾功能受损后，药物生成的代谢产物不能及时排泄，会导致葡萄糖醛酸结合物分解、形成肝肠循环或葡萄糖醛酸化过程被抑制。例如，氯霉素、劳拉西泮等药物单剂量给药后，肾病患者体内药物浓度水平看似正常，但多剂量给药后，即可发生体内蓄积，导致血浆浓度异常升高。

二、剂型因素对药物代谢的影响

（一）给药途径

口服给药时，药物首过效应的程度会直接影响药物代谢。造成首过效应个体差异的因素主要有食物、肝功能状态、药物代谢酶的诱导或抑制及遗传因素等。水杨酰胺口服时血药浓度-

时间曲线下面积比静脉注射时小得多，原因是水杨酰胺有 60%以上在消化道黏膜发生结合反应，从而影响其吸收。普萘洛尔在人和其他动物体内可代谢产生 4-羟基普萘洛尔和萘氧乳酸两个代谢物，后者没有药理作用，前者与普萘洛尔有同样的作用。普萘洛尔静脉注射后，血液中未检测到 4-羟基普萘洛尔，口服后却能检测到两种代谢产物的血药浓度几乎相等。因此，同样的剂量，口服时的药理作用比静脉注射时强 2~5 倍。说明口服后，由于首过效应，产生了活性代谢产物 4-羟基普萘洛尔，导致药理作用增强。

（二）剂量

药物在体内的代谢反应大都是酶反应，因此机体对药物的代谢能力主要取决于体内各种药物代谢酶的活力和数量。通常药物代谢速度和体内药量成正比，即随着给药剂量的增加而代谢加快。但当体内药物量增加到一定程度，达到药物代谢酶的最大代谢能力时，代谢反应会出现饱和现象，即代谢速度达到最大，代谢速率不再随剂量增加而增加。此时体内血药浓度异常升高，导致中毒发生。例如，硫酸和甘氨酸结合的代谢反应在较低剂量时就能达到饱和。代谢的这种饱和现象对药物的疗效及安全性有很大影响。这种饱和现象受多种因素的影响，如肝功能、合并用药等。

（三）剂型

口服不同剂型（溶液剂、混悬剂、颗粒剂）的水杨酰胺 1g 后，测定尿中硫酸结合物排泄量。发现服用颗粒剂后，硫酸结合物排泄量最多，混悬剂次之，溶液剂最少。认为混悬剂和溶液剂口服后，所有药物直接接触胃肠吸收表面，当吸收面代谢酶有限时，很容易出现饱和现象。而服用颗粒剂后，药物需要一个溶出过程才能达到胃肠吸收面，由于有一个逐渐溶出的过程，因此不易出现与硫酸结合反应的饱和状态，尿液中的硫酸结合物排泄量明显增加。

（四）手性药物

目前临床使用的化学药物中约有 40%为手性药物（chiral drug），常用的 700 多种药物中约有一半至少包含一个手性中心，临床上使用的单一对映体药物不足 100 种，大多数以外消旋体形式供药用。手性药物立体选择性代谢可表现为多种类型的差异，主要有手性药物底物的立体选择性、前手性药物代谢产物的立体选择性、底物与产物的立体选择性及药物对映体代谢过程的手性转化。

手性药物代谢的底物立体选择性是指药物的对映异构体在相同的条件下被同一生物系统代谢时出现的量（代谢速度）和质（代谢途径）的差异。例如，利尿药茚达立酮对映体在恒河猴体内均是以苯环对位羟基化的途径被代谢，但 R-对映体的代谢速度是 S-对映体的 40 倍。显然以单一途径代谢的手性药物表现出很高的立体选择性。在人体内，S-（−）-华法林主要进行 7-羟基化代谢，R-（+）-华法林则主要进行 6-羟化反应和酮基还原代谢。可见，药物对映体的代谢清除率差异可以通过完全不同的代谢途径表现出来。

前手性药物代谢产物的立体选择性是指具有一个合适的前手性中心的底物被同一生物系统代谢产生的产物立体异构体之间质与量的差异。如苯妥英分子具有前手性中心 C-5，苯妥英Ⅰ相代谢反应的主要产物为 5-（4-羟基苯基）-5-苯基-乙内酰脲，其中 S-（−）-对映体较 R-（+）-对映体多 10~20 倍，即氧化代谢对前 S-环具有高度选择性识别。

当手性药物体内代谢中同时出现底物的立体选择性与产物的立体选择性时，称为底物-产物的立体选择性，这种现象可以理解为特定分子中现存的手性中心对代谢产生的新手性中心的影响。戊巴比妥的 3′-羟基化是底物-产物立体选择性的一个例子。狗分别给予 R-（+）戊巴比妥与 S-（−）-戊巴比妥后，发现这两种对映体代谢产生的非对映体产物 3′羟基戊巴比妥的比值明显地随手性药物底物而发生变化：R-（+）-戊巴比妥产生等量的（1R, 3′S）和（1R, 3′R）

非对映异构体，而 S-(-)-戊巴比妥则产生 1:5 的 (1S, 3'R) 和 (1S, 3'R) 非对映异构体。显然，对于 R-(+)-戊巴比妥来说，不存在产物的立体选择性，而对于 S-(-) 则恰好相反。

手性转化是指对映体在代谢过程中发生构型的转化，而没有其他的化学反应发生。手性转化有两种类型：单向转化和双向转化。双向转化即单个对映体转变为外消旋体，也称之为消旋化，这两种类型的转化均存在于 2-芳基丙酸类解热镇痛抗炎药（2-APA）的代谢中。手性转化可能增加药物的疗效或者产生毒性。

（五）药物的相互作用

1. 药酶诱导作用 许多药物，特别是在肝中停留时间长、脂溶性好的化合物，能够使某些药物代谢酶过量生成，从而促进自身或其他药物的代谢，这种现象被称为药酶诱导作用，这些药物称为药酶诱导剂。不同的药物可能诱导不同的酶系，常见的药酶诱导剂见表 4-1。

表 4-1 常见的药酶诱导剂

诱导剂	受影响的药物
乙醇	双香豆素类抗凝药
巴比妥类	氯丙嗪、皮质类固醇、双香豆素类、多西环素、口服避孕药、苯妥英、巴比妥类
二氯醛比林	华法林
格鲁米特	双香豆素类
灰黄霉素	华法林
苯海拉明	氯丙嗪
保泰松	皮质类固醇、双香豆素类、氨基比林
苯妥英	皮质类固醇、双香豆素类、口服避孕药、甲苯磺丁脲
利福平	双香豆素类、口服避孕药、甲苯磺丁脲

药酶诱导作用对药物治疗尤其是合并用药具有较大影响。与具有药酶诱导作用的药物合用时，若剂量保持不变，则达不到治疗所需的血药水平；若代谢物的活性比母体药物低，则药物作用降低，反之则有可能产生毒性。停用药酶诱导剂后，会使其他合用药物的血药浓度迅速升高，导致中毒发生。

2. 药酶抑制作用 正如药物可以产生药酶诱导作用一样，一些药物对代谢酶具有抑制作用，使其他药物代谢减慢，作用时间延长，导致药理活性或毒副作用增强。药酶抑制作用主要有两种形式，一种是不可逆的，如有些药物可破坏 CYP，不可逆地抑制了 CYP 的活性。这些药物有炔雌醇、炔诺酮、螺内酯、三氟乙烯醚、司可巴比妥、二烯丙巴比妥等。另一种是可逆性抑制剂，代表为 β-二乙氨乙基二苯丙乙酸酯（proadifen, SKF-525A），该化合物最初是由于它可以延长环己巴比妥的催眠作用而被发现。在环己巴比妥给药前给予 SKF-525A，能使环己巴比妥的半衰期显著延长。SKF-525A 可抑制大多数药物的氧化作用，主要通过和细胞色素分子紧密结合，从而竞争性抑制了药物的代谢。

临床常见的药酶抑制剂有氯霉素、双香豆素、异烟肼、对氨基水杨酸、西咪替丁、保泰松以及乙酰苯胺等。如氯霉素通过抑制肝微粒体酶的作用，能抑制甲苯磺丁脲的代谢，引起低血糖昏迷；也能抑制苯妥英钠的代谢，可能产生眼球震颤及精神错乱等苯妥英钠的中毒症状。

三、其他因素

（一）食物

饮食对药物代谢的影响主要取决于饮食中糖、蛋白质、脂肪、微量元素和维生素等营养成分。

虽然有报告提出葡萄糖或蔗糖能降低一些药物的代谢酶活性，但不是主要影响因素，食物蛋白对药物的代谢更为重要。蛋白质缺乏时，可使肝细胞分化减慢，同时 CYP 及 NADPH-CYP 还原酶活性下降，导致药物代谢能力降低，使戊巴比妥、氨基比林、茶碱等的代谢减慢。

磷脂作为膜组成部分是药物代谢酶的必需成分，因此，食物中的脂肪会影响药物的代谢。食物中缺少亚油酸或胆碱类时，都可能影响微粒体中磷脂的产生，这不仅影响混合功能氧化酶的功能，也影响药酶诱导作用，使药物代谢酶系适应性不能增强，从而影响药物的代谢。

微量元素，如铁、锌、钙、镁、铜、硒和碘等，对药物代谢有一定影响。多数情况下微量元素缺乏会导致药物代谢能力下降；但缺铁时，可增加环己巴比妥或氨基比林的代谢。一般认为铁过多会破坏内质网上脂质而使混合功能氧化酶作用受影响，因此，缺铁反而能增加一些药物的代谢。

维生素是合成蛋白质和脂质的必需成分，后两者又是药物代谢酶系统的重要组成部分，许多维生素能影响药物代谢，但不像蛋白质那样明显，仅在严重缺乏时才表现出来，其机制仍不清楚。

一些水果也可影响药物的代谢，其中最为人们所熟知的是葡萄柚，它是一种热带水果，其果汁又称胡柚汁，在国外被广泛用作矫味剂和日常饮料。葡萄柚（汁）中主要含有的柚苷及柑橘素等成分可选择性地抑制肠壁组织上的 CYP3A4，从而减少一些药物，如非洛地平的首过效应，使其口服生物利用度成倍增加。

（二）环境

环境中存在多种能影响药物代谢的物质，如放射性物质、重金属、工业污染物、杀虫剂和除草剂等。

大鼠长期饮用铀污染水后，CYP3A1/A2 和 CYP2B1 分别在代谢器官中的表达显著增高。动物长期接触铅可诱导 CYP，而短期与铅接触则会降低药物代谢能力。长期摄入无机汞可能诱导药物代谢，而有机汞则抑制药物代谢。镉作为蔬菜中的污染物及铝制品的杂质，大量摄入会抑制药物代谢酶，机制可能是镉能诱导血红蛋白氧化酶的活性。

2,3,7,8-四氯二苯二恶英（TCDD）是具有刚性平面结构的多环类工业污染物，对多环烃类的代谢和 UDP-葡萄糖醛酸转移酶、δ-氨基乙酰丙酸合成酶和谷胱甘肽-S-转移酶有诱导作用，因此它对Ⅰ相反应和Ⅱ相反应都会造成影响。

杀虫剂是空气、食物和水中普遍存在的一种环境污染物，目前许多不同化学类型的除草剂、杀虫剂等仍在大量使用。全氯五环癸烷和开蓬对 CYP 有一定诱导作用，可增加联二苯及华法林的代谢，而马拉硫磷和对磷酸则对药物代谢有抑制作用。

第四节　药物代谢在新药开发中的应用

通过药物代谢研究，可以确定药物在体内的主要代谢方式、代谢途径及代谢产物，在此基础上对原型药物及其代谢物的活性和毒性进行比较与分析，阐明药效或毒性产生的物质基础。近年来，建立了许多体外代谢模型，使得在体外进行大规模、高效率和低成本的代谢筛选成为可能，这加快了新药筛选和开发的速度，提高了创新药物开发的成功率，缩短了研究周期，降低了开发成本。

不同的给药途径、不同的剂型及各种因素对药物代谢酶活性的影响都可导致临床药物治疗时产生代谢差异，使药物在不同个体内的疗效和毒副作用产生差异。因此，通过对药物代谢特性的研究，探索药物代谢的规律，可有目的地提高药物的生物利用度和药效，避免和降低药物的毒副作用。可见药物代谢不仅与药效和毒副作用相关，而且与药物制剂设计和提高药物制剂的有效性和安全性也密切相关。

> **知识拓展**
>
> **生物等效性试验（bioequivalence，BE）**
>
> 　　口服固体药物制剂的生物利用度，受多种因素的影响，包括制剂的工艺，制剂的辅料（赋形剂、黏合剂、崩解剂、润滑剂、助悬剂），药物粒径，药物的晶型或多晶型，包衣材料，溶剂等。采用生物利用度的研究方法，以药动学参数为指标，比较同一种药物的两种制剂之间（剂型相同或不同，但给药途径相同），其活性成分吸收程度和速度有无统计学差异的实验，称为生物等效性实验。两个制剂，只有它们的生物利用度基本相同时，才被认为是生物等效的。
>
> 　　药物制剂要产生最佳疗效，其药物活性成分，应当在预期时间内释放、吸收、转运到作用部位，并达到预期浓度。作用部位的药物浓度（组织浓度）和血药浓度存在一定的比例关系，测定血药浓度，可获得药物吸收程度和速度的药动学参数，间接预测药物的临床治疗效果，最终比较制剂之间的疗效一致性。生物等效性评价的前提：药物进入血液产生疗效，药物进入体内行为是一致的并且可重现。
>
> 　　生物等效性实验，主要用来评价仿制制剂与原研制剂是否具有相同的临床治疗效果，即疗效一致性评价。

一、药物代谢研究与创新药物筛选

　　约有40%的候选药物进入临床试验后由于药动学方面的原因而被淘汰。有效的药物不仅要有较高的体外活性，还应具有理想的药动学性质，即较高的生物利用度和理想的半衰期（主要指消除半衰期）。因此，药物的代谢研究已成为新药筛选的重要环节，在新药开发研究的早期即在进行体外药效筛选的同时，在体外运用肝微粒体法等技术进行药物的代谢研究，以便及时提供反馈信息，选择具有较佳的药物动力学和药理学性质的候选药物进行新药研究。一般来说，药物的脂溶性越高，其膜通透性越好，但同时其首过效应较强，生物利用度较低，代谢清除率较高，半衰期较短。药物的半衰期是一个重要的药物动力学参数，药物在体内的滞留时间长短主要取决于其半衰期。我们可以通过改变其化学结构降低代谢清除率达到延长半衰期和提高生物利用度的目的。

　　药物的代谢研究还可预知候选药物在体内的可能代谢物及潜在的活性与毒性，从而合成更为安全有效的候选药物。一些药物在体内可以形成活性代谢物，其中有些已被开发成为新药而用于临床。例如，对乙酰氨基酚是非那西丁在体内的活性代谢物，与非那西丁相比对乙酰氨基酚的镇痛作用更好，且无高铁血红蛋白血症和溶血性贫血等副作用。因此，活性代谢物可为寻找更为安全有效的药物提供重要线索。

　　我国食品药品监督管理总局（CFDA）对于创新药物的研究，要求了解其在体内的代谢情况，包括代谢类型、主要代谢途径及其可能涉及的代谢酶。对于新的前体药物，除对其代谢途径和主要活性代谢物结构进行研究外，尚应对原型药和活性代谢物进行系统的药代动力学研究。而对主要在体内以代谢消除为主的药物（原型药排泄<50%），代谢研究则可分为两个阶段：临床前先采用色谱方法或放射性核素标记方法分析和分离可能存在的代谢产物，并用色谱、质谱联用等方法初步推测其结构。如果Ⅱ期临床研究提示其在有效性和安全性方面有开发前景，在申报生产前需弄清主要代谢产物的可能代谢途径、结构及代谢酶。但当多种迹象提示可能存在有较强活性的代谢产物时，应尽早开展活性代谢产物的研究，以确定开展代谢物动力学实验的必要性。

二、药物代谢与前体药物设计

　　前体药物是指将活性药物衍生化成药理惰性物质，但该惰性物质在体内经化学反应或酶反应后，能够回复到原来的母体药物，再发挥治疗作用。例如，左旋多巴在体内经酶解脱羧后再生成多巴胺，而多巴胺不易透过血-脑屏障，进而发挥治疗作用。这就是在弄清药物代谢规律后，利用代谢进行的设计与开发研究。

又如，氨苄西林虽然比青霉素 G 稳定得多，但在胃中还是被胃酸所分解。为增加氨苄西林在胃液中的稳定性，将其制成酞氨西林（talampicillin）前体药物，酞氨西林对胃酸稳定，进入肠道后，可被肠道非特异性酯酶水解转化成氨苄西林而吸收。另外，匹氨西林也与酞氨西林有一样的性质。替加氟是 5-氟尿嘧啶（5-FU）的前体药物，是在 5-FU 的 N1 位上接上一个四氢呋喃而得，脂溶性增加。替加氟体外抗癌活性较弱，但在体内能缓慢释放出 5-FU 而发挥作用。替加氟与 5-FU 相比具有以下优点：①吸收好，不仅可口服，而且能直肠给药；②毒性低，对造血器官和消化道的副作用轻，局部给药的障碍作用少，免疫抑制作用也少，能通过血-脑屏障；③半衰期长，作用持久。

在替加氟结构改造基础上，在 5-FU 的 N3 位上再接入一个四氢呋喃可得双呋氟尿嘧啶（FD1），脂溶性更强，口服更易吸收，以致 5-FU 的血浆和组织浓度比抗癌新药替加氟（FT-207）高数倍之多。但 FD1 的不良反应也相应增多，会引起较强的恶心、呕吐及中枢神经性毒性，这可能与 FD1 脂溶性强更易通过血-脑屏障有关。可将其制成肠溶片或缓释性颗粒以延缓吸收，降低血浆高峰浓度，减少副作用。

三、药物代谢的饱和现象和制剂设计

药物在体内的代谢反应大都是酶反应，药物口服吸收进入体循环前，要受到胃酸作用和代谢酶的代谢，如果代谢作用较大时，可能使给药剂量中大部分受到代谢，进入体循环的药量减少，使药物作用减弱甚至无效。这是目前导致许多药物不能口服给药或口服给药后生物利用度低的一个重要原因。因此，如何利用制剂技术，尽量减少和避免首过作用，提高药物的生物利用度对临床应用具有重要意义。

由于药物代谢酶的活力和数量有一定限度，当体内药物量不断增加到一定程度，达到药物代谢酶的最大代谢能力时，代谢反应会出现饱和现象，此时表现出代谢能力下降的特征。消化道黏膜中的代谢酶较易被饱和，可通过增大给药剂量或利用某种制剂技术，造成代谢部位局部高浓度，使药酶饱和来降低代谢的速度，增加药物的吸收量。

例如，多巴胺是治疗帕金森病的首选药物，其很难通过血-脑屏障，临床应用其前体药物左旋多巴，转运到脑内后，被脑内脱羧酶脱去羧基转变成多巴胺而发挥作用。但左旋多巴不仅被脑内的脱羧酶脱羧，也能被消化道、肝中存在的脱羧酶脱羧，故口服左旋多巴首过效应强烈，生物利用度只约为静脉注射的 30%。临床常常通过加大给药剂量来维持有效血药浓度，结果恶心、呕吐、食欲不振等副作用明显增多。进一步研究表明，肠壁内脱羧酶的活性在小肠回肠末端最高，而左旋多巴的主要吸收部位在十二指肠，该部位脱羧酶的活性较低，并有饱和现象。因此，设想如果制成十二指肠迅速释放的制剂，就能提高左旋多巴的生物利用度。左旋多巴的肠溶性泡腾片即能符合上述要求，这种片剂设计将普通的左旋多巴泡腾片用肠溶材料包衣，该肠衣材料在十二指肠环境（pH=5）下能迅速溶解，同时发泡剂产生作用使片剂迅速崩解并释放药物，在十二指肠部位造成高的药物浓度，使该处的脱羧酶饱和，减少脱羧作用，增加左旋多巴吸收。

将左旋多巴肠溶性泡腾片（200 毫克/片）和普通胶囊（250 毫克/胶囊）进行人体内的药物动力学比较，结果见表 4-2。由表可见，肠溶性泡腾片的血药浓度达峰时间（T_{max}）比普通胶囊明显推迟，达峰浓度（C_{max}）也比普通胶囊明显提高，而药时曲线下面积则是普通胶囊的 2 倍。说明肠溶性泡腾片大大提高了左旋多巴的生物利用度。另外，由于肠溶性泡腾片减少了剂量，故明显减轻了胃肠道的副作用。

表 4-2　左旋多巴泡腾片和普通胶囊在人体内的药动学参数（$n=6$）

剂型	T_{max}（h）	C_{max}（μg/ml）	AUC（μg/ml·h）
肠溶性泡腾片	2.70±0.20	2.97±0.28	7.21±0.60
普通胶囊	1.11±0.21	1.76±0.42	3.89±0.99

应该说通过上述剂型改革，效果显著。但是未从根本上解决脱羧酶对左旋多巴的代谢问题，因而要进一步提高左旋多巴的血药浓度特别是脑内浓度显然是比较困难的。

四、药物代谢与剂型设计

根据药酶抑制剂的性质，可设计利用一个药物对药酶产生抑制，从而减少或延缓另一个药物的代谢，达到提高疗效或延长作用时间的目的。同样以左旋多巴为例，为了减少脱羧酶的脱羧作用，设计将左旋多巴与脱羧酶抑制剂卡比多巴或盐酸苄丝肼合用，组成复方片剂。这两种脱羧酶抑制剂可抑制小肠、肝、肾中的脱羧酶活性，故能抑制左旋多巴的脱羧作用。同时，这两种脱羧酶抑制剂不能透过血-脑屏障，因而不会影响脑内脱羧酶的活性。结果是既能抑制外周左旋多巴的代谢，增加进入中枢的左旋多巴的量，又能使摄入脑内的左旋多巴顺利转换成多巴胺，进而发挥药理作用。明显降低了左旋多巴的给药剂量，日维持量可降低到 600~750mg，与单用左旋多巴相比，剂量下降了约 80%，副作用减轻，使一些因左旋多巴副作用大而不能使用的患者可继续应用。图 4-23 比较了左旋多巴复方片剂和普通片剂给药后体内左旋多巴和多巴胺的血药浓度的差异，服用复方片剂的血浆左旋多巴比普通片剂高约 4 倍，而且有一定的持续性作用；而血浆多巴胺浓度正好相反，与普通片剂比较减少约 30%，可以看出复方片剂中的脱羧酶抑制剂可强烈的抑制脱羧作用。这是成功地应用药酶抑制剂进行制剂设计的例子。

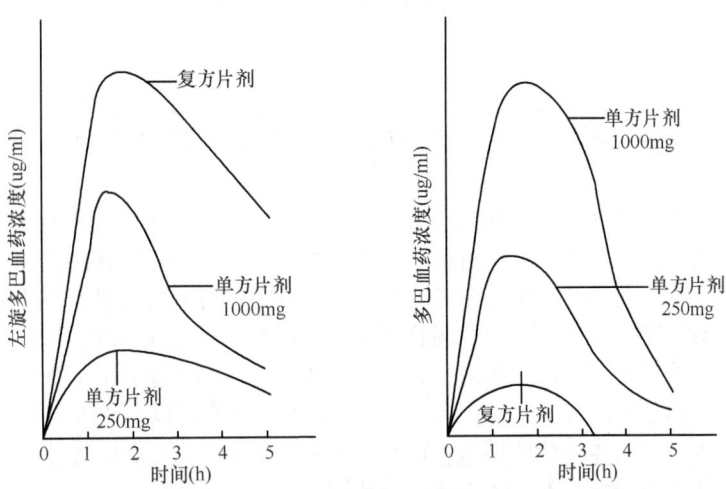

图 4-23　口服复方片剂和普通片剂后左旋多巴和多巴胺的血药浓度
（复方片剂的组成：左旋多巴 250mg+卡比多巴 25mg）

肝是各种药物代谢酶最多的器官，大部分药物的代谢都是在肝中进行的。因此，研究口服药物在肝中的代谢规律及其对血药浓度的影响，对制剂设计和剂型改革有重要意义。许多在肝中有首过效应而失效的药物，为避免肝药酶对药物的代谢，可考虑改变剂型，以增加这类药物的适用范围。例如，睾酮和黄体酮口服时几乎无效，这是由于它们被消化道和肝中的药酶代谢所致，故只能制成注射剂应用。若将它们制成舌下片口腔给药，其效果可比口服片高出 20~30 倍。

又例如，口服硝酸甘油片无效，而采用舌下片虽然可在 1~2min 内产生作用，但维持时间太短。近年来，研制成功了各种硝酸甘油的经皮给药制剂，如软膏剂、贴片等，将药物贴敷于患者胸部，使硝酸甘油逐渐透过皮肤吸收，直接进入体循环。这样不仅能避免硝酸甘油在消化道的大量代谢，而且由于其经皮缓慢吸收作用，不断补充血中代谢消除的硝酸甘油而获得了长效。

五、药物毒性及相互作用的预测

药物毒性实验通常是在实验动物上进行，许多药物的毒性是由其代谢产物所产生的，而药物代谢存在种属差异，即同一种药物在不同种属的动物体内的代谢方式和途径可能不同，所形成的代谢物也不尽相同。因此，选择何种动物进行毒性研究显得十分重要。了解药物代谢的种属差异及其机制将有助于我们解释和预测某一药物在体内的毒性或潜在的毒性，并有助于确定选择何种动物进行毒性研究。在新药开发研究的早期，进行体外代谢研究可以了解药物在实验动物和人之间的代谢方式和途径及差异，为毒性研究提供重要的信息。通过比较人和实验动物的代谢差异，为毒性研究的实验动物选择提供依据，即尽可能选择与人代谢相近的实验动物进行毒性研究。例如，生物反应调节剂腈美克松（ciamexon）在小鼠体内可形成细胞毒代谢物，而在大鼠和人体内则无此代谢物，故不宜用小鼠进行毒性研究。

药物的相互作用有可能产生毒性，这种毒性有时是十分危险的，应尽量避免。例如，特非那定与酮康唑合用时，酮康唑可以显著地抑制特非那定的代谢，造成特非那定的血药浓度显著升高，导致致命的室性心律失常。对于那些治疗窗窄的药物，如抗凝药、抗忧郁药和心脑血管药物在联合用药时应格外小心。由于联合用药已成为临床上的一种重要的治疗手段，因此药物间的相互作用研究已成为新药研究的一个重要内容。在新药的开发研究阶段就应了解何种肝药酶参与了药物代谢及其本身对肝药酶的影响，对于那些治疗指数小又常与其他药物合同的药物尤为重要。

第五节　药物代谢的研究方法

药物代谢关系到药物的药效、作用时间及毒性等，因此研究药物的代谢途径、代谢机制、代谢物及其可能的活性，对于开发更有效、更安全的新药，研究药物作用机制、毒性与药效、药物相互作用及合理用药等均有重要意义。药物代谢研究主要包括代谢途径的推断、代谢产物的分离鉴定、代谢速度和程度、参与的药物代谢酶，以及药物对代谢酶的诱导或抑制作用等。药物代谢的研究方法包括体外法与体内法，两者相辅相成，有时运用体外模型预测体内参数不理想时，就必须借助于体内法。另外，药动学的体内代谢研究可以对体外研究的结果加以验证并帮助寻找更富预见性的体外代谢模型。而体外研究可以通过高通量筛选对大量的候选药物的药动学特性作出初步的评价，缩小体内筛选的范围。

一、药物代谢的体外研究方法

与体内代谢研究相比，体外代谢研究有很多优点。其一，体外代谢研究可以排除体内诸多的干扰因素，直接观察到代谢酶对底物的选择性代谢，为体内代谢研究提供重要的线索和依据；其二，对于体内代谢转化率低，且缺乏灵敏检测手段的药物来说，体外代谢是一种很好的研究手段；其三，体外代谢研究具有快速简便的特点，适合于大批量药物筛选；其四，不需要消耗大量的样品和实验动物，研究费用相对较低。但体外代谢研究也存在不足之处，如可能与体内代谢情况不完全一致。肝是药物主要和重要的代谢器官，是药物生物转化的主要场所，大多数药物的Ⅰ相代谢反应和Ⅱ相代谢反应都是在肝药酶系统的参与下发生的。因此，药物的体外代谢模型主要是以肝为基础的，并以其特有的优势和特点在药物代谢的研究中得到广泛的应用。

（一）离体肝灌流法

在获得整个新鲜肝组织的情况下，可以考虑采用离体肝灌流法。将肝组织分离移至体外，保持37℃，并迅速插管。灌流液经门静脉插管进入肝，由出肝静脉插管流出，循环。在一定时间取灌流液，测定药物及代谢物的浓度。动物实验可同时胆管插管，测定药物及代谢物在胆汁中的排泄情况。该方法难度高，为保证肝药物代谢酶的活性，插管时间应尽量在5s内完成，插管后应立即灌流供氧。灌流状态基本保持了肝的生理状态，接近体内情况。

（二）肝细胞培养法

该法可克服肝组织难以获得的不足，可较好地保持完整细胞的功能，与正常生理状况接近，并与体内具有一定的相关性。不足之处是在细胞培养过程中，部分CYP难以表达，某些药物代谢酶的活性可能失去。

HepC$_2$因最具人肝癌细胞株特色而常被使用。根据来源和培养条件，它的代谢酶的表达呈现不同的形式，这限制了它作为一个真正的肝细胞替代品的作用。其他的细胞系，如HLE、THLE、BC2或Fa2N-4能表达部分代谢酶，但都不完整。由Guillouzo等建立了一种新的肝癌细胞系HepaRG，在形态学上与新鲜的肝细胞具有高度的相似性，呈现了肝的特性，尤其是代谢酶（包括Ⅰ相和Ⅱ相）、转运蛋白质和核受体等。HepaRG无论用于药物代谢研究还是毒性研究，都是一个比较可靠的肝细胞替代品。

（三）肝切片法

新鲜肝组织用切片机切成一定厚度的切片，实验时与药物共同孵育。肝切片不仅完整地保留所有肝药酶及各种细胞器的活性，而且保留了细胞与细胞间的联系及一定的细胞间质。因此，对某些药物代谢研究来说，使用肝切片技术比使用游离肝细胞孵育或培养更能反映药物在体内生理情况下的真实代谢过程。该法特别适合于比较不同组织器官的代谢差异和代谢的种属差异。

（四）亚细胞片段法

亚细胞的片段是把组织的匀浆液采用差速离心法制得的。当用于体外研究时，呈现较多的优势：一是可在-80℃温度下保存两年，酶仍有较高的活性；二是方法简单，易于操作，重现性好。特别适用于药物开发早期阶段的代谢研究。

1. 肝微粒体法 肝组织匀浆通过差速离心，即先高速（2000×g），后超速（100 000×g）离心，抽取肝微粒体成分，用适当缓冲液悬浮后用于代谢研究。肝微粒体是目前应用最多的体外模型，它包含了药物代谢中的Ⅰ相和Ⅱ相代谢酶，可用于药物代谢和药物相互作用的研究。

2. S9片段（S9 fraction） 是由肝组织匀浆液9000×g离心获得，它包括微粒体和细胞溶质成分，主要用于药物代谢和药物相互作用研究。然而，相对于微粒体，其酶的活性较低，限制了其使用。

（五）重组代谢酶

基因重组CYP酶是利用基因工程及细胞工程将调控CYP酶表达的基因整合到大肠埃希氏菌或昆虫细胞，经细胞培养，表达高水平的CYP酶，然后经过分离纯化得到纯度较高的单一的CYP同工酶。这一方法主要用于鉴别参与药物代谢的主要CYP同工酶、药物代谢多态性和药物的代谢相互作用研究。其最大的特点是可以运用纯度较高的单一的CYP同工酶进行药物的体外代谢研究，通过比较基因重组的人和实验动物肝 CYP 酶对药物的代谢情况，了解药物代谢的种属差异性。

二、药物代谢的体内研究方法

体内药物代谢研究，一般指受试者（人或动物）给药后，测定药物及其代谢物在血浆、尿、粪便、胆汁等生理体液或排泄物中的浓度，计算有关代谢速度参数，如清除率、生物半衰期等，分离鉴定可能的代谢产物，解析药物代谢途径。

（一）药物探针法

清除率常作为药物代谢能力的指标，对主要经肝代谢的药物而言，该参数可直接反映肝代谢能力，如安替比林。还有些药物选择性地经某一种同工酶代谢，其清除率则可作为该同工酶的活性指标，如咖啡因、茶碱主要经 CYP1A 代谢，美芬妥英主要经 CYP2C9 代谢，红霉素经 CYP3A 代谢。这些药物均可作为相应同工酶的在体探针药物，用其清除率反映同工酶的活性，用于研究与该同工酶有关的其他药物代谢。

（二）体内指标法

该法不借助任何探针药物，利用某些内源性物质及其代谢的水平变化，来反映某些药物代谢酶或代谢途径的变化。血浆中的胆红素和尿中的 6β-羟基可的松与药物的代谢相关性较好，是经常选用的体内指标。胆红素依靠在肝中与葡萄糖苷酸结合而从血浆中清除，可作为肝葡萄糖苷酸结合的指标，当 UDP-葡萄糖苷酸转移酶活性下降时，血浆中胆红素水平将升高。可的松由肝微粒体 CYP3A 催化生成 6β-羟基可的松，经尿排泄，可以 6β-羟基可的松或以 6β-羟基可的松/17-羟基可的松的比值作为 CYP3A 的指标。

本 章 小 结

药物被机体吸收后，在体内各种酶的作用下，其化学结构发生改变，这一过程即为药物代谢，又称生物转化。药物在体内的代谢与其药理作用密切相关，其临床意义主要表现为：代谢使药物失去活性、代谢使药物活性降低、代谢使药物活性增强、代谢使药理作用激活、代谢产生毒性代谢物。

药物代谢主要发生在肝或其他组织的内质网，依靠微粒体酶和非微粒体酶催化药物代谢，其代谢反应通常分为两类，即Ⅰ相反应（氧化、还原、水解）和Ⅱ相反应（结合反应），生成的代谢产物便于排出体外。还有一些药物则不发生代谢反应，以原型药物排出体外。

影响药物代谢的因素很多，主要有生理因素与剂型因素。

通过对药物代谢特性的研究，探索药物代谢的规律，可有目的地提高药物的生物利用度和药效，避免和降低药物的毒副作用。

药物代谢关系到药物的药效、作用时间及毒性等，因此研究药物的代谢途径、代谢机制、代谢物及其可能的活性，对于开发更有效、更安全的新药，研究药物作用机制、毒性与药效、药物相互作用及合理用药等均有重要意义。药物代谢的研究方法包括体外法与体内法，两者相辅相成，有时运用体外模型预测体内参数不理想时，就必须借助于体内法。另外，药动学的体内代谢研究可以对体外研究的结果加以验证并帮助寻找更富预见性的体外代谢模型。而体外研究可以通过高通量筛选对大量候选药物的药动学特性作出初步评价，缩小体内筛选的范围。

思考题与习题

1. 请简述药物代谢对药效的影响。
2. 药物代谢在剂型设计中有哪些应用?
3. 药物代谢在药物配伍中有哪些应用?

(罗 雷)

第五章 药物排泄

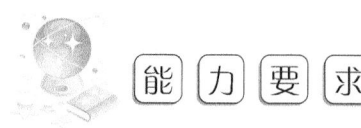

1. 掌握药物肾排泄的过程及影响因素，肾清除率的意义，肠肝循环概念及对药物作用的影响。
2. 熟悉药物胆汁排泄机制及影响因素。
3. 了解药物排泄的其他途径，肾排泄和胆汁排泄的研究方法。

第一节 排泄的概念

一、定　义

体内药物以原型或代谢物的形式通过排泄器官排出到体外的过程，称为药物的**排泄**（excretion）。体内药物通过代谢（生物转化）和排泄从体内不可逆除去，称为药物**消除**（elimination）。

二、常见排泄途径

肾排泄（renal excretion）和**胆汁排泄**（biliary excretion）是药物的最重要排泄途径，其中大多数药物以代谢物或原型主要通过肾由尿液排泄，另外，药物可经胆汁进入肠道，再随粪便排泄。部分药物也可以从唾液、乳汁、汗液及肺等途径排泄。青霉素类、头孢菌素类、氨基糖苷类等通过肾排泄；多柔比星类、固醇类等药物主要通过胆汁排泄；气体性及挥发性药物，如吸入麻醉剂、乙醇等可随肺呼吸排出体外；地西泮、茶碱等从乳汁中排泄量较大；氯化钠、水杨酸、尿素可以通过汗液分泌而排出体外。

三、排泄与药理作用

药物的排泄与药效、药效维持时间及药物的毒副作用等密切相关。药物的排泄速度是直接影响血中药物量的重要因素，血中药物量随排泄而减少逐渐失去药效，当药物由于相互作用或受疾病等因素的影响，排泄速度减慢时，血中药物量增大，此时如不调整剂量，往往会产生副作用甚至出现中毒现象。例如，肾衰竭而造成药物肾排泄缓慢时，卡那霉素、链霉素、庆大霉素等氨基糖苷类抗生素在体内滞留时间延长可能造成毒副作用。药物从体液中消除，并非简单的过程，受到各种因素的影响，如排泄的各种途径和方式、药物的理化性质、给药途径和方法、合并用药等，为了制定正确的给药方案和合理的措施，需要对各种因素有全面的了解，掌握其影响规律。

第二节　药物的肾排泄

一、肾结构与生理功能

（一）肾结构

肾位于腰椎两侧的腹膜腔内，左右各一，外观见图 5-1，纵剖面见图 5-2，肾的表面有层纤维膜称为被膜，其下方为肾实质，后者又分为**皮质**（cortex）和**髓质**（medulla），其中皮质位于肾边缘部，占 1/3，内有肾小球，髓质位于皮质深部，占 2/3，由 8～18 个肾锥体组成。肾锥体底部与外周皮质相连，顶部为肾乳头，深入到肾小盏内，肾小盏连接成较大肾小盏后形成肾盂与输尿管相连。由肾形成的尿液经肾乳头流入肾盂经输尿管引流进膀胱，经尿道排出体外。

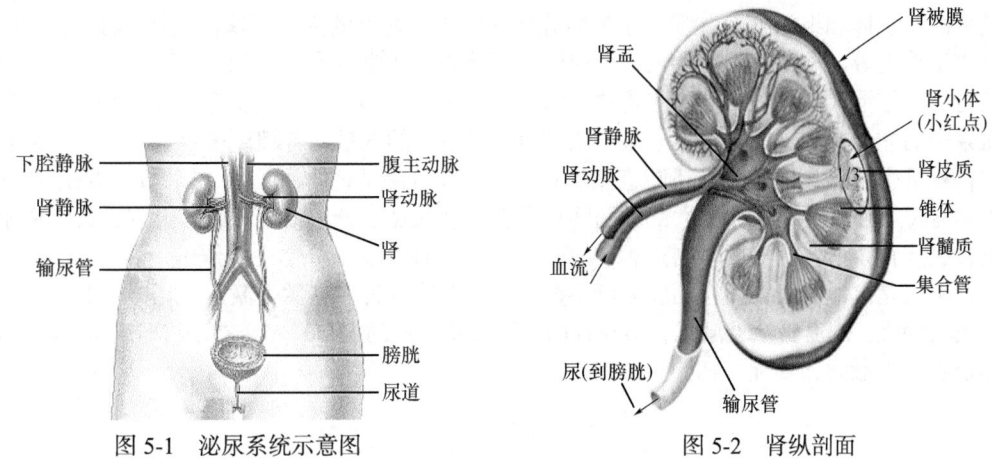

图 5-1　泌尿系统示意图　　　　图 5-2　肾纵剖面

肾单位是肾的基本单位，集中负责代谢废物的排出和维持水、电解质的平衡，每个肾包含 $1×10^6$～$1.5×10^6$ 个肾单位，它与集合管共同完成泌尿功能。肾单位组成如图 5-3 所示。

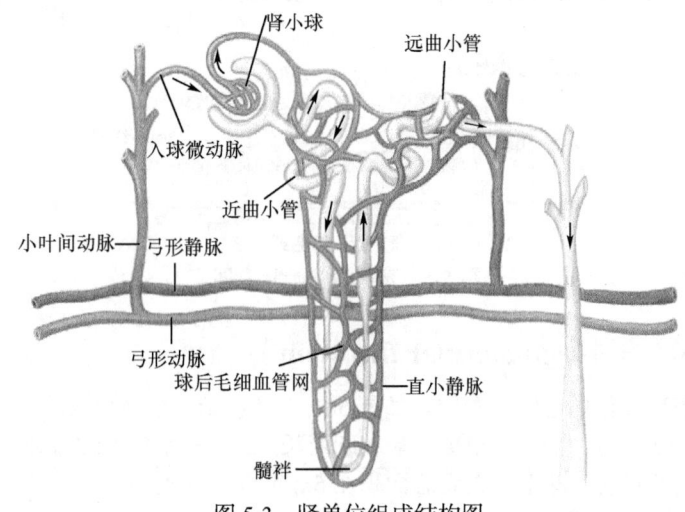

图 5-3　肾单位组成结构图

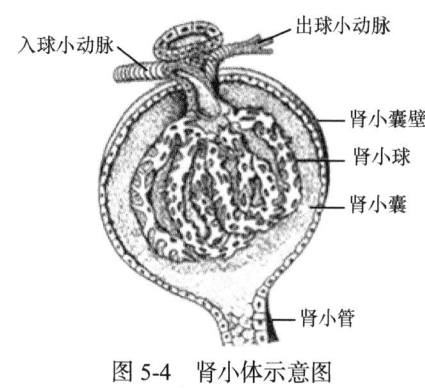

图 5-4 肾小体示意图

肾小体是形成原尿的主要部位，由肾小球和肾小囊两部分组成，如图 5-4 所示，肾小球是一团毛细血管网，其峡谷段分别与入球小动脉与出球小动脉相连。肾小球的包囊称为肾小囊，又称鲍曼囊（Bowman's capsule），由双层上皮组织组成，其内层紧贴于毛细血管外，肾小球毛细血管滤出的尿液和血浆中的某些成分等由鲍曼囊腔引流到肾小管。肾小管是与鲍曼囊腔连接的曲形小管，肾小管除参与排泄某些代谢废物外，还通过对滤过液的重吸收、分泌等功能调节体内水、电解质、酸碱平衡等，对保持体内外环境稳定方面起重要作用。

（二）肾的生理功能

肾只占整个体重的 0.5%，但肾的血流量却占心输出量的 20%～25%。肾的生理功能包括泌尿功能和分泌生物活性物质。泌尿功能的生理意义在于：①调节体内水分、平衡渗透压和调节酸碱平衡。机体和组织细胞在维持正常新陈代谢时需要适宜的内部环境，包括 pH、渗透压、各种离子浓度等。肾可以通过精细调节使体内环境物理化学状态保持相对稳定，使生命活动正常进行。②排泄代谢产物的废物和毒物，肾能将血液内的蛋白质、核酸等代谢废物不断清除，使血浆中的非蛋白氮（如尿素、尿酸、肌酸酐、氨等）的含量保持相对稳定水平，否则它们在体内蓄积可引起自身中毒。肾还能直接从肾小管主动分泌某些物质，如 K^+、H^+、NH_3 及进入体内的有毒物质。进入人体的大部分药物也要在肾经过滤、分泌或重吸收等过程，最终从尿中排出，因此肾排泄对药物的体内过程、有效性与安全性有着十分重要的作用。

肾不仅是排泄器官，而且还能分泌不少激素，并降解许多多肽类激素。肾分泌的内分泌激素主要为两类：①血管活性激素，参与肾内、外血管舒缩的调节，如肾素、前列腺素、激肽等；②非血管活性激素，如促红细胞生成素等。

二、药物的肾排泄过程

肾排泄是许多药物消除的主要途径过程，非挥发、水溶性、小分子、肝生物转化慢的药物一般通过肾排泄。药物从肾的排泄，是肾单位的滤过、分泌和重吸收的综合结果，即肾排泄率=滤过率+分泌率-重吸收率，排泄模式如图 5-5 所示。

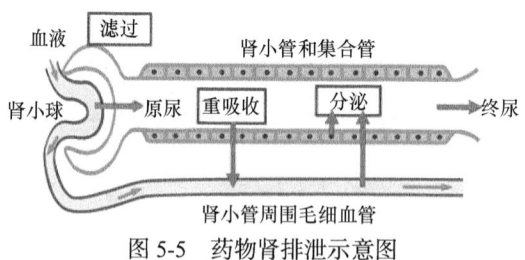

图 5-5 药物肾排泄示意图

（一）肾小球滤过（glomerular filtration）

肾小球是动静脉交汇的毛细血管团，如图 5-3，5-4 所示。血液由入球小动脉进入肾小球，皮质肾单位的入球小动脉粗而短，出球小动脉细而长，造成肾小球毛细血管血压较身体其他部位高，人体两侧肾全部肾小球毛细血管总面积在 $5m^2$ 以上，又有较大的微孔（直径 7～10nm），有利于血浆的滤过。正常情况下，人两肾的全部滤过面积可以保持稳定，因此当循环血液经过肾小球毛细血管时，除红细胞、蛋白质结合的药物等高分子外，一般物质都可不经选择地滤过毛细血管，进入鲍曼氏囊，再输入肾小管。

肾小球滤过作用的大小是用**肾小球滤过率**（glomerular filtration rate，GFR）表示的，GFR指单位时间（每分钟）两肾生成的超滤液量，正常人GFR为125ml/min左右。GFR通常采用测定菊粉和内生**肌酐**（creatinine）的清除率等方法确定，因为菊粉能自由地由肾小球滤出，即不被肾小球分泌又不被肾小管重吸收，不代谢也不蓄积在肾，不与蛋白质结合，无毒，该化合物不影响过滤速率，且易测定，但操作不便。内生肌酐在血浆中的浓度相当低（仅0.1mg/100ml），有小部分可由肾小管和集合管分泌，也可重吸收少量肌酐，其清除率一般稍高于菊粉清除率，临床上常用它来推测肾小球滤过率。

血液中物质分子大小、所带电荷、游离药物浓度等影响其滤过肾小球膜的能力。有效半径小于1.8nm的物质，如葡萄糖（相对分子质量180，有效半径为0.36nm）可以被完全滤过。有效半径大于3.6nm的大分子物质，如血浆球蛋白和纤维蛋白原则完全不能滤过。有效半径介于1.8nm和3.6nm之间的各种物质，随着有效半径的增加，它们被过滤的量逐渐降低。这种情况说明，滤过膜上存在大小不同的孔道，小分子物质容易通过各种大小的孔道，而有效半径较大的物质只能通过较大的孔径。因此血液中除了细胞和蛋白质等高分子物质外，小分子的有机化合物（包括小分子药物）、水、无机盐、葡萄糖、氨基酸、氯、钠、钾、尿素、尿酸等均能滤过运送到肾小管。滤过膜的通透性还取决于被滤过物质所带的电荷，这是由于毛细血管基底膜和上皮膜富含唾液酸糖蛋白而带负电，故带负电的物质难以滤过。血浆蛋白虽然其有效半径为3.55nm，由于其带负电荷，因此基本不能通过滤过膜。血浆中游离药物浓度增加时，药物的肾小球过滤相应增加。

> **知识拓展**
>
> **肾小球滤过率的测定**
>
> 菊粉被用于作为测定GFR的标准参照物，可准确测定GFR，但是，在临床实际运用时却很少应用，因为菊粉需要静脉输注达到稳态，操作不便，较费时。肌酐清除率广泛地用于GFR的测定。肌酐是一种内分泌物质，通常情况下，肌酐生成的量约等于排泄量，因此血清肌酐浓度保持恒定。以下公式被用于计算肾小球的滤过率：
>
> $$\text{GFR} = \frac{\text{肌酐尿排泄速度}}{\text{血清肌酐浓度}} = \frac{\text{尿中肌酐浓度} \times \text{单位时间尿量}}{\text{血清肌酐浓度}}$$

基于肌酐清除率可对患者进行肾损伤的估计，实际应用中常用患者的血清肌酐浓度估算，有几种方法用于从血清肌酐浓度来计算肌酐清除率，计算中考虑患者的年龄、性别、体重、身高。基于估算的肌酐清除率可作为肾功能损伤程度的参考，如表5-1所示。

成人男性肌酐清除率=[140–年龄（岁）]×体重（kg）/（72×血清肌酐浓度）

对女性，采用男性数值的90%。

儿童肌酐清除率=0.55×身高（cm）/血清肌酐浓度

表5-1 基于肌酐清除率的肾功能损伤

描述	估算的肌酐清除率（ml/min）
肾功能正常	>80
轻微的肾功能损伤	50~80
中等程度的肾功能损伤	30~50
严重的肾功能损伤	<30
肾衰	<20
终末期肾衰	<10

（二）肾小管分泌（tubular secretion）

肾小管分泌是指肾小管和集合管上皮细胞将自身代谢产生的物质或某些进入体内的物质通过分泌过程排入小管液，以保证机体内环境的相对稳定。这一过程主要通过主动转运机制。这种转运机制具有以下几个特点：①需要能量，可受二硝基苯酚（dinitrophenol，DNP）的抑制；②可以从低浓度向高浓度反向转运，有的药物甚至只需要1次肾血液循环，就可以将药物几乎全部从血浆中清除；③通过该机制转运的有机酸相互间有竞争性抑制；④存在饱和现象。

主动分泌较多的药物，如氨苄西林和头孢氨苄，其主动分泌明显大于肾小球滤过率。对只通过肾小管滤过的药物而言，消除半衰期会随药物与血浆蛋白结合的程度发生变化。肾小管的主动分泌，可解释有些蛋白结合率较高的药物，虽未经过肝代谢，却很快被消除，这是因为药物与蛋白结合是可逆的，结合药物与游离药物在首次通过肾期间都由主动分泌而排泄。例如，某些青霉素类药物与蛋白广泛结合，但由于通过肾小管主动分泌迅速消除而使其具有较短的半衰期。

目前已知的主动分泌机制有阴离子转运机制和阳离子转运机制，简述如下。

1. 阴离子转运机制 阴离子转运机制为许多有机酸共同的转运机制，故也称为有机酸分泌机制，又因为该分泌机制的典型底物为**对氨基马尿酸**（aminohippuric acid，PAH），故又称为PAH机制。通过该机制分泌的物质有对氨基马尿酸、水杨酸、对氨基水杨酸、磺酸、酰胺化合物、葡萄糖醛酸化合物、噻嗪类、杂环羧酸、烯醇化合物（保泰松等）、儿茶酚胺等。这些物质在近曲小管主动分泌，当它们在血液中与分泌抑制剂共存时，由于有共同的分泌途径，对共同的转运载体发生竞争，可出现分泌抑制。例如，丙磺舒为有机弱酸，本身可从肾小管缓慢的分泌，丙磺舒对很多有机酸转运机制的药物，如对氨基马尿酸、水杨酸、青霉素G、保泰松等都有抑制作用。临床上用丙磺舒与较高剂量青霉素G或氨苄西林一同注射，可竞争抑制青霉素G和其他青霉素药物的肾小管分泌，减慢尿排泄的速度，对淋病有很好的治疗效果，图5-6表示合用丙磺舒后青霉素血药浓度明显提高。目前市场上销售的氨苄西林丙磺舒胶囊、氨苄西林丙磺舒颗粒等复方制剂均为相同的作用原理。

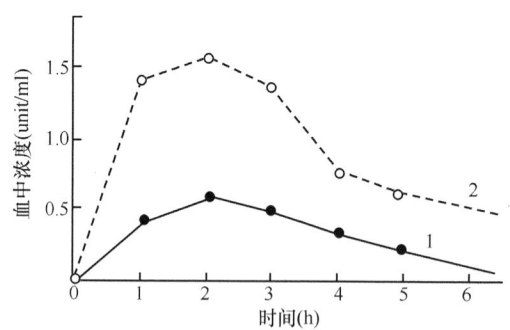

图5-6 丙磺舒对青霉素血药浓度的影响
1.单独给予青霉素G；2.青霉素G+0.5g丙磺舒

2. 阳离子转运机制 许多有机胺类化合物，在生理条件下呈阳离子状态，可通过近曲小管处主动分泌，使其在尿液中的排泄速度增加，如多巴胺、胆碱、维生素B_1、胰岛素、普鲁卡因等。这种阳离子转运机制与阴离子转运机制一样，也存在竞争性转运机制和饱和现象，如有机碱分泌抑制剂花青素、花青863、妥拉唑林可以抑制四乙胺、N'-甲基烟酰胺等化合物的肾小球分泌。但阳离子转运系统与阴离子转运系统并无直接的抑制关系，两者属于不同的转运系统。

(三)肾小管重吸收(tubular reabsorption)

物质从肾小管液中转运至血液的过程称为重吸收。人体每日流过肾的血液在1700~1800L,其中由肾小球滤过的为170~180L(120~130ml/min),而人体每天的尿量只有1.5L左右,可见滤过的水大部分(约99%)被重吸收,1日当中可循环多次。同样,溶解于血浆中的机体必需成分,也反复进行滤过和重吸收。例如,葡萄糖每日约有250g由肾小球滤过,肾小球滤过液中的葡萄糖浓度与血糖浓度相同,但尿中几乎不含葡萄糖,这说明葡萄糖全部被吸收回血。此外氯化钠(1kg以上)、碳酸氢钠(500g)、游离氨基酸(100g)、维生素C(4g)等很多机体必需的成分均大量滤过,但绝大部分都被重吸收,只有氯化钠每日有5-10g从尿中排出,排泄量比滤过量少得多,可以忽略不计。代谢产生的废物和尿素、尿酸等几乎不被重吸收,肌酸酐则完全不被重吸收。

肾小管重吸收发生在药物经肾小球过滤之后,有主动重吸收和被动重吸收两种形式。如果药物被完全吸收(如葡萄糖),则该药物的清除率约为0,部分重吸收的药物其清除率小于GFR(125~130ml/min)。主动重吸收的物质主要是人体必需的维生素、电解质、糖和氨基酸等,需要特定的载体。被动重吸收无须消耗能量,重吸收的主要物质是水、大部分Cl^-、尿素等,一般来说,药物作为异物,主要是被动重吸收,这种被动重吸收与药物的脂溶性、pK_a、尿的pH和尿量等因素有关,简述如下。

1. 药物的脂溶性 肾小管毛细管膜具有类脂膜的特性,通常脂溶性的非解离型药物容易被重吸收,例如,脂溶性大的硫喷妥,大部分重吸收返回血液,尿中排泄量很小。虽然药物的脂溶性对肾小管重吸收有很大的影响,但是多数药物经过体内代谢后变成极性大的水溶性代谢产物,使肾小管的重吸收减少,有利于机体将这些异物清除。图5-7表明不同脂溶性的磺酸类药物在肾小管中重吸收率不同,脂溶性较大的重吸收率大,脂溶性大的磺胺甲氧嗪重吸收好,在体内存在时间长,故称为长效磺胺。

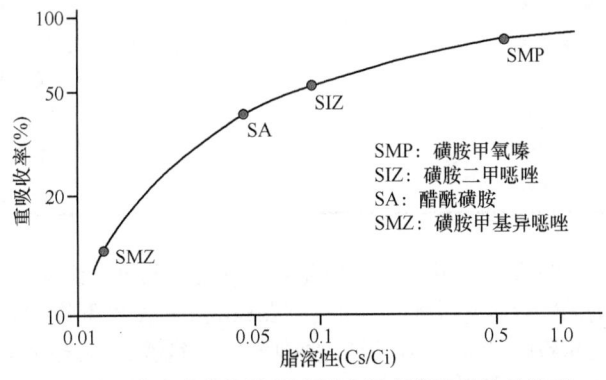

图5-7 磺胺类药物的脂溶性和肾小管重吸收的关系

2. 尿液 pH 大多数弱酸性与弱碱性药物在肾小管中的重吸收易受尿液的pH和药物pK_a的影响。药物的pK_a是个常数,而正常尿液的pH可在4.5~8.0间变化,尿液的pH影响药物的解离度,从而影响药物的重吸收,对于弱酸性药物的分子型与离子型药物的比例由Henderson-Hesselbach方程得出:

$$pH = pK_a + \lg[A^-]/[HA] \tag{5-1}$$

式中,pH为尿液的pH;$[A^-]$为弱酸离子的浓度;$[HA]$为弱酸浓度。上式变化后可计算某一pH下的离子浓度:

$$[A^-] = [HA] 10^{(pH-pK_a)} \tag{5-2}$$

对于pK_a为3~8的酸性药物,尿液的pH的改变影响解离度。pK_a为5的药物比pK_a为3的药物的解离度受尿液的 pH 影响更大。pK_a 小于 2 的弱酸性药物（如 Chromoglycic 酸，一种抗过敏药物）和 pK_a 大于 8.0 的弱酸（如苯妥英），受尿 pH 影响很小。

对弱碱性药物，Henderson-Hesselbach 方程如下：

$$pH = pK_a + \lg[HA]/[A^-] \tag{5-3}$$

$$[A^-] = [HA]/10^{(pH-pK_a)} \tag{5-4}$$

对 pK_a 为 7.5～10.5 的弱碱性药物，尿液的 pH 对吸收的影响最大。pK_a 接近或大于 12（在尿的 pH 范围内均呈解离状态）、pK_a 约为或小于 7 的弱碱性非极性药物（在尿的 pH 范围内均呈解离状态）受尿 pH 影响很小。

由 Henderson-Hesselbach 关系式可得到弱酸或弱碱性药物在尿液和血浆中分布的浓度比（U/P）。

弱酸性药物：$U/P = (1 + 10^{pH_{尿液} - pK_a}) / (1 + 10^{pH_{血浆} - pK_a})$ (5-5)

弱碱性药物：$U/P = (1 + 10^{pK_a - pH_{尿液}}) / (1 + 10^{pK_a - pH_{血浆}})$ (5-6)

尿液的 pH 依食物、患者生理状态及摄入药物而定。蔬菜水果类食物或糖类较多的食物使尿的 pH 升高，而蛋白质丰富的食物使尿的 pH 降低。当大量给予维生素 C 与抗酸剂（如碳酸钠）可分别降低（酸化）和升高（碱化）尿液 pH。到目前为止，静脉输液是最易改变尿液 pH 的方法，静脉输液碳酸氢钠和氯化铵用于酸碱治疗。例如，碳酸氢钠解救巴比妥类药物中毒，就是由于提高了尿液的 pH，减少了巴比妥类药物未解离型分子，从而抑制了重吸收，促进大量排泄。相反，氨茶碱、哌替啶及阿托品等弱碱性药物中毒，酸化尿液可加速药物的排泄。表 5-2 列出了 pH 依赖性药物的消除实例。

表 5-2　pH 依赖性药物的消除实例

弱酸性药物 （碱性尿增加排泄）	弱碱性药物 （酸性尿增加排泄）
氯磺丙脲	苯丙胺
甲氨蝶呤	麻黄碱
苯巴比妥	美西律
水杨酸盐	伪麻黄碱
磺胺类	奎尼丁
甲氧苄啶	妥卡尼

3. 尿量　大部分药物在肾小管中的重吸收是被动转运，符合一级速度过程，其重吸收的速率依赖于肾小管内液的药物浓度。尿量增加时药物在尿液中的浓度下降，使重吸收减少。尿量减少时，药物浓度增大而重吸收量也增多，所以大量喝水或者输液形式补水可加快体内药物排泄。

临床上有时通过多种措施解救因药物过量而中毒的患者，如巴比妥类药物中毒，在应用碳酸氢钠或乳酸钠碱化尿液的同时，通过增加液体摄入合并应用甘露醇等利尿剂，以增加尿量促进药物的排泄，可使苯巴比妥中毒昏迷的时间缩短 2/3 左右。苯巴比妥肾清除率既对尿 pH 敏感，又呈尿量依赖性。

> **知识拓展**
>
> **生物技术药物及载体微粒中药物的排泄**
>
> 　　肽类、蛋白质等生物技术药物的失活和消除机制较为复杂，肾在这类药物处置中起重要作用，这类药物消除部位、清除率、清除机制取决于相对分子质量和分子的理化性质（如总电荷、亲脂性、功能基团、糖基化模式、二级三级结构及颗粒聚集倾向），相对分子质量较大的药物可通过受体介导或形成无活性物质来清除。相对分子质量较小的药物主要通过

三种机制排泄,排泄过程中可发生过滤、重吸收、代谢等过程。肾小球可滤过相对分子质量小于 $3×10^4$ 的蛋白(如干扰素、白介素 22 等),在肾小管内可发生酶解、水解等,肾小管尤其是近曲小管的上皮细胞,可从管腔中重吸收蛋白质。

微粒和纳米给药系统近年来得到了迅速的发展,其含药载体的药物动力学较复杂。不同的药物制成脂质体有些可以促进药物的肾排泄,降低药物毒性或以无毒形式排泄;有些可抑制药物的肾排泄,减轻药物的肾毒性。例如,1990 年上市的两性霉素 B 小单层脂质体,当两性霉素 B 载入脂质体后可抑制游离药物的毒性,原因是阻止药物的肾小球滤过率作用以及阻止其改变肿瘤细胞的通透性,降低了药物与溶菌酶的相互作用产生的细胞损伤,从而降低肾毒性。脂质体包封也会改变药物的排泄方式,如影响药物的胆汁排泄。

(四)肾清除率

肾清除率(renal clearance,CL_r)是指单位时间由肾清除的药物的血浆体积,即单位时间内能将多少体积(通常以 ml 为单位)血浆中所含的药物完全清除出去,肾清除率的单位通常为 ml/min。肾清除率反映了肾对不同物质的清除能力。在药物动力学概念中,清除率具有重要的临床意义,也是评价消除机制最重要的参数。

以 U 代表尿中某药物的浓度(mg/ml),以 V 代表每分钟的尿量(ml/min),则每分钟从尿中排出的该药物量为 $U·V$,除以该药物在血浆中的药物浓度 C(mg/ml),可得到该药物的肾清除率为

$$CL_r = U·V/C \tag{5-7}$$

通过对各种物质清除率的测定,与肾小球率过滤 GFR 比较,可以推测哪些物质能够被肾小管重吸收,哪些物质被肾小管分泌,从而推论肾小管对不同物质的转运功能。例如,葡萄糖可通过肾小球自由滤过,但清除率几乎为零,表明葡萄糖可全部被肾小管重吸收。尿素清除率小于 GFR,说明尿素被肾小管和集合管部分重吸收。表 5-3 总结了药物清除率和肾排泄机制之间的关系。

表 5-3 肾清除率和肾排泄机制之间的关系

CL_r / GFR	肾排泄机制	举例
0	肾小球完全过滤,被肾小管和集合管完全吸收	葡萄糖
0~1	肾小球滤过和部分肾小管重吸收	尿素、脂溶性药物
1	只有肾小球滤过	菊粉
>1	肾小球滤过加上肾小管主动分泌	对氨基马尿素、离子药物

影响肾清除率的因素包括血浆药物浓度、药物血浆蛋白结合率、尿的酸碱度和尿量等。

三、影响肾排泄的因素

影响药物肾排泄的因素主要有生理因素(年龄、性别、疾病等)和药物的理化性质、合并用药等的影响。

(一)生理因素

1. 年龄 肾是药物排泄的重要器官。老年人、新生儿、婴儿的肾小球的滤过、肾小管与集合管的分泌与重吸收功能均较成人低下,结果药物的清除率降低,半衰期延长,药物容易在体

内蓄积，增加毒副反应。主要由肾以原型排出的药物或肾毒性较大的药物应用于上述人群时应调整剂量，如氨基糖苷类抗生素、青霉素G、头孢噻啶、苯巴比妥、呋塞米、地高辛等半衰期在老年人明显延长。因此，对肾功能不良的老年人应根据其肌酐清除率决定给药剂量与给药间隔时间，根据血药浓度水平，制定合理的个体化给药方案，以减少毒副反应的发生。

2. 性别 女性在月经、妊娠、分娩和哺乳时期对某些药物的反应具有特殊性，尤其是孕妇妊娠期内，由于胎儿生长发育的需要，孕妇体内各系统发生一系列适应性的生理变化，存在胎儿、胎盘及激素的影响使药物在孕妇体内的吸收、分布、代谢、排泄过程均有不同程度的改变。例如，孕妇心每搏输出量和肾血流量均增加，肾负担加重，肾小球滤过率增加50%，从肾排出的过程加快。妊娠高血压孕妇，因为肾功能受影响，药物排泄减少，反而使药物容易蓄积。

3. 疾病 肾功能减退不仅导致体液和电解质紊乱，还会引起生理和代谢功能的改变，改变药物的分布和消除，使其体内药物动力学发生改变。因发生肾疾病而导致的肾滤过率降低、分泌和重吸收减少等均能影响药物的排泄。例如，急性肾小球肾炎时，由于肾小球毛细血管管腔变窄或完全阻塞，以致有滤过功能的肾小球数量减少，有效滤过面积也因此减少，导致肾小球滤过率降低。高血压晚期，入球小动脉由于硬化而缩小，肾小球毛细血管血压可明显降低，于是肾小球滤过率减少而导致少尿。肾盂或输尿管结石，肿瘤压迫或其他原因引起输尿管阻塞，都可使肾盂内压显著升高，此时囊内压也将升高，致使有效滤过压降低，肾小球滤过率因此而减小。某些疾病引起溶血过多，血红蛋白过多可堵塞肾小管，这些情况也会导致囊内压升高而影响肾小球滤过。肾血浆流量在严重缺氧、中毒、中毒性休克等病理条件下，由于交感神经兴奋，肾血流量将显著减小，肾小球滤过率也因而显著减小。尿毒症会引起肾小球滤过率和主动分泌减少，使药物的肾排泄降低，药物的消除半衰期延长，对治疗指数小的药物，如不适当减少剂量容易产生毒副作用。

（二）药物的理化性质

药物的相对分子质量大小、脂溶性、pK_a和解离状态等理化性质均能影响药物的排泄。一般相对分子质量低于300的药物主要通过肾排泄，相对分子质量300~500的既经肾排泄也经胆汁排泄，相对分子质量大于500的药物主要通过胆汁排泄。药物的排泄包括了肾小球滤过、肾小管主动分泌和肾小管重吸收，药物的脂溶性、pK_a和解离状态等因素主要影响药物的被动重吸收，一般脂溶性大、非解离状态的小分子药物容易重吸收。

（三）合并用药

与蛋白结合的药物不能被肾小球过滤，药物血浆蛋白结合率高，则肾排泄速度下降。所以，如果合用的药物可与血浆蛋白竞争性结合，会极大影响非结合型药物的浓度，从而影响肾排泄速率。例如，阿司匹林、依他尼酸、水合氯醛等具有较强的血浆蛋白结合能力，与口服磺酰脲类降糖药、抗凝血药、抗肿瘤药合用时使这些药物的排泄加快。

肾小管分泌属于主动转运，因此对于在肾小管主动分泌且在相同系统转运的药物，合并用药可引起相互拮抗抑制。例如，青霉素、吲哚美辛及呋塞米等酸性药物与丙磺酸合用时，这些药物在血液中的浓度维持时间长。醋酸己脲与保泰松联合应用，可增强醋酸己脲的降糖作用。

合并用药对重吸收的影响主要表现在一种药物使尿的pH和尿量的改变，从而影响另外一种药物的重吸收。使尿的pH发生变化的药物在与其他药物合并使用时，大部分药物的排泄会受到影响，如磺胺嘧啶（SD）、磺胺甲基异噁唑（SMZ）等在酸性尿中易析出结晶，故与碳酸氢钠同服以碱化尿液。

四、肾排泄的研究方法

研究药物从尿中排泄多采用在体法。对象是人或者动物，通常是给药后，不同时间收集尿，记录尿量,测定尿浓度,计算累计排泄量,直至排泄完成。利用尿药总排泄量与给予药剂量比为尿药排泄分数,可同时计算尿药排泄速率。离体法主要用于动物实验,如离体肾灌流技术,用于研究药物肾排泄机制、药物肾代谢、排泄及药物的相互作用和肾功能等方面,对发现和评价药物肾排泄及其相互作用具有重要价值。肾皮质切片蓄积法用于研究排泄过程中是否存在主动转运系统。截留分析法是一种分析肾小管各段转运功能的方法,主要用于肾小管对各种物质分泌和重吸收的定位。此外,还用微穿刺法和肾门循环法等。

第三节 药物的胆汁排泄

肝的胆汁系统是分泌胆汁和除肾外排泄药物的最主要系统,机体中重要的物质如维生素 A、维生素 D、维生素 E、维生素 B_{12} 和性激素、甲状腺素及这些物质的代谢产物从胆汁中排泄很显著。此外,作为机体异物的某些药物和食品添加剂,胆汁排泄亦发挥了重要作用。由于很多药物在肝中生物转化,所以胆汁的排泄对于阐明药物的体内过程十分重要,同时由于存在肝肠循环,对药效持续时间长短及是否出现毒性均具有重要意义。

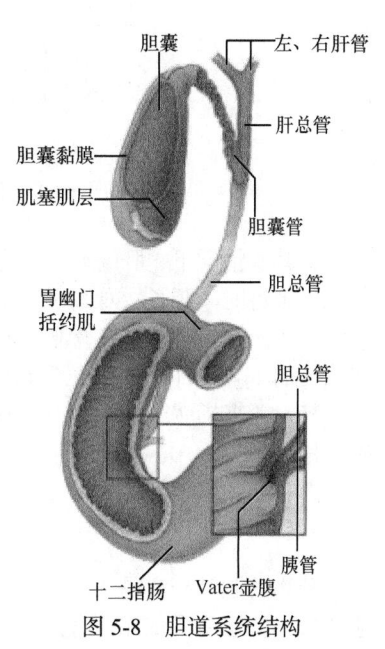

图 5-8 胆道系统结构

一、胆道系统的解剖结构

胆道系统是从肝细胞运送胆汁到十二指肠肠腔的一套特殊的管道系统,解剖学上(图 5-8),一般将该胆道系统分为肝内胆管和肝外胆管两部分,肝内胆管于肝外汇聚成胆总管,肝细胞分泌的胆汁汇入胆总管,再经胆囊管流入胆囊中储存和浓缩。消化活动开始时,胆汁从胆囊中,经胆囊管、胆总管、肝胰壶腹、十二指肠乳头进入十二指肠肠腔。成年人一天分泌胆汁 800~1000ml。

二、肠肝循环

当药物分泌至胆汁进入肠腔,并经门静脉重吸收回到肝的过程称**肠肝循环(enterohepatic circulation)**(图 5-9)。己烯雌酚、洋地黄毒苷、氨苄西林、卡马西平、氯霉素、吲哚美辛、螺内酯、胺碘酮、雌二醇等均存在肠肝循环。

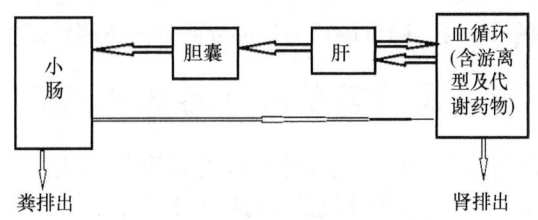

图 5-9 药物肠肝循环示意图

吲哚青绿、地高辛、红霉素等药物以原型形式从胆汁排泄,但有些药物,如吲哚美辛、酚酞、吗啡、雌三醇等药物以葡萄糖醛酸苷结合物形式从胆汁排泄,在消化道内可被消化酶、肠壁酶或肠道细菌丛分解转变为母药而重吸收。

肠肝循环的影响因素包括：药物的理化性质（极性、分子大小等），肝内的生物转化作用，在胆小管内的重吸收，肠道内吸收的程度，肠壁上 P-糖蛋白的数量及肠壁的代谢等。

某些药物因为肠肝循环可出现第二个血药浓度高峰或尿排泄高峰，被称为双峰现象。例如，双嘧达莫可出现第二个血药浓度高峰是由于重吸收造成（图 5-10）。某些原因也可引起口服药物的双峰现象，如胃排空迟缓、药物在不同吸收部位吸收速率不同、制剂原因（同时含速释和缓释成分）等。

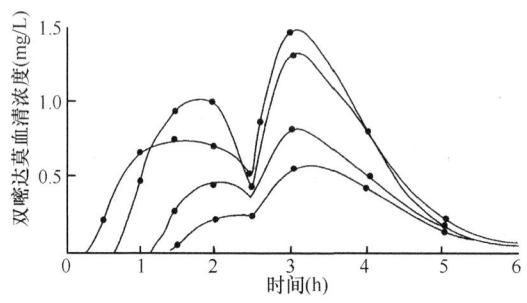

图 5-10　不同给药剂量双嘧达莫血清浓度-时间曲线

在某些情况下，肝肠循环有利于药物的临床治疗，能够延长药物在体内的滞留时间而使血药浓度维持时间延长，如酚酞口服给药一次作用可维持 3～4 日。中断肠肝循环可加速药物的排泄。例如，阴离子交换树脂可与肠道的洋地黄毒苷结合使肠肝循环中断，结果是洋地黄毒苷在人体的 $t_{1/2}$ 从 11.5 日减少至 6.6 日，有利于中毒患者的解毒。又如，治疗风湿性关节炎的来氟米特，考来烯胺或活性炭可与代谢产物结合，阻断肠肝循环，促进消除，避免产生严重的毒副作用。

三、药物胆汁排泄的机制

药物的胆汁排泄是一种细胞膜转运过程，其转运机制可分为被动转运和主动转运。胆汁排泄的被动转运主要依靠两种途径，一种是一些小分子药物可通过细胞膜的膜孔滤过；另一种是通过细胞膜类脂质部分进行分配扩散，统称为被动扩散，被动转运在药物的胆囊转运中所占比重较小。大多数胆汁排泄的药物属于主动转运过程，表现为胆汁中的药物浓度显著高于血液中的浓度。目前已知肝细胞至少存在 5 个转运系统，分别转运有机酸（如对氨基马尿酸、青霉素、丙磺舒、酚红、胆红素、噻嗪类药物等）、有机碱（如普鲁卡因胺、红霉素等）、中性化合物（如强心苷、甾体激素等）、胆酸及胆汁酸盐和重金属（如铅、镁、汞），同一转运系统的药物相互间存在竞争抑制现象，高浓度药物也可能存在饱和现象。

口服给药后，在粪便中出现药物时，很难确定是由胆汁排泄还是没有被吸收的。但如果静脉注射给药在粪便中观察到药物，则可以认为这部分药物是由胆汁排泄的。

四、影响药物胆汁排泄的因素

影响药物胆汁排泄的速率和程度主要有药物的理化性质（化学结构、极性、相对分子质量等）和生物学因素（种族、性别、年龄、胆汁流量、药物生物转化过程、蛋白结合率等）的影响。

（一）药物的理化性质

相对分子质量超过 500 的药物主要由胆汁排泄。相对分子质量在 300～500 的药物由尿和胆汁两种途径排泄。对于这些药物，当其中一个排泄途径减弱时，会导致另一个排泄途径代偿性增加。相对分子质量小于 300 的化合物几乎全部由肾从尿中排泄。表 5-4 为常见的通过胆汁排泄的药物。

表 5-4 胆汁药物排泄的例子

胆汁排泄（原型或代谢物）	
头孢孟多	氟伐他汀
头孢哌酮	洛伐他汀
氯霉素	拉氧头孢
地西泮	普拉洛尔
地高辛	螺内酯
多柔比星	睾酮
多西环素	四环素
雌二醇	长春新碱

　　胆汁排泄的药物一般还具有较强的极性基团，许多胆汁排泄的药物是代谢物，常常是葡萄糖醛酸苷结合物。大多数代谢物的极性增加，葡萄糖醛酸苷结合物不仅使相对分子质量增加了近 200，也增加了极性。同样，也可通过增加或减少药物的极性达到促进或减少药物排泄的目的。例如，对利福霉素的结构适当改造，使其极性减少，胆汁排泄减少，口服能够达到预期的效果。

　　由于药物的胆汁排泄大部分属于主动转运过程，需要相应载体参与，因此，药物的结构不同甚至存在立体异构体的情况下，药物的胆汁排泄存在差异。例如，曲马多为手性药物，分子中有 2 个手性碳原子，4 种异构体，其中反式异构体的左旋和右旋体在大鼠胆汁排泄中具有立体选择性。

（二）生物学因素

　　种族、性别、年龄、胆汁流量、药物生物转化过程、蛋白结合率等也能够影响药物的胆汁排泄。大多数药物的胆汁排泄是主动转运，因此影响主动转运过程的因素都会影响到药物的胆汁排泄。例如，肝中表达很多特异性的载体在药物的胆汁排泄中发挥重要的作用，人类的种属、性别和年龄等因素可能造成载体种类和数量的差异，从而引起药物胆汁排泄的不同。胆汁流量的改变会影响经胆汁排泄药物的排泄，主要经胆汁排泄的药物会随着胆汁流量的增加而增加排泄量。多种因素可影响胆汁的流量，如疾病、合并用药、肝功能、食物等等。胆汁淤结的患者药物经胆道排泄能力受损，从而有增加经胆道排泄药物中毒的危险。

五、胆汁排泄的研究方法

　　对新药研究而言，研究药物的胆汁排泄的主要方法是胆汁引流。动物通常选用清醒大鼠，乙醚麻醉后，作胆管插管术，等动物清醒后给药，按照一定的时间间隔收集胆汁至药物排泄完成。记录胆汁体积，测定胆汁中药物浓度，计算累计排泄量和排泄分数。

第四节　药物的其他排泄途径

一、乳汁排泄

　　大多数药物能从乳汁排出，一般药物从乳汁排泄的总量低于 2%，不足以引起婴儿的药物效应。但是有些药物从乳汁中排泄量较大,如卡马西平、红霉素、地西泮和巴比妥盐等。婴儿由于肝、肾功能发育不全,有些药物在婴儿体内蓄积,对婴儿的安全有潜在的影响,如磺胺可以引起新生儿黄疸,抗生素可引起婴儿重复感染。在新药开发中往往要求进行乳汁排泄实验。

药物从母血通过乳腺运转,血浆和乳汁中药物被乳腺的上皮细胞膜分隔开,药物的转运主要受下列因素影响。

1. 血浆游离药物浓度 血浆中未与蛋白结合的游离药物浓度越高,转运到乳汁的浓度越高。

2. 药物的脂溶性 脂溶性大的药物易于转运。

3. 血浆与乳汁的 pH 人乳 pH 为 6.8～7.3,弱酸性药物在乳汁浓度比血浆中的低,而某些弱碱性药物可等于或高于血浆浓度。

4. 药物相对分子质量大小 相对分子质量越小越容易转运。

二、唾液排泄

药物主要通过被动扩散方式由血浆向唾液转运,转运速度取决于药物的脂溶性、pK_a 和蛋白结合率等因素。游离型的脂溶性药物以原型在唾液和血液之间自由扩散并形成平衡,因此,唾液中药物的浓度近似于血浆中游离药物的浓度。

也有一些药物以主动转运的方式由血浆向唾液转运,如碳酸锂,唾液中锂离子的浓度是血浆中浓度的 2～3 倍。

唾液是由大小唾液腺分泌的混合液体,其分泌量及成分有明显个体差异,同一个体日内和日间也有不同。一般日分泌量为 1～1.5L,pH 近中性(6.5-7.1)。一般唾液排泄对药物的消除无显著临床意义,但可以利用唾液中药物浓度与血浆药物浓度比值相对固定的规律,以药物唾液浓度代替血浆浓度,研究药物的体内动力学,如水杨酸钠、苯妥英钠、奎尼丁、对乙酰氨基酚、甲苯磺丁脲、茶碱、地西泮、苯巴比妥等药物的唾液浓度与血药浓度均有很好的相关性。

三、汗排泄和肺排泄

皮肤的排泄作用主要是通过汗腺和皮脂腺进行的。小汗腺分布非常广,一般屈侧较伸侧多,但以掌趾为最多。在室温条件下,只有少数汗腺处于分泌状态,当皮肤温度上升后参与活动的小汗腺数目也增多,分泌量也随之增多。皮脂腺除掌趾以外几乎遍布全身,皮脂腺排泄的调节机制目前尚未完全明了,目前较为流行的压力学说认为,皮脂腺的排泄是间断性的,皮脂腺的分泌量和速度与皮肤表面脂质的厚度成反比。

某些药物及机体正常代谢产物,如磺胺类、盐类(主要是氯化物)、苯甲酸、水杨酸、乳酸及氮的代谢物、尿素等可以随汗液向外界排出,药物由汗液排泄主要依赖于分子型的被动扩散。

相对分子质量小、沸点较低和蒸汽压较高的吸入麻醉剂、二甲亚砜、大蒜辣素及某些代谢废气等可随肺呼气排出,其排泄量与个体的肺活量和吸入量等有关,某些极微量的毒物亦可随呼气排出。

本 章 小 结

体内药物以原型或代谢物的形式通过排泄器官排出到体外的过程,称为药物的排泄。体内药物通过代谢(生物转化)和排泄从体内不可逆除去,称为药物消除。肾排泄和胆汁排泄是药物的最重要排泄途径,部分药物也可以从唾液、乳汁、汗液及肺等途径排泄。

肾是药物排泄的主要器官,药物从肾的排泄,是肾单位的滤过、分泌和重吸收的综合结果。

①肾小球滤过：肾小球毛细血管的基底膜通透性较强，除了血细胞、大分子物质及与血浆蛋白结合的药物外，绝大多数非结合型的药物及其代谢产物均可经肾小球滤过，进入肾小管管腔内。肾小球滤过作用的大小可用肾小球滤过率（GFR）表示。②肾小管分泌：肾小管分泌是指肾小管和集合管上皮细胞将自身代谢产生的物质或某些进入体内的物质通过分泌过程排入小管液，这一过程主要通过主动转运完成，机制有阴离子转运机制和阳离子转运机制。③肾小管重吸收。物质从肾小管液中转运至血液的过程称为重吸收，有主动重吸收和被动重吸收两种形式。被动重吸收与药物的脂溶性、pK_a、尿的 pH 和尿量等因素有关。肾清除率（CL_r）是指单位时间由肾清除的药物的血浆体积，即单位时间内能将多少体积（通常以 ml 为单位）血浆中所含的药物完全清除出去，肾清除率的单位通常为 ml/min。肾清除率反映了肾对不同物质的清除能力，具有重要的临床意义，也是评价消除机制最重要的参数。影响药物肾排泄的因素主要有生理因素（年龄、性别、疾病等）和药物的理化性质、合并用药等的影响。

肝的胆汁系统是分泌胆汁和除肾外排泄药物的最主要系统，由于存在肝肠循环，对药效持续时间长短及是否出现毒性均具有重要意义。某些药物因为肠肝循环可出现第二个血药浓度高峰或尿排泄高峰。在某些情况下，肝肠循环有利于药物的临床治疗，能够延长药物在体内的滞留时间，中断肠肝循环可加速药物的排泄。药物的胆汁排泄是一种细胞膜转运过程，其转运机制可分为被动转运和主动转运。影响药物胆汁排泄的速率和程度主要有药物的理化性质（化学结构、极性、相对分子质量等）和生物学因素（种族、性别、年龄、胆汁流量、药物生物转化过程、蛋白结合率等）的影响。

此外，药物还可经唾液、乳汁、汗液及肺等途径排泄。

思考题与习题

1. 简述药物肾排泄的过程、机制和影响因素。
2. 简述药物胆汁排泄的机制和影响因素。
3. 请解释什么是肠肝循环？对药物作用有何影响？
4. 解释血浆蛋白结合为什么会延长只有肾小球滤过排泄药物的肾清除率，但不影响由肾小球滤过和肾小管主动分泌排泄药物肾清除率。
5. 头孢拉定完全以原型从尿中排泄，研究表明，同时给予丙磺舒会使血清头孢拉定浓度上升。头孢拉定与丙磺舒可能的作用机制是什么？

（陈　文）

第二篇 药物动力学

第六章 药物动力学概述

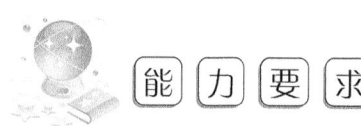

1. 掌握药物动力学的基本概念及内涵，房室模型基本概念，常见药物动力学参数概念及求算。
2. 熟悉生理药物动力学模型，药物体内线性速率过程。
3. 了解药物动力学的进展和研究方法，药动-药效结合模型基本概念，非线性速率过程。

第一节 药物动力学定义及发展

一、药物动力学定义

药物动力学（pharmacokinetics），简称药动学，又称药物代谢动力学或药代动力学，是将动力学（kinetics）原理应用于药物的一门交叉学科。其致力于研究药物或外源物质，通过各种途径进入有机体内后的吸收（absorption）、分布（distribution）、代谢（metabolization）、排泄（excretion）过程（ADME过程）的量变规律，并用数学表达式阐明不同部位药物浓度与时间的关系。

药物的作用起始点为药物通过不同给药途径进入有机体，作用结束于药物产生对机体有益或者有害的生物效应。其中，给药过程包括药物剂量、给药频率和给药途径的选择。涉及的相关学科有药理学、药物化学、临床药学、生物药剂学等。最佳给药方案的设计需要系统地了解药物给予的最佳途径、相应代谢过程及相关代谢产物的毒副作用。同时，还必须根据个体患者特点（如年龄；性别；体重；生理情况，如怀孕、伴发疾病、遗传因素等）设计给药途径、药物剂型、药物剂量和给药间隔。从而达到安全、有效、经济、无不良反应及满足治疗目的要求的给药方案。

二、药物动力学研究内容

药物动力学的研究内容包括药物进入有机体、药物在有机体内的分布和药物离开有机体的过程，以及产生这些过程的驱动力和速率。药物动力学还涉及研究机体内血药浓度与时间的变化规律。从治疗角度看，药物在靶器官内的浓度至关重要。药物在靶器官处应当达到一个可以产生有效的生物效应浓度，并非产生毒性反应的过高浓度。从临床角度上讲，不可能对靶器官的药物浓度进行常规测量，因此，药物动力学主要研究的是药物在血浆内的总浓度（血药浓度）。通常认为，血药浓度反映了药物在靶点处的浓度，并且两者呈线性关系。血药浓度的增加或减少，反映了药物在靶器官内同比例的增加或减少。然而，血药浓度和靶器官内药物浓度的关系可能会存在更为复杂的联系。值得注意的是，虽然血药浓度的变化通常会导致药物在作用部位的浓度按比例变化，但是局部组织器官药物浓度的变化不一定会影响血药浓度的变化。因为被传递到作用部位的药量只占总给药量的一部分，所以局部器官药物浓度的变化对血药浓度的变化不一定能起到明显的影响作用。

药物动力学的研究内容包括药物动力学理论研究，以及制剂和临床应用等领域的研究，具体研究内容有如下几个方面。

1. 建立药物动力学数学模型　研究药物在各种体液、组织和排泄物中原型药及其代谢产物水平与时间关系的过程，运用房室或者非房室模型对药物动力学参数进行估算。房室模型将机体以类群形式分为几个不同的隔室或者房室，然后根据药物在各房室间的转运或者消除，通过动力学模型估测**血药浓度-时间曲线**（concentration-time）。非房室模型则不需要对药物或者代谢产物设定专门的房室，通过统计矩等方法估算药物动力学参数。只要药物符合线性药物动力学，均可采用此法。然而，这些模型并不总是能真实地反映生物体内的实际情况。例如，并不是身体所有的组织器官都有相同的血液供应量，因此，药物在血液供应量少的组织器官内的分布要慢于血液供应量多的组织器官。此外，还有一些组织（如脑组织），对药物分布具有天然屏障，药物在这些组织中的分布往往取决于药物的分子特性，如脂溶性、相对分子质量等。

2. 应用药物动力学指导新药筛选，为新药开发提供科学的理论依据　回顾药物研究发展过程，不难看出药物动力学对于临床药物设计指导的重要意义。从药物动力学角度来说，新药设计就是通过化学手段改变药物的化学结构，设计出符合临床需要的药效高、副作用少的药物以满足治疗的要求。即探讨"药物结构-药物动力学-药效学"之间的关系。应用药物动力学研究，可求得这些药物的动力学参数，如首剂药量、维持剂量、给药间隔时间等主要用药指标，便于进行定量比较。同时，也可以帮助由于化学结构变化所引起的药物体内过程的改变做出分析和讨论。

3. 与临床药学相结合，指导临床用药，实现临床给药方案个体化　在临床给药方案中，根据药物动力学参数，如生物半衰期、平均稳态血药浓度、最低稳态血药浓度等，帮助给药间隔、负荷剂量、维持剂量的设计。治疗药物监测（therapeutic drug monitoring，TDM）应用相应的检测技术，测定血液或体液中的药物浓度，根据患者的具体情况，制定更加合理、安全、有效的个体化给药方案，特别是针对器官病变患者，具有重要的临床意义。

4. 与药剂学相结合，指导剂型改造，开发新剂型　可用于，如控缓释制剂、靶向制剂等的开发研究。其研究内容主要是药物及其剂型在体内的吸收、分布、代谢与排泄过程，阐明药物的剂型因素和生物因素与药效之间的关系。其研究目的在于通过药物动力学研究所提供的资料，正确地评价药物制剂的质量，设计合理的剂型，为临床合理用药提供科学依据，保证临床用药的安全性和有效性。

5. 药物制剂的生物利用度和生物等效性研究　生物利用度是衡量药物制剂主药成分进入血液循环速率和程度的一种量度，是评价药物制剂质量标准的重要项目之一。在药物制剂的研发和生产、临床合理用药、寻找药物无效或中毒原因中具有重要的指导意义。通过生物利用度和生物等效性的研究提供评价药物处方设计合理性依据，为新剂型制剂进入临床应用提供理论支持。

6. 中药药物动力学的研究　可借助药物动力学原理研究中药的活性成分或组分、单方或复方制剂在体内动态变化规律。中草药有效成分的药物动力学研究，是为传统医药学发掘、整理、提高的一个崭新课题，具有重大的理论和实用意义。近年来我国中草药研究工作取得了突飞猛进的发展，如水飞蓟种子提取的西利宾的药物动力学研究，为其临床用药方案合理化提供了理论依据。

三、发展概况

药物动力学的概念早在20世纪初就已提出，并有了相关文献的发表。然而，药物动力学作为独立学科真正的发展仅几十年的历史。20世纪60年代,由于电子计算机的快速发展和分析化学的重大突破(它已使人们能从极少量的生物样液中定量测出痕量药物和化学物质浓度),推动了药物动力学的进步。国际上,1972年由国际卫生科学研究中心(International Center for Advanced Study in Health Sciences)的John E Fogarty发起,在美国马里兰州波兹大学国立卫生科学研究院(National Institutes of Health,NIH)召开了药理学与药物动力学国际会议。在这次具有历史意义的会议上,第一次由NIH这样的权威性机构正式认定药物动力学为一门独立的学科。

20世纪60年代中后期,Bischoff及Dedrick等人开始致力于研究基于生理学的药物动力学(生理模型药动学,physiological pharmacokinetics)的建模方法。生理模型药动学是根据生理学、生物化学和机体解剖学的知识,将身体的各个组织、器官等效为一个个房室。每一器官或组织(房室)在实际血流速率和组织/血液分配系数及药物性质的控制下遵循物质平衡原理进行药物转运。因此,生理模型可描述身体器官或组织内药物浓度经时变化,以提供药物体内分布信息。同时,该模型还可以模拟肝、肾等代谢及排泄功能,提供药物体内生物转化信息,从而得到药物对靶器官作用的相关资料,有助于对药物作用机制的探讨。生理学模型的提出、确证和应用,代表着一个非常卓越的研究领域,该模型可以用于复杂的生理学研究。

1977年,Sheiner首次提出群体药物动力学的概念(population pharmacokinetics,PPK)。群体药物动力学是研究给予标准剂量药物时,血药浓度在个体之间的变异性与个体的各种协变量(如年龄、性别、身高、体重、疾病状态、联合用药情况等)之间关系的学科。即利用稀疏数据(sparse data)研究群体特征、变异和各种因素对药物动力学参数影响的药物动力学研究方法。它将经典的药物动力学模型与统计学模型结合起来研究药物在人体内的典型处置过程,其目的就是为患者用药个体化提供依据。目前,该原理已成功应用于临床个体化给药方案的设计。

此外,概率论与随机过程论也被用于研究药物的体内动态过程。1978年,Yamaoka和Cutler首次将非房室模型的统计矩理论系统应用到药物动力学中。1979年,Benet描述了稳态条件下表观分布容积的非房室模型分析方法。1980年,Riegelman和Collier应用统计矩理论分析药物在动物体内的溶解和吸收动力学过程。目前,"矩"已经成功地用于分析药物分子在体内的平均驻留时间。

伴随药物动力学的发展,生物药物分析方法也得到迅速的发展,气相色谱-质谱联用技术、高效液相色谱-质谱联用技术、高效液相色谱-核磁共振联用技术、固相微萃取技术、微透析技术、实时定量荧光PCR等新技术、新方法均在药物动力学领域中得到应用。此外,针对手性药物体内过程立体选择性进行的手性药物药物动力学(chiral pharmacokinetics)研究,针对生物技术药物多肽、蛋白进行的生物大分子药物动力学研究等,都丰富了药物动力学研究内容,促进了药物动力学的进一步发展。近年来,药物动力学的研究在理论、实验方法和应用上都有飞速的发展。特别是20世纪70年代中后期电子计算机的应用,使得数据处理的准确性、精度与速度都大为提高,推动了药物动力学的进步和其在药学领域的广泛应用。目前,国际上常用的药物动力学分析软件有MATLAB/SimBiology,Phoenix/WinNonlin,PK Solutions,COPASI等。

我国药物动力学研究可以追溯到20世纪50年代。宋振玉教授于1957年,发表了我国药物动力学研究领域的第一篇论文——《三价葡萄糖酸锑铵和酒石酸锑钾的毒性及注射后锑的吸收、分布和排泄》,开创了我国药物动力学的研究领域。1980年,湖南科学出版社出版了我国第一本《药物代谢动力学》著作,术语"pharmacokinetics"首次被引入,为药物动力学在我国的发展起到开拓作用。1986年,我国建立了中国药理学会药物代谢专业委员会(CSSX),为我国药物动力学的发展起到重要的推动作用。国际药物代谢学会(International Society for the Study of Xenobiotics,ISSX)是首个致力于外源化学物代谢和分布研究的学术组织。ISSX与中国药理学会药物代谢专业委员会(CSSX),在2009年签订了战略伙伴关系,旨在促进药物代谢、药物转运及药物相互作用研究在中国的学术交流,特别是对年轻学者和研究生的培养。近年,中国药理学会药物代谢专业委员会（CSSX）年度系列药物代谢学术会议的开展，为我国药物动力学走向世界起到桥梁作用。

中药的药物动力学是借助于动力学原理，研究中药单方和复方活性成分的体内吸收、分布、代谢和排泄的动态变化规律及其与体内时效关系，并用数学函数加以定量描述的一门学科。早期中药药物动力学的研究方法以生物效应法为主，近年来，逐步演变为血药浓度测定法。现代中药药物动力学的发展过程大致经历三个阶段：第一阶段（1949~1970年），主要进行活性成分的体内研究，未采用现代药物动力学理论对实验数据进行动力学分析。第二阶段（1970~1990年），中药药物动力学迅速发展，涌现大量中药动力学相关文献，如甘草、丹参、银杏叶等。同时出现创新研究方法，在国际上产生了一定的影响。第三阶段（1990年至今），中药药物动力学作为一门新兴学科逐步形成。

第二节 药物动力学相关学科

一、临床药物动力学

临床药物动力学（clinical pharmacokinetics）主要研究临床用药过程中，人体对药物处置的动力学过程及各种临床条件对体内过程的影响，通过计算机预测血药浓度制定最佳给药方案，指导合理用药。新药临床药物动力学研究是新药临床研究的重要内容，通过新药的临床药物动力学研究，获得药物在不同人群中的药物动力学特点，淘汰药物动力学性质不良的新药。新药Ⅰ期临床药物动力学研究对象为健康志愿者。研究内容包括：单次/多次给药的药物动力学研究、进食对口服药物的药物动力学影响研究、药物代谢产物的药物动力学研究、药物-药物相互作用的药物动力学研究。通过Ⅰ期临床药物动力学研究，获得药物的主要药物动力学参数（T_{max}、C_{max}、$t_{1/2}$等），为Ⅱ、Ⅲ、Ⅳ期临床研究的用药方案提出指导性建议。Ⅱ、Ⅲ、Ⅳ期临床药物动力学研究对象为适应症患者和特殊人群的药物动力学研究。其中，特殊人群包括：肝功能损伤、肾功能损伤、老年患者和儿童患者。新药药物动力学研究结果是指导临床合理用药的基础，并为制定合理的剂型、剂量、给药频率、给药途径和疗程提供理论依据，是新药开发中不可或缺的重要研究内容之一。

二、毒物动力学

毒物动力学（toxicokinetics）是毒理学的新分支。毒物动力学采用数学方法研究毒物在体内的吸收、分布、生物转化和排泄等代谢过程随时间变化的规律，即毒物在体内量变规律的一门学科。毒物动力学主要研究内容为药品安全性评价，工业化学品风险评估（化肥、农药、杀菌剂、致癌物、纳米材料等），以及食品、化妆品和个人护理产品的非药物成分的安全性评估。毒物动力学在药品安全性评价中的应用是新药研发的重要组成部分。毒物动力学在化学风险评估改进中的应用已得到国际生命科学学会（International Life Sciences Institute, ILSI）、经济合作与发展组织（Organization for Economic Co-operation and Development, OECD）、健康和环境科学研究所（Health and Environmental Sciences Institute, HESI）和化工行业的认可。

三、临床毒理学

临床毒理学（clinical toxicology）是从临床角度研究剧毒药或毒物与人体相互作用的一门学科，它包括毒效学和毒物动力学两个方面。其主要任务是阐明中毒后临床症候的规律及机制，确定毒性反应和靶器官，阐明中毒机制，为诊断及防治措施提供理论依据和中毒解救措施。临床毒理学也研究药物的副作用，确定安全用药范围，以防止医源性药物中毒。1964年，欧洲中毒中心和临床毒理学家协会（European Association of Poisons Centres and Clinical Toxicologists, EAPCCT）成立。1968年，美国临床毒理科学院（The America Academy of Clinical Toxicology, AACT）成立。这些国际科学组织的主要任务是联合临床毒理学科学家和临床医生，鼓励发展用于治疗人类和动物中毒的安全、有效的治疗方法和技术。

四、药物效应动力学

药物效应动力学（pharmacodynamics）简称药效学。主要研究药物对机体的作用、作用规律及作用机制，其内容包括药物与作用靶位之间相互作用所引起的生物化学、生理学和形态学变化，药物作用的全过程和分子机制。早期的药理研究表明药物产生的药效反应取决于药物分子的化学结构，药物受体只与具有特定化学结构的药物作用，摒弃受体的分类是根据其所引起的药效学反应类型进行。应用药效动力学可以更好地描述引发药理效应的分子事件。药效动力学模型可以简化复杂的过程，建立药效动力学模型的过程将会一直持续到可以找到定量描述真实过程的模型。药效动力学建模技术与临床药理学的结合极大地促进了对药物效应动力学的理解，推动了"药物动力学-药物效应动力学模型"（pharmacokinetic-pharmacodynamic model, PK-PD模型）的发展。PK-PD模型使用从血药浓度-时间曲线得到的数据来预测药物的药物效应动力学，进而为临床筛选疗效高、毒性小的药物，避免毒副作用，达到安全、合理用药的目的。

第三节 基础药物动力学和药物动力学模型

药物在体内组织和体液中运行的过程是一个动态过程，其在体内的分布和处置具有复杂的生物学特性。药物的任何变化都有可能在任何时间发生，在设计一个药物的临床治疗范围时，这些因素都必须考虑。由于药物的这些体内过程中固有的及不可预测的复杂性，就需要使用数学模型及统计学的方法来预测药物剂量或者在给定剂量的情况下预测药物在特定时间内的作用效果。模型只是个假说，是利用数学的术语来简明地描述定量的相关性。模型预测的准确程度取决于选择的模型是否恰当，由数学方程得到的参数是否对药物体内动态过程起决定作用。药物动力学模型通常涉及自变量和因变量。例如，使用药物动力学模型来预测某药物口服20mg 1h后肝中的浓度，自变量是时间，因变量是药物在肝中的浓度。在这种情况下，药物在肝中浓度随时间变化的关系可以通过药物动力学参数 k（消除速度常数）来确定。药物在体内的吸收、分布及消除过程都可以用以上所说的模型描述。

药物动力学模型的应用主要涉及以下几个方面：
（1）预测给药后药物在血浆、组织、尿液中的水平。
（2）针对具体的用药个体，计算最佳给药剂量。
（3）预算可能的药物体内累积及（或）代谢。
（4）建立药物浓度和药效及（或）毒副作用的相关关系。
（5）评价不同处方用药的生物等效性。
（6）描述生理基本状态的改变如何影响药物在体内的吸收、分布及消除。
（7）解释药物相互作用。

在药物动力学模型的使用过程中通常会做一些简化假设，如大多数药物动力学模型把血浆药物浓度等同于体内药物浓度。

药物动力学模型可能会基于经验、生理或者隔室。经验模型实践性强，但不利于药物体内过程机制的解释。生理模型也有局限性，以上述例子为例，除了组织采样及体内肝血流量监测，研究者还需要清楚以下问题：什么是肝药物浓度？能否测定出组织血中的药物浓度？如何能采集到一个具有选择性的肝组织切片样本而不被其周围环境污染？什么类型的细胞具有代表性？此外，在肝血灌流中的改变也会改变组织中的药物浓度。

在药物动力学研究中，一个非常简单并且有效的工具就是基于隔室的模型。例如，假设一个通过静脉注射的药物进入体内后迅速分布在体液中。一个能描述以上状态的药物动力学模型就是：盛有一定体积液体的容器，药物一旦进入迅速与液体混匀（图6-1）。药物在容器中的浓度由两个参数控制：①容器中的液体量；②单位时间内药物的消除速率。尽管此模型在处理药物体内处置方面过于简单，但能很好地描述用体液充填的容器模型中药物的药物动力学特征，这个模型称为一室模型。无论在容器还是在一室模型中，随着时间的推移，一部分药物会持续地消除。假如，已知剂量的药物给入后，容器中药物在每一时刻的浓度能被确定，那么容器或隔室中的流体的体积（V_d，分布容积）及药物的消除速度 k 就能被确定。在实践中，药物动力学参数，如 k 和 V_d 可通过采集不同时间段的流体，测定其中药物浓度得到。随着模型的复杂化，计算机程序辅助设计得到了应用。

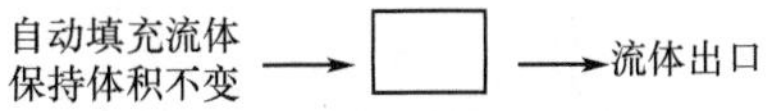

图6-1 一个恒定的药物液体平衡容器

由于模型是基于假设和简化，因而在预测药物药效时并不能完全依赖药物动力学模型得到的参数。对某些药物，个体的基因、疾病状态等会改变药物的作用，因而不能用血浆药物浓度来预测药物的作用。由于在大多数的临床实践中得到的数据是有限的，因而在解释药学数据时必须与临床观察结果相结合，而不仅仅是根据临床医生的说法。药物动力学统计模型的开发有利于此项工作的开展，提高预测的可靠性。

一、隔 室 模 型

假设知道组织药物浓度和药物与组织的结合情况，那么生理药物动力学模型就可以用来比较准确地表述药物在体内呈现的药效情况。生理药物动力学模型在动物体内药物分布研究中应用较广泛，原因是动物组织样本容易采集来进行药物含量测定。而人体的组织样本通常不容易获取，因而针对人体而言，大多数的生理模型是假设一个平均血流，而没有考虑个体差异。由于以上的原因及人体的极其复杂性，人体中的药物动力学通常被简化成用一个或多个容器，或隔室来描述。隔室并没有生理学或解剖学意义，而是具有相同的血流速度和药物亲和性的一个或多个组织的集合体。在同一隔室中，药物均匀分布。进入一个隔室的药物快速混合均匀，这样药物浓度就可用平均浓度代表，每一个药物分子从隔室离开的可能性都相同。药物进入和离开隔室的速度过程用速度常数来定量描述。因为药物能被从系统中消除，因而该模型是个开放系统。隔室模型是基于线性微分方程的线性假设。隔室模型提供了一个简单地把人体组织划分为一个隔室（一室）或多个隔室（多室）的方法。药物在体内各个组织部位的转运速率相近，则药物进入体内迅速达到动态平衡，此时就可把整个机体视为一个隔室（一室）。按照速度论将机体分为两个或两个以上的隔室，则称为二室或多室模型。在同一隔室中，药物分布的均匀程度相似。进入体内的药物往往首先进入那些血流丰富、膜通透性好、药物易于灌注的组织（如心、肝、肾、肺等），这些部位称为**中央室**（central compartment）。其他的机体组织部位依据血流的灌流速率或药物在其中的分布速率，依次分为其他的隔室，称为**周边室**（peripheral compartment）。在隔室模型中如果药物的进入及消除都发生在中央室，这种隔室模型称为**乳突模型**（mammillary model），它是药物动力学中应用最广泛的隔室模型。在药物进入某一给定隔室后，任何一个隔室中的药物量都能被估算出来。在一室模型中，药物的进入和消除都发生在中央室。中央室通常被指定为血流速度或灌流速度快的组织，在其中药物快速达到分布平衡。静脉注射给药的药物直接进入中央

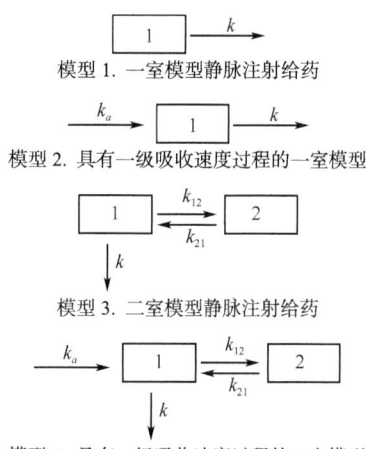

图 6-2 隔室模型

室，药物的消除也从中央室发生，因为涉及药物消除的主要组织如肝、肾都是高灌流组织。在二室模型中，药物在中央室（或血浆室）和周边室中会相互移动。尽管周边室不代表某个特定组织，药物在体内的总量是药物在中央室及周边室中药量的总和。不管是一室还是二室模型，只要知道了模型参数，就能估算出某一时刻体内的药量和从体内消除的药量。在有关组织的信息有限的情况下，隔室模型就特别适用。几种典型的隔室模型表述如图 6-2 所示。

图中隔室 1 代表血浆或中央室，隔室 2 代表周边室。根据模型：①可以得出表述药物浓度在隔室中变化的微分方程；②能直观看到药物进出体内的过程；③可以看出要描述一个体内过程，需要多少药物动力学参数。

乳突模型中的一个或多个隔室像卫星一样围绕着一个中央室。在隔室模型中还有另外一种模型称为**链状模型**（catenary model），由多个链状排列的隔室组成，没有中央室（图 6-3）。

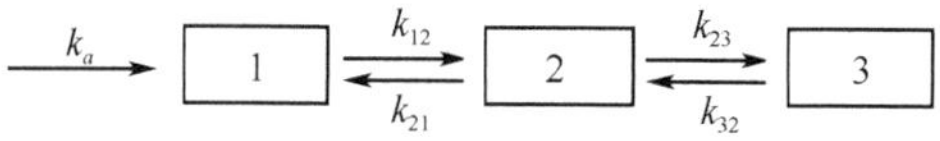

图 6-3 链状模型

链状模型的应用不如乳突模型广泛，因为体内的绝大多数功能器官是与血浆直接相关的。

二、生理药物动力学模型

生理药物动力学模型是基于已知解剖学和生理学数据的模型，也称为血流或灌注模型。该模型是基于这样的考虑：血流是影响药物在体内不同部位分布的主要因素。器官对药物的摄取取决于药物在这些组织中的结合。在该模型中使用的是真实的组织容积而不是预测的组织容积。由于体内有很多组织器官，每一个组织的容积和药物浓度都必须获取。因而该模型得到的结果接近真实。然而，用于描述生理药物动力学模型的很多参数并不容易得到。尽管如此，该模型在描述不同动物种属中生理因素如何影响药物分布方面确实能提供很好的解释。第一，在灌流模型中不需要数据拟合。不同组织中的药物浓度是根据器官组织的体积、血流速度和通过实验测定的组织-血浆比例来估测的。第二，由于特定的解剖生理情况，以上三个值可能不同。因此，在生理药物动力学模型中，必须考虑这些差异在药物分布中的作用。第三，最重要的是生理药物动力学模型可以用于多种种属。可根据其他动物种属的数据来推断人类的数据。这对于隔室模型是不可能的。因为在隔室模型中的分布容积跟血流流量和血流速度有关。至今，有很多药物（如地高辛、利多卡因、硫喷妥）已经用灌流模型来描述。尽管在血液药物水平预测方面很好，有些药物的组织水平不能通过隔室模型来预测。

在灌流模型中，组织隔室的数量因药物而异。一般来说，不考虑没有药物渗透的组织或器官，因此，像脑、骨及中枢神经系统的某些部位的组织通常不被考虑。用微分方程来分别描述每一个器官将会使模型方程变得非常复杂，并且在数学上无法解答。解决办法是把具有相似血流灌注性质的组织归为一个隔室。

灌流模型已经成功用来描述利多卡因在血液和不同器官中的药物分布。肺、肝、脑、肾、心脏及肌肉组织对利多卡因的体内吸收起重要作用，因而将它们分别作为单独隔室，采用分别的微分方程来表述，其他的组织器官被归为**快平衡组织隔室**（rapidly equilibrating tissue，RET）和**慢平衡组织隔室**（slowly equilibrating tissue，SET）。每一个隔室的体积或重量不是由数学估算而是依据生理的特征决定。药物在某个组织隔室中的浓度由该组织积累药物的能力及该组织的血流灌注速率决定。生理药物动力学模型提供了一个用模型描述组织药物水平的接近真实的方法。生理药物动力学模型最大的缺点在于可以得到的数据远少于需要的数据,因而预测的数据并不十分理想。

生理药物动力学模型最重要的应用在于其潜在的从动物的数据来推断人的药物动力学数据。人体及其他动物种属不同器官或组织的质量、蛋白结合率、药物代谢能力、血流通常是已知的或能被测出,因而生理学和解剖学参数可用来根据药物在动物体内的药效预测在人体的药效。

三、药物动力学-药效动力学结合模型

药效动力学研究的是作用部位的药物浓度与产生的药理效应(包括影响药物对受体相互作用的生化和物理的效应)。药物动力学-药效动力学结合模型将血浆药物浓度与作用部位药物浓度相关联,并建立药物药理作用强度和时间的关系曲线。

对某些药物,药理效应的时间曲线与血药浓度-时间曲线没有直接的平行关系。药物产生的最大药理效应可能会在血浆药物浓度达到最大之前或之后发生。此外,某些药物可能会产生与血浆药物浓度无关的延迟的药理效应。具有一个效应隔室的药物动力学-药效动力学模型被用来描述在血浆中药物的药物动力学和药物在作用部位的药理效应-时间曲线的关系(图6-4)。考虑到一个间

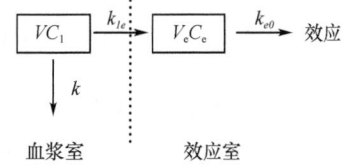

图6-4 具有一个效应室的药动-药效结合模型

接或延迟的药理效应的药物效应动力学,一个假设的效应隔室被引入。这个效应隔室不是药物动力学模型的一部分,而是与含有药物的血浆室相关联的一个药物效应室。药物从血浆室转运至效应室,但也有极少量药物从效应室转运至血浆室。只有游离型药物会扩散至效应室,并且通常按一级速率过程进行扩散,药理效应由转运速度常数和效应室中的药物浓度决定。

推注某一剂量药物后效应室中的药物量可用以下微分方程描述

$$\frac{dX_e}{dt} = k_{1e} \cdot X_1 - k_{e0} \cdot X_e \tag{6-1}$$

式中,X_e是效应室中药量;X_1是中央室药量;k_{1e}是药物从中央室到效应室的转运速率常数;k_{e0}是药物转运出效应室的速率常数。将式(6-1)积分得到下式

$$X_e = \frac{X_0 \cdot k_{1e}}{(k_{e0} - k)} \left(e^{-kt} - e^{-k_{e0} \cdot t} \right) \tag{6-2}$$

式(6-2)两边同除效应室容积V_e,得到以下药物在效应室中浓度C_e的关系式

$$C_e = \frac{X_0 \cdot k_{1e}}{V_e(k_{e0} - k)} \left(e^{-kt} - e^{-k_{e0} \cdot t} \right) \tag{6-3}$$

式中,X_0是给药剂量,k是药物从中央室的消除速率常数。

式(6-3)应用并不广泛,因为参数V_e,k_{1e}通常未知,并且不能从血浆药物浓度数据得到,因而通常会做一些假设。药物效应动力学假设,在药物动力学-药效动力学结合模型中,药效室只是微不足道的一部分,因而血浆室药物浓度通常用单隔室模型方程来描述。这样使模型方程的应用性大大增强。

第四节 药物动力学中的数学基础

药物动力学需要包括代数、微积分、指数、对数等方面的数学知识。药物在体内的转运过

程（包括吸收、分布和排泄）都涉及药物的跨膜过程，因而对转运过程、转运速率及对转运过程描述的一些参数（如转运速率常数、生物半衰期等）的研究就显得非常重要。

一、速率过程

药物在体内跨膜转运的速率通常用以下方程描述：

$$\frac{\mathrm{d}X}{\mathrm{d}t}=-kX^n \text{ 或 } \frac{\mathrm{d}C}{\mathrm{d}t}=-k\cdot C^n \tag{6-4}$$

式中，X 是某一时刻 t 在转运部位的药物量；C 是某时刻 t 药物在转运部位的浓度；k 是药物转运的速率常数；n 为转运级数，其中 $n=0$，则转运为零级速率过程，$n=1$ 为一级速率过程，$n=2$ 为二级速率过程，依此类推。

通常，一级速率过程也称为线性速率过程，零级速率过程称为恒速过程。某些药物在体内的转运符合非线性速率过程。

（一）一级速率过程

$$\frac{\mathrm{d}X}{\mathrm{d}t}=-kX^n \text{ 或 } \frac{\mathrm{d}C}{\mathrm{d}t}=-k\cdot C^n \tag{6-5}$$

$n=1$，代入式（6-5）中为

$$\frac{\mathrm{d}X}{\mathrm{d}t}=-kX \text{ 或 } \frac{\mathrm{d}C}{\mathrm{d}t}=-k\cdot C \tag{6-6}$$

将式（6-6）积分

$$X=X_0 \mathrm{e}^{-kt} \text{ 或 } C=C_0 \mathrm{e}^{-kt} \tag{6-7}$$

两边取对数得

$$\lg X=\lg X_0-\frac{k}{2.303}\cdot t \text{ 或 } \lg C=\lg C_0-\frac{k}{2.303}\cdot t \tag{6-8}$$

多数药物在常用剂量下，在体内的转运都符合或近似符合一级速率过程。

（二）零级速率过程

$n=0$，代入式（6-5）中为

$$\frac{\mathrm{d}X}{\mathrm{d}t}=-k \text{ 或 } \frac{\mathrm{d}C}{\mathrm{d}t}=-k \tag{6-9}$$

因而，零级速率过程也称为恒速过程。

将式（6-9）积分：

$$X=X_0-kt, \text{ 或 } C=C_0-kt \tag{6-10}$$

恒速静脉滴注速率，控释制剂中药物的释放速率均符合零级速率过程。

（三）非线性速率过程

非线性速率过程某一时刻 t 体内药物血药浓度 C 随时间变化的关系可用米氏（Michaelis-Menten）方程描述：

$$-\frac{\mathrm{d}C}{\mathrm{d}t}=\frac{V_\mathrm{m}\cdot C}{k_\mathrm{m}+C} \tag{6-11}$$

式中，V_m 为药物在体内消除过程中理论上的最大消除速度；k_m 为药物在体内的消除速度，也称为 Michaelis 常数。

非线性速率过程的产生大多与给药剂量有关。通常，有药酶和载体参与的药物体内过程，当随着用药剂量的增加，药物代谢酶或参与药物转运过程的载体达到饱和时，药物体内转运的非线性速率过程就有可能发生。由此原因导致的非线性动力学速率过程也称为**能力限定过程**（capacity limited processes）。

二、药物动力学参数

（一）速率常数 k

速率常数（rate constant, k）可用于定量描述一定量的药物在体内跨膜转运过程进行的快慢。速率常数越大，转运过程进行就越快。速率常数与转运药物量的关系可用以下式子定量描述：

$$\frac{dX}{dt} = -k \cdot X^n \tag{6-12}$$

式中，k 是速率常数；$\frac{dX}{dt}$ 是药物跨膜转运速率；n 为转运过程级数。

药物在体内的吸收、分布和排泄过程都是体内跨膜转运过程，因而速率常数有多种类型，常见的速率常数有如下几种。

（1）吸收速率常数 k_a（通常情况下药物在体内的吸收可用一级速率过程描述）。

（2）消除速率常数，包括如下几种。

1）总消除速率常数 k。

2）肾排泄速率常数 k_e。

3）非肾排泄速率常数 k_{nr}（除肾排泄以外的其他途径，包括：胆汁排泄速率常数 k_{bi}、肺消除速率常数 k_{lu} 等）。

4）药物从中央室向周边室的转运速率常数 k_{12}。

5）药物从周边室向中央室的转运速率常数 k_{21}。

6）药物从中央室消除的速率常数 k_{10}。

（3）生物转化速率常数 k_b。

总消除速率常数反映体内总的消除情况，是体内一切可能的消除途径的总和，具有加和性：

$$k = k_e + k_{nr} + k_b + \cdots$$

（二）生物半衰期 $t_{1/2}$

生物半衰期（biological half-life time, $t_{1/2}$）也称为消除半衰期，是指体内药量或血药浓度通过各种途径消除一半所经历的时间。生物半衰期是衡量药物从体内消除快慢的重要指标，与消除速率常数具有相关性，体内消除快的药物，生物半衰期短，体内消除慢的药物生物半衰期长。

如果药物在体内按一级速率消除，则生物半衰期与消除速率常数可用以下式子表述：

$$t_{1/2} = \frac{0.693}{k} \tag{6-13}$$

药物在体内按恒速（零级）消除，则：

$$t_{1/2} = \frac{0.5 X_0}{k} \tag{6-14}$$

式中，X_0 为体内初始药物量。

对具有一级动力学特征的药物，$t_{1/2}$ 只与药物体内消除速率有关，与给药剂量无关。$t_{1/2}$ 在药物剂型的选择与设计、临床用药方案的设计中具有非常重要的意义。联合用药时产生的肝药酶的诱导或抑制作用、用药个体生理病理情况差异均有可能使 $t_{1/2}$ 发生改变，因而在临床上个体化用药方案的设计在保证用药安全与有效性方面就显得尤其重要。

（三）表观分布容积 V_d

表观分布容积（apparent volume of distribution，V_d）指药物在体内达到动态平衡时，假如体内药量按血药浓度分布所需要的体液的容积。因而表观分布容积不代表体内存在这样一个容积，没有生理学和解剖学意义，但表观分布容积的大小能反应药物在体内分布的宽广程度。

表观分布容积是体内药量与血药浓度相互关系的一个比例常数，即

$$V_d = \frac{X}{C} \tag{6-15}$$

式中，X 为体内药量，C 为药物体内血药浓度。表观分布容积的单位通常以"L"或"L/kg"表示。

表观分布容积 V_d 的大小与药物脂溶性、药物血浆蛋白结合率有关。一般脂溶性小、药物血浆蛋白结合率高的药物，膜渗透性差，组织分布少，血药浓度高，因而 V_d 值较小；反之，脂溶性大、药物血浆蛋白结合率低的药物，膜渗透性高，组织分布多，血药浓度低，V_d 值较大。

（四）清除率 CL

清除率（clearance，CL）是反应药物从体内消除的重要参数，是指整个机体或机体内某些消除器官、组织在单位时间内能清除掉相当于多少体积的流经血液中的药物，即单位时间内从体内消除的药物表观分布容积，可用以下式子表述：

$$CL = \frac{-\frac{dX}{dt}}{C} \tag{6-16}$$

清除率单位为 L/h 或 L/(h·kg)。整个机体内药物的清除率称为总清除率 TBCL，药物从肾的清除率称为肾清除率 CL_r，从肝的清除率称为肝清除率 CL_h。

如果药物体内的消除均是按一级速率过程进行，则体内药物总清除率具有加和性，即为体内各消除器官清除率之和：

$$CL = CL_r + CL_{nr} \tag{6-17}$$

式中，CL_{nr} 为非肾清除率（除肾以外的所有消除器官的药物清除率）。

此时式（6-17）可简化为

$$CL = \frac{kX}{C} = kV_d \tag{6-18}$$

如果药物在体内的消除不符合一级速率过程，可用下式计算清除率：

$$CL = \frac{X_0}{AUC_{0 \to \infty}} \tag{6-19}$$

式中，X_0 为给药剂量；AUC 为血药浓度-时间曲线下面积，该值可在血药浓度-时间曲线中用梯形法计算得到。

（五）血药浓度-时间曲线下面积 AUC

血药浓度-时间曲线下面积（area under curve，AUC）是评价药物吸收程度的重要指标。

$$AUC = \int_0^\infty C \cdot dt \tag{6-20}$$

实际应用中可用梯形法进行估算：

$$AUC = \sum_{i=1}^{n}\left[\frac{C_{i+1} + C_i}{2}(t_i - t_{i-1})\right] + \frac{C_n}{k} \tag{6-21}$$

许多药物在多数情况下 AUC 与给药剂量成正比，但在某些情况下，特别是当代谢酶达到饱和时，AUC 与剂量不成比例，此时很难评价药物的生物利用度。

（六）生物利用度

生物利用度（bioavailability，BA）是指进入机体后剂型中的药物被机体吸收进入体循环的速度和程度。静脉给药制剂生物利用度为 100%。生物利用度包括**相对生物利用度**（relative bioavailability，F_{rel}）和**绝对生物利用度**（absolute bioavailability，F_{abs}）。相对生物利用度以其他非静脉给药途径制剂为参比制剂，主要用于比较两种制剂在吸收上的差异。绝对生物利用度以静脉给药制剂为参比制剂，主要用于比较两种给药途径的吸收差异。生物利用度可用下列式子计算：

相对生物利用度

$$F_{rel} = \frac{AUC_T \cdot X_R}{AUC_R \cdot X_T} \tag{6-22}$$

绝对生物利用度

$$F_{abs} = \frac{AUC_T \cdot X_{iv}}{AUC_{iv} \cdot X_T} \tag{6-23}$$

式中，AUC_T、AUC_R 和 AUC_{iv} 分别为测试制剂、参比制剂和静脉给药制剂的血药浓度-时间曲线下面积，X_T、X_R 和 X_{iv} 分别为测试制剂、参比制剂和静脉给药制剂的给药剂量。

本 章 小 结

药物动力学，简称药动学，又称药物代谢动力学或药代动力学，是将动力学原理及数学处理的方法应用于药物的一门交叉学科。药物动力学的研究是采用动力学原理建立描述药物进入有机体后的动态过程（吸收、分布、代谢和排泄过程）的动力学模型，用数学微分方程将药物在该模型中的运行情况表述出来，通过求解微分方程得到所需的药物动力学参数，用于定量描述药物在体内的动态过程。

药物动力学的相关学科包括：临床药物动力学、毒物动力学、临床毒理学、药物效应动力学等。药物动力学模型有：隔室模型、生理药物动力学模型、药动-药效结合模型。

常用于描述药物在体内动态过程的药物动力学参数有：速率常数（k）、生物半衰期（$t_{1/2}$）、表观分布容积（V_d）、清除率（CL）、血药浓度-时间曲线下面积（AUC）、生物利用度（BA）等。

思考题与习题

1. 简述药物动力学的基本概念及研究的基本思路。
2. 简述隔室模型的基本概念及意义。
3. 常见的药物动力学参数有哪些？简述各自在描述药物体内过程中的意义。

（鲁卫东　赵韫琦）

第七章 单剂量血管内给药药物动力学

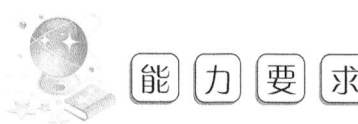

能力要求

1. 掌握一室模型静脉推注、一室模型静脉滴注、二室模型静脉推注给药药物动力学参数的含义及利用血药浓度数据计算参数的方法。掌握单室模型静脉滴注稳态血药浓度、达坪分数，静脉滴注负荷剂量的意义。

2. 熟悉一室静脉推注给药后，利用尿药数据计算药物动力学参数的方法，药动学参数的含义及计算方法。

3. 了解二室静脉滴注给药的血药浓度-时间关系、药物动力学参数计算；以及二室静脉推注给药后，利用尿药数据计算药物动力学参数的方法。

药物的体内过程较为复杂，进入全身循环后分布全身各部位。隔室模型理论是定量描述药物体内变化规律普遍应用的理论，该理论抽象地把机体看作一个系统，并根据药物在系统内的分布速率特征将其划分为不同的"隔室"。将同一隔室内部设想为均匀体系，药物进出房室遵循动力学规律。在应用房室模型研究药物的动力学特征时，一室模型是基础。

一室模型把整个机体看作一个隔室，假设药物进入体循环后，能够与体内各个可分布的组织、器官及体液之间迅速达到动态分布平衡。但是由于机体由不同的组织、器官组成的，血流速度不同，药物的亲和力不同，故平衡速度不同。一室模型处理方法简单，但应用有局限性。大多数药物进入体内后，向体内各部位分布速度的差异比较显著，需用多室模型描述其体内过程。一般来说药物在一部分组织、器官和体液的分布较快，分布时间可忽略不计，则可近似地把这些组织、器官和体液，连同血浆一起构成"中央室"，把药物分布较慢的组织、器官和体液等部分，称为"周边室"，或称为"外周室"，从而构成"二室模型"。一般而言，血流丰富、膜通透性较好、物质易于灌注的组织或器官，如心脏、肝、脾、肺、肾和血浆等归属于"中央室"；而血流不太丰富、物质转运速度较慢的组织或器官，如肌肉、骨骼、皮下脂肪等，属于"周边室"；其他一些组织或器官的划分，视药物的特性而定。例如，脑组织血流丰富，但它具有亲脂性的屏障，对于非极性药物，脑组织属于"中央室"，对于极性药物，它属于"周边室"。

三室模型是二室模型的扩展，由所谓的中央室与两个周边室（浅外室和深外室）组成。药物进入体内后较快的速度分布到中央室（第一室），以较慢的速度进入浅外室（第二室），以很慢的速度进入深外室（第三室），此处中央室模型与二室模型相同；浅外室为血流灌注较差的组织，又称组织隔室，深外室为血流灌注很差的深组织，如骨髓、脂肪等，又称深部组织隔室，也包括那些与药物结合力强的组织。

隔室的划分以该药物在体内的全部动态过程为依据，而体内的动态过程必须以实验数据为依据，科学地反映和阐明究竟划分为几个隔室最为恰当。隔室的划分也与实验条件和方法密切相关。同一种药物，由于实验条件及数据处理方法的不同，可分成不同的隔室。使用隔室模型分析药物体内过程的动态变化规律，应以合理描述实验数据所必需的最少隔室为原则。

第一节 静脉推注

一、一室模型

（一）基于血药浓度的药物动力学参数计算

1. 模型的建立及特征 符合单室模型的药物静脉推注给药后体现以下特征：①药物在体内没有吸收过程，能迅速分布到机体的各组织和器官；②药物的体内过程只有消除过程；③药物的消除速率与某时刻体内药量（或药物浓度）成正比。其体内过程的动力学模型示意图见图 7-1。

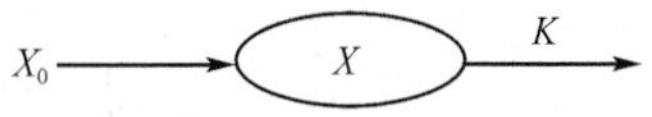

图 7-1 一室模型静脉推注给药模型示意图

图中 X_0 是静脉推注的给药剂量，X 为静脉推注后 t 时刻体内药物量。

一室模型药物静脉推注，按一级动力学消除，药物从机体消除的速率方程为

$$-\frac{dX}{dt} = kX \tag{7-1}$$

式中，$\dfrac{dX}{dt}$ 表示体内药物的消除速率；k 为药物的一级消除速率常数；负号表示药物在体内是逐渐衰减的。

2. 血药浓度与时间的关系 为了描述药量在静脉推注后随时间的变化，需应用 Laplace 变换（拉氏变换）整合式（7-1），得

$$S\bar{X} - X_0 = -k\bar{X} \tag{7-2}$$

式中，X_0 是静脉推注的药量；S 是拉普拉斯运算子。整理得

$$\bar{X} = \frac{X_0}{S + k} \tag{7-3}$$

应用拉式变换表，得到下列函数关系式：

$$X = X_0 \cdot e^{-kt} \tag{7-4}$$

实际工作中体内药量无法测得，而血药浓度可以测定，因此，将式（7-3）两端同时除以表观分布容积 V_d，即可将体内药量随时间变化的函数关系转化为血药浓度随时间变化的函数关系：

$$C = C_0 e^{-kt} \tag{7-5}$$

其中：

$$C = \frac{X}{V_d} \tag{7-6}$$

$$C_0 = \frac{X_0}{V_d} \tag{7-7}$$

将式（7-5）两边取自然对数，使之变为

$$\ln C = -kt + \ln C_0 \tag{7-8}$$

或

$$\lg C = -\frac{k}{2.303}t + \lg C_0 \tag{7-9}$$

式（7-5）表示体内药物浓度随时间变化的指数函数表达式，其血药浓度-时间曲线（药-时曲线）为一单指数曲线（图 7-2 A），式（7-8）、式（7-9）表明血药浓度的对数值与时间呈直

线关系,其血药浓度-时间曲线(图 7-2 B)。

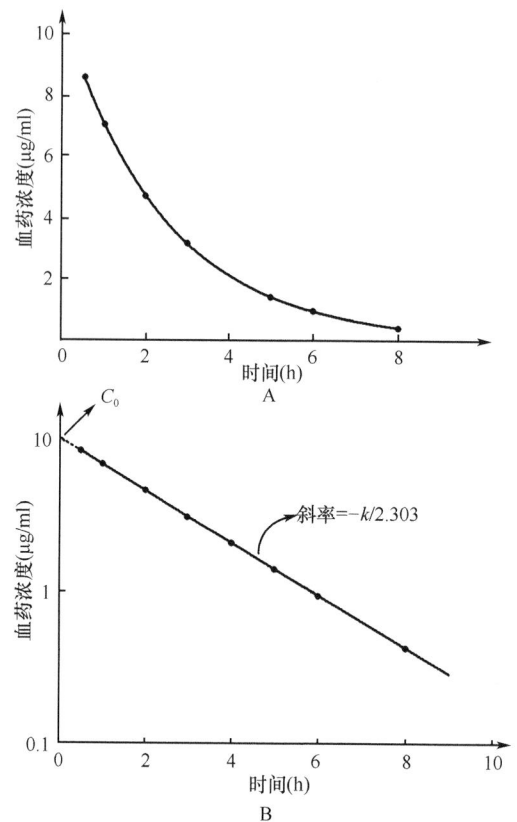

图 7-2 一室模型静脉推注给药后的血药浓度-时间曲线
A.血药浓度-时间曲线;B.血药浓度的对数-时间曲线

3. 药物动力学参数的求算 根据式(7-9),药物浓度在体内随时间变化的规律与消除速率常数 k 有关。根据血药浓度-时间数据,应用作图法和线性回归法可求出 k 和 C_0,进而可以求得表观分布容积(V_d)、消除半衰期($t_{1/2}$)、总清除率(CL)和血药浓度-时间曲线下面积(AUC)等其他药动学参数。

(1)作图法计算 k 和 C_0 静脉推注给药后,测定不同时间 t_i 的血药浓度 C_i(i=1,2,3,4,5……n),根据式(7-9),将血药浓度的对数 $\lg C_i$ 与时间 t_i 作图,可得一条直线,见图 7-2 B。从直线斜率($-k/2.303$)和截距(C_0),求出 k 和 C_0。作图法为初步估算法,影响因素比较多,误差比较大,现已少用。

(2)线性回归法计算 k 和 C_0 即用最小二乘法对血药浓度-时间数据进行线性回归。将式(7-9)血药浓度对数与时间的关系转化为一般线性方程($y=a+bx$),即设 $y=\lg C$,$a=\lg C_0$,$b=-k/2.303$,$x=t$,用线性回归法求得斜率 b 和截距 a,进而求得 k 和 C_0。线性回归法广泛应用于药物动力学参数的计算和处理,计算简单,但本法仅可以用于单一线性过程,多个线性过程重叠时,计算误差较大。现在普遍采用非线性回归法,运用牛顿-高斯迭代原理,借助计算机进行求算。

根据上述方法求得的 k 和 C_0,进一步求算其他药动学参数。

(1)表观分布容积(apparent volume of distribution,V_d):是利用血药浓度来估计体内药量的一个比例常数。

已知静脉推注的剂量为 X_0,则

$$V_d = \frac{X_0}{C_0} \tag{7-10}$$

（2）半衰期（half-time，$t_{1/2}$）：$t_{1/2}$ 表示药物在体内消除一半所需要的时间。
根据半衰期的定义：

$$\lg \frac{C_0}{2} = -\frac{k}{2.303}t + \lg C_0 \tag{7-11}$$

整理得

$$t_{1/2} = \frac{0.693}{k} \tag{7-12}$$

（3）血药浓度-时间曲线下面积（area under the plasma concentration-time curve，AUC）：反映药物生物利用度的主要参数。

根据 AUC 的定义：

$$\text{AUC} = \int_0^\infty C dt \tag{7-13}$$

由于　$C = C_0 \cdot e^{-kt}$
则

$$\text{AUC} = \int_0^\infty C_0 \cdot e^{-kt} dt = C_0 \int_0^\infty e^{-kt} dt \tag{7-14}$$

积分得

$$\text{AUC} = \frac{C_0}{k} \tag{7-15}$$

将式（7-7）代入上式：

$$\text{AUC} = \frac{X_0}{kV_d} \tag{7-16}$$

知识拓展

AUC 能反映药物进入体内药量的多少，是反映药物生物利用度的主要参数。计算 AUC 的方法很多，最常用的有梯形面积法和积分法。

梯形面积法：即将血药浓度-时间曲线下区域分成若干个梯形，分别计算各个梯形的面积并累加。所分得梯形越多，即取样间隔越短，次数越频，利用该法计算的结果越接近真实数值。

在药动学计算中，常需要计算从零到无穷大时 AUC，其计算必须分两步，计算公式为

$$\text{AUC} = \text{AUC}_{0 \to t} + \text{AUC}_{t \to \infty}$$

其中，$\text{AUC}_{0 \to t}$ 用梯形法求算，$\text{AUC}_{t \to \infty}$ 用外延方程（$\text{AUC}_{t \to \infty} = \frac{C_t}{k}$）计算，则：

$$\text{AUC} = \sum_{i=1}^n \left[\frac{C_{i-1} + C_i}{2} \times (t_i - t_{i-1}) \right] + \frac{C_t}{k}$$

式中，n 为实验中采样次数；C_{i-1} 及 C_i 为相应两次相邻血药浓度，t_{i-1} 及 t_i 为相应的两次取血时间；C_t 为最后一次点血样的血药浓度；k 为血药浓度-时间曲线末端直线求得的速率常数。

此方法不受房室模型和给药途径的限制。

积分法：当药-时曲线按足够小的时间间隔 dt 划分时，可视做若干个矩形，每个矩形的面积分别为 $C \cdot dt$，将其积分求得。

药动学中积分法求算的 AUC，均表示曲线随时间无限延长，直至体内药量完全消除时的面积。其结果随房室模型和给药途径的不同而不同。式（7-15）及式（7-16）仅适用于单室模型、一级消除动力学单剂静脉注射给药的情况。

（4）**体内总清除率（total clearance，CL）**：体内总清除率是描述机体消除药物速率的另一种表示方法，是指单位时间内消除的药量以此时的血药浓度进行分布相当的体积数。其单位为 L/h 或 ml/min。CL 仅表示药物从血中清除的速率，并不是被清除药物的具体量。

根据清除率的定义：
$$CL = \frac{dX/dt}{C} \tag{7-17}$$

将式（7-1）代入该式，得：
$$CL = \frac{kX}{C} \tag{7-18}$$

将式（7-6）代入式（7-18），得： $CL = kV \tag{7-19}$

式（7-19）说明，CL 与消除速率常数 k 和表观分布容积 V_d 相关，是两者的乘积。

由式（7-16）和式（7-19）整理可得：
$$kV_d = \frac{X_0}{AUC} \tag{7-20}$$

将式（7-20）代入式（7-19），得：
$$CL = \frac{X_0}{AUC} \tag{7-21}$$

例 7-1 某患者，男性，42 岁，75kg，静脉注射 1050mg 的硫酸镁，用于抗惊厥的治疗。定期测得的血药浓度数据如表 7-1 所示。

表 7-1 某患者定期测得血药浓度数据列表

t (h)	1	2	3	4	6	8	10
C (μg/ml)	104.29	76.33	55.87	40.89	21.90	11.73	6.28

试求该药物的 k，$t_{1/2}$，V_d，CL，AUC 及 15h 的血药浓度。

解：1. 图解法 根据式（7-9）：$\lg C = -\frac{k}{2.303}t + \lg C_0$，以血药浓度的对数对时间作图，得直线（图 7-3）。

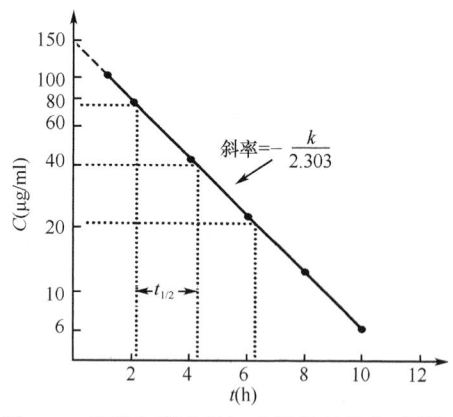

图 7-3 某药血药浓度与时间关系的半对数图

在直线上找两点求斜率，得

$$斜率 = \frac{\lg C_2 - \lg C_1}{t_2 - t_1} = \frac{\lg 11.73 - \lg 55.87}{8 - 3} = -0.1355$$

当 $t=0$ 时，取直线截距，得

$$\lg C_0 = 2.154，C_0 = 143 (μg/ml)$$

因此，
$$\lg C = -0.1355t + 2.154$$

1）由于斜率 $= -\dfrac{k}{2.303}$，所以：
$$k = -2.303 \times (-0.1355) = 0.312(\text{h}^{-1})$$

2）$t_{1/2} = \dfrac{0.693}{k} = \dfrac{0.693}{0.312} = 2.22(\text{h})$

$t_{1/2}$ 也可以从图中直接读出，如图 7-3 所示：$t_{1/2} = 2.22$（h）

3）$V_\text{d} = \dfrac{X_0}{C_0} = \dfrac{1050 \times 1000}{143} = 7343(\text{ml}) = 7.3(\text{L})$

4）$\text{CL} = kV_\text{d} = 0.312 \times 7.3 = 2.278(\text{L}/\text{h})$

5）$\text{AUC} = \dfrac{C_0}{k} = \dfrac{143}{0.312} = 445.5(\mu\text{g/ml} \cdot \text{h})$

6）求 15h 的血药浓度，可将 $t = 15\text{h}$ 代入上述式（7-9），即
$$\lg C = -0.1355t + 2.154 = -0.1355 \times 15 + 2.154 = 0.122$$
$$C = 1.324\ (\mu\text{g/ml})$$

2. 线性回归法　将血药浓度与时间关系与一般线性方程相比较：
$$\lg C = -\dfrac{k}{2.303}t + \lg C_0$$
$$y = bx + a$$

可见　$y = \lg C$，$x = t$，$a = \lg C_0$，$b = -\dfrac{k}{2.303}$

采用最小二乘法将有关数据列表计算如表 7-2 所示。

表 7-2　有关数据列表

	x_i	x_i^2	y_i	$x_i y_i$
1	1	1	2.0182	2.0182
2	2	4	1.8827	3.7654
3	3	9	1.7472	5.2415
4	4	16	1.6116	6.4464
5	6	36	1.3404	8.0424
6	8	64	1.0694	8.5551
7	10	100	0.7979	7.9793
Σ	34	230	10.4674	42.0483

计算得
$$b = \dfrac{\sum_{i=1}^{n} x_i y_i - \dfrac{1}{n}\left(\sum_{i=1}^{n} x_i\right)\left(\sum_{i=1}^{n} y_i\right)}{\sum_{i=1}^{n} x_i^2 - \dfrac{1}{n}\left(\sum_{i=1}^{n} x_i\right)^2} = \dfrac{42.0483 - \dfrac{1}{7} \times 34 \times 10.4674}{230 - \dfrac{1}{7} \times 34^2} = -0.1355$$

$$a = \dfrac{1}{n}\left(\sum_{i=1}^{n} y_i - b\sum_{i=1}^{n} x_i\right) = \dfrac{1}{7} \times [10.4674 - (-0.1355) \times 34] = 2.153$$

计算得回归方程：$\lg C = -0.1355t + 2.153$，根据 b（斜率）值、a（截距）值可求得参数 k

及 C_0，其他参数的求算与图解法相同。

答：该药物的 k 为 $0.312 h^{-1}$，$t_{1/2}$ 为 $2.22h$，V_d 为 $7.3L$，CL 为 $2.278 L/h$，AUC 为 $445.5 \mu g/ml \cdot h$，$15h$ 的血药浓度为 $1.324\mu g/ml$。

例 7-2 已知某药的体内变化符合一室模型，其半衰期为 $1.6h$，表观分布容积为 $0.28L/kg$，某一体重为 $60kg$ 的患者，期望注射一定的药量，能使血药浓度水平在 $5h$ 内保持 $10\mu g/ml$ 以上，问需注射多少药量？

解：已知：$t_{1/2}=1.6h$，$V_d=0.28\times60=16.8L$

根据公式 $C=C_0 \cdot e^{-kt}$，即 $\lg C = -\dfrac{k}{2.303}t + \lg C_0$

公式中 $t=5h$，$C=10\mu g/ml$，$k=\dfrac{0.693}{t_{1/2}}=\dfrac{0.693}{1.6}=0.433$（$h^{-1}$）

则，初始血药浓度 C_0：

$$\lg C_0 = \lg C + \dfrac{kt}{2.303} = 1 + \dfrac{0.433 \times 5}{2.303} = 1 + 0.94 = 1.94$$

$$C_0 = 87.09 （\mu g/ml）$$

$$X_0 = C_0 V_d = 87.09 \times 16.8 = 1.46 （g）$$

答：需注射的药量为 $1.46g$。

例 7-3 某催眠药半衰期为 $3h$，血药浓度为 $2\mu g/ml$，血药时患者醒来，又知该药的表观分布容积 $V_d=200L$，若要求该患者催眠时间为 $8h$，问该药静脉注射剂量为多少？

解：已知：$C=2\mu g/ml$，$V_d=200L$，$t_{1/2}=3h$

因为 $X=CV_d$，则

$$X = CV_d = 2 \times 200 \times 1000 = 0.4 （g）$$

根据 $t_{1/2}=\dfrac{0.693}{k}$，则

$$k = \dfrac{0.693}{t_{1/2}} = \dfrac{0.693}{3} = 0.231 （h^{-1}）$$

在式 $X=X_0 \cdot e^{-kt}$ 中：$X=0.4$，$k=0.231$，$t=8$，则

$$X_0 = \dfrac{X}{e^{-kt}} = \dfrac{0.4}{e^{-0.231 \times 8}} = 4.03 （g）$$

答：患者的催眠时间要求达到 $8h$，静脉注射药物剂量为 $4.03g$。

（二）基于尿药排泄数据的药物动力学参数计算

一般情况下，血药浓度法是求算药动学参数的首选方法。但在血药浓度测定比较困难的条件下，如血液中存在干扰血药浓度准确测定的物质；对药物缺乏高灵敏度、高精密度的检测方法；用量过小或体内表观分布容积太大的药物，其血药浓度过低而难以准确测定；多次采血困难等。遇见这些情况时，可以考虑采用尿药排泄数据处理计算动力学参数。尿样的采集对机体没有损伤，比较方便，可在一定程度上弥补血药浓度法的不足。

1. 模型的建立与特征 药物从体内排泄的途径，一部分经肾排泄，该途径是药物排泄的主要途径，另一部分由非肾途径排泄，如通过生物转化、胆汁等排泄，如图 7-4 所示。图中 X_u 和 X_m 分别代表通过肾排泄尿中原型的药物量和通过非肾途径排泄的药物量。

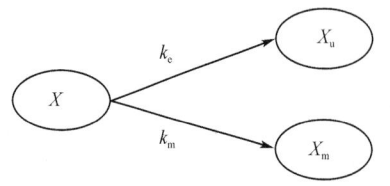

图 7-4 一室模型药物静脉注射后药物排泄示意图

消除速率常数 k 为描述这一过程中各速率常数之和,即:$k = k_e + k_m$,式中 k_e 为肾排泄速率常数,k_m 为非肾排泄速率常数。

尿排泄数据求算动力学参数需符合下列条件:①有足够量的原型药物从尿中排泄;②尿中原型药物出现的速度与体内当时的药量成正比,即药物的肾排泄过程符合一级速率过程。尿排泄数据处理方法有速度法和亏量法。

2. 速度法 描述的是尿排泄速度与时间的关系。

某一单室模型药物静脉推注后,由于其肾排泄过程满足上述条件,故原型药物的尿排泄速度可用下式表示:

$$\frac{dX_u}{dt} = k_e X \quad (7-22)$$

式(7-22)中,$\frac{dX_u}{dt}$ 为尿药排泄速度,X 为 t 时间体内药量,k_e 一级肾排泄速率常数。

根据式(7-4) $X = X_0 e^{-kt}$

则式(7-22)为

$$\frac{dX_u}{dt} = k_e X_0 e^{-kt} \quad (7-23)$$

将式(7-22)等式两边取对数,得

$$\lg \frac{dX_u}{dt} = -\frac{k}{2.303}t + \lg(k_e X_0) \quad (7-24)$$

以 $\lg \frac{dX_u}{dt}$ 对 t 作图,得到一条直线,其斜率与血药浓度法 $\lg C$ 对 t 作图所得直线的斜率相同,故药物的消除速度常数 k 既可从血药浓度又可从尿排泄数据求出。将直线外推与纵坐标相交得该直线截距 $\lg(k_e X_0)$,由此可以求出 k_e。

$$I_0 = k_e X_0$$

$$k_e = \frac{I_0}{X_0} \quad (7-25)$$

因此,根据速度法所作直线的斜率和截距,可以求得药物的消除速率常数 k 和尿排泄速率常数 k_e。

由于上述公式中的 $\frac{dX_u}{dt}$ 在理论上应为 t 时间的瞬时尿药排泄速度,在实际情况下不可能测得,通常是收集在某段时间间隔(记作 $t_i \cdot t_{i-1}$,即 Δt)内的尿液,以该段时间内排泄的原型药物量〔记作 $(X_u)_i - (X_u)_{i-1}$,即 ΔX_u〕除以 Δt,得到平均尿药排泄速度,即 $\frac{\Delta X_u}{\Delta t}$。

若以平均速度 $\frac{\Delta X_u}{\Delta t}$ 代替瞬间速度 $\frac{dX_u}{dt}$,以中置时间 t_c(即 $\frac{t_i + t_{i-1}}{2}$)代替瞬间时间 t,以 $\lg \frac{\Delta X_u}{\Delta t}$ 对 t_c 作图,可以求算上述参数。但这种情况下对测定误差很敏感。

各收集尿液时间间隔的差异及药物半衰期的长短是其误差的重要来源。当收集尿液的时间间隔短、药物半衰期长时误差小。收集尿液的时间间隔超过 1 个半衰期时将有 2% 的误差产生,超过 2 个半衰期时误差为 8%,超过 3 个半衰期时误差为 19%,因此集尿时间间隔应尽可能控制在 2 个半衰期内。若药物的半衰期很短,无法将收集尿液的时间间隔控制在 2 个半衰期内时,将会产生较大误差,这种情况常采用相等的集尿时间间隔。速度法作图确定一个点只需连续收集两次尿样,全程只需采集 3~4 个半衰期的尿样,更适用于半衰期较长的药物。

3. 亏量法(deficiency method) 又称总和减量法,描述的是尿药排泄总量与 t 时间尿药排泄累计量的差值的经时变化。

分别对式（7-22）即 $\dfrac{dX_u}{dt}=k_e X$ 和式（7-1）即 $-\dfrac{dX}{dt}=kX$ 作拉氏变换，得

$$\overline{X}_u = \dfrac{k_e \overline{X}}{S} \qquad (7\text{-}26)$$

和

$$\overline{X} = \dfrac{X_0}{S+k}$$

将 $\overline{X}=\dfrac{X_0}{S+k}$ 代入式（7-25），得

$$\overline{X}_u = \dfrac{k_e X_0}{S(S+k)} \qquad (7\text{-}27)$$

用拉氏逆变换解式（7-27），可得

$$X_u = \dfrac{k_e X_0}{k}(1-e^{-kt}) \qquad (7\text{-}28)$$

式（7-28）反映了尿中累积原型药量（X_u）与时间 t 的关系（图 7-5）。

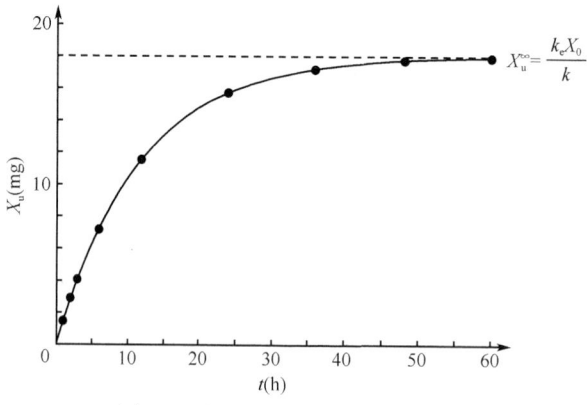

图 7-5 累积尿排泄药量-时间曲线

由式（7-28），得当 $t\to\infty$ 时，$e^{-kt}\to 0$，$(1-e^{-kt})\to 1$，则最终经肾（或尿）排泄的原形药物总量 X_u^∞ 为

$$X_u^\infty = \dfrac{k_e X_0}{k} \qquad (7\text{-}29)$$

由式（7-29）可推论，当药物完全以原型从肾排泄时，$k=k_e$，则式（7-29）变为

$$X_u^\infty = X_0 \qquad (7\text{-}30)$$

此时，经肾（或尿）排泄的原型药物总量等于静脉推注给药剂量。

由式（7-29）可得

$$\dfrac{X_u^\infty}{X_0} = \dfrac{k_e}{k} \qquad (7\text{-}31)$$

式中，$\dfrac{k_e}{k}$ 为肾排泄率，用 f_r 来表示，其反映了肾排泄途径在药物总消除中所占的比率。由此可得

$$f_r = \dfrac{X_u^\infty}{X_0} \qquad (7\text{-}32)$$

式（7-32）说明尿中原型药物的回收率等于药物的肾排泄率。

用式（7-29）减去式（7-28），整理得

$$X_u^\infty - X_u = \frac{k_e X_0}{k} e^{-kt} \tag{7-33}$$

将上式等式两边取对数，并结合式（7-29），最终得

$$\lg(X_u^\infty - X_u) = -\frac{k}{2.303}t + \lg X_u^\infty \tag{7-34}$$

式（7-34）描述出待排泄原形药量（$X_u^\infty - X_u$），或称亏量与时间的关系。将待排泄原型药量的对数对时间作图，得一直线，该直线的斜率亦是 $-\frac{k}{2.303}$，截距为 $\lg X_u^\infty$，见图 7-6。通过斜率可求出药物的消除速率常数 k，由截距可先求出 X_u^∞，再根据式（7-29）和其他已知条件（静注剂量 X_0）进一步求得尿排泄速率常数 k_e。

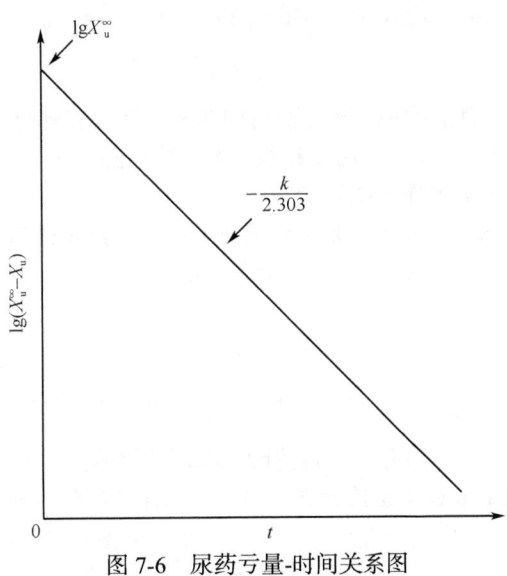

图 7-6　尿药亏量-时间关系图

综上所述，亏量法的优点是对误差因素不太敏感，实验数据较规则，所估算的动力学参数较速度法准确，缺点是为了能准确估算 X_u^∞，要求收集总尿药量，因此实验时间长，约为药物的 7 个半衰期，且整个集尿期间不得丢失一份尿样，不适用于半衰期较长的药物。速度法的优点是集尿时间不必像亏量法那样长，并且丢失一、二份尿样也不影响整个尿药排泄研究，缺点是对误差因素比较敏感，实验数据波动大，有时难以估算参数。

> **知识拓展**
>
> 获取有效尿药排泄数据的注意事项有如下几条。
> （1）必须保证有足够量的原药从尿中排泄。
> （2）需要有足够的采样次数保证获得良好尿药-时间曲线。
> （3）设计的采样时间应足够长，保证几乎所有的药物被排出（消除 99% 的药物约需要 7 个消除半衰期）。
> （4）原型药物的分析技术的专属性要强，灵敏度要高，且不能受相似化学结构代谢物的干扰。
> （5）尿的 pH 和尿量的变化可能造成尿药代谢速度的显著改变。
> （6）受试者要获得完整尿样，必须按时收集尿液，每次应将尿液排尽，准确计量，不得损失、污染。

4. 肾清除率（renal clearance） 药物从肾消除的速率除用肾（或尿）排泄速率常数 k_e 描述外，还可以用肾清除率表示。

肾清除率是指单位时间由肾清除的药物的血浆体积，即单位时间内肾能将多少体积血浆中某药物完全清除排泄，用 CL_r 表示。

根据数学和药动学定义，肾清除率可以简单地表示为尿排泄速率与血药浓度的比值，即：

$$CL_r = \frac{dX_u/dt}{C} \tag{7-35}$$

由式（7-22）可知 $\frac{dX_u}{dt} = k_e X$，将其代入式（7-35），得

$$CL_r = \frac{k_e X}{C} \tag{7-36}$$

由式（7-6）可得 $V_d = \frac{X}{C}$，代入式（7-36），得

$$CL_r = k_e V_d \tag{7-37}$$

从式（7-37）可看出，肾清除率等于尿药排泄速率常数与表观分布容积的乘积。

实际测定时，常遵循式（7-35），可用实验测得的平均尿药排泄速度 $\Delta X_u/\Delta t$ 代替 dX_u/dt 除以该集尿间隔内的中点时间 t_c 的血药浓度 C 求得。

根据式（7-21），CL_r 的另一种求法是测定集尿期内尿中累积排出的原型药物的总量 X_u^∞ 及集尿期间尿药浓度-时间曲线下面积 AUC，再计算 CL_r。

$$CL_r = \frac{X_u^\infty}{AUC} \tag{7-38}$$

知识拓展

总清除率、肾清除率与肝清除率的关系

总清除率（total clearance） 是药物在体内各个消除过程清除率的总和。药物进入机体后可通过代谢（肝的生物转化）和肾排泄被清除。总清除率可以用药动学参数求算：

$$CL = kV$$

$$或 \quad CL = \frac{X_0}{AUC}$$

肾清除率（renal clearance） 是单位时间由肾清除的药物的血浆体积。它把肾在一定时间内排泄的药物的量，同当时该药物在血浆中浓度联系起来，是指单位时间内从肾排出的某一药物的总量与当时血药浓度的比值。肾清除率是检查肾功能的一项重要方法。它表示肾对血液里某物质的清除能力，还可以了解肾血流量、游离水的生成和重吸收等方面的情况。若一个药物经肾小球滤过而没有肾小管的分泌和重吸收，肾清除率的正常值为 120ml/min。

其求算的公式：

$$CL_r = k_e V$$

$$或 \quad CL_r = \frac{X_u^\infty}{AUC}$$

f_r 为肾排泄率，即尿中排出的原型药物量占给药总量的分数，则

$$CL_r = f_r \cdot CL$$

非肾清除率（nonrenal clearance） 一般指肝清除率，是指在单位时间内肝清除药物的总量与当时血浆药物浓度的比值。该值实验不易测定，常根据下列公式求得

$$CL_b = CL - CL_r$$

$$或 \quad CL_b = (1 - f_r)CL$$

例 7-4 患者，女，35 岁，68kg，一次静脉注射某抗生素 100mg 后，在不同时间收集尿液，并测得尿药排泄累积量 X_u。结果如表 7-3 所示。

表 7-3　某患者时间、尿药排泄累积量列表

t（h）	0	1	2	3	6	12	24	36	48	60	72
X_u（mg）	0	3.82	7.38	10.70	19.39	32.19	46.20	52.30	54.95	56.11	56.60

试求该药物的 k，k_e 和 $t_{1/2}$。

解：（1）速度法：根据不同时间间隔的尿药量计算出平均尿药排泄速度 $\Delta X_u/\Delta t$ 和中点时间 t_c 的数据列表如表 7-4 所示。

表 7-4　平均尿药排泄速度和中点时间数据列表

t（h）	X_u（mg）	Δt(h)	ΔX_u(mg)	$\dfrac{\Delta X_u}{\Delta t}$(mg/h)	$\lg\dfrac{\Delta X_u}{\Delta t}$	t_c(h)
0	0					
1	3.82	1	3.82	3.82	0.582	0.5
2	7.38	1	3.56	3.56	0.552	1.5
3	10.70	1	3.32	3.32	0.521	2.5
6	19.39	3	8.69	2.90	0.462	4.5
12	32.19	6	12.80	2.13	0.329	9.0
24	46.20	12	14.01	1.17	0.067	18.0
36	52.30	12	6.10	0.51	0.294	30.0
48	54.95	12	2.65	0.22	0.656	42.0
60	56.11	12	1.16	0.10	1.015	54.0
72	56.60	12	0.49	0.041	1.385	66.0

以 $\lg\dfrac{\Delta X_u}{\Delta t} \to t_c$ 作图，从图 7-7 中直线求得斜率为 -0.03。

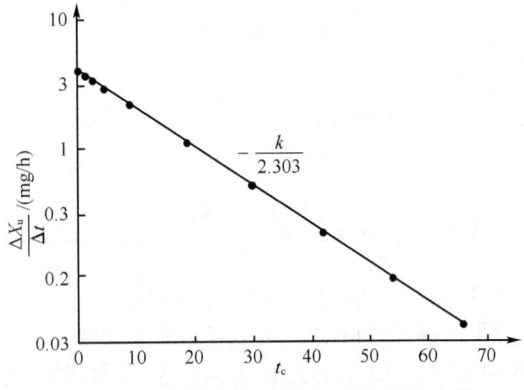

图 7-7　平均尿药排泄速度-中点时间曲线

$$斜率 = -\frac{k}{2.303} = -0.03$$

$$k = -2.303 \times (-0.03) = 0.0691(\text{h}^{-1})$$

$$t_{1/2} = \frac{0.693}{k} = \frac{0.693}{0.0691} = 10(\text{h})$$

从直线的截距得到 $I_0 = 3.963$

$$k_e = \frac{I_0}{X_0} = \frac{3.963}{100} = 0.03963 \text{h}^{-1} = 0.040 \text{h}^{-1}$$

（2）亏量法：由不同时间间隔的尿药量，计算待排泄药量（$X_u^\infty - X_u$），见表7-5。

表7-5 时间、尿药量与待排泄药量数据列表

t(h)	X_u(mg)	$X_u^\infty - X_u$(mg)	$\lg(X_u^\infty - X_u)$
0			
1	3.82	52.78	1.722
2	7.38	49.22	1.692
3	10.70	45.90	1.662
6	19.39	37.21	1.571
12	32.19	24.41	1.388
24	46.20	10.40	1.017
36	52.30	4.30	0.634
48	54.95	1.65	0.218
60	56.11	0.49	0.307
72	56.60	0.00	

以 $\lg(X_u^\infty - X_u)$ 作图。

或用最小二乘法计算回归方程，得直线斜率也为 -0.03，即

$$\text{斜率} = -\frac{k}{2.303} = -0.03$$

$$k = -2.303 \times (-0.03) = 0.0691(\text{h}^{-1})$$

$$t_{1/2} = \frac{0.693}{k} = \frac{0.693}{0.0691} = 10(\text{h})$$

又直线截距为 1.778，即

$$\lg \frac{k_e X_0}{k} = 1.778, \quad \frac{k_e X_0}{k} = 59.98$$

则

$$k_e = \frac{59.98 k}{X_0} = \frac{59.98 \times 0.0691}{100} = 0.041(\text{h}^{-1})$$

答：该药物的 k 为 0.0691h^{-1}，k_e 为 0.041h^{-1}，$t_{1/2}$ 为 10h。

例 7-5 某健康志愿者服用磺胺嘧啶后，测得其生物半衰期为16h，表观分布容积为20L，且有60%的原形药物从尿中回收，求此人的总清除率、肾清除率及肝清除率。

解：已知 $t_{1/2} = 16\text{h}$，$V_d = 20\text{L}$，$f_r = 0.60$ 则

$$k = \frac{0.693}{t_{1/2}} = 0.693/16 = 0.0433 \text{ (h}^{-1})$$

$$\text{CL} = kV_d = 0.0433 \times 20 = 0.866 \text{ (L/h)} = 14.4 \text{ (ml/min)}$$

$$\text{CL}_r = f_r \cdot \text{CL} = 0.60 \times 14.4 = 8.64 \text{ (ml/min)}$$

$$CL_b = CL - CL_r = 14.4 - 8.64 = 5.76 \text{ (ml/min)}$$

答: 此人的总清除率为 14.4 ml/min, 肾清除率为 8.64 ml/min, 肝清除率为 5.76 ml/min。

二、二室模型

(一) 基于血药浓度的药物动力学参数计算

1. 模型的建立与特征 二室模型的药物经静脉推注后, 进入中央室, 然后再逐渐向周边室转运。同时周边室的部分药物从周边室返回中央室, 药物在中央室与周边室之间进行着可逆性的转运。药物在中央室同时按一级速度过程消除。其体内过程如图7-8所示。

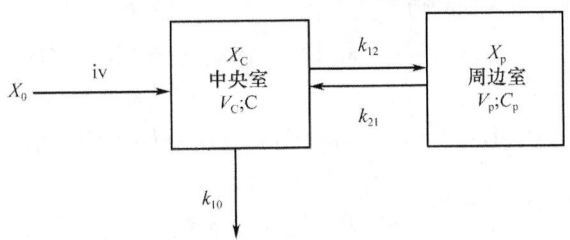

图 7-8 二室模型静脉推注给药示意图

图中, X_0 为静脉推注给药剂量; X_C 为中央室的药量; X_P 为周边室的药量; C 为中央室的血药浓度; C_P 为周边室的血药浓度; V_C 为中央室的分布容积; V_P 为周边室的分布容积; k_{12} 为药物从中央室向周边室转运的一级速度常数; k_{21} 为药物从周边室向中央室转运的一级速度常数; k_{10} 为药物从中央室消除的一级速度常数。

由此可见, 任一时刻中央室和周边室中药物的动态变化见表7-6。

表 7-6 二室模型静脉注射给药中央室和周边室药物的动态变化

房室	房室中药物动态变化
中央室	(1) 药物从中央室向周边室转运
	(2) 药物从中央室消除
	(3) 药物从周边室向中央室返回
周边室	(1) 药物从中央室向周边室转运
	(2) 药物从周边室向中央室返回

假如药物的转运过程均服从一级速度过程, 即药物的转运速度与该室药物浓度 (或药量) 成正比, 那么, 模型中各室药物的转运可用下列微分方程定量描述。

$$\begin{cases} \dfrac{dX_C}{dt} = k_{21}X_P - k_{12}X_C - k_{10}X_C & (7\text{-}39) \\[6pt] \dfrac{dX_P}{dt} = k_{12}X_C - k_{21}X_P & (7\text{-}40) \end{cases}$$

式中, dX_C/dt 为中央室药物的转运速度; dX_P/dt 为周边室药物的转运速度。

2. 血药浓度与时间的关系 式 (7-39) 采用拉氏变换可得

$$s\bar{X}_C - X_0 = k_{21}\bar{X}_P - k_{12}\bar{X}_C - k_{10}\bar{X}_C \tag{7-41}$$

式中, X_0 为 0 时间中央室的药量, 即静脉推注剂量。将式 (7-41) 整理后, 得

$$(s+k_{12}+k_{10})\overline{X}_C - k_{21}\overline{X}_P = X_0 \tag{7-42}$$

式（7-40）采用拉氏变换可得

$$s\overline{X}_P = k_{12}\overline{X}_C - k_{21}\overline{X}_P \tag{7-43}$$

整理后，得

$$-k_{12}\overline{X}_C + (s+k_{21})\overline{X}_P = 0 \tag{7-44}$$

通过式（7-42）和式（7-44）可解出 $\overline{X}_C$。

$$\overline{X}_C = \frac{(s+k_{21})X_0}{s^2+(k_{12}+k_{21}+k_{10})s+k_{21}k_{10}} \tag{7-45}$$

式（7-45）的分母可按下列的恒等式简化：

$$s^2+(k_{12}+k_{21}+k_{10})s+k_{21}k_{10} = (s+\alpha)(s+\beta) \tag{7-46}$$

所以，

$$s^2+(k_{12}+k_{21}+k_{10})s+k_{21}k_{10} = s^2+(\alpha+\beta)+\alpha\beta \tag{7-47}$$

故：

$$\alpha+\beta = k_{12}+k_{21}+k_{10} \tag{7-48}$$

$$\alpha\beta = k_{21}k_{10} \tag{7-49}$$

式（7-45）简化为

$$\overline{X}_C = \frac{(s+k_{21})X_0}{(s+\alpha)(s+\beta)} \tag{7-50}$$

对式（7-50）作拉氏逆变换可得

$$X_C = \frac{X_0(\alpha-k_{21})}{\alpha-\beta}e^{-\alpha t} + \frac{X_0(k_{21}-\beta)}{\alpha-\beta}e^{-\beta t} \tag{7-51}$$

同理，可得

$$X_P = \frac{k_{21}X_0}{\alpha-\beta}\left(e^{-\beta t} - e^{-\alpha t}\right) \tag{7-52}$$

式中，α 和 β 称为混杂参数（hybrid parameter）；α 称为分布速度常数或快配置速度常数；β 称为消除速度常数或称为慢配置速度常数。α 和 β 分别代表着两个指数项即分布相和消除相的特征，由模型参数（k_{12}、k_{21}、k_{10}）构成，可分别由下式表示：

$$\alpha = \frac{(k_{12}+k_{21}+k_{10})+\sqrt{(k_{12}+k_{21}+k_{10})^2-4k_{21}\cdot k_{10}}}{2} \tag{7-53}$$

$$\beta = \frac{(k_{12}+k_{21}+k_{10})-\sqrt{(k_{12}+k_{21}+k_{10})^2-4k_{21}\cdot k_{10}}}{2} \tag{7-54}$$

由于中央室内的药量与血药浓度之间存在如下关系：

$$X_C = V_C \cdot C \tag{7-55}$$

式中，V_c 为中央室的表观分布容积。将式（7-55）代入式（7-51），得到中央室血药浓度与时间的函数表达式如下：

$$C = \frac{X_0(\alpha-k_{21})}{V_C(\alpha-\beta)} \cdot e^{-\alpha t} + \frac{X_0(k_{21}-\beta)}{V_C(\alpha-\beta)} \cdot e^{-\beta t} \tag{7-56}$$

式（7-56）中，设

$$A = \frac{X_0(\alpha-k_{21})}{V_C(\alpha-\beta)} \tag{7-57}$$

$$B = \frac{X_0(k_{21} - \beta)}{V_C(\alpha - \beta)} \tag{7-58}$$

则

$$C = A \cdot e^{-\alpha t} + B \cdot e^{-\beta t} \tag{7-59}$$

3. 药动学参数的估算

（1）基本参数的估算：欲掌握药物在体内的变化规律，首先应了解中央室内药物的量变关系，由式（7-59）可知，只要确定 A、B、α 和 β 这四个基本参数值，就可以确定药物在中央室内的转运规律。

从式（7-59）可以看出，若以血药浓度的对数值对时间作图，即以 $\lg C$-t 作图，将得到一条二项指数曲线，如图 7-9 所示。

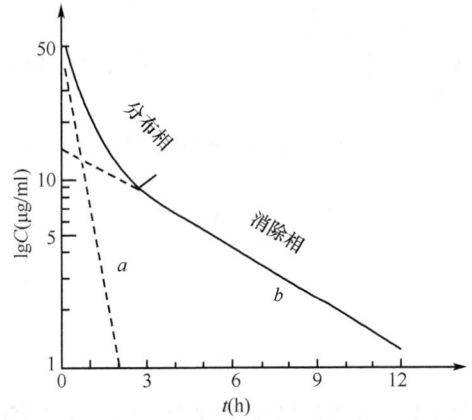

图 7-9　二室模型静脉推注血药浓度-时间关系图

对于式（7-59），应用残数法进行分析，即可求出相关参数。

因为 $\alpha \gg \beta$，当 t 充分大时，$e^{-\alpha t} \ll e^{-\beta t}$。即当 t 充分大时，$A \cdot e^{-\alpha t}$ 趋向于零。如果取样是在注射后很长一段时间进行的，则该药物的浓度满足：

$$C = B \cdot e^{-\beta t} \tag{7-60}$$

式（7-60）代表了药物浓度-时间曲线的尾段，即取实验值中最后几点的坐标，应满足关系式（7-60）。

两边取对数，得

$$\lg C = -\frac{\beta}{2.303} t + \lg B \tag{7-61}$$

以 $\lg C$-t 作图为一条直线，即图 7-9 中的尾段直线，直线的斜率 $= -\frac{\beta}{2.303}$，则

$$\beta = -2.303 \times 斜率$$

将此直线外推至时间 t 等于零时，与纵轴相交，得截距为 $\lg B$，由其反对数值即可求出 B。并且根据 β 值可求出消除相的生物半衰期为

$$t_{1/2(\beta)} = \frac{0.693}{\beta} \tag{7-62}$$

将式（7-59）进行整理，得

$$\left(C - B \cdot e^{-\beta t}\right) = A \cdot e^{-\alpha t} \tag{7-63}$$

将式（7-63）两边取对数，得

$$\lg\left(C - B \cdot e^{-\beta t}\right) = -\frac{\alpha}{2.303}t + \lg A \tag{7-64}$$

式中，C 为实测浓度；$\beta \cdot e^{-\beta t}$ 为外推浓度；$\left(C - B \cdot e^{-\beta t}\right)$ 为残数浓度（C_r），在分布相求出各个时间的外推浓度，即可算出 C_r。以 $\lg C_r$ 对 t 作图，得到残数线，见图 7-9 中曲线部分。根据残数线的斜率 $-\dfrac{\alpha}{2.303}$ 和截距（$\lg A$）即可求出 α 和 A。

其分布相的半衰期可按下式求出：

$$t_{1/2(\alpha)} = \frac{0.693}{\alpha} \tag{7-65}$$

因此，根据实验数值，采用残数法可求出混杂参数 α，β，A 和 B。

应该注意，在分布相时间内，若取样太迟太少，可能看不到分布相而将二室模型当成单室模型处理，这一点，在实验设计时必须考虑。

（2）其他模型参数的计算：根据式（7-59），当时间 $t = 0$ 时，则 $e^{-\alpha t} = 1$，$e^{-\beta t} = 1$，$C = C_0$。所以

$$C_0 = A + B \tag{7-66}$$

又因为

$$C_0 = \frac{X_0}{V_C} \tag{7-67}$$

故

$$V_C = \frac{X_0}{A + B} \tag{7-68}$$

式中，C_0 为时间为零的血药浓度；X_0 为静脉推注剂量；V_C 为中央室的分布容积。

因为 $B = \dfrac{X_0(k_{21} - \beta)}{V_C(\alpha - \beta)}$，代入 $V_C = \dfrac{X_0}{A + B}$，整理简化得

$$k_{21} = \frac{A\beta + B\alpha}{A + B} \tag{7-69}$$

又因 $\alpha\beta = k_{21}k_{10}$

所以

$$k_{10} = \frac{\alpha\beta}{k_{21}} \tag{7-70}$$

又因 $\alpha + \beta = k_{12} + k_{21} + k_{10}$

所以

$$k_{12} = \alpha + \beta - k_{21} - k_{10} \tag{7-71}$$

当 V_C，k_{12}，k_{10}，k_{21} 这些药动学模型参数均求出后，我们基本上就掌握了该药物在体内的药物动力学特征，利用式（7-56）可以求出单剂量静脉推注给药后任何时间的血药浓度。

（3）其他药动学参数的计算

1）血药浓度-时间曲线下面积（AUC）

$$\begin{aligned} \text{AUC} &= \int_0^\infty C \mathrm{d}t \\ &= \int_0^\infty \left(A \cdot e^{-\alpha t} + B \cdot e^{-\beta t}\right) \mathrm{d}t \\ &= \int_0^\infty A \cdot e^{-\alpha t} \mathrm{d}t + \int_0^\infty B \cdot e^{-\beta t} \mathrm{d}t \end{aligned}$$

所以

$$\text{AUC} = \frac{A}{\alpha} + \frac{B}{\beta} \tag{7-72}$$

2）总体清除率（TBCL）：总体清除率等于单位时间内整个机体消除相当于多少毫升血中所含的药物，即单位时间消除的药物表观分布容积。当 t 充分大时，体内过程主要是消除，分布吸收均可忽略不计。β 是整个模型的总消除速度常数，所以，单位时间内从体内清除的表现分布容积数即 TBCL，用公式表示为

$$\text{TBCL} = \beta \cdot V_\beta \tag{7-73}$$

式中，V_β 为机体总表观分布容积；β 为总消除速度常数。

我们讨论的模型只从中央室消除，所以：

$$\text{TBCL} = \beta \cdot V_\beta = k_{10} \cdot V_C \tag{7-74}$$

因为

$$k_{10} = \frac{A+B}{\dfrac{A}{\alpha}+\dfrac{B}{\beta}}$$

所以

$$\text{TBCL} = V_C \cdot \frac{A+B}{\dfrac{A}{\alpha}+\dfrac{B}{\beta}} = \frac{X_0}{\dfrac{A}{\alpha}+\dfrac{B}{\beta}} \tag{7-75}$$

又因

$$\text{AUC} = \frac{A}{\alpha}+\frac{B}{\beta}$$

所以

$$\text{TBCL} = \frac{X_0}{\text{AUC}} \tag{7-76}$$

3）总表观分布容积（V_β）

因为

$$\beta \cdot V_\beta = k_{10} \cdot V_C$$

所以

$$V_\beta = V_C \cdot \frac{K_{10}}{\beta} = V_C \cdot \frac{A+B}{\beta\left(\dfrac{A}{\alpha}+\dfrac{B}{\beta}\right)} = \frac{X_0}{\beta\left(\dfrac{A}{\alpha}+\dfrac{B}{\beta}\right)} \tag{7-77}$$

所以

$$V_\beta = \frac{X_0}{\beta \cdot \text{AUC}} \tag{7-78}$$

4）周边室表观分布容积（V_P）

因为

$$k_{10} = \frac{\alpha\beta}{k_{21}}$$

$$\text{TBCL} = \beta \cdot V_\beta = k_{10} \cdot V_C$$

所以

$$V_\beta = \frac{\alpha}{k_{21} \cdot V_C} \tag{7-79}$$

又因为

$$V_\beta = V_C + V_P$$

所以

$$V_P = V_C \cdot \frac{\alpha - k_{21}}{k_{21}} = V_C \cdot \frac{k_{12}}{k_{21}-\beta} \tag{7-80}$$

至于周边室的药物量 X_P（或血药浓度 C_P）的经时变化情况如下式所示：

$$X_P = \frac{k_{12}X_0}{\alpha-\beta}\left(e^{-\beta t}-e^{-\alpha t}\right) \tag{7-81}$$

$$C_P = \frac{k_{12}X_0}{V_P(\alpha-\beta)}\left(e^{-\beta t}-e^{-\alpha t}\right) \tag{7-82}$$

由于周边室的药物浓度难以测定，实践应用意义不大，所以这里将不进行详细讨论。

例 7-6 多柔比星的体内过程，即分布、代谢、排泄过程可用参数定量表述，不同时间点的血药浓度数据见表 7-7。

表 7-7 多柔比星的血药浓度数据列表

t (h)	0.05	0.08	0.17	0.5	1.0	3.0	6.0	12.0	24.0
C (ng/ml)	2053.8	1712.2	1064.7	200.9	49.9	34.5	27.1	16.7	6.4

请根据表 7-7 数据求算出：α、β、A、B、$t_{1/2(\alpha)}$、$t_{1/2(\beta)}$、V_C、k_{21}、k_{10}、k_{12}、AUC、TBCL、V_β、V_P。

解：（1）以血药浓度的对数（$\lg C$）对时间（t）作图，如图 7-10 所示。

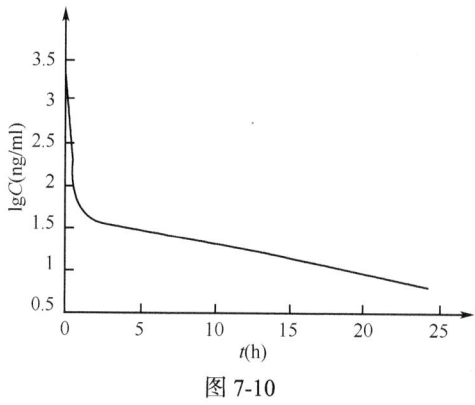

图 7-10

（2）以实验数据后 4 点的 $\lg C$ 对时间 t 作图，得直线，其直线方程为
$$\lg C = -0.0350t + 1.6422$$

直线斜率为 -0.035，即 $-\dfrac{\beta}{2.303} = -0.035$，则 $\beta = 0.0806$（h^{-1}）；

直线截距为 1.6422，即 $\lg B = 1.6422$，则 $B = 43.8733$（ng/ml）。

将该直线外推，得各时间点对应的外推浓度 $C_{外}$（表 7-8）。

表 7-8 时间、外推浓度列表

t (h)	0.05	0.08	0.17	0.5	1.0
$C_{外}$ (ng/ml)	43.7	43.6	43.3	42.1	40.5

（3）根据实测血药浓度减去外推浓度得剩余浓度 C_r（表 7-9）。

表 7-9 时间、剩余浓度数值列表

t (h)	0.05	0.08	0.17	0.5	1.0
C_r (ng/ml)	2010.1	1668.6	1021.4	158.8	9.4

以 $\lg C_r$ 对 t 作图得残数线,其直线方程为
$$\lg C_r = -2.4431t + 3.4225$$

直线斜率为 -2.4431,即 $-\dfrac{\alpha}{2.303} = -2.4431$,则 $\alpha = 5.6265$ (h^{-1});

直线截距为 3.4225,即 $\lg A = 3.4225$,则 $A = 2645.4527$(ng/ml)。

(4)计算各参数如下:

$$t_{1/2(\alpha)} = \frac{0.693}{\alpha} = \frac{0.693}{5.6265} = 0.123 \text{ (h)}$$

$$t_{1/2(\beta)} = \frac{0.693}{\beta} = \frac{0.693}{0.0806} = 8.598 \text{ (h)}$$

$$V_C = \frac{X_0}{A+B} = \frac{40 \times 1000 \times 1000}{2645.4527 + 43.8733} = 14873.6153 \text{ (ml)} = 14.8736 \text{ (L)}$$

$$k_{21} = \frac{A\beta + B\alpha}{A+B} = \frac{2645.4527 \times 0.0806 + 43.8733 \times 5.6265}{2645.4527 + 43.8733} = 0.1711 \text{ (h}^{-1})$$

$$k_{10} = \frac{\alpha\beta}{k_{21}} = \frac{5.6265 \times 0.0806}{0.1711} = 2.6505 \text{ (h}^{-1})$$

$$k_{12} = \alpha + \beta - k_{21} - k_{10} = 5.6265 + 0.0806 - 0.1711 - 2.6505 = 2.8855 \text{ (h}^{-1})$$

$$\text{AUC} = \frac{A}{\alpha} + \frac{B}{\beta} = \frac{2645.4527}{5.6265} + \frac{43.8733}{0.0806} = 1014.4803 \text{ (ng/ml·h)}$$

$$\text{TBCL} = \frac{X_0}{\text{AUC}} = \frac{40 \times 1000 \times 1000}{1014.4803} = 39429.055 \text{ (ml/h)} = 39.4291 \text{ (L/h)}$$

$$V_\beta = \frac{X_0}{\beta \cdot \text{AUC}} = \frac{40 \times 1000 \times 1000}{0.0806 \times 1014.4803} = 489\,163.8758 \text{ (ml)} = 489.164 \text{ (L)}$$

$$V_P = V_C \cdot \frac{\alpha - k_{21}}{k_{21}} = 14.8736 \times \frac{5.6265 - 0.1711}{0.1711} = 474.23 \text{ (L)}$$

或 $V_P = V_\beta - V_C = 489.164 - 14.8736 = 474.29$(L)

答: α 为 5.6265h^{-1}、β 为 0.0806 h^{-1}、A 为 2645.4527ng/ml、B 为 43.8733ng/ml、$t_{1/2(\alpha)}$ 为 0.123h、$t_{1/2(\beta)}$ 为 8.598、V_C 为 14.8736L、k_{21} 为 0.1711h^{-1}、k_{10} 为 2.6505h^{-1}、k_{12} 为 2.8855h^{-1}、AUC 为 1014.4803ng/ml·h、TBCL 为 39.4291L/h、V_β 为 489.164L、V_P 为 474.23L。

(二)基于尿药排泄数据的药物动力学参数计算

体内为二室模型的药物,对于体内有一部分通过肾以外途经消除的药物,有时亦可通过尿药排泄数据求出它的药物动力学参数。

1. 模型的建立 具有从中央室消除的二室模型药物静脉推注给药,原型药物通过尿排泄的模型特征见图 7-11。

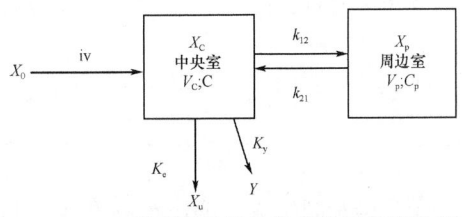

图 7-11 二室模型静脉推注给药的尿排泄示意图

该模型中,X_u 为尿中消除的原型药物量;Y 为非肾途径消除的药物量;k_e 为表现一级尿药排泄速度常数;k_Y 为所有非肾途径消除的药物表观一级速度常数之和;中央室的消除速度常数 k_{10},为各个转运过程达到平衡的消除速度常数之和,即总的表现一级消除速度常数。

$$k_{10} = k_e + k_Y \tag{7-83}$$

2. 尿排泄速度与时间关系 尿中原型药物排泄速度 $\dfrac{dX_u}{dt}$ 如下式所示:

$$\frac{dX_u}{dt} = k_e X_C \tag{7-84}$$

式中，X_u 为 t 时间尿中排泄的原型药物累积量；X_C 为 t 时间中央室的药量。原型药物的肾清除速率与中央室的药量成正比。

将式（7-51）代入式（7-84），得

$$\frac{dX_u}{dt} = \frac{k_e X_0 (\alpha - k_{21})}{\alpha - \beta} \cdot e^{-\alpha t} + \frac{k_e X_0 (k_{21} - \beta)}{\alpha - \beta} \cdot e^{-\beta t} \tag{7-85}$$

设

$$A' = \frac{k_e X_0 (\alpha - k_{21})}{\alpha - \beta} \tag{7-86}$$

$$B' = \frac{k_e X_0 (k_{21} - \beta)}{\alpha - \beta} \tag{7-87}$$

则

$$\frac{dX_u}{dt} = A' \cdot e^{-\alpha t} + B' \cdot e^{-\beta t} \tag{7-88}$$

将原型药物尿中排泄速度对时间作半对数图为一条二项指数曲线，由于 $\alpha > \beta$，当 t 值较大时，$e^{-\alpha t}$ 趋近于 0，β 可由末段指数相的斜率 $-\dfrac{\beta}{2.303}$ 中求出，B' 可由这条直线延伸而与纵轴相交（$t=0$）时的截距（$\lg B'$）得到。应用残数法可得到第二段斜率为 $-\dfrac{\alpha}{2.303}$ 和截距（$\lg A'$）的残数线，求出 α 和 A'。

应该注意，通过原型药物尿排泄速率的对数对时间作图，所得曲线尾段直线相的斜率求出的是慢配置速度常数 β，而不是尿排泄速度常数 k_e。在实际工作中，原型药物尿排泄速率 $\dfrac{dX_u}{dt}$ 不易得到，一般以其平均排泄速率 $\dfrac{\Delta X_u}{\Delta t}$ 代替，将原型药物的平均尿排泄速率的对数对中点时间作图，求出 α，β，A' 和 B' 以后，则尿药排泄速度常数即可求出。

将式（7-86）与式（7-87）相加，得

$$A' + B' = \frac{k_e X_0 (\alpha - k_{21})}{\alpha - \beta} + \frac{k_e X_0 (k_{21} - \beta)}{\alpha - \beta} \tag{7-89}$$

将上式整理，得

$$A' + B' = k_e X_0 \tag{7-90}$$

所以

$$k_e = \frac{A' + B'}{X_0} \tag{7-91}$$

故当已知静注剂量 X_0，A' 及 B' 后，可算出原型药物的尿排泄速率常数。

将式（7-88）重排，得

$$k_{21} = \frac{B'(\alpha - \beta)}{k_e X_0} + \beta \tag{7-92}$$

将式（7-91）代入上式，得

$$k_{21} = \frac{B'(\alpha - \beta) X_0}{(A' + B') X_0} + \beta \tag{7-93}$$

将式（7-93）整理，得

$$k_{21} = \frac{A'\beta + B'\alpha}{A' + B'} \tag{7-94}$$

式（7-94）与式（7-31）相似，而参数 k_{10} 及 k_{12} 则可通过如下两式求出

$$k_{10} = \frac{\alpha\beta}{k_{21}} \tag{7-95}$$

$$k_{12} = \alpha + \beta - k_{21} - k_{10} \tag{7-96}$$

3. 尿排泄量与时间关系 将式（7-57）进行拉氏变换，并将式（7-50）代入，得

$$\overline{X}_u = \frac{k_e X_0 (s + k_{21})}{s(s+\alpha)(s+\beta)} \tag{7-97}$$

将式（7-97）进行拉氏逆变换，得

$$X_u = \frac{k_e X_0}{k_{10}} - \frac{k_e X_0}{k_{10}}\left(\frac{k_{10} - \beta}{\alpha - \beta}e^{-\alpha t} + \frac{\alpha - k_{10}}{\alpha - \beta}e^{-\beta t}\right) \tag{7-98}$$

式（7-98）为 X_u 与时间关系式，由于式（7-98）有一个常数项及两个指数项，不能直接求得 β 及 α 值。令上式中的 $t \to \infty$，可得到尿中原型药物最后排泄的总量 X_u^∞

$$X_u^\infty = \frac{k_e X_0}{k_{10}} \tag{7-99}$$

当药物全部以原型药物由尿中排泄时，$k_e = k_{10}$，故此时 X_u^∞ 等于 X_0，也就是等于静脉推注剂量，这完全符合预想。只要从动力学数据算出 k_{10}，式（7-99）亦可用于计算肾排泄速度常数 k_e。

以 X_u^∞ 代替式（7-98）中的 $\frac{k_e X_0}{k_{10}}$，再经整理后得

$$X_u^\infty - X_u = X_u^\infty \left(\frac{k_{10} - \beta}{\alpha - \beta}e^{-\alpha t} + \frac{\alpha - k_{10}}{\alpha - \beta}e^{-\beta t}\right) \tag{7-100}$$

设

$$A'' = X_u^\infty \times \frac{k_{10} - \beta}{\alpha - \beta} \tag{7-101}$$

$$B'' = X_u^\infty \times \frac{\alpha - k_{10}}{\alpha - \beta} \tag{7-102}$$

则

$$X_u^\infty - X_u = A''e^{-\alpha t} + B''e^{-\beta t} \tag{7-103}$$

可见，以尚待排泄的原型药物量，即尿药亏量 $\left(X_u^\infty - X_u\right)$ 的对数对时间 t 作图，得到一条二项型指数曲线，其尾段直线相的斜率为 $-\frac{\beta}{2.303}$，该斜率与 $\lg C$ 对 t 作图或 $\lg\left(\frac{dX_u}{dt}\right)$ 对时间 t 作图所得相应直线相的斜率相同，即这三条函数线的尾部呈平行线。以上述直线外推至 $t = 0$ 时，取截距，可得到 B''。而 A'' 与 α 则可分别从残数线的截距与斜率求出。

$$A'' + B'' = X_u^\infty \tag{7-104}$$

$$k_{10} = \frac{A''\alpha + B''\beta}{A'' + B''} \tag{7-105}$$

$$k_{21} = \frac{\alpha\beta}{k_{10}} \tag{7-106}$$

$k_{12} = \alpha + \beta - k_{21} - k_{10}$，可以算出 k_{12}。

关于排泄速度法与亏量法这两种尿药排泄方法的各自优缺点，已在前面讨论过。需强调指

出：应用尿排泄数据去求二室模型的各动力学参数往往有局限性。为了对尿排泄数据进行二室模型的分析，各集尿时间间隔必须缩短到足以反映出分布相的特征，被测药物必须具有明显的分布相。采用血药浓度数据时一般不存在这个问题，因为通常情况下可按要求的频度间隔去采血。

4. 清除率 清除率（Cleance value，CL_r）反映药物体内消除特征。清除率有肾清除率、肝清除率及其他器官清除率等。

（1）肾清除率：按照肾清除率定义

$$CL = \frac{\frac{dX_u}{dt}}{C} \tag{7-107}$$

以 $k_e X_C$ 代替式（7-107）中的 $\frac{dX_u}{dt}$，可得

$$CL = \frac{k_e X_C}{C} \tag{7-108}$$

故肾清除率等于肾排泄速率常数 k_e 与中央室的表观分布容积 V_C 之乘积，也就是

$$CL = k_e \cdot V_C \tag{7-109}$$

对于二室模型，就可得出以下两式

$$k_e \cdot V_C = \frac{(X_u)_{t_1}^{t_2}}{\int_{t_1}^{t_2} C dt} \tag{7-110}$$

$$CL = k_e \cdot V_C = \frac{X_u^\infty}{\int_0^\infty C dt} = \frac{X_0^\infty}{AUC} \tag{7-111}$$

（2）中央室清除率：中央室内药物的总清除率亦有与平均肾清除率式（7-111）相类似的关系式，将式（7-111）重排，得

$$V_C = \frac{X_u^\infty}{k_e \int_0^\infty C dt} = \frac{X_u^\infty}{k_e \cdot AUC} \tag{7-112}$$

按式

$$\frac{X_u^\infty}{k_e} = \frac{X_0}{k_{10}} \tag{7-113}$$

以 $\frac{X_0}{k_{10}}$ 代替式（7-111）中的 $\frac{X_u^\infty}{k_e}$，并经适当整理后，得

$$V_C \cdot k_{10} = \frac{X_0}{\int_0^\infty C dt} \tag{7-114}$$

在此，中央室的表观分布容积 V_C 与 k_{10} 的乘积等于中央室药物的清除率。

（3）总清除率：体内药物在中央室的分配率可由下式定义：

$$f_C = \frac{X_C}{X} \tag{7-115}$$

X 为体内药物总量，它等于中央室与周边室的药量之和，将式（7-115）重排，得

$$X = \frac{X_C}{f_C} \tag{7-116}$$

以 $V_C \cdot C$ 代替式（7-116）中的 X_C，用 $\frac{\beta}{k_{10}}$ 代替 f_C，亦即

$$X = \frac{V_C \cdot C}{\frac{\beta}{k_{10}}} \quad (7\text{-}117)$$

重排得

$$\frac{X}{C} = \frac{V_C \cdot k_{10}}{\beta} \quad (7\text{-}118)$$

此处 $\frac{X}{C}$ 可定义为机体内药物的表观分布容积 V_β，故

$$V_\beta = \frac{V_C \cdot k_{10}}{\beta} \quad (7\text{-}119)$$

将式（7-119）重排后，得

$$V_\beta \cdot \beta = V_C \cdot k_{10} \quad (7\text{-}120)$$

式中，乘积 $V_\beta \cdot \beta$ 为药物的机体清除率，它等于中央室药物的清除率。故将式（7-120）中的 $V_C \cdot k_{10}$ 的值代入式（7-114），整理后得

$$V_\beta = \frac{X_0}{\beta \cdot \text{AUC}} \quad (7\text{-}121)$$

第二节 静 脉 滴 注

一、一 室 模 型

（一）基于血药浓度的药物动力学参数的计算

1. 模型的建立与特征 静脉滴注亦称静脉输注，经静脉以恒速方式向血管内给药。在滴注期间，体内的药量不断增加，同时伴有药物消除。当药物输注停止后，体内仅存在药物的消除。因此，一室模型药物静脉滴注时体内过程包括：药物以恒定速度 k_0 进入体内，及体内药物以一级速率常数 k 即一级速率从体内消除。该模型的示意图见图 7-12。

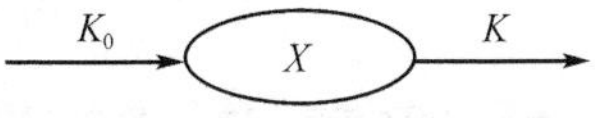

图 7-12 一室模型药物静脉滴注给药模型图

因此，在药物滴注期间（$0 \leqslant t \leqslant T$），体内药量 X 的变化受恒定滴速 k_0 和一级速率常数 k 的双重影响，体内药量的变化速度是这两部分变化的代数和，而且药物体内的消除速度与当时体内药量成正比。用微分方程式可表示为

$$\frac{dX}{dt} = k_0 - kX \quad (7\text{-}122)$$

式中，$\frac{dX}{dt}$ 表示体内药量瞬间变化率；k_0 为静脉滴注速率，以单位时间内药量来表示；k 为一级消除速度常数；X 表示体内当时的药量。

2. 血药浓度与时间的关系 将式（7-122）进行拉氏变换，得

$$S\bar{X} = \frac{k_0}{S} - k\bar{X} \quad (7\text{-}123)$$

整理式（7-123），得

$$\overline{X} = \frac{k_0}{S(S+k)} \tag{7-124}$$

用拉氏变换表解式（7-124），得

$$X = \frac{k_0}{k}(1-e^{-kt}) \tag{7-125}$$

式（7-125）为一室模型静脉滴注给药，体内药量随时间变化的函数关系。

由于 $X = CV_d$，将其代入式（7-125）得

$$C = \frac{k_0}{kV_d}(1-e^{-kt}) \tag{7-126}$$

该式为一室模型静脉滴注给药，体内血药浓度 C 与时间 t 的函数关系式。

3. 稳态血药浓度　一室模型药物静脉滴注时，随着药物不断滴入体内，血药浓度开始时逐渐上升，然后趋于一个恒定水平，此时的血药浓度值称为稳态血药浓度（steady state plasma concentration）或坪浓度，用 C_{ss} 表示。

由式（7-125），当 $t \to \infty$ 时，$e^{-kt} \to 0$，$(1-e^{-kt}) \to 1$，此时的血药浓度用 C_{ss} 来表示，则

$$C_{ss} = \frac{k_0}{kV_d} \tag{7-127}$$

该公式为一室模型静脉滴注给药稳态血药浓度求算公式，从公式可看出，稳态血药浓度与静滴速度 k_0 成正比，如图7-13。

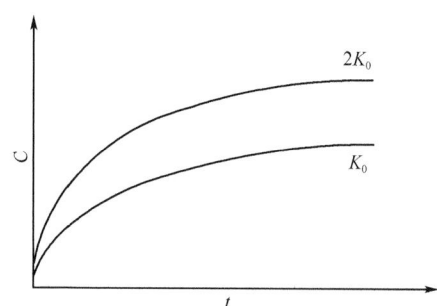

图7-13　一室模型静脉滴注时稳态血药浓度与滴注速度的关系

4. 达稳态所需时间　静脉滴注给药时，达到稳态血药浓度所需要的时间称为达坪时间。在达坪时间以前的血药浓度 C 一直小于 C_{ss}，其间任何时间的 C 值可用 C_{ss} 的某一分数来表示，即达坪分数，以 f_{ss} 表示，即

$$f_{ss} = \frac{C}{C_{ss}} = \frac{\frac{k_0}{kV}(1-e^{-kt})}{\frac{k_0}{kV}} = 1-e^{-kt} \tag{7-128}$$

根据上式，k 越大，滴注时间越长，f_{ss} 趋近于1越快，即达到坪浓度越快。$t_{1/2}=0.639/k$，k 越大，$t_{1/2}$ 越小，因此，药物的 $t_{1/2}$ 越短，达坪时间越快，即从静滴开始至达稳态血药浓度所需的时间长短取决于药物一级消除速率常数 k 的大小或药物半衰期的长短。

若以 $t_{1/2}$ 的个数 n 表示时间，即 $t=nt_{1/2}$，代入式 $f_{ss}=1-e^{-kt}$ 中的 kt，又因为 $k=0.693/t_{1/2}$ 则

$$kt = \frac{0.693}{t_{1/2}}nt_{1/2} = 0.693n$$

将式代入 $f_{ss}=1-e^{-kt}$，则

$$f_{ss} = 1-e^{-0.693n} \tag{7-129}$$

将式（7-129）整理，得

$$n = -3.32\lg(1-f_{ss}) \tag{7-130}$$

由式（7-130）可求出任何药物达 C_{ss} 某一分数 f_{ss} 所需要的时间（半衰期的个数）。

因此，任何药物达到坪值某一分数只与所需的 n 值即半衰期的个数有关，而与药物及药物的半衰期长短无关。例如，任何药物达到 C_{ss} 的 75%需要 2 个半衰期，达到 C_{ss} 的 99%，需要 7 个半衰期，见表 7-10。

表 7-10　静脉滴注时间对于半衰期的个数与达坪分数的关系

半衰期个数（n）	达坪浓度 C_{ss}（%）	半衰期个数（n）	达坪浓度 C_{ss}（%）
1	50.00	5	96.88
2	75.00	6	98.44
3	87.50	6.64	99.00
3.32	90.00	7	99.22
4	93.75	8	99.61

例 7-7　某一室模型药物，生物半衰期为 8h，静脉滴注达稳态血药浓度的 95%需要多少时间？

解：由于　$f_{ss} = 1-e^{-kt}$

$$0.95 = 1-e^{-kt}$$
$$kt = -\ln 0.05$$

所以：

$$t = \frac{-2.303\lg 0.05}{k} = \frac{-2.303\lg 0.05}{0.693/8} = 34.6 \text{（h）}$$

答：达到稳态血药浓度的 95%需要 34.6h。

例 7-8　某药治疗的有效血药浓度范围为 4～8μg/ml，该药的 V=100L，$t_{1/2}$=3.5h，若以 10mg/min 的速度给某患者滴注，何时达到最低有效血药浓度？

解：方法一：

根据公式　$C = \frac{k_0}{kV_d}(1-e^{-kt})$

公式中 C=4μg/ml，k_0=10mg/min，V_d=100L，$k = \frac{0.693}{t_{1/2}} = \frac{0.693}{3.5} = 0.198 \text{ h}^{-1}$

则，达到最低有效血药浓度时间：

$$4 = \frac{10 \times 60}{0.198 \times 100}(1-e^{-0.198t})$$

推导得　t=0.715（h）

方法二：

根据　$C_{ss} = \frac{k_0}{kV_d}$，则

$$C_{ss} = \frac{10 \times 60}{0.198 \times 100} = 30.303 \text{（μg/ml）}$$

因为　$f_{ss} = \frac{C}{C_{ss}}$，

所以 $f_{ss} = \dfrac{4}{30.30} = 0.132$

由 $n = -3.32\lg(1 - f_{ss})$
$= -3.32 \times \lg(1 - 0.132)$
$= 0.204$

达到最低有效血药浓度时间为

$$n \cdot t_{1/2} = 0.204 \times 3.5 = 0.714 \text{（h）}$$

答：达到最低有效血药浓度时间为 0.714h。

（二）药物动力学参数的计算

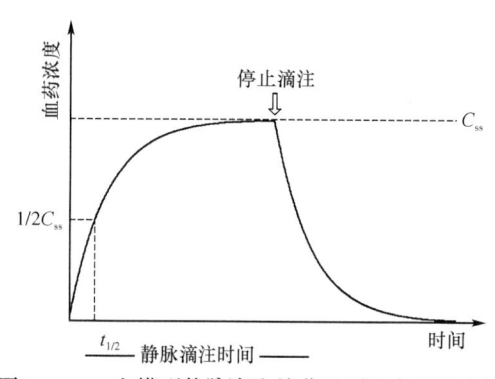

图 7-14 一室模型静脉滴注给药达到稳态后停止滴注的血药浓度-时间曲线

1. 稳态后停止滴注 一室模型药物在达稳态水平后停止静脉滴注，血药浓度变化情况与静脉推注后血药浓度的变化相类似，可以参考静脉推注给药的有关公式进行计算。

根据静脉推注时的血药浓度与时间的关系式：$C = C_0 \cdot e^{-kt}$，当稳态后停止滴注时，式中的 C_0 应为停止滴定时的血药浓度，即稳态血药浓度 C_{ss}，公式中的时间 t 应以停止滴定后（图7-14）的某一时间 t' 代入，则该式变为

$$C = C_{ss} \cdot e^{-kt'} \quad (7-131)$$

将式（7-131）变为对数形式：

$$\lg C = -\dfrac{k}{2.303} t' + \lg \dfrac{k_0}{kV_d} \quad (7-132)$$

实际情况是在停止滴定后的不同时间点取血，测定血药浓度，以 $\lg C$ 对 t' 作图，得到一条直线，该直线的斜率仍为 $-\dfrac{k}{2.303}$，依之可求出药物的消除速率常数 k；根据该直线的截距 $\lg \dfrac{k_0}{kV_d}$，可求出表观分布容积 V_d。

例 7-9 某药以 60mg/h 的速度静滴，已知该药的 $t_{1/2} = 8$h，$V_d = 16.52$L，试求滴注 5h 后的血药浓度及稳态浓度。

解：已知 $k_0 = 60$mg/h，$t_{1/2} = 8$h，$V_d = 16.52$L
滴注 5h 后的血药浓度

由于 $C = \dfrac{k_0}{kV_d}(1 - e^{-kt})$，$t = 5$h

所以 $C = \dfrac{60}{(0.693/8) \times 16.52}(1 - e^{-(0.693/8) \times 5})$
$= 14.74(\mu g/ml)$

稳态血药浓度：

$$C_{ss} = \dfrac{k_0}{kV_d}$$

$$= \dfrac{60}{(0.693/8) \times 16.52}$$

$$= 41.93(\mu g/ml)$$

答：滴注 5h 后的血药浓度为 14.74μg/ml，稳态浓度为 41.93μg/ml。

2. 稳态前停止滴定　假设药物停止滴注时的时间为 T，根据式（7-125），停滴时血药浓度与时间的关系应为

$$C_T = \frac{k_0}{kV_d}(1-e^{-kT})$$

而停滴后的血药浓度与时间的变化情况仍遵循公式：$C = C_0 \cdot e^{-kt}$，此时，式中的 C_0 应为 C_T，即用 $\frac{k_0}{kV_d}(1-e^{-kT})$ 代入，公式中的时间 t 仍为 t'，即停止滴定后的某一时间（图 7-15），则该式为

$$C = \frac{k_0}{kV_d}(1-e^{-kT})e^{-kt'} \tag{7-133}$$

上式的对数形式为

$$\lg C = \frac{k}{2.303}t' + \lg\frac{k_0}{kV_d}(1-e^{-kT}) \tag{7-134}$$

同样，依据上述方程，以 $\lg C$ 对 t' 作图，得到一条直线，通过该直线的斜率和截距，可以分别求算出 k 及 V_d。

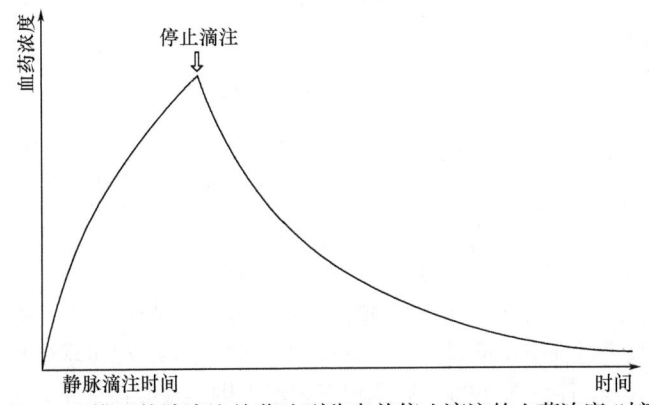

图 7-15　一室模型静脉滴注给药达到稳态前停止滴注的血药浓度-时间曲线

例 7-10　已知某一单室模型药物，其表观分布容积为 10L，生物半衰期为 6.95h。给某患者以 2mg/h 的速度滴注，8h 即停止滴注，问停药后 2h 体内血药浓度是多少？

解：已知 V_d=10L，$t_{1/2}$=6.95h，k_0=2mg/h，T=8h，t'=2h

因为　$t_{1/2} = \frac{0.693}{k}$

所以　$k = \frac{0.693}{t_{1/2}} = \frac{0.693}{6.95} = 0.1\ (h^{-1})$

根据　$C = \frac{k_0}{kV_d}(1-e^{-kT})e^{-kt'}$

则，　终止滴定 2h 的血药浓度为

$$C = \frac{k_0}{kV_d}(1-e^{-kT})e^{-kt'}$$

$$= \frac{2}{0.1\times 10}(1-e^{-0.1\times 8})e^{-0.1\times 2}$$

$$=0.90\ (\mu g/ml)$$

答：停药后 2h 体内血药浓度是 0.90μg/ml。

（三）静脉滴注的负荷剂量

静脉滴注开始时，血药浓度与稳态血药浓度的差距甚大。临床为了尽快达到治疗目的，通常在静滴之前需要静注一个负荷剂量（loading dose），以促使血药浓度达到或接近稳态血药浓度，并随之再通过静脉滴注来维持该浓度。

负荷剂量又称为首剂量，通常用 X_0^* 表示，按下式计算：

$$X_0^* = C_{ss}V_d \tag{7-135}$$

静脉推注负荷剂量后，以恒速滴注形式继续给药，药物经时变化过程为两种给药方法中药物经时变化之和，即：

$$X = X_{静注} + X_{静滴}$$

因 $X_{静注} = X_0^* e^{-kt}$，且 $X_0^* = C_{ss}V_d$，则

$$X_{静注} = C_{ss}V_d e^{-kt}$$

由式（7-126），即 $C_{ss} = \dfrac{k_0}{kV_d}$，将其代入上式，整理得

$$X_{静注} = \dfrac{k_0}{k} e^{-kt}$$

根据式（7-124）：

$$X_{静滴} = \dfrac{k_0}{k}(1 - e^{-kt})$$

由 $X = X_{静注} + X_{静滴}$

得

$$X = \dfrac{k_0}{k}e^{-kt} + \dfrac{k_0}{k}(1-e^{-kt}) = \dfrac{k_0}{k} \tag{7-136}$$

因此，由式（7-136）可看出，单室模型药物静脉推注负荷剂量后，以恒速滴注形式继续给药，体内药量在整个过程中是恒定的，而且通过式（7-136），也可求出负荷剂量。

例 7-11 患者，男，体重为 70kg，静脉输注利多卡因治疗心律失常，已知利多卡因的有效治疗浓度为 2.0μg/ml，表观分布容积为 0.70L/kg，消除半衰期为 80min，如想迅速达到并维持有效治疗浓度，需注入利多卡因的负荷剂量和理想的静滴速度各为多少？

解：已知 C_{ss} =2.0μg/ml；V_d=0.70×70= 49 (L)；$t_{1/2}$ =80 min。则：

负荷剂量 $X_0^* = C_{ss}V_d$
= 2.0×49
= 98（mg）≈ 100（mg）

理想的静滴速度 k_0

由于 $C_{ss} = \dfrac{k_0}{kV_d}$，则

$$k_0 = C_{ss} \cdot kV_d = C_{ss} \cdot (0.693/t_{1/2})V_d$$
$$= 2.0×(0.693×60/80) ×49$$
$$= 50.9 \text{ (mg/h)}$$

答：首先静脉注射利多卡因 100mg，并按 50.9mg/h 的速度恒速静脉滴注利多卡因，可使患者的血药浓度维持在治疗浓度 2.0μg/ml 的水平。

例 7-12 患者，女，35 岁，65kg，肾功能正常静脉输注某药物。根据文献，该药物的消除半衰期为 7h，V_d 为 14.322L。假定该药物的药物动力学为一级过程。对该抗生素期望的稳态

血药浓度为 10μg/ml。

(1)假定没有负荷剂量，静脉输液开始后，达到 C_{ss} 的 90%需多长时间？
(2)该抗生素的合适的负荷剂量为多少？
(3)该药物合适的输注速度为多少？
(4)总清除率是多少？

解：已知：$t_{1/2}=7h$，$V_d=14.322$（L），$C_{ss}=10μg/ml$，可得

$$k = \frac{0.693}{t_{1/2}} = \frac{0.693}{7} = 0.099 \ (h^{-1})$$

(1)根据：$f_{ss} = 1-e^{-kt}$，其中 $f_{ss}=0.90$，则

$$0.90 = 1-e^{-0.099t}$$

推导得 $t = 23.3$（h）

(2)根据公式：$X_0^* = C_{ss}V_d$，则

$$X_0^* = C_{ss}V_d = 10 \times 14.322L = 143.22(mg)$$

(3)由于 $C_{ss} = \dfrac{k_0}{kV_d}$，则

$$k_0 = C_{ss} \cdot kV_d = 10 \times 0.099 \times 14.322 = 14.18(mg/h)$$

(4)因为：$CL = kV_d$，所以：

$$CL = kV_d = 0.099 \times 14.322 = 1.42(L/h) = 23.63(ml/min)$$

答：假定没有负荷剂量，静脉输液开始后，达到 C_{ss} 的 90%需 23.3h，该抗生素的合适的负荷剂量为 143.22mg，合适的输注速度为 14.18mg/h，总清除率是 23.63ml/min。

二、二室模型

(一)模型的建立

对消除半衰期比较短的二室模型药物，不适合快速静脉推注时，改为静脉滴注给药，相应的二室模型稍有改变。快速静脉推注时，药物瞬时全部进入中央室，这时，药物只在中央室与周边室间进行转运。静脉滴注时，一方面药物以恒速 k_0 逐渐进入中央室，不断补充中央室的药物量；另一方面，药物同时也在中央室与周边室转运。因此，只要把快速静脉推注模型的给药部分改作恒速给药，即得静脉滴注给药的二室模型。如图 7-16 所示。

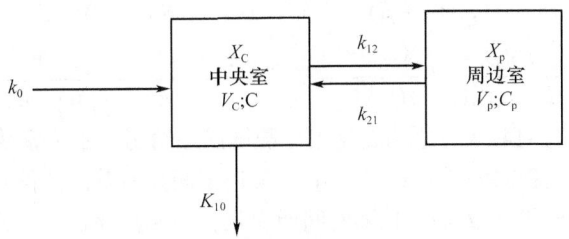

图 7-16 二室模型静脉滴注给药的示意图

如图 7-16 所示，剂量为 X_0 的药物，在 T 这段时间内，以恒速 $k_0 = \dfrac{X_0}{T}$ 进入中央室。中央室内药物量（X_C）和周边室内药物量（X_p）的变化如表 7-11 所示。

表 7-11　二室模型静脉滴注给药中中央室和周边室药物的动态变化

房室	房室中药物动态变化
中央室	① 药物从体外以恒速 k_0 滴入,以补充中央室内的药物量
	② 药物不断从中央室以 k_{12} 的速度向周边室转运
	③ 药物不断从周边室以 k_{21} 的速度向中央室转运
	④ 药物以 k_{10} 的速度从中央室消除
周边室	① 药物以 k_{12} 的速度从中央室进入周边室
	② 药物以 k_{21} 的速度从周边室返回到中央室

设滴注时间 t（$0 \leq t \leq T$）时,中央室与周边室的药物量分别为 X_C 与 X_P,药物浓度分别为 C 和 C_P,表观分布容积分别为 V_C 和 V_P,除滴注速度 k_0 为零级速度外,其余各转运过程均符合一级动力学过程,则二室模型静脉滴注给药,各空间药物的转运方程为

$$\begin{cases} \dfrac{dX_C}{dt} = k_0 + k_{21}X_P - (k_{12} + k_{10})X_C & (7\text{-}137) \\ \dfrac{dX_P}{dt} = k_{12}X_C - k_{21}X_P & (7\text{-}138) \end{cases}$$

（二）药物浓度与时间的关系

对式（7-137）和式（7-138）微分方程组应用拉氏变换等方法,可求得中央室药量 X_C、周边室药量 X_P 的经时变化公式：

$$X_C = \frac{k_0(\alpha - k_{21})(e^{\alpha T} - 1)}{\alpha(\alpha - \beta)} \cdot e^{-\alpha t} + \frac{k_0(k_{21} - \beta)(e^{\beta T} - 1)}{\beta(\alpha - \beta)} \cdot e^{-\beta t} \qquad (7\text{-}139)$$

$$X_P = \frac{k_0(k_{10} - \beta)(\beta - k_{21})(1 - e^{-\alpha T})}{k_{21}k_{10}(\alpha - \beta)} \cdot e^{-\alpha t} + \frac{k_0(\alpha - k_{10})(a - k_{21})(1 - e^{-\beta T})}{k_{21}k_{10}(\alpha - \beta)} \cdot e^{-\beta t} \qquad (7\text{-}140)$$

因为 $C = \dfrac{X_C}{V_C}, C_P = \dfrac{X_P}{V_P}$

所以

$$C = \frac{k_0(\alpha - k_{21})(e^{\alpha T} - 1)}{V_C \alpha(\alpha - \beta)} \cdot e^{-\alpha t} + \frac{k_0(k_{21} - \beta)(e^{\beta T} - 1)}{V_C \beta(\alpha - \beta)} \cdot e^{-\beta t} \qquad (7\text{-}141)$$

$$C_P = \frac{k_0(k_{10} - \beta)(\beta - k_{21})(1 - e^{-\alpha T})}{k_{21}k_{10}V_P(\alpha - \beta)} \cdot e^{-\alpha t} + \frac{k_0(\alpha - k_{10})(a - k_{21})(1 - e^{-\beta T})}{k_{21}k_{10}V_P(\alpha - \beta)} \cdot e^{-\beta t} \qquad (7\text{-}142)$$

式（7-141）和式（7-142）分别为二室模型静脉滴注给药,中央室药物浓度 C 和周边室药物浓度 C_P 的经时变化过程的公式。式（7-141）描述了滴注时及滴注停止后,血药浓度的经时变化,当静脉滴注在进行时,$T=t$,且随时间而变化；当滴注停止后,T 成为常数,相当于滴注时间。因此,根据式（7-141）,可以拟合滴注期间及滴注期后的总血药浓度-时间曲线,而不需要两个单独的,分别代表滴注期间及滴注期后血药浓度的方程来表示。

1. 滴注期间的血药浓度-时间关系　由于静脉滴注期间 $T=t$,式（7-141）中的 $(e^{\alpha T}-1) \cdot e^{-\alpha T}$ 及 $(e^{\beta T}-1) \cdot e^{-\beta T}$ 分别成为 $(1-e^{-\alpha t})$ 及 $(1-e^{-\beta t})$。因此,式（7-141）可写成

$$C = \frac{k_0(\alpha - k_{21})}{V_C \cdot \alpha(\alpha - \beta)} \cdot (1 - e^{-\alpha t}) + \frac{k_0(k_{21} - \beta)}{V_C \beta(\alpha - \beta)} \cdot (1 - e^{-\beta t}) \qquad (7\text{-}143)$$

将上式展开并通分，得

$$C = \frac{k_0}{V_C(\alpha-\beta)} \left\{ \frac{\alpha\beta - k_{21}\beta + \alpha k_{21} - \alpha\beta}{\alpha\beta} - \frac{\alpha\beta - k_{21}\beta}{\alpha\beta} \cdot e^{-\alpha t} - \frac{k_{21}\alpha - \alpha\beta}{\alpha\beta} \cdot e^{-\beta t} \right\}$$

$$= \frac{k_0}{V_C(\alpha-\beta)} \left\{ \frac{k_{12}(\alpha-\beta)}{\alpha\beta} - \frac{\alpha\beta - k_{21}\beta}{\alpha\beta} \cdot e^{-\alpha t} - \frac{k_{21}\alpha - \alpha\beta}{\alpha\beta} \cdot e^{-\beta t} \right\}$$

因为，$\alpha \cdot \beta = k_{12} \cdot k_{10}$

所以

$$C = \frac{k_0}{V_C(\alpha-\beta)} \left\{ \frac{k_{12}(\alpha-\beta)}{k_{21}k_{10}} - \frac{k_{21}(k_{10}-\beta)}{k_{21}k_{10}} \cdot e^{-\alpha t} - \frac{k_{21}(\alpha-k_{10})}{k_{21}k_{10}} \cdot e^{-\beta t} \right\}$$

将上式整理，得

$$C = \frac{k_0}{V_C k_{10}} \left(1 - \frac{k_{10}-\beta}{\alpha-\beta} \cdot e^{-\alpha t} - \frac{\alpha-k_{10}}{\alpha-\beta} \cdot e^{\beta t} \right) \quad (7-144)$$

式（7-141）反映了滴注开始后血药浓度随时间而增加的情况，血药浓度随时间的推移而增高，接近于一个恒定水平即稳态血药浓度。与单室模型药物静脉滴注时一样，当滴注时间 4 倍或 7 倍于药物的生物半衰期时，血药浓度分别可达稳态水平的 90% 及 99% 以上。

2. 稳态血药浓度　滴注开始后血药浓度随时间而增加，血药浓度随时间的推移而增高，接近于一个恒定水平，即稳态血药浓度 C_{SS}，此时消除速度等于输入速度。稳态血药浓度 C_{SS} 可令式（7-144）中 $t \to \infty$，则 $e^{-\alpha t}$ 及 $e^{-\beta t}$ 趋于零，得

$$C_{SS} = \frac{k_0}{V_C k_{10}} \quad (7-145)$$

式（7-145）即为二室模型药物静脉滴注给药的稳态血药浓度计算公式。

设机体总表观分布容积为 V_β，则它与中央室表观分布容积 V_C 之间存在如下关系式：

$$V_\beta \cdot \beta = V_C k_{10} \quad (7-146)$$

将式（7-146）代入式（7-145），则得到

$$C_{SS} = \frac{k_0}{V_\beta \cdot \beta} \quad (7-147)$$

将式（7-147）重排，得

$$k_0 = C_{SS} \cdot V_\beta \cdot \beta \quad (7-148)$$

如果通过静脉推注所得的血药浓度-时间数据算出药物的总表观分布容积（V_β），总消除速度常数（β）后，可按临床所要的理想血药浓度（C_{SS}），根据式（7-148）来设计该药的静脉滴注速度（k_0）。

式（7-148）重排后，得

$$V_\beta = \frac{k_0}{C_{SS} \cdot \beta} \quad (7-149)$$

因此，若已知静滴速度 k_0，稳态血药浓度 C_{SS}，并且从停止滴注后的血药浓度-时间曲线上求出 β，则可由上式求出药物的总表观分布容积 V_β。

3. 静脉滴注停止后的血药浓度时间关系　当静滴停止时，式（7-141）中的 T 就变成定值（该时间表示静滴结束时间）。如 t' 表示从静脉滴注结束时起算的时间，则 $t = T + t'$。

式（7-141）中，可将 $(e^{\alpha T}-1)\cdot e^{-\alpha t}$ 及 $(e^{\beta T}-1)\cdot e^{-\beta t}$ 分别成为 $(e^{\alpha T}-1)\cdot e^{-\alpha(T+t')}$ 及 $(e^{\beta T}-1)\cdot e^{-\beta(T+t')}$，进一步简化为 $(1-e^{-\alpha T})\cdot e^{-\alpha t'}$ 及 $(1-e^{-\beta T})\cdot e^{-\beta t'}$。亦即在静脉滴注后相

$$(e^{\alpha T}-1)e^{\alpha t} = (1-e^{-\alpha T})e^{-\alpha t'} \quad (7-150)$$

$$(e^{\beta T}-1)e^{-\beta t}=(1-e^{\beta T})e^{-\beta t'} \qquad (7\text{-}151)$$

将式（7-150）和式（7-151）代入式（7-141），则得到静脉滴注结束后的血药浓度与时间的关系式：

$$C=\frac{k_0(\alpha-k_{21})(1-e^{-\alpha T})}{V_C\alpha(\alpha-\beta)}\cdot e^{-\alpha t'}+\frac{k_0(k_{21}-\beta)(1-e^{-\beta T})}{V_C\beta(\alpha-\beta)}\cdot e^{-\beta t'} \qquad (7\text{-}152)$$

设

$$R=\frac{k_0(\alpha-k_{21})(1-e^{-\alpha T})}{V_C\alpha(\alpha-\beta)} \qquad (7\text{-}153)$$

$$S=\frac{k_0(k_{21}-\beta)(1-e^{-\beta T})}{V_C\beta(\alpha-\beta)} \qquad (7\text{-}154)$$

则

$$C=R\cdot e^{-\alpha t'}+S\cdot e^{-\beta t'} \qquad (7\text{-}155)$$

4. 达稳态停止滴注后的血药浓度时间关系 当滴注时间较长时（相当于 $t_{1/2\beta}$ 的 7 倍），血药浓度达到稳态浓度的 99%以上，此时停止滴注，则由于 $e^{\alpha T}$ 及 $e^{\beta T}$ 趋于零，故式（7-152）可转变成

$$C=\frac{k_0(\alpha-k_{21})}{V_C\cdot\alpha\cdot(\alpha-\beta)}e^{-\alpha t'}+\frac{k_0(k_{21}-\beta)}{V_C\cdot\beta\cdot(\alpha-\beta)}e^{-\beta t'} \qquad (7\text{-}156)$$

式中，t' 为达稳态后停止滴注起计算的时间。

设

$$R'=\frac{K_0(\alpha-K_{21})}{V_c\cdot\alpha\cdot(\alpha-\beta)} \qquad (7\text{-}157)$$

$$S'=\frac{K_0(K_{21}-\beta)}{V_c\cdot\beta\cdot(\alpha-\beta)} \qquad (7\text{-}158)$$

则

$$C=R'\cdot e^{-\alpha t'}+S'\cdot e^{-\beta t'} \qquad (7\text{-}159)$$

（三）系数 R、S、R'、S' 与 A、B 的关系

对于具有二室模型特征药物，静脉推注后零时间截距 A 与 B 之比，即 A/B 值越大，则越易辨认出二室模型特征。若 A 趋于零，则 A/B 趋于零，此时血药浓度-时间曲线变为单项指数型，即成了单室模型特征。但若 $A\gg B$，则由于曲线后段指数项浓度比前段下降几个数量级，见图 7-17，因此后段指数项内的血药浓度往往低于定量分析灵敏度所及的范围，而难以察觉，这样，该血药浓度-时间曲线往往又像单室模型特征。

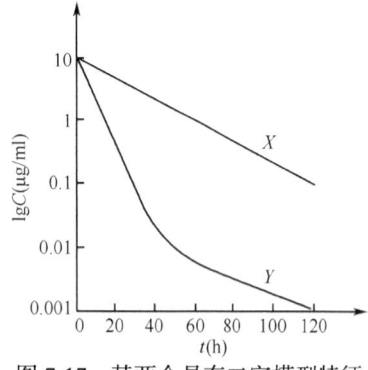

图 7-17 某两个具有二室模型特征药物的血药浓度时间曲线图

该两药物均具有二室模型特征，α 和 β 也都相同，但 X 药物 A/B 为 0.3，Y 药物 A/B 为 300。

静脉快速注入时的 A、B 与 R、S 及 R'、S' 的值有一定关系。可将式（7-157）和式（7-158）重排，分别得

$$\frac{\alpha-k_{21}}{V_C(\alpha-\beta)}=\frac{A}{X_0} \qquad (7\text{-}160)$$

$$\frac{k_{21}-\beta}{V_C(\alpha-\beta)}=\frac{B}{X_0} \tag{7-161}$$

将式（7-107）和式（7-108）分别代入式（7-160）和式（7-161），解得

$$A=\frac{X_0 \cdot \alpha}{k_0(1-e^{-\alpha T})}\cdot R \tag{7-162}$$

$$B=\frac{X_0 \cdot \beta}{k_0(1-e^{-\beta T})}\cdot S \tag{7-163}$$

由于在恒速静脉滴注时，给药量$X_0=k_0T$，以此式代入式（7-162）和（7-163）中，则

$$A=\frac{\alpha T}{1-e^{-\alpha T}}\cdot R \tag{7-164}$$

$$B=\frac{\beta T}{1-e^{-\beta T}}\cdot S \tag{7-165}$$

所以

$$\frac{R}{S}=\frac{A\cdot B(1-e^{-\alpha T})}{B\cdot \alpha(1-e^{-\beta T})} \tag{7-166}$$

同理，得

$$\frac{R'}{S'}=\frac{A\cdot \beta}{B\cdot \alpha} \tag{7-167}$$

由于 $\alpha>\beta$，故 $\frac{R'}{S'}<\frac{A}{B}$，因此达稳态后停止静脉滴注，其药-时曲线截距比值下降，$\frac{R}{S}$ 比值大，二室模型特征明显，因此静脉滴注分辨药物的二室模型特征的能力通常比静脉推注时降低，见图7-18。对于快速静脉推注时，其二室模型特征不显著的药物，欲通过静脉滴注来求出它的二室模型参数是相当困难的。但当药物的 A/B 值过大时，则采用滴注方法来进行药物动力学分析看来是可取的，因为此时血药浓度的两项指数型的经时变化过程，反而变得比较容易观察。

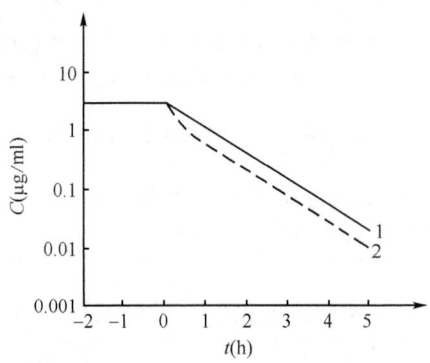

图 7-18 某药物具二室模型特征的血药浓度-时间关系示意图
1.恒速滴注在血药浓度稳定后停止滴注的曲线；2.静脉推注一剂量正好达到稳态浓度的曲线

（四）药物动力学参数的计算

如图 7-19 所示，为 4 个健康人以恒速（250mg/h）静脉滴注苯唑西林钠，在 3h 内的平均血药浓度半对数图。根据式（7-155），从静脉滴注结束后的数据中，可按残数法计算出 α、β 及 R 和 S 或 R' 和 S' 等常数。再求出 A、B、V_C、k_{12}、k_{21}、k_{10} 及 V_P 等参数。

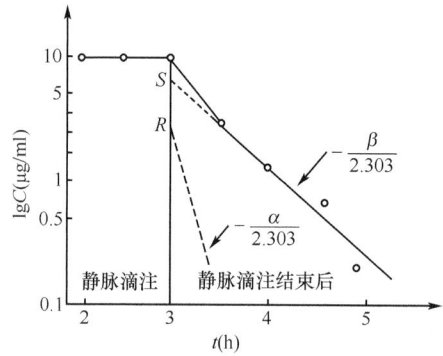

图 7-19　静脉滴注苯唑青霉素的平均血药浓度与时间的关系图

> **知识拓展**
>
> **静脉注射与静脉滴注同时给药**
>
> 与单室模型药物一样，$t_{1/2}$ 长的二室模型药物单一采用恒速静脉滴注给药时，要达到稳态血药水平 C_{ss}，亦需相当长的时间。因此，也可以采用开始时快速静脉注射一个负荷剂量的方法，使之较快地获得所需要的血药浓度，然后通过持续静脉滴注来维持这一浓度。
>
> 血药浓度与时间关系：对于只有单室模型特征的药物，静注一负荷剂量使血药浓度达到稳态，而后用恒速输入即可一直保持稳态血药浓度。但对于具有二室模型特征的药物采用恒速滴注与快速静注同时给药，其血药浓度时间过程如下：
>
> $$C = C_{静注} + C_{静滴} \quad (7\text{-}168)$$
>
> $$C = \frac{X_0(\alpha - k_{21})}{V_c \cdot (\alpha - \beta)} \cdot e^{-\alpha t} + \frac{X_0(k_{21} - \beta)}{V_C(\alpha - \beta)} \cdot e^{-\beta t} + \frac{k_0}{V_C \cdot k_{10}}\left(1 + \frac{\beta - k_{10}}{\alpha - \beta} \cdot e^{-\alpha t} + \frac{k_{10} - \alpha}{\alpha - \beta} \cdot e^{-\beta t}\right) \quad (7\text{-}169)$$
>
> 式（7-169）展开后合并同类项，可得
>
> $$C = \frac{k_0}{V_C \cdot k_{10}} + \frac{(\alpha \cdot X_0 - k_0)(k_{10} - \beta)}{V_C \cdot k_{10} \cdot (\alpha - \beta)} \cdot e^{-\alpha t} + \frac{(\beta \cdot X_0 - k_0)(\alpha - k_{10})}{V_C \cdot k_{10} \cdot (\alpha - \beta)} \cdot e^{-\beta t} \quad (7\text{-}170)$$
>
> 由式（7-170）可以看出，当静脉滴注与快速静注同时给药时，对于具有二室模型特征的药物其血药浓度随时间的推移而变化，其血药浓度显然不是恒定不变的。
>
> 如果要使血药浓度恒定并等于 $\dfrac{k_0}{V_C \cdot k_{10}}$，则式（7-170）的两个指数项系数必须为零，为达到这一要求，必须是 $\alpha X_0 - k_0$ 与 $\beta X_0 - k_0$ 等于零或 $k_{10} - \beta$ 与 $\alpha - k_{10}$ 也同样等于零，而要做到这一点只能是 α 等于 β，此情况属于单室模型特征。

例 7-13　已知青霉素 G 为二室模型的药物，现已测得该药物的一些药物动力学参数如表 7-12 所示。

表 7-12　某药的一些药物动力学参数

$\alpha(h^{-1})$	$\beta(h^{-1})$	$V_C(L)$	$k_{10}(h^{-1})$
6.25	1.35	9.3	2.31

假设临床上某患者的治疗方案中，需维持的理想血药浓度为 10μg/ml。

问题：

1. 如何设计给药方案？

2. 若患者需维持其理想的血药浓度 6h，现以青霉素 G 钠盐溶于 5%葡萄糖注射液中作静脉

滴注,请给出具体的用药方法。

解: 目前主要有三种方案:

(1) 如果按 $k_0=C_{ss}·V_C·k_{10}$ 及 $X_0=V_C·C_{ss}$ 给药,一开始 $C_0=C_{ss}$,但随着药物向周边室分布,则血药浓度下降,至达到一定值后(分布趋于平衡即 $e^{-\alpha t} \to 0$)则血药浓度回升至稳态浓度,见图 7-20 曲线 a,其血药浓度与时间关系由下面的关系式导出:

即 $k_0=X_0·k_{10}$ 代入式(7-170)得

$$C = \frac{k_0}{V_C·k_{10}} + \frac{(\alpha·X_0 - X_0 k_{10})(k_{10}-\beta)}{V_C·k_{10}·(\alpha-\beta)}·e^{-\alpha t} + \frac{(\beta·X_0 - X_0 k_0)(\beta-k_{10})}{V_C·k_{10}·(\alpha-\beta)}·e^{-\beta t}$$

上式整理后得

$$C = \frac{k_0}{V_C·k_{10}}\left[1 + \frac{X_0(\alpha-k_{10})(k_{10}-\beta)}{k_{10}(\alpha-\beta)}(e^{-\alpha t} - e^{-\beta t})\right]$$

此方案的缺点是一开始血药浓度偏低,致使此后有一低谷浓度。

(2) 令 $k_0=C_{ss}·V_C·k_{10}$,而 $X_0=C_{ss}·V_\beta$,此种方案的血药浓度经时变化方程由以下导出:

由于 $k_{10}·V_C = V_\beta·\beta$,所以

$$k_0 = C_{ss}·V_\beta·\beta$$

可得 $k_0 = X_0·\beta$,即

$$X_0 = \frac{k_0}{\beta}$$

用此式代入式(7-170)并整理后得

$$C = \frac{k_0}{V_C·k_{10}}(1 + \frac{(k_{10}-\beta)}{\beta}·e^{-\alpha t})$$

可见此方案一开始血药浓度高,随移时间推移血药浓度逐渐下降至稳态浓度,见图 7-18 曲线 b。

(3) 第三种方案可按 $k_0=C_{ss}·V_C·k_{10}$,而 $X_0 = \left[\frac{1}{\alpha}+\frac{1}{\beta}-\frac{1}{k_{21}}\right]·C_{ss}·V_C·k_{10}$ 给药,其血药浓度时间方程由以下导出:

将 $X_0 = (\frac{1}{\alpha}+\frac{1}{\beta}-\frac{1}{k_{21}})$ 代入式(7-170),并整理后得

$$C = C_{ss}\left[1 + \frac{(\alpha-k_{10})(k_{10}-\beta)}{(\alpha-\beta)}\left(\frac{1}{\beta}e^{-\alpha t} - \frac{1}{\alpha}e^{-\beta t}\right)\right]$$

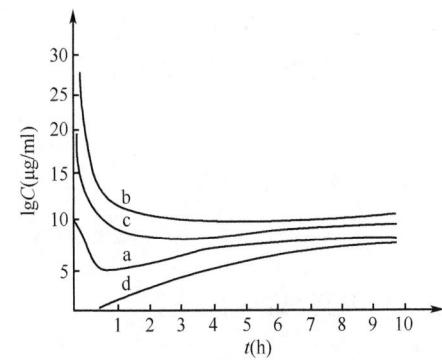

图 7-20 二室模型药物按 1,2,3 三种给药方案的血药浓度.时间曲线

a.方案Ⅰ曲线;b.方案Ⅱ曲线;c.方案Ⅲ曲线;d.未加负荷量曲线

此方案血药浓度曲线始终介于第一方案与第二方案之间,是综合考虑了方案一与方案二的优缺点之后,提出来的一条优化曲线方案,见图 7-20 曲线 c。

将青霉素 G 的具体的药动学参数代入静脉注射与静脉滴注同时给药的三种方案的计算公式中,结果如表 7-13 所示。

表 7-13 青霉素 G 三种给药方案的药动学参数

给药方案	开始时静注的剂量 X_0 (mg)	静脉滴注速度 k_0 (mg/h)	开始时血药浓度 C_0	最终的血药浓度 C_∞ (μg/ml)
Ⅰ	93	215	10	10
Ⅱ	159	215	17.1	10
Ⅲ	135	215	14.5	10

答：依据患者的治疗要求（$C_{ss}=10\mu g/ml$），分别按方案Ⅰ、Ⅱ、Ⅲ，设计了开始时静注的剂量和静脉滴注速度。若患者需维持其理想的血药浓度6h，以青霉素G钠盐溶于5%葡萄糖注射液中作静脉滴注，大致的给药方案为：①先给患者快速静注23万单位的青霉素G钠盐（青霉素G 1mg相当于1670单位）。②取215.4万单位的青霉素G钠盐，均匀溶于6h所需滴入的于5%葡萄糖注射液中，于6h左右滴完。

本 章 小 结

单剂量给药血管内动力学包括了一室模型静脉推注、一室模型静脉滴注、二室模型静脉推注给药、二室模型静脉滴注给药动力学。

1. 单剂量一室模型静脉推注

（1）血药浓度与时间的关系

$$C = C_0 e^{-kt} \quad \text{或} \quad \lg C = (-k/2.303)t + \lg C_0$$

（2）基本参数的求算：当静脉注射给药以后，测得不同时间 t_i 的血药浓度 C_i，以 $\lg C$ 对 t 作图，可得一条直线，采用最小二乘法作直线回归，可求得斜率 b 和截距 a，根据直线斜率（$-k/2.303$）和截距（$\lg C_0$）求出 k 和 C_0。

（3）其他参数的求算

$$t_{1/2} = \frac{0.693}{k} \qquad V_d = \frac{X_0}{C_0}$$

$$\text{AUC} = \frac{C_0}{k} \quad \text{或} \quad \text{AUC} = \frac{X_0}{kV_d}$$

$$\text{CL} = \frac{X_0}{\text{AUC}}$$

2. 单剂量一室模型静脉滴注

（1）血药浓度与时间的关系

$$C = \frac{k_0}{kV_d}(1 - e^{-kt})$$

（2）稳态血药浓度

$$C_{ss} = \frac{k_0}{kV_d} \qquad f_{ss} = 1 - e^{-kt} \qquad n = -3.321\lg(1 - f_{ss})$$

（3）负荷剂量（首剂量）

$$X_0 = C_{ss}V_d$$

3. 单剂量二室模型静脉推注

$$C = \frac{X_0(\alpha - k_{21})}{V_C(\alpha - \beta)} \cdot e^{-\alpha t} + \frac{X_0(k_{21} - \beta)}{V_C(\alpha - \beta)} \cdot e^{-\beta t}$$

4. 单剂量二室模型静脉滴注

$$C = \frac{k_0}{V_C k_{10}}\left(1 - \frac{k_{10} - \beta}{\alpha - \beta} \cdot e^{-\alpha t} - \frac{\alpha - k_{10}}{\alpha - \beta} \cdot e^{-\beta t}\right)$$

思考题与习题

1. 已知某药 $t_{1/2}$=8 h，V_d=0.4 L/kg，患者体重60kg，静脉注射600mg，求给药后24h的血

药浓度？

2. 给某患者静脉注射某一室模型药物，剂量 1000mg，消除速率常数为 $0.3123h^{-1}$，则给药的 $t_{1/2}$ 为多少？

3. 某患者 36 岁，体重 75kg，静脉注射一种具有一室模型特征的药物，剂量为 14mg/kg。不同时间点的血药浓度测定数据如表 7-14 所示。

表 7-14　某药时间浓度数据列表

t (h)	1.0	2.0	3.0	4.0	6.0	8.0	10.0
C (μg/ml)	104.3	76.3	55.9	40.9	21.9	11.7	6.3

计算该药物的（1）k，（2）$t_{1/2}$，（3）V_d，（4）TBCL，（5）AUC，（6）写出血药浓度方程，（7）静脉注射后 15h 的血药浓度。

4. 已知某药 $t_{1/2}$=1.9h，V=100L/kg，以 k_0=150 mg/h 速度作静脉滴注，求 C_{ss}。

5. 静脉滴注给药达到稳态血药浓度 99%时，所需半衰期的个数为多少？

6. 对某患者静脉滴注一室模型药物，已知该药的 $t_{1/2}$=1.9h，V_d=100L/kg，若要使稳态血药浓度达到 3μg/ml，则 k_0 等于多少？

7. 某患者体重 50kg，以 20mg/min 的速率静脉滴注一室模型药物普鲁卡因，计算稳态浓度是多少？静滴 10h 的血药浓度是多少？已知：W=50kg；k_0=20mg/min；$t_{1/2}$=3.5h；V_d=2L/kg；T=10h。

（李维凤）

第八章 单剂量血管外给药药物动力学

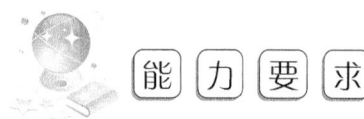
能力要求

1. 掌握一室模型血管外给药药物动力学参数的含义及利用血药浓度数据计算参数的方法。
2. 熟悉利用尿药数据计算一室模型血管外给药药物动力学参数的方法。
3. 熟悉二室模型血管外给药药物动力学参数的含义及利用血药浓度数据计算参数的方法。
4. 熟悉隔室模型的判断方法。
5. 了解血药浓度与尿药浓度的相互关系。

第一节 一室模型

一、基于血药浓度的药物动力学参数计算

血管外途径给药时,药物需要通过吸收从用药部位进入血液循环,大部分情况符合一级速率过程。因此,通常按照一级速率过程来处理血管外途径给药的药物动力学参数,亦将血管外途径给药的一室模型称作一级吸收的一室模型。

(一)模型的建立

> **知识拓展**
>
> 吸收速率常数(k_a)
> 药物吸收是指药物从给药部位摄取进入血液循环的过程。药物的吸收速率,是药物动力学和生物利用度研究的一个重要参数。吸收速率对血药浓度影响很大,它受给药途径和许多其他因素的影响。给药途径不同,吸收速率自然不同;剂型不同,吸收速率亦不相同。如固体剂型的口服吸收,就取决于制剂的崩解、活性药物的溶出、在吸收部位的药物浓度和血液循环,以及吸收面的位置和面积。
> 真实的药物吸收过程可能为零级、一级或混合速度过程。对于很多立即释放的药物剂型,根据药物分散的生理特性,一般为一级吸收过程,如口服溶液剂、片剂、胶囊剂和栓剂,肌肉和皮下水溶液注射剂也可用一级过程描述。对于缓控释制剂,药物的吸收速度则更近似于由零级吸收速度常数描述。

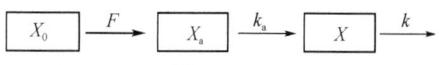

图 8-1 一室模型血管外给药示意图

血管外给药的一室模型如图 8-1 所示,X_0 为给药剂量,F 为吸收率,X_a 为吸收部位的药量,k_a 为一级吸收速率常数,X 为体内药量,k 为一级消除速率常速。

(二)血药浓度与时间关系

在血管外给药的一级吸收模型中,吸收部位药物的变化速度与吸收部位的药量成正比,用微分方程表示为

$$-\frac{dX_a}{dt} = k_a X_a \tag{8-1}$$

体内药物的变化速度等于吸收速度与消除速度之差,即

$$\frac{dX}{dt} = k_a X_a - kX \tag{8-2}$$

用 Laplace 变换(拉氏变换)求解,对式(8-1)两边取拉氏变换 $t=0$,$X_a=X_0$

$$S\overline{X}_a - X_0 = -k_a \overline{X}_a \tag{8-3}$$

解之得 $\overline{X}_a = \dfrac{X_0}{(S+k_a)}$

对式(8-2)两边取拉氏变换,$t=0$,$X=0$,故

$$S\overline{X} = k_a \overline{X}_a - k\overline{X} \tag{8-4}$$

将 $\overline{X}_a$ 代入式(8-4)得

$$S\overline{X} = k_a \frac{X_0}{(S+k_a)} - k\overline{X} \tag{8-5}$$

$$S\overline{X} + k\overline{X} = \frac{k_a X_0}{(S+k_a)} \tag{8-6}$$

$$\overline{X} = \frac{k_a X_0}{(S+k_a)(S+k)} \tag{8-7}$$

查表得

$$X = \frac{k_a X_0}{k_a - k}\left(e^{-kt} - e^{-k_a t}\right) \tag{8-8}$$

考虑到药物的吸收分数,故在式(8-8)中 X_0 前加上吸收分数 F,表示吸收占给药剂量的百分数,即生物利用度。则式(8-8)变为

$$X = \frac{k_a F X_0}{k_a - k}\left(e^{-kt} - e^{-k_a t}\right) \tag{8-9}$$

两边除以表观分布容积 V_d,得

$$C = \frac{k_a F X_0}{(k_a - k) V_d}\left(e^{-kt} - e^{-k_a t}\right) \tag{8-10}$$

式(8-10)即表示一室模型血管外给药一级吸收一级消除的血药浓度与时间的关系。

由式(8-10)可知,一室模型血管外给药,体内药物浓度 C 与时间 t 的关系为一双指数方程,见图 8-2,可将曲线分为三个时相:

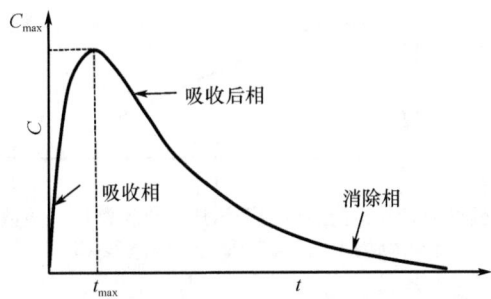

图 8-2 一室模型血管外给药血药浓度-时间曲线

吸收相：$0\sim t_{\max}$ 期间时，吸收速度＞消除速度，为药时曲线的吸收相。由于吸收部位药量 X_0 随着吸收逐渐减少，其吸收速度也逐渐降低，而消除速度随着体内药量 X 增大而增大，达到 $t_{\max}$ 时，吸收速度=消除速度。

吸收后相：吸收和消除仍同时存在，但吸收速度＜消除速度。

消除相：随着吸收部位药量 X_0 越来越少，吸收速度趋近于 0，体内过程以消除为主。

（三）药物动力学参数计算

1. 残数法求 k 和 k_a 残数法是把多指数函数分解为数个单指数函数并求出各指数项中的参数的一种方法。在一室模型、二室模型中应用普遍。对大多数血管外给药的药物来说，吸收速率常数远大于消除速率常数，即 $k_a \gg k$，当 t 充分大时，$\mathrm{e}^{-k_a t}$ 首先趋于 0，则式（8-10）简化为

$$C' = \frac{k_a F X_0}{(k_a - k) V_d} \cdot \mathrm{e}^{-kt} \tag{8-11}$$

式（8-11）描述的是血药浓度-时间曲线的消除相，此时吸收可忽略不计。两端取对数，得

$$\lg C' = -\frac{k}{2.303} t + \lg \frac{k_a F X_0}{(k_a - k) V_d} \tag{8-12}$$

式（8-12）表示在血药浓度-时间曲线的消除相，$\lg C'$ 与 t 呈线性关系，表现在 $\lg C'$-t 作图的指数曲线上，曲线尾段应为一条直线，直线的斜率为 $-\frac{k}{2.303}$，可从直线的斜率求出消除速率常数 k 值。把该直线外推至零时间的截距为 $\frac{k_a}{(k_a - k) V}$，若 F、V_d 已知，可从截距求出 k_a。但一般情况下，F、V 为未知，此时可应用残数法或 Wagner-Nelson 法求出吸收速率常数 k_a。

用式（8-11）减去式（8-10），得到仅含 $\mathrm{e}^{-k_a t}$ 指数项的函数方程：

$$C' - C = \frac{k_a F X_0}{(k_a - k) V_d} \cdot \mathrm{e}^{-k_a t} \tag{8-13}$$

C' 表示 $\lg C$-t 作图的尾端直线外推线上的浓度，C 为实测浓度。设 $C'-C=C_r$，C_r 即残数浓度，再两边取对数，可得

$$\lg C_r = -\frac{k_a}{2.303} t + \lg \frac{k_a F X_0}{(k_a - k) V_d} \tag{8-14}$$

由式（8-14）可知，以 $\lg C_r$-t 作图，可得一条直线，即残数线，可由该线的斜率求出 k_a 值。求 k 和 k_a 的示意图见图 8-3。

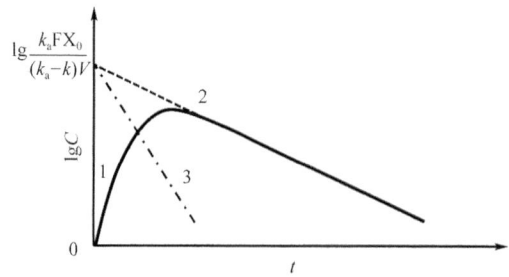

图 8-3 一室模型血管外给药后的血药浓度、外推浓度、残数浓度曲线图
1.实测浓度 C；2.外推浓度 C'；3.残数浓度 C_r

使用残数法的注意事项：① 取样时间 t 应充分大，这样才能使 $\mathrm{e}^{-k_a t}$ 趋近于 0；② 吸收相

内应多次取样,一般以不少于 3 点为宜,否则残数线误差太大;③ 必须在 $k_a \gg k$ 的前提下,才能用血药浓度尾部直线的斜率计算 k 值,用残数线斜率计算 k_a,这符合大多数药物的实际情况。如果有的药物 $k>k_a$,则用血药浓度尾部直线的斜率计算出来的值应为 k_a,用残数线斜率计算的值才为 k,如缓释制剂及某些消除太快的药物。

例 8-1 口服一室模型药物法莫替丁咀嚼片 40 mg 后,测得各时间的血药浓度数据如下,已知该药的生物利用度为 40%,用残数法求该药的 k、$t_{1/2}$、k_a、$t_{1/2(a)}$。

表 8-1 法莫替丁咀嚼片各时间的血药浓度数据

t(h)	0.5	1.0	1.5	2.0	2.5	3.0	4.0	6.0	8.0	12.0	15.0
C(ng/ml)	46.58	78.21	95.16	97.83	88.74	79.61	66.06	41.58	25.85	9.57	4.76

解:(1) 以 lg$C$-t 作图并计算回归方程

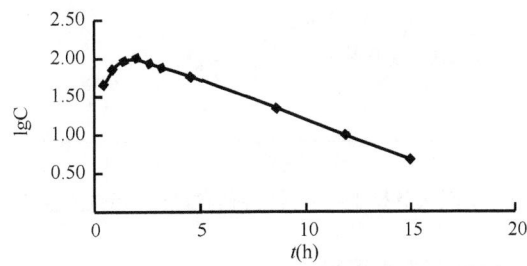

图 8-4 口服法莫替丁咀嚼片的血药浓度对数-时间关系图

以 lg$C$-t 作图,见图 8-4,得一双指数曲线,其尾端为一直线,以尾端 5 点进行线性回归,得回归方程:

$$\lg C = -0.1045t + 2.2425$$

(2) 计算 k 和 $t_{1/2}$:由回归方程可得:

$$-\frac{k}{2.303} = -0.1045$$

$$k = 2.303 \times 0.1045 = 0.2407(\text{h}^{-1})$$

$$t_{1/2} = \frac{0.693}{k} = \frac{0.693}{0.2407} = 2.88(\text{h})$$

(3) 计算外推浓度和残数浓度:根据回归方程求出前 6 个时间点的外推浓度 C',用 $C'-C$ 得到残数浓度 C_r,具体数据见表 8-2。

表 8-2 计算数据列表

时间 t(h)	血药浓度 C(ng/ml)	外推浓度 C'(ng/ml)	残数浓度 C_r(ng/ml)
0.5	46.58	154.97	108.39
1	78.21	137.40	59.19
1.5	95.16	121.83	26.67
2	97.83	108.02	10.19
2.5	88.74	95.77	7.03
3	79.61	84.92	5.31
4	66.06		

时间 t(h)	血药浓度 C(ng/ml)	外推浓度 C'(ng/ml)	残数浓度 C_r(ng/ml)
6	41.58		
8	25.85		
12	9.57		
15	4.76		

（4）以 $\lg C_r$-t 作图并计算回归方程：以 $\lg C_r$-t 作图得残数线，见图 8-5，残数线进行线性回归得回归方程：

$$\lg C_r = -0.5568t + 2.2766$$

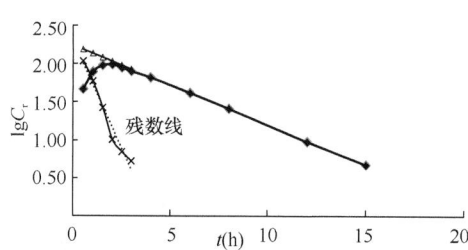

图 8-5 口服法莫替丁咀嚼片的血药浓度、残数浓度曲线图

（5）计算 k_a 和 $t_{1/2(a)}$：由回归方程可得

$$-\frac{k_a}{2.303} = -0.5568$$

$$k_a = 2.303 \times 0.5568 = 1.2823(\text{h}^{-1})$$

$$t_{1/2(a)} = \frac{0.693}{k_a} = \frac{0.693}{1.2823} = 0.54(\text{h})$$

答： 该药的 k、$t_{1/2}$、k_a、$t_{1/2(a)}$ 分别为 0.2407(h^{-1})、2.88(h)、1.2823(h^{-1})、0.54(h)。

2. Wagner-Nelson 法（W-N 法，待吸收分数法）**求 k_a** 在使用残数法求得 k 的基础上，可以使用 Wagner-Nelson 法继续求算 k_a。

单剂口服给药后，总剂量（X_0）应等于体内药量（X）、已消除的药量（X_E）和胃肠道中待吸收的药量（X_{GI}）之和，即

$$X_0 = X + X_E + X_{GI} \tag{8-15}$$

式中，$(X)_t + (X_E)_t$ 为 t 时已吸收的药量 $(X_A)_t$；$(X_A)_\infty$ 为当 $t=\infty$ 时吸收的药量。因此 t 时的吸收药物分数为 $(X_A)_t / (X_A)_\infty$，而未吸收药物分数为 $\left[1 - \frac{(X_A)_t}{(X_A)_\infty}\right]$。

药物在体内的消除符合一级速度过程，即

$$\frac{dX_E}{dt} = kX = kV_d C \tag{8-16}$$

对式（8-16）自时间 0 至 t 积分，得

$$(X_E)_t = kV_d \int_0^t C dt \tag{8-17}$$

而 t 时体内的药量等于 t 时的血药浓度乘以表观分布容积，即 $(X)_t = V_d C_t$。在 t 时的吸收药量为

$$(X_A)_t = (X)_t + (X_E)_t \qquad (8\text{-}18)$$

$$(X_A)_t = V_d C_t + kV_d \int_0^t C dt \qquad (8\text{-}19)$$

当 $t=\infty$ 时，体内血药浓度 C_∞ 趋近于 0，因此

$$(X_A)_\infty = kV_d \int_0^\infty C dt \qquad (8\text{-}20)$$

吸收药物分数为式（8-19）除以式（8-20），并消去共同项 V_d，即得

$$\frac{(X_A)_t}{(X_A)_\infty} = \frac{C_t + k\int_0^t C dt}{k\int_0^\infty C dt} \qquad (8\text{-}21)$$

式中，$\int_0^t C dt$ 为时间 $0 \sim t$ 的血药浓度-时间曲线下面积；$\int_0^\infty C dt$ 为时间 $0 \sim \infty$ 的血药浓度-时间曲线下面积。

假设吸收属于一级过程，可得吸收速度方程：

$$\frac{dX_{GI}}{dt} = -k_a X_{GI} \qquad (8\text{-}22)$$

应用拉普拉斯变换，解得

$$X_{GI} = X_0 \cdot e^{-k_a t} \qquad (8\text{-}23)$$

因此药物残留分数为

$$\frac{X_{GI}}{X_0} = e^{-k_a t} \qquad (8\text{-}24)$$

由于药物残留分数 X_{GI}/X_0 实际上，即为未吸收药物分数 $\left[1 - \frac{(X_A)_t}{(X_A)_\infty}\right]$，因此：

$$1 - \frac{(X_A)_t}{(X_A)_\infty} = e^{-k_a t} \qquad (8\text{-}25)$$

取对数，得

$$\lg\left[1 - \frac{(X_A)_t}{(X_A)_\infty}\right] = -\frac{k_a}{2.303}t \qquad (8\text{-}26)$$

采用 W-N 法求算参数时，需注意以下几点：① 当药物达到 100%吸收时，$1 - \frac{(X_A)_t}{(X_A)_\infty}$ 变得很小，由 $\lg\left[1 - \frac{(X_A)_t}{(X_A)_\infty}\right]$ 对 t 作图所得的直线末端变得离散或非线性。此时，可不考虑曲线的末端部分，仅用曲线开始的线性部分估算斜率。② 本法只适用于一室模型药物，对于二室模型药物要采用 L-R 法。③ 本法适用于零级或一级吸收速度过程。

虽然血管外给药，药物一般不会 100%被吸收，但是在 W-N 法中，$\left[1 - \frac{(X_A)_t}{(X_A)_\infty}\right]$ 最后会等于 0，表示药物被 100%吸收了，这是因为 $\frac{(X_A)_t}{(X_A)_\infty}$ 的分母是药物吸收总量而不是给药剂量。因此除非吸收分数等于 1，否则基于 W-N 法计算的药物吸收百分数与真实的药物吸收百分数不同。不过用于计算 k_a 是可行的。

例 8-2 单剂量口服某药物，测得各时间的血药浓度如表 8-3 所示，用 W-N 法计算吸收速

率常数。

表 8-3 单剂量口服某药物各时间的血药浓度数据

t(h)	C(μg/ml)	$\int_0^t C dt$	$k\int_0^t C dt$	$C_t + k\int_0^t C dt$	$1-\dfrac{(X_A)_t}{(X_A)_\infty}$
0	0				1.00
1	3.13	1.565	0.16	3.29	0.68
2	4.93	5.595	0.57	5.50	0.47
3	5.86	10.99	1.12	6.98	0.32
4	6.25	17.045	1.74	7.99	0.23
5	6.28	23.31	2.38	8.66	0.16
6	6.11	29.505	3.01	9.12	0.12
7	5.81	35.465	3.62	9.43	0.09
8	5.45	41.095	4.19	9.64	0.07
10	4.66	51.205	5.22	9.88	0.04
12	3.90	59.765	6.10	10.00	0.03
18	2.19	78.035	7.96	10.15	0.02
24	1.20	88.205	9.00	10.20	0.01
32	0.54	95.165	9.71	10.25	0.01
48	0.10	100.285	10.23	10.33	0.00

解:(1)$\lg C$-t 作图得曲线,用后 5 点进行线性回归,根据斜率计算 k,见图 8-6。

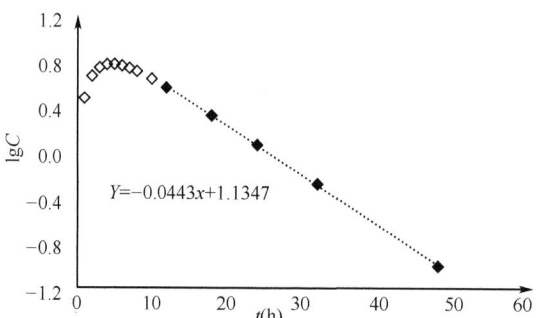

图 8-6 口服某药后的血药浓度对数-时间关系图

$$k = -2.303 \times (-0.0443) = 0.1020 \text{ (h}^{-1}\text{)}$$

(2)计算 $\int_0^t C dt$,再分别求算 $k\int_0^t C dt$ 和 $C_t + k\int_0^t C dt$,有关数据计算结果见表 8-3。

(3)计算 $\int_0^\infty C dt$,再根据式(8-21)计算 $1-\dfrac{(X_A)_t}{(X_A)_\infty}$,有关数据计算结果见表 8-3。

$$\int_0^\infty C dt = \int_0^t C dt + \frac{C_n}{k} = 100.285 + \frac{0.10}{0.1020} = 101.265$$

$$k\int_0^\infty C dt = 101.265 \times 0.1020 = 10.329$$

$$1-\frac{(X_A)_t}{(X_A)_\infty}=1-\frac{C_t+k\int_0^t Cdt}{k\int_0^\infty Cdt}=1-\frac{C_t+k\int_0^t Cdt}{10.329}$$

(4) 以 $\lg\left[1-\frac{(X_A)_t}{(X_A)_\infty}\right]$ 对 t 作图,对前面吸收相六组数据进行回归,得回归方程,见图 8-7,根据斜率计算 k_a。

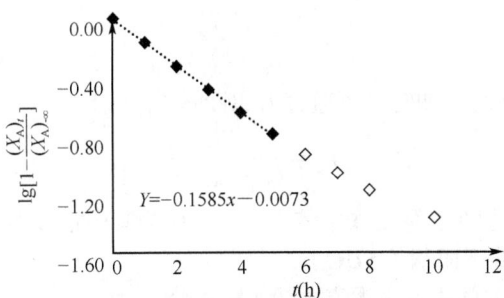

图 8-7 使用 W-N 法计算药物动力学参数图

$$k_a=-0.1585\times(-2.303)=0.3650\ (h^{-1})$$

答:吸收速率常数 k_a 为 0.3650(h^{-1})。

3. 达峰时间(t_{max})和峰浓度(C_{max}) 将式(8-10)展开,得

$$C=\frac{k_aFX_0}{(k_a-k)V_d}e^{-kt}-\frac{k_aFX_0}{(k_a-k)V_d}e^{-k_at} \tag{8-27}$$

上式对时间取微分,得

$$\frac{dC}{dt}=\frac{k_a^2FX_0}{(k_a-k)V_d}e^{-k_at}-\frac{k_akFX_0}{(k_a-k)V_d}e^{-kt} \tag{8-28}$$

由于在 t_{max} 时,吸收速度=消除速度,即 $\frac{dC}{dt}=0$,所以

$$\frac{k_a^2FX_0}{(k_a-k)V_d}e^{-k_at_{max}}=\frac{k_akFX_0}{(k_a-k)V_d}e^{-kt_{max}} \tag{8-29}$$

简化后,得

$$\frac{k_a}{k}=\frac{e^{-kt_{max}}}{e^{-k_at_{max}}} \tag{8-30}$$

式(8-30)两边取对数,并解出 t_{max},得

$$t_{max}=\frac{2.303}{k_a-k}\cdot\lg\frac{k_a}{k} \tag{8-31}$$

用 t_{max} 代替式(8-10)中的 t,可得

$$C_{max}=\frac{k_aFX_0}{(k_a-k)V_d}(e^{-kt_{max}}-e^{-k_at_{max}}) \tag{8-32}$$

将式(8-30)变为 $e^{-k_at_{max}}=\frac{k}{k_a}\cdot e^{-kt_{max}}$,并代入上式,可得

$$C_{max}=\frac{k_aFX_0}{(k_a-k)V_d}\left(\frac{k_a-k}{k_a}\right)\cdot e^{-kt_{max}} \tag{8-33}$$

$$C_{\max} = \frac{FX_0}{V_d} \cdot e^{-kt_{\max}} \tag{8-34}$$

由式（8-31）可知，药物的 $t_{\max}$ 由 k_a 和 k 决定，与剂量大小无关，而由式（8-34）可知，$C_{\max}$ 与 X_0 成正比，而随 $t_{\max}$ 的减小而增大，即给药剂量越大，达峰时间越短，$C_{\max}$ 就越大。

4. 表观分布容积（V_d） 根据式（8-12）可知，$\lg C\text{-}t$ 作图的尾端直线外推至零时间的截距为 $\dfrac{k_a FX_0}{(k_a-k)V_d}$，设截距为 A，可写为公式：

$$A = \frac{k_a FX_0}{(k_a-k)V_d} \tag{8-35}$$

当 k_a、k、X_0、F 及 A 均已知时，可通过下式计算 V_d：

$$V_d = \frac{k_a FX_0}{(k_a-k)A} \tag{8-36}$$

但此种方法求分布容积在实际工作中较少使用，因为其中很多参数不易求得。

5. 血药浓度-时间曲线下面积（AUC）

（1）对式（8-10）从时间为零至无穷大间作定积分

$$\text{AUC} = \int_0^\infty C\,dt \tag{8-37}$$

$$\text{AUC} = \int_0^\infty \frac{k_a FX_0}{(k_a-k)V_d} \cdot (e^{-kt} - e^{-k_a t})\,dt \tag{8-38}$$

$$\text{AUC} = \frac{k_a FX_0}{(k_a-k)V_d} \cdot \left(\frac{1}{k} - \frac{1}{k_a}\right) \tag{8-39}$$

$$\text{AUC} = \frac{FX_0}{kV_d} \tag{8-40}$$

（2）梯形法

$$\text{AUC} = \sum_{i=0}^{n-1} \frac{C_{i+1}+C_i}{2}(t_{i+1}-t_i) + \frac{C_n}{k} \tag{8-41}$$

$$\text{AUC} = \frac{1}{2}\left[C_1(t_1-t_0)+(C_1+C_2)(t_2-t_1)+(C_2+C_3)(t_3-t_2)+\ldots+(C_{n-1}+C_n)(t_n-t_{n-1})\right] + \frac{C_n}{k} \tag{8-42}$$

在实际工作中，AUC 多用梯形法求算，准确方便。

例 8-3 计算例 8-1 中法莫替丁咀嚼片的 $t_{\max}$、$C_{\max}$、V_d、AUC。

解：（1）计算 V_d

$$\lg \frac{k_a FX_0}{(k_a-k)V_d} = 2.2425$$

$$\frac{k_a FX_0}{(k_a-k)V_d} = 174.7833$$

$$V_d = \frac{1.2823 \times 0.4 \times 40 \times 1000}{(1.2823-0.2407) \times 174.7833} = 112.70\,(\text{L})$$

（2）计算 $t_{\max}$ 和 $C_{\max}$

$$t_{\max} = \frac{2.303}{k_a-k}\lg\frac{k_a}{k} = \frac{2.303}{1.2823-0.2407}\cdot\lg\frac{1.2823}{0.2407} = 1.6(\text{h})$$

$$C_{\max} = \frac{FX_0}{V_d}\cdot e^{-kt_{\max}}$$

$$C_{\max} = \frac{0.4 \times 40 \times 1000}{112.70} \cdot e^{-0.2407 \times 1.6} = 96.59(\text{ng}/\text{ml})$$

(3) 计算 AUC

1) $\text{AUC} = \dfrac{FX_0}{kV_d} = \dfrac{0.4 \times 40 \times 1000}{0.2407 \times 112.70} = 589.82(\text{ng} \cdot \text{h}/\text{ml})$

2) 梯形法

$$\text{AUC} = \frac{1}{2}\left[C_1(t_1 - t_0) + (C_1 + C_2)(t_2 - t_1) + (C_2 + C_3)(t_3 - t_2) + \ldots + (C_{n-1} + C_n)(t_n - t_{n-1}) \right] + \frac{C_n}{k}$$

$$= 583.18(\text{ng}/\text{ml} \cdot \text{h})$$

答: 法莫替丁咀嚼片的 $t_{\max}$、$C_{\max}$、V_d、AUC 分别为 1.6h、96.59ng/ml、112.70L、583.18ng·h/ml。

知识拓展

k 和 k_a 的变化对 $t_{\max}$、$C_{\max}$ 和 AUC 的影响

k 和 k_a 的变化可能影响 $t_{\max}$、$C_{\max}$ 和 AUC。假如将 k 和 k_a 互换,得到的 $t_{\max}$ 相同,但是 $C_{\max}$ 和 AUC 不同。如果 k 固定为 $0.1\ \text{h}^{-1}$,k_a 从 $0.2\sim 0.6\ \text{h}^{-1}$ 变化(吸收速度增加),那么 $t_{\max}$ 变小(从 6.93h 到 3.58 h),$C_{\max}$ 变大($5.00\sim 6.99\ \text{ug/ml}$),但是 AUC 保持不变(100 ug·h/ml)。相反,当 k_a 固定为 $0.3\ \text{h}^{-1}$,而 k 在 $0.1\sim 0.5\ \text{h}^{-1}$ 变化(消除速度增加),那么 $t_{\max}$ 变小(从 5.49h 到 2.55 h),$C_{\max}$ 降低(从 5.77μg/ml 到 2.79μg/ml),而且 AUC 也减少(从 100μg·h/ml 到 20 μg·h/ml)。具体数据见表 8-4。

表 8-4 k 和 k_a 变化对 $t_{\max}$、$C_{\max}$ 和 AUC 的影响列表

k_a (h^{-1})	k (h^{-1})	$t_{\max}$(h)	$C_{\max}$(μg/ml)	AUC(μg·h/ml)
0.1	0.2	6.93	2.50	50
0.2	0.1	6.93	5.00	100
0.3	0.1	5.49	5.77	100
0.4	0.1	4.62	6.29	100
0.5	0.1	4.02	6.69	100
0.6	0.1	3.58	6.99	100
0.3	0.1	5.49	5.77	100
0.3	0.2	4.05	4.44	50
0.3	0.3	3.33	3.68	33.3
0.3	0.4	2.88	3.16	25
0.3	0.5	2.55	2.79	20

---

6. 滞后时间(lag time) 有些口服制剂服用后,需要经过一段时间再吸收,因此从服药到血液中开始出现药物需要一段时间,称为滞后时间,常用 t_0 或 t_{lag} 表示。其求算方法有图解法和参数计算法等。计算出滞后时间后,需对公式进行校正,即吸收时间=取样时间-滞后时间(t_0)。

考虑到滞后时间,式(8-10)可以改写成

$$C = \frac{k_a F X_0}{(k_a - k) V_d} \left[e^{-k(t-t_0)} - e^{-k_a(t-t_0)} \right] \quad (8\text{-}43)$$

（1）图解法

在 $\lg C$-t 作图的曲线尾段直线的外推线与残数线相交于一点，从该点引横坐标轴的垂线，其与横坐标轴的交点即 t_0，见图 8-8。

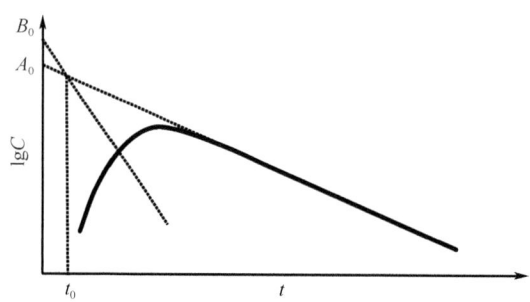

图 8-8　一室模型血管外给药的滞后时间

（2）参数计算法

此法原理与图解法相同。曲线尾段直线的方程为

$$\lg C = -\frac{k}{2.303} t + \lg A_0 \quad (8\text{-}44)$$

残数线的方程为

$$\lg C_r = -\frac{k_a}{2.303} t + \lg B_0 \quad (8\text{-}45)$$

在两线的交点

$$\lg C = \lg C_r \quad (8\text{-}46)$$

则

$$-\frac{k}{2.303} t_0 + \lg A_0 = -\frac{k_a}{2.303} t_0 + \lg B_0 \quad (8\text{-}47)$$

整理并简化，得

$$t_0 = \frac{2.303 (\lg B_0 - \lg A_0)}{k_a - k} \quad (8\text{-}48)$$

k 和 k_a 可计算得出，A_0 和 B_0 可从截距得出。

二、基于尿药浓度的药物动力学参数计算

血药法和尿药法计算药物动力学参数的区别，详见第 7 章的相关内容，本章不再赘述。血管外给药同样可用尿药排泄数据计算药物动力学参数，常用速度法和亏量法计算 k。

（一）速度法求 k

血管外给药后如果药物有相当多的部分以原型经肾排泄，且药物经肾排泄过程符合一级速率过程，则有以下方程：

$$\frac{dX_u}{dt} = k_e X \quad (8\text{-}49)$$

$\dfrac{dX_u}{dt}$ 为药物经肾排泄速度，X 为体内药量。将式（8-10）带入式（8-49），得

$$\frac{\mathrm{d}X_u}{\mathrm{d}t} = \frac{k_e k_a F X_0}{k_a - k}\left(\mathrm{e}^{-kt} - \mathrm{e}^{-k_a t}\right) \tag{8-50}$$

当 t 充分大时，$\mathrm{e}^{-k_a t} \to 0$，则式（8-50）简化为

$$\frac{\mathrm{d}X_u}{\mathrm{d}t} = \frac{k_e k_a F X_0}{k_a - k} \cdot \mathrm{e}^{-kt} \tag{8-51}$$

两边取对数，得

$$\lg \frac{\mathrm{d}X_u}{\mathrm{d}t} = -\frac{k}{2.303}t + \lg \frac{k_e k_a F X_0}{k_a - k} \tag{8-52}$$

以平均速度 $\frac{\Delta X_u}{\Delta t}$ 代替 $\frac{\mathrm{d}X_u}{\mathrm{d}t}$，以中点时间 t_c 代替 t，则得

$$\lg \frac{\Delta X_u}{\Delta t} = -\frac{k}{2.303}t_c + \lg \frac{k_e k_a F X_0}{k_a - k} \tag{8-53}$$

以 $\lg \frac{\Delta X_u}{\Delta t}$ 对 t_c 作图，则可从曲线尾端数据的斜率得到 k。

另外，尿药总排泄量 X_u^∞ 可用下式求得

$$X_u^\infty = t\text{小时内排出量} + \frac{\left(\frac{\Delta X_u}{\Delta t}\right)_t}{k} \tag{8-54}$$

$$\text{尿药排泄}\% = \frac{X_u^\infty}{X_0} \times 100\% \tag{8-55}$$

例 8-4 贝诺酯片（扑炎痛）为对乙酰氨基酚与阿司匹林的酯化物，属于解热镇痛抗炎药，具有价格低廉，胃肠道反应小的优点。单次口服贝诺酯片 1000mg，其尿药数据如表 8-5 所示。用速度法求 k、$t_{1/2}$ 和尿药排泄%。

表 8-5 单次口服贝诺酯片尿药数据列表

t(h)	t_c(h)	Δt(h)	ΔX_u(mg)	$\frac{\Delta X_u}{\Delta t}$	$\lg \frac{\Delta X_u}{\Delta t}$
0					
2.00	1.00	2.00	22.98	11.49	1.06
4.00	3.00	2.00	47.57	23.79	1.38
6.00	5.00	2.00	62.24	31.12	1.49
8.00	7.00	2.00	54.73	27.37	1.44
10.00	9.00	2.00	45.92	22.96	1.36
12.00	11.00	2.00	36.13	18.07	1.26
20.00	16.00	8.00	83.22	10.40	1.02
30.00	25.00	10.00	36.16	3.62	0.56
45.00	37.50	15.00	12.90	0.86	-0.07

解：以 $\lg \frac{\Delta X_u}{\Delta t}$ 对 t_c 作图，对后四点回归处理得回归方程，见图 8-9。

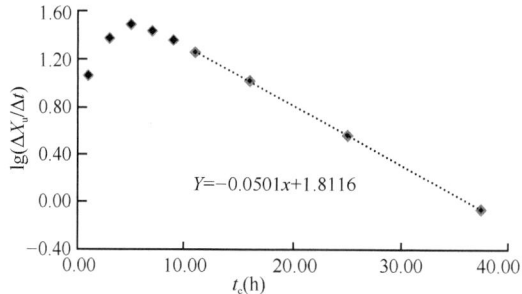

图 8-9 使用速度法计算药物动力学参数图

$$k = -(-0.0501) \times 2.303 = 0.1154 \text{ (h}^{-1}\text{)}$$

$$t_{1/2} = 0.693/0.1154 = 6.0 \text{ (h)}$$

$$X_u^\infty = t\text{小时内排出量} + \frac{\left(\frac{\Delta X_u}{\Delta t}\right)_t}{k}$$

$$= (22.98 + 47.57 + \cdots + 12.90) + \frac{0.86}{0.1154} = 409.30 \text{ (mg)}$$

$$\text{尿药排泄\%} = \frac{X_u^\infty}{X_0} \times 100\% = \frac{409.30}{1000} \times 100\% = 40.93\%$$

答：贝诺酯片的 k、$t_{1/2}$ 和尿药排泄%分别为 0.1154h^{-1}、6.0h、40.93%。

（二）亏量法求 k

用尿药数据计算消除速度常数 k 的另一种方法是亏量法，又称待排泄药量法或 Sigma-minus 法。根据式（8-50），用拉普拉斯变换求解，得出

$$X_u = \frac{k_e k_a F X_0}{k}\left[\frac{1}{k_a} + \frac{e^{-kt}}{k-k_a} - \frac{k e^{-k_a t}}{k_a(k-k_a)}\right] \quad (8-56)$$

当 $t \to \infty$ 时，$e^{-kt} \to 0$，$e^{-k_a t} \to 0$，则式（8-56）简化为

$$X_u^\infty = \frac{k_e F X_0}{k} \quad (8-57)$$

X_u^∞ 表示最终从尿中排泄的原型药物的总量。

用式（8-57）减式（8-56），整理后可得

$$X_u^\infty - X_u = \frac{X_u^\infty}{k_a - k}\left(k_a e^{-kt} - k e^{-k_a t}\right) \quad (8-58)$$

一般情况下，$k_a > k$，当 t 充分大时，$k e^{-k_a t} \to 0$，则式（8-58）可简化为

$$X_u^\infty - X_u = \frac{X_u^\infty k_a}{k_a - k} e^{-kt} \quad (8-59)$$

两边取对数，得

$$\lg(X_u^\infty - X_u) = -\frac{k}{2.303}t + \lg\frac{X_u^\infty k_a}{k_a - k} \quad (8-60)$$

式中，$(X_u^\infty - X_u)$ 为待排泄药量即亏量，以 $\lg(X_u^\infty - X_u)$ 对集尿时间的末端时间 t 作图，可求出 k。

用尿药排泄数据时，不管是速度法还是亏量法（速度法和亏量法计算消除速率常数 k 的区别，详见第 7 章的相关内容），均得到一条双指数曲线。当 $k_a > k$ 时，可由曲线尾端直线的斜率

估算消除速率常数 k；当 $k>k_a$ 时，由曲线末端直线斜率得到的是吸收速率常数 k_a。假如在吸收相能够收集足够的尿样，则可用残数法求出 k_a（$k_a>k$ 时）或 k（$k>k_a$ 时），但这只有在药物吸收较慢时才有可能。由于多数药物吸收较快，在吸收相内不易获得足够的尿药数据，因此难以精确求出 k_a 或 k，所以此法有局限性，只能提供初步的资料。

例 8-5 用亏量法求例 8-4 中贝诺酯片的尿药数据的 k、$t_{1/2}$。

解：根据式 8-60，整理原始数据见表 8-6：

表 8-6 贝诺酯片的尿药数据

t(h)	ΔX_u(mg)	X_u(mg)	$X_u^\infty - X_u$	$\lg\left(X_u^\infty - X_u\right)$
0				
2.00	22.98	22.98	386.32	2.59
4.00	47.57	70.55	338.75	2.53
6.00	62.24	132.79	276.51	2.44
8.00	54.73	187.52	221.78	2.35
10.00	45.92	233.44	175.86	2.25
12.00	36.13	269.57	139.73	2.15
20.00	83.22	352.79	56.51	1.75
30.00	36.16	388.95	20.35	1.31
45.00	12.90	401.85	7.45	0.87
50.00	7.45	409.3	0	

以 $\lg\left(X_u^\infty - X_u\right)$ 对 t 作图，线性回归处理得回归方程，见图 8-10。

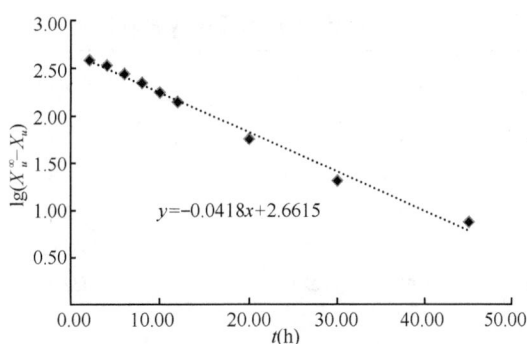

图 8-10 使用亏量法计算药物动力学参数图

$$k = -(-0.0418) \times 2.303 = 0.09627 \text{（h}^{-1}\text{）}$$
$$t_{1/2} = 0.693/0.09627 = 7.2 \text{（h）}$$

答：贝诺酯片的 k、$t_{1/2}$ 分别为 0.09627h^{-1}、7.2h。

（三）Wagner-Nelson 法（W-N 法）求 k_a

不仅血药浓度数据可以使用 W-N 法求算 k_a，尿药排泄数据也可以使用该法计算 k_a，计算方法略有差别，现介绍如下。

由式（8-49）可知

$$\frac{dX_u}{dt} = k_e X = k_e C V_d \tag{8-61}$$

将式（8-61）代入式（8-19），得

$$(X_A)_t = \frac{1}{k_e}\left(\frac{dX_u}{dt}\right)_t + \frac{k}{k_e}(X_u)_t \tag{8-62}$$

当 $t \to \infty$ 时，$\frac{dX_u}{dt} \to 0$，式（8-62）变为

$$(X_A)_\infty = \frac{k}{k_e} X_u^\infty \tag{8-63}$$

用式（8-62）除以式（8-63），得

$$\frac{(X_A)_t}{(X_A)_\infty} = \frac{\left(\frac{dX_u}{dt}\right)_t + k(X_u)_t}{kX_u^\infty} \tag{8-64}$$

整理，得

$$\frac{X_u^\infty}{(X_A)_\infty} \cdot (X_A)_t = \frac{1}{k}\left(\frac{\Delta X_u}{\Delta t}\right)_t + (X_u)_t \tag{8-65}$$

式（8-65）中，$\frac{X_u^\infty}{(X_A)_\infty}$ 是原型药物排泄总量与吸收总量之比。设 $f = \frac{X_u^\infty}{(X_A)_\infty}$，式（8-65）可改写成：

$$f(X_A)_t = \frac{1}{k}\left(\frac{\Delta X_u}{\Delta t}\right)_t + (X_u)_t \tag{8-66}$$

例 8-6 用 W-N 法求例 8-4 中贝诺酯片的尿药数据的 k_a。

解： 根据式（8-66）整理原始数据见表 8-7。

表 8-7 贝诺酯片的尿药数据列表

t(h)	t_c(h)	X_u (mg)	ΔX_u(mg)	$\frac{\Delta X_u}{\Delta t}$	$\frac{1}{k}\cdot\frac{\Delta X_u}{\Delta t}$	$f(X_A)_t$	$\frac{f(X_A)_t}{f(X_A)_\infty}$	待吸收比例
2.00	1.00	22.98	22.98	11.49	99.57	122.55	0.28	0.72
4.00	3.00	70.55	47.57	23.79	206.11	276.66	0.64	0.36
6.00	5.00	132.79	62.24	31.12	269.67	402.46	0.94	0.06
8.00	7.00	187.52	54.73	27.37	237.13	424.65	0.99	0.01
10.00	9.00	233.44	45.92	22.96	198.96	432.40		
12.00	11.00	269.57	36.13	18.07	156.54	426.11	$f(X_A)_\infty = 430.43$	
20.00	16.00	352.79	83.22	10.40	90.14	442.93		
30.00	25.00	388.95	36.16	3.62	31.33	420.28		
45.00	37.50	401.85	12.90	0.86	7.45			

根据式（8-26），以表 8-7 末行数据取 lg 值，对 t_c 作图，进行线性回归，得回归方程：

$$\lg\left[1 - \frac{(X_A)_t}{(X_A)_\infty}\right] = -0.296t$$

$$k_a = -(-0.296) \times 2.303 = 0.6817\,(h^{-1})$$

答： 贝诺酯片的 k_a 为 $0.6817\,h^{-1}$。

（四）肾清除率 CL_r 的求算

以某一室模型药物口服给药后所测得的血药浓度与尿药数据为例，了解肾清除率(CL_r)的求

算过程。

例 8-7 口服某药片剂 200 mg 后测得的尿药排泄量和集尿间隔中点时间 t_c 的血药浓度如表 8-8 和表 8-9 所示，请计算肾清除率(CL$_r$)。

表 8-8 某药的尿药排泄量数据列表

t(h)	0-0.5	0.5-1.5	1.5-2.5	2.5-3.5	3.5-4.5	4.5-7.5	7.5-10.5
ΔX_u(mg)	6.35	24.78	47.26	53.72	37.49	61.25	16.43

表 8-9 某药集尿间隔点时间的血药浓度列表

t_c(h)	0.25	1	2	3	4	6	9
C(μg/ml)	0.327	0.689	1.185	1.074	0.787	0.35	0.101

解：计算肾清除率需要的有关数据见表 8-10。

表 8-10 某药计算清除率有关数据列表

t(h)	ΔX_u (mg)	t_c(h)	C (μg/ml)	X_u (mg)	$\hat{X}_u^t$ (mg)	$\int_0^t Cdt$	$\dfrac{\Delta X_u}{\Delta t}$	$\dfrac{\dfrac{\Delta X_u}{\Delta t}}{C}$	$\dfrac{\hat{X}_u^t}{\int_0^t Cdt}$	$X_u^\infty - X_u$
0-0.5	6.35	0.25	0.327	6.35	2.5	0.04	12.70	38.84	61.16*	255.02
0.5-1.5	24.78	1	0.689	31.13	16.4	0.42	24.78	35.97	38.87	230.24
1.5-2.5	47.26	2	1.185	78.39	52.6*	1.36*	47.26	39.88	38.71	182.98
2.5-3.5	53.72	3	1.074	132.11	105.8*	2.49*	53.72	50.02	42.52	129.26
3.5-4.5	37.49	4	0.787	169.6	155.2	3.42	37.49	47.64	45.40	91.77
4.5-7.5	61.25	6	0.35	230.85	204.3	4.56	20.42	58.33*	44.84	30.52
7.5-10.5	16.43	9	0.101	247.28	241.7	5.23	5.48	54.22	46.19	14.09

注：上表中，第 1 列 t 为集尿时间，第 2 列 ΔX_u 为各集尿时间段的尿药排泄量，第 3 列 t_c 为各集尿时间段的中点时间，第 4 列 C 为 t_c 的血药浓度，第 6 列 $\hat{X}_u^t$ 为 t_c 时的尿药排泄量，由表中第 5 列数据 X_u 对第 1 列集尿时间的末端时间做曲线图，可估算 $\hat{X}_u^t$。

1. 以平均尿药排泄速度求 CL$_r$

（1）实测值法：根据 CL$_r$ 的定义可知

$$\mathrm{CL}_r = \frac{dX_u/dt}{C} \tag{8-67}$$

以 $\dfrac{\Delta X_u}{\Delta t}$ 代替 $\dfrac{dX_u}{dt}$，C 为集尿间隔中点时间 t_c 时的血药浓度，则 CL$_r$ 可用表 8-10 第 9 列 $\dfrac{\dfrac{\Delta X_u}{\Delta t}}{C}$ 数据的平均值（舍去带*号的数据）求得。

$$\mathrm{CL}_r = 44.43 \times 100 (\mathrm{ml/h}) = 74.05 (\mathrm{ml/min})$$

（2）作图法：由式（8-67）可知，以 $\dfrac{\Delta X_u}{\Delta t}$ 代替 $\dfrac{dX_u}{dt}$ 对 C 作图，可得一条直线，直线的斜率即为 CL$_r$。

将表中第 8 列数据 $\frac{\Delta X_u}{\Delta t}$ 对第 4 列数据 C 作图，得线性回归方程：

$$\frac{\Delta X_u}{\Delta t} = 42.774C + 1.2575$$

若使直线通过原点，可得斜率为 43.84，所以

$$CL_r = 43.84 \times 100 (ml/h) = 73.07 (ml/min)$$

2. 以累积尿药排泄量求 CL_r

（1）实测值法：将式 $\frac{\Delta X_u}{\Delta t} = C \cdot CL_r$ 移项，得

$$dX_u = Cdt \cdot CL_r \tag{8-68}$$

式（8-68）从时间 0-t 进行积分，得

$$(X_u)_t = CL_r \cdot \int_0^t Cdt \tag{8-69}$$

$$CL_r = \frac{(X_u)_t}{\int_0^t Cdt} \tag{8-70}$$

将第 10 列数据 $\frac{\hat{X}_u^t}{\int_0^t Cdt}$（舍去带*号的数据）取平均值，可求得 CL_r。

$$CL_r = 42.76 \times 100 (ml/h) = 71.27 (ml/min)$$

（2）作图法：由式（8-69）可知，以 $(X_u)_t$ 对 $\int_0^t Cdt$ 作图，可得一条直线，直线的斜率即为 CL_r。因为 $\int_0^t Cdt$ 是用中点时间 t_c 时的血药浓度计算得到的，那么式（8-69）中的 $(X_u)_t$ 也应为 t_c 时的尿药排泄量，因本例中实际收集尿样的时间并非 t_c，所以应先估算 t_c 时的尿药排泄量 $\hat{X}_u$。

将表中第 6 列数据 $\hat{X}_u^t$ 对第 7 列数据 $\int_0^t Cdt$ 作图（舍去带*号的数据），得线性回归方程：

$$\hat{X}_u^t = 45.858 \int_0^t Cdt - 1.3549$$

若使直线通过原点，可得斜率为 45.59，所以

$$CL_r = 45.59 \times 100 (ml/h) = 75.98 (ml/min)$$

知识拓展

血药浓度与尿药浓度的相互关系

血药浓度法和尿药浓度法各有优劣。血药浓度法结果比较准确，但实验方法复杂。而尿药浓度法虽然实验方法简单，但是需要有较多的原型药物从尿中排泄，且数据波动大。下面通过例 7 了解血药浓度和尿药浓度之间的相互关系。

1. 由尿药排泄速度估算峰浓度 C_{max} 和达峰时间 t_{max} 从式（8-67）可得到血药浓度与尿药排泄速度的关系式如下：

$$C = 0.0218 \frac{dX_u}{dt} + 0.0163$$

从上式可知，药物的血药浓度与排泄速度成正比，出现最大排泄速度的时间也就是出现最高血药浓度的时间（t_{max}），同时可把 $\left(\frac{dX_u}{dt}\right)_{max}$ 代入上式求出 C_{max}。

2. 由尿药排泄量估算血药浓度-时间曲线下面积 AUC 从式（8-69）可得到 AUC 与 t_c 时的累积药量的关系式如下：

$$\mathrm{AUC} = 0.0218\hat{X}_u^t + 0.0311$$

故可由尿药排泄总量推算出 AUC。

综上所述，可有尿药排泄数据推算出血药浓度的 $C_{\max}$、$t_{\max}$ 和 AUC。$C_{\max}$、$t_{\max}$ 和 AUC 是目前评价生物利用度的主要指标，因此可利用尿药排泄数据评价生物利用度指标。

第二节 二室模型

一、模型的建立

血管外给药的二室模型可用图 8-11 表示。在该模型中，药物所有的吸收、分布、消除都符合一级动力学过程。

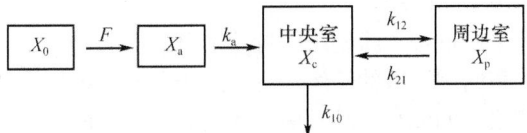

图 8-11 二室模型血管外给药示意图

图中，X_0 为给药剂量；F 为吸收百分数；X_a 为吸收部位的药量；k_a 为吸收速率常数；X_c 为中央室药量；X_p 为周边室药量；k_{10} 为药物从中央室消除的速率常数；k_{12} 为药物从中央室向周边室转运的速率常数；k_{21} 为药物从周边室向中央室转运的速率常数。

二、血药浓度与时间的关系

由于药物的吸收、分布、消除都符合一级动力学过程，因此各房室间药物的转运符合下列方程：

$$\frac{\mathrm{d}X_a}{\mathrm{d}t} = -k_a X_a \tag{8-71}$$

$$\frac{\mathrm{d}X_c}{\mathrm{d}t} = k_a X_a - (k_{12} + k_{10})X_c + k_{21}X_p \tag{8-72}$$

$$\frac{\mathrm{d}X_p}{\mathrm{d}t} = k_{12}X_c - k_{21}X_p \tag{8-73}$$

解上述方程组，可得到中央室浓度 C 与时间 t 的函数关系式：

$$C = \frac{k_a F X_0 (k_{21}-k_a)}{V_c(\alpha-k_a)(\beta-k_a)} \cdot \mathrm{e}^{-k_a t} + \frac{k_a F X_0 (k_{21}-\alpha)}{V_c(k_a-\alpha)(\beta-\alpha)} \cdot \mathrm{e}^{-\alpha t} + \frac{k_a F X_0 (k_{21}-\beta)}{V_c(k_a-\beta)(\alpha-\beta)} \cdot \mathrm{e}^{-\beta t} \tag{8-74}$$

α、β 的含义见"二室模型血管内给药"部分。

令 $\dfrac{k_a F X_0 (k_{21}-k_a)}{V_c(\alpha-k_a)(\beta-k_a)} = N \tag{8-75}$

$\dfrac{k_a F X_0 (k_{21}-\alpha)}{V_c(k_a-\alpha)(\beta-\alpha)} = L \tag{8-76}$

$$\frac{k_a F X_0 (k_{21}-\beta)}{V_c (k_a-\beta)(\alpha-\beta)} = M \tag{8-77}$$

则 $C = Ne^{-k_a t} + Le^{-\alpha t} + Me^{-\beta t}$ （8-78）

因为当 $t=0$ 时，$C=0$。所以 $N+L+M=0$，其中有一项必为负值。
二室模型药物血管外给药后的血药浓度曲线如图 8-12 所示。

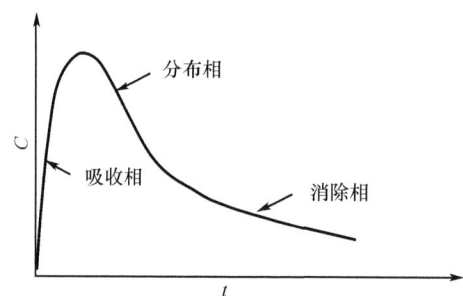

图 8-12　二室模型血管外给药后血药浓度-时间曲线图

该药时曲线可分为以下三个时相。
吸收相：药物吸收为主要过程，药物浓度持续上升。
分布相：药物从中央室向周边室的转运为主要过程，药物浓度下降较快。
消除相：中央室与周边室的分布达到平衡，体内过程以消除为主，药物浓度下降较慢。

三、药物动力学参数的计算

（一）k_a、α、β、L、M 和 N 的求算

式（8-78）为一个三指数函数，与双指数函数一样，可采用残数法的原理求出药物动力学参数。

对于大多数血管外给药的药物，通常其吸收速度远大于消除速度，即 $k_a \gg \beta$，又因 $\alpha > \beta$，当 t 充分大时（消除相），$e^{-k_a t} \to 0$，$e^{-\alpha t} \to 0$，式（8-78）可简化为单指数方程：

$$C' = Me^{-\beta t} \tag{8-79}$$

对式（8-79）取对数，得

$$\lg C' = -\frac{\beta}{2.303}t + \lg M \tag{8-80}$$

以 $\lg C'$-t 作图，则曲线末端为一直线，其斜率为 $-\frac{\beta}{2.303}$，截距为 $\lg M$，通过该直线及其外推线可求出 β 和 M。

将末端直线外推可求出前段曲线各取样时间点对应的外推浓度，用血药浓度 C 减去对应时间点的外推浓度 C'，得到第一条残数线，即用式（8-78）减去式（8-79）：

$$C_{r1} = C - C' = Ne^{-k_a t} + Le^{-\alpha t} \tag{8-81}$$

通常 $k_a > \alpha$，当 t 充分大时，$e^{-k_a t} \to 0$，则式（8-81）简化为

$$C'_{r1} = Le^{-\alpha t} \tag{8-82}$$

两边取对数，得

$$\lg C'_{r1} = -\frac{\alpha}{2.303}t + \lg L \tag{8-83}$$

可根据残数线末端直线的斜率和截距求出 α 和 L。

该残数线可依据上述方法进一步分解，以 $\lg C'_{r1}$-t 作图，用第一条残数线外推线上的浓度 C'_{r1} 减去残数线上相应的浓度 C_{r1} 得到第二条残数线，该直线方程为

$$C_{r2} = Ne^{-k_a t} \tag{8-84}$$

两边取对数，得

$$\lg C_{r2} = -\frac{k_a}{2.303}t + \lg(-N) \tag{8-85}$$

可根据第二条残数线末端直线的斜率和截距求出 k_a 和 N。

因此应用残数法可将式（8-78）的三指数函数分解为单指数函数，从而求出药物动力学基本参数 k_a、α、β、L、M 和 N。

例 8-8 口服某药物 400mg，该药体内药物动力学特征符合二室模型，假设吸收分数 F 为 0.80，测得不同时间点的血药浓度如表 8-11 所示，求该药的药物动力学参数 k_a、α、β、L、M 和 N。

表 8-11　口服某药时间和血药浓度数据列表

t(h)	0.5	1	1.5	2	2.5	3	4	5	6	7	8	10	12	14
C(mg/L)	4.18	6.77	8.03	8.52	8.28	7.76	6.35	4.87	3.61	2.53	1.65	0.95	0.62	0.42

解： 该方法求得的各外推浓度和残数浓度见表 8-12。

表 8-12　口服某药有关数据列表

t(h)	C(mg/L)	C' (mg/L)	C_{r1} (mg/L)	C'_{r1} (mg/L)	C_{r2} (mg/L)
0.5	4.18	8.63	−4.45	14.90	19.35
1	6.77	7.70	−0.93	11.66	12.59
1.5	8.03	6.88	1.15	9.12	7.97
2	8.52	6.14	2.38	7.13	4.76
2.5	8.28	5.48	2.80	5.58	2.78
3	7.76	4.90	2.86	4.37	1.50
4	6.35	3.90	2.45		
5	4.87	3.11	1.76		
6	3.61	2.48	1.13		
7	2.53	1.98	0.55		
8	1.65				
10	0.95				
12	0.62				
14	0.42				

（1）以 $\lg C'$-t 作图，则曲线尾端为一直线，对尾端 4 点进行线性回归，得回归方程：$\lg C' = -0.0984t + 0.9851$。

则 β=−0.0984×（−2.303）=0.2266(h^{-1})

M=10$^{0.9851}$=9.66(mg/L)

（2）将上述直线外推至纵轴求出外推线上相应时间点的浓度 C'，用曲线前相的浓度 C 减去相应时间点的外推浓度 C'，即为 C_{r1}。以 $\lg C_{r1}$-t 作图，得到第一条残数线，对残数线尾端4点进行线性回归，得回归方程：$\lg C'_{r1} = -0.2133t + 1.2799$。

$$\text{则 } \alpha = -0.2133 \times (-2.303) = 0.4912 \text{ (h}^{-1})$$
$$L = 10^{1.2799} = 19.05 \text{(mg/L)}$$

（3）求出残数线外推线上对应时间点的浓度 C'_{r1}，用 C'_{r1} 减去相应时间点的残数浓度 C_{r1}，即得 C_{r2}。以 $\lg C_{r2}$ 对 t 进行线性回归，得回归方程：$\lg C_{r2} = -0.4423t + 1.5385$。

$$\text{则 } k_a = -0.4423 \times (-2.303) = 1.0186 \text{(h}^{-1})$$
$$N = -(10^{1.5385}) = -34.55 \text{(mg/L)}$$

根据式（8-78），该药物的药物动力学方程为

$$C = Ne^{-k_a t} + Le^{-\alpha t} + Me^{-\beta t}$$
$$= 9.66e^{-0.2266t} + 19.05e^{-0.4912t} - 34.55e^{-1.0186t}$$

答：该药的药物动力学参数 k_a、α、β、L、M、N 值分别为 1.0186h^{-1}、0.4912h^{-1}、0.2266h^{-1}、19.05mg/L、9.66mg/L、-34.55mg/L。

（二）其他药物动力学参数的求算

1. 转运速率常数（k_{12}、k_{21} 和 k_{10}） 用式（8-76）除以式（8-77），得

$$\frac{L}{M} = -\frac{(k_{21}-\alpha)(k_a-\beta)}{(k_a-\alpha)(k_{21}-\beta)} \tag{8-86}$$

整理式（8-86），即得

$$k_{21} = \frac{L\beta(k_a-\alpha) + M\alpha(k_a-\beta)}{L(k_a-\alpha) + M(k_a-\beta)} \tag{8-87}$$

另根据公式 $\alpha \cdot \beta = k_{21} \cdot k_{10}$，可求出 k_{10}

$$k_{10} = \frac{\alpha\beta}{k_{21}} \tag{8-88}$$

根据公式 $\alpha + \beta = k_{12} + k_{21} + k_{10}$，可求出 k_{12}

$$k_{12} = \alpha + \beta - k_{21} - k_{10} \tag{8-89}$$

2. 半衰期（$t_{1/2}$） 根据血管外途径给药二室模型的三个时相，相应有三个半衰期，即：

（1）吸收相半衰期：$t_{1/2(a)} = \dfrac{0.693}{k_a}$。 （8-90）

（2）分布相半衰期：$t_{1/2(\alpha)} = \dfrac{0.693}{\alpha}$。 （8-91）

（3）消除相半衰期：$t_{1/2(\beta)} = \dfrac{0.693}{\beta}$。 （8-92）

3. 血药浓度-时间曲线下面积（AUC）

$$\text{AUC} = \int_0^\infty C dt = \int_0^\infty \left(Ne^{-k_a t} + Le^{-\alpha t} + Me^{-\beta t}\right) dt = \frac{L}{\alpha} + \frac{M}{\beta} + \frac{N}{k_a} \tag{8-93}$$

4. 表观分布容积（V_d）

$$V_d = \frac{FX_0}{\beta \cdot \text{AUC}} \tag{8-94}$$

5. 中央室表观分布容积（V_c）

$$V_c = \frac{Vk_{21}}{\alpha} = \frac{FX_0 k_{21}}{\alpha\beta \text{AUC}} \tag{8-95}$$

V_c 与 V_p（周边室表观分布容积）之和等于 V_d。

6. 总体清除率

$$\mathrm{CL} = \beta \cdot V = \frac{FX_0}{\mathrm{AUC}} \tag{8-96}$$

例 8-9 试求出例 8-8 的 k_{12}、k_{21}、k_{10}、$t_{1/2(a)}$、$t_{1/2(\alpha)}$、$t_{1/2(\beta)}$、AUC、V_d、V_c 和 CL。

解： 例 8-8 中已求出 $k_a=1.019\mathrm{h}^{-1}$，$\alpha=0.491\ \mathrm{h}^{-1}$，$\beta=0.227\mathrm{h}^{-1}$，$M=9.66\mathrm{mg/L}$，$L=19.05\mathrm{mg/L}$，$N=-34.55\mathrm{mg/L}$，将以上参数带入下式，

$$k_{21} = \frac{L\beta(k_a-\alpha) + M\alpha(k_a-\beta)}{L(k_a-\alpha) + M(k_a-\beta)}$$

$$= \frac{19.05 \times 0.227(1.019-0.491) + 9.66 \times 0.491(1.019-0.227)}{19.05(1.019-0.491) + 9.66(1.019-0.227)}$$

$$= 0.341\,(\mathrm{h}^{-1})$$

$$k_{10} = \frac{\alpha\beta}{k_{21}} = \frac{0.491 \times 0.227}{0.341} = 0.327\,(\mathrm{h}^{-1})$$

$$k_{12} = \alpha + \beta - k_{21} - k_{10} = 0.491 + 0.227 - 0.341 - 0.327 = 0.050\,(\mathrm{h}^{-1})$$

$$t_{1/2(a)} = \frac{0.693}{k_a} = \frac{0.693}{1.019} = 0.680\,(\mathrm{h})$$

$$t_{1/2(\alpha)} = \frac{0.693}{\alpha} = \frac{0.693}{0.491} = 1.411\,(\mathrm{h})$$

$$t_{1/2(\beta)} = \frac{0.693}{\beta} = \frac{0.693}{0.227} = 3.053\,(\mathrm{h})$$

$$\mathrm{AUC} = \frac{L}{\alpha} + \frac{M}{\beta} + \frac{N}{k_a} = \frac{19.05}{0.491} + \frac{9.66}{0.227} + \frac{-34.55}{1.019} = 47.45\,(\mathrm{mg \cdot h/L})$$

$$V_d = \frac{FX_0}{\beta \cdot \mathrm{AUC}} = \frac{0.80 \times 400}{0.227 \times 47.45} = 29.71\,(\mathrm{L})$$

$$V_c = \frac{V_d k_{21}}{\alpha} = \frac{29.71 \times 0.341}{0.491} = 20.63\,(\mathrm{L})$$

$$\mathrm{CL} = \beta \cdot V = 0.227 \times 29.71 = 6.74\,(\mathrm{L/h})$$

答： 该药的 k_{12}、k_{21}、k_{10}、$t_{1/2(a)}$、$t_{1/2(\alpha)}$、$t_{1/2(\beta)}$、AUC、V_d、V_c、CL 分别为 $0.050\mathrm{h}^{-1}$、$0.341\mathrm{h}^{-1}$、$0.327\mathrm{h}^{-1}$、$0.680\mathrm{h}$、$1.411\mathrm{h}$、$3.053\mathrm{h}$、$47.45\mathrm{mg \cdot h/L}$、$29.71\mathrm{L}$、$20.63\mathrm{L}$、$6.74\mathrm{L/h}$。

第三节 隔室模型的判别

在药物动力学研究中，首先根据试验设计测定不同时间点的血药浓度，然后进行数据处理，求算各种药物动力学参数。如果使用经典的隔室模型处理数据，需要解决的首要问题是确定该药属于几室模型，是一室、二室还是三室。只有确定模型后，才能得到更准确的药物动力学参数。确定隔室模型的一个基本原则就是采用的隔室数应尽量少。通过计算得到一个药物动力学方程后，还必须验证其计算的理论值是否与实验值相符。隔室数的确定除了与药物自身性质有关外，还与给药途径、实验设计、测定分析方法的灵敏度等因素有关。在描述隔室时，多于三个隔室的模型就已经失去了药理学意义。某些时候，可将若干隔室合并以得到能够描述实验数

据的较少的隔室。下面举例说明如何进行隔室模型的判断。

例 8-10 某药单次口服给药 800mg 的血药浓度实验数据如表 8-13 所示，请问该药属于几室模型？

表 8-13 某药血药浓度数据

t(h)	C(mg/L)	t(h)	C(mg/L)
2	10.7	18	19.4
4	18.2	24	14.9
6	22.5	36	7.4
8	24.7	48	3.5
10	25.1	60	2.1
12	24.1	72	1.3
14	22.9		

可采用以下几种方法综合判断隔室模型。

一、作图判断

绘制 $\lg C$-t 图，根据图 8-13 初步判断，该药不属于一室模型，因为一室模型的曲线尾部应为一条直线，该药可能为二室模型。该法简单直观，但比较粗糙，不够准确，需要以下方法进一步确证。

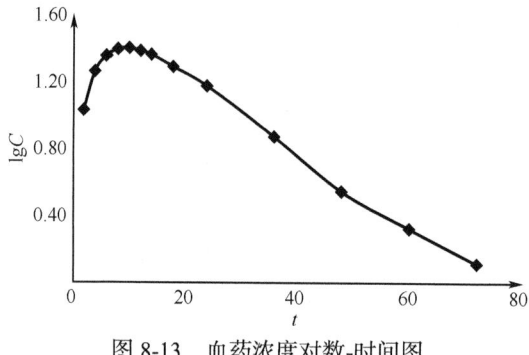

图 8-13 血药浓度对数-时间图

二、统计学参数判断

将上述数据分别按一室模型和二室模型处理，得其药物动力学方程为：

一室模型：$C = 47.63\left(e^{-0.051t} - e^{-0.299t}\right)$

二室模型：$C = -75.666e^{-0.235t} + 37.017e^{-0.085t} + 25.241e^{-0.041t}$

两种模型拟合结果见表 8-14 和图 8-14。

表 8-14　不同隔室模型拟合数据

t(h)	C_i（实测值）	$\hat{C}_i$（一室模型理论值）	$\hat{C}_i$（二室模型理论值）
2	10.7	16.81	7.17
4	18.2	24.40	18.18
6	22.5	27.10	23.46
8	24.7	27.24	25.36
10	25.1	26.11	25.33
12	24.1	24.41	24.25
14	22.9	22.49	22.64
18	19.4	18.68	18.96
24	14.9	13.85	13.96
36	7.4	7.50	7.46
48	3.5	4.05	4.12
60	2.1	2.19	2.36
72	1.3	1.18	1.38

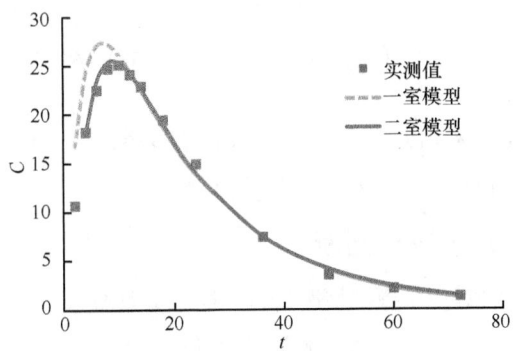

图 8-14　不同隔室模型拟合的药时曲线图

（一）用残差平方和和加权残差平方和判断

残差平方和一般记为 SUM，其计算公式为

$$\text{SUM} = \sum_{i=1}^{n}\left(C_i - \hat{C}_i\right)^2 \tag{8-97}$$

式中，C_i 是各时间点的实测血药浓度值；$\hat{C}_i$ 是按某一模型计算出来的各时间点的理论血药浓度值；SUM 越小，说明理论值与实测值的差别越小，应选择 SUM 最小的隔室模型。

多数情况下，模型对高浓度数据估算的偏差较大，而对低浓度数据估算的偏差较小，此时采用 SUM 法判断，高、低浓度对 SUM 的影响不同，高浓度数据对 SUM 的贡献明显大于低浓度数据。为了减少这种偏差，可加入权重系数加以校正，经过校正的 SUM 叫作加权残差平方和（R_e），其公式如下：

$$R_e = \sum_{i=1}^{n} W_i \left(C_i - \hat{C}_i\right)^2 \tag{8-98}$$

式中，W_i 为权重系数，常为实测浓度的倒数 $\dfrac{1}{C_i}$ 或其平方的倒数 $\dfrac{1}{C_i^2}$。当模型对高浓度点估算的理论值高于实测值，而对低浓度点估算的理论值低于实测值时，用 $\dfrac{1}{C_i}$ 作为权重系数可获得较好的拟合。

例题数据按一室模型计算得到的 SUM=106.64，R_e=7.058

按二室模型计算得到的 SUM=15.53，R_e=1.450

应选择二室模型进行拟合。

（二）AIC 法

AIC 准则（Akaike information criterion）是日本统计学家 Akaike 创立的一种衡量统计模型拟合优良性的一种标准，是近年用于线性药物动力学模型的较好的方法，被广泛使用。其公式为

$$\text{AIC} = N \times \text{Ln}(R_e) + 2P \tag{8-99}$$

式中，N 为实验数据的个数，如例题中有 13 个实验数据；R_e 为权重残差平方和；P 是所设模型参数的个数；P 的计算公式为

静脉给药 $P=2n$（n 为隔室数）；

血管外给药 $P=2n+1$。

AIC 值越小，说明该模型拟合越好，应选用 AIC 值更小的模型。

例题数据取权重系数 W_i 为 $\dfrac{1}{C_i}$，按一室模型计算得

$$\text{AIC} = N \times \text{Ln}(R_e) + 2P = 13 \times \text{Ln}(7.058) + 6 = 31.404$$

按二室模型计算，得

$$\text{AIC} = N \times \text{Ln}(R_e) + 2P = 13 \times \text{Ln}(1.450) + 10 = 14.834$$

根据 AIC 最小原则，该药体内过程符合二室模型。

（三）用拟合度（r^2）进行判断

也可采用拟合度的方法对模型模拟情况进行判断，其计算公式如下

$$r^2 = \frac{\sum_{i=1}^{n} C_i^2 - \sum_{i=1}^{n}\left(C_i - \hat{C}_i\right)^2}{\sum_{i=1}^{n} C_i^2} \tag{8-100}$$

式中，C_i 与 $\hat{C}_i$ 的含义同前；r^2 为可决系数(亦称确定系数)，其取值范围为 0~1。r^2 的值越接近 1，说明拟合程度越好。

例题数据按一室模型计算的 $r^2 = 0.973$

按二室模型计算的 $r^2 = 0.996$

故应选择二室模型进行拟合。

（四）F 检验

F 检验（F test）法也可用于模型的判断，但需要查阅 F 值表。

$$F = \frac{R_{e1} - R_{e2}}{R_{e2}} \times \frac{df_2}{df_1 - df_2}, \quad (df_1 > df_2) \tag{8-101}$$

式中，R_{e1} 和 R_{e2} 分别为由第一种和第二种模型得到的加权残差平方和；df_1 和 df_2 分别为第一种和第二种模型的自由度，即实验数据的个数减去参数的数目，如例题中共有 13 个实验点，血管外模型一室模型有 3 个参数，二室模型有 5 个参数，则两种模型的自由度分别为 10 和 8。

F 值的显著性可与 F 值表中的自由度为($df_1 > df_2$)及 df_2 的 $F_{界值}$ 经比较进行判定。如果 $F > F_{界值}$，则说明模型 2 优于模型 1。

例题中，R_{e1}=7.058，R_{e2}=1.450，df_1=10，df_2=8，一室模型为模型 1，二室模型为模型 2，

则计算如下：

$$F = \frac{R_{e1} - R_{e2}}{R_{e2}} \times \frac{df_2}{df_1 - df_2} = \frac{7.058 - 1.450}{1.450} \times \frac{8}{10 - 8} = 15.47$$

查 F 值表，相应自由度的 F 界值（几率 5%）为 4.46，说明模型 2 优于模型 1，即二室模型拟合结果优于一室模型。

在实际工作中，虽然使用 AIC 法有时也不一定能选择到正确的模型，但目前仍以它作为模型判断最常用的方法，当使用该法判断有困难时，可采用拟合度、F 检验等其他方法进行综合判断。

本 章 小 结

一、单剂量一室模型血管外给药

1. 基本公式

$$X = \frac{k_a F X_0}{k_a - k} \left(e^{-kt} - e^{-k_a t} \right)$$

$$C = \frac{k_a F X_0}{(k_a - k) V} \left(e^{-kt} - e^{-k_a t} \right)$$

假设 $\frac{k_a F X_0}{(k_a - k) V}$ 为 A，则 $C = A \left(e^{-kt} - e^{-k_a t} \right)$

2. 求 k 有关公式

$\lg C' = -\dfrac{k}{2.303} t + \lg A$ （血药数据）

$\lg \dfrac{\Delta X_u}{\Delta t} = -\dfrac{k}{2.303} t_c + \lg \dfrac{k_e k_a F X_0}{k_a - k}$ （尿药数据，速度法）

$\lg \left(X_u^\infty - X_u \right) = -\dfrac{k}{2.303} t + \lg \dfrac{X_u^\infty k_a}{k_a - k}$ （尿药数据，亏量法）

3. 求 k_a 有关公式

$\lg C_r = -\dfrac{k_a}{2.303} t + \lg \dfrac{k_a F X_0}{(k_a - k) V_d}$ （血药数据，残数法）

$\lg \left[1 - \dfrac{(X_A)_t}{(X_A)_\infty} \right] = -\dfrac{k_a}{2.303} t$ （血药数据，W-N 法）

4. 求半衰期有关公式

（1）吸收半衰期 $t_{1/2(a)} = \dfrac{0.693}{k_a}$

（2）消除半衰期 $t_{1/2} = \dfrac{0.693}{k}$

5. 求 t_{max}、C_{max}、V_d、AUC 有关公式

（1）达峰时间 $t_{max} = \dfrac{2.303}{k_a - k} \cdot \lg \dfrac{k_a}{k}$

（2）峰浓度 $C_{max} = \dfrac{F X_0}{V_d} \cdot e^{-k t_{max}}$

（3）表观分布容积 $V_d = \dfrac{k_a F X_0}{(k_a - k) A}$

（4）曲线下面积 $AUC = \dfrac{F X_0}{k V_d}$

$$AUC = \sum_{i=0}^{n-1} \dfrac{C_{i+1} + C_i}{2}(t_{i+1} - t_i) + \dfrac{C_n}{k} \quad （梯形法）$$

二、单剂量二室模型血管外给药

1. 基本公式
$$C = Ne^{-k_a t} + Le^{-\alpha t} + Me^{-\beta t}$$

2. 求混杂参数有关公式
$$\lg C' = -\dfrac{\beta}{2.303} t + \lg M$$

$$\lg C'_{r1} = -\dfrac{\alpha}{2.303} t + \lg L$$

$$\lg C_{r2} = -\dfrac{k_a}{2.303} t + \lg(-N)$$

3. 求转运常数有关公式
$$k_{21} = \dfrac{L\beta(k_a - \alpha) + M\alpha(k_a - \beta)}{L(k_a - \alpha) + M(k_a - \beta)}$$

$$k_{10} = \dfrac{\alpha\beta}{k_{21}}$$

$$k_{12} = \alpha + \beta - k_{21} - k_{10}$$

4. 求半衰期有关公式

（1）吸收半衰期 $t_{1/2(a)} = \dfrac{0.693}{k_a}$

（2）分布半衰期 $t_{1/2(\alpha)} = \dfrac{0.693}{\alpha}$

（3）消除半衰期 $t_{1/2(\beta)} = \dfrac{0.693}{\beta}$

5. 求 AUC、V、CL 有关公式

（1）曲线下面积 $AUC = \dfrac{L}{\alpha} + \dfrac{M}{\beta} + \dfrac{N}{k_a}$

（2）表观分布容积 $V_d = \dfrac{F X_0}{\beta \cdot AUC}$

（3）中央室表观分布容积 $V_c = \dfrac{V_d k_{21}}{\alpha} = \dfrac{F X_0 k_{21}}{\alpha\beta AUC}$

（4）总体清除率 $CL = \beta \cdot V_d = \dfrac{F X_0}{AUC}$

思考题与习题

1. 什么是药物的吸收半衰期？如何计算该参数？
2. 血药浓度法与尿药数据法求算药物动力学参数的优缺点各是什么？
3. 将遵循二室模型的某口服药物假设为一室模型，k_a 的计算会出现怎样的错误？
4. 某一室模型药物溶液，单次口服 500 mg，各时间的血药浓度如表 8-15 所示。($F=1$)

表 8-15 某药时间、血药浓度数据列表

t(h)	0.5	1.0	2.0	4.0	8.0	12.0	18.0	24.0	36.0	48.0	72.0
C(μg/ml)	5.36	9.95	11.18	25.78	29.78	19.40	19.00	13.26	5.88	2.56	0.49

求参数 k、$t_{1/2}$、k_a、V_d、AUC、CL、T_{max}、C_{max}。

5. 某一室模型药物，单次口服，剂量 50mg，$F=1$，$V_d=10$L，测得各时间尿药累积量如表 8-16 所示。

表 8-16 某药时间、尿药累积量数据列表

t(h)	1.0	2.0	3.0	4.0	6.0	8.0	12.0	18.0	24.0	36.0	∞
X_u(mg)	0.36	1.32	2.7	4.37	8.23	12.35	20.24	29.82	36.55	44.11	50.0

用亏量法求 k、$t_{1/2}$、k_e、CL_r。

（周　玥）

第九章 多剂量给药药物动力学

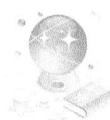

能力要求

1. 掌握多剂量给药的血药浓度的动态变化过程、多剂量函数稳态血药浓度、稳态峰浓度、稳态谷浓度、平均稳态血药浓度、坪幅、达坪分数、负荷剂量等药物动力学参数的定义、意义和计算方法。

2. 熟悉临床常用的多剂量给药方案,熟悉多剂量给药达稳态时的波动现象、蓄积现象及其评估方法。

3. 了解多剂量给药方案设计的一般方法,根据血药浓度调整给药剂量的方法,间隙性静脉滴注给药方案设计的一般方法。

多剂量给药(multiple-dose regimens),又称重复给药,是指药物的某种剂型按一定剂量、一定的**给药间隔时间**(dosing interval,τ)和一定的给药方法,多次重复给药使血药浓度达到并保持在**治疗窗**(therapeutic range or therapeutic window)内的给药方法。大多数疾病,无论是上呼吸道感染、肺炎、肝炎等急性感染性疾病,还是心脑血管、消化、泌尿、神经、血液、内分泌等器官系统的慢性疾病,均须采用多剂量给药才能在治疗期间内维持适当的体内药物浓度水平,从而实现有效的治疗目的。常见的多剂量给药方案,如用于儿童退热的对乙酰氨基酚混悬滴剂,每次 10mg/kg,每 6~8h 口服一次;用于降压的氨氯地平片,每次 5mg,一日口服一次。

多剂量给药的目的是尽快使血药浓度达到并维持一定的水平,因此给药间隔时间通常不会过长。如果给药间隔时间大于药物消除半衰期的 7 倍,在下次给药前体内药物已基本消除完全,药物在体内的经时过程与单剂量给药相同。多剂量给药时,每次给药后体内药物水平呈周期性波动,并且由于下一次给药前体内的药物尚未完全消除,体内药量在多次给药后逐渐增加,从而表现出特定的血药浓度动态变化过程与特征。

为了便于认识和理解多剂量给药的血药浓度动态变化过程,本章规定多剂量给药时每次给药剂量相同,给药间隔时间相等。如果药物的体内过程符合线性动力学特征,可以通过叠加原理,由单剂量给药后的血药浓度数据来预测多剂量给药后的血药浓度。表 9-1 和图 9-1 提供了一个多剂量给药方案的经时血药浓度的预测案例(每次给药 200 mg、一日口服一次)。该药物消除较慢,且消除速率不随给药次数变化;吸收完全,且吸收速率较快,在给药后 1h 即达到血药浓度峰值。叠加原理假定:每个剂量独立发挥作用,不受其他任何剂量的影响,且任何一个给药间隔内药物的吸收速度、吸收程度和消除速度相同。由此,根据单剂量给药函数,可以计算每次给药后的经时血药浓度数据,并按首次给药后的时间序列记录在表 9-1 中,其药时曲线如图 9-1 的灰色虚线所示。然而,在下一次给药时,前一次给药的体内药物尚未完全消除,各时间点观测到的血药浓度应为各次给药后按单次给药函数计算所得浓度之和,实际的药时曲线应如图 9-1 的黑色实线所示。

表 9-1　采用叠加原理预测多剂量给药的经时血药浓度数据

首次给药后时间（h）	每次给药后的血药浓度（mg/L）					合计血药浓度（mg/L）
	1	2	3	4	5	
0	0.0					0.0
1	9.6					9.6
12	6.1					6.1
24	3.7	0.0				3.7
25	3.5	9.6				13.1
36	2.2	6.1				8.3
48	1.35	3.7	0.0			5.1
49	1.30	3.5	9.6			14.4
60	0.82	2.2	6.1			9.1
72	0.50	1.35	3.7	0.0		5.6
73	0.47	1.30	3.5	9.6		14.9
84	0.30	0.82	2.2	6.1		9.4
96	0.18	0.50	1.35	3.7	0.0	5.7
97	0.17	0.47	1.30	3.5	9.6	15.0
108	0.11	0.30	0.82	2.2	6.1	9.5
120	0.07	0.18	0.50	1.35	3.7	5.8

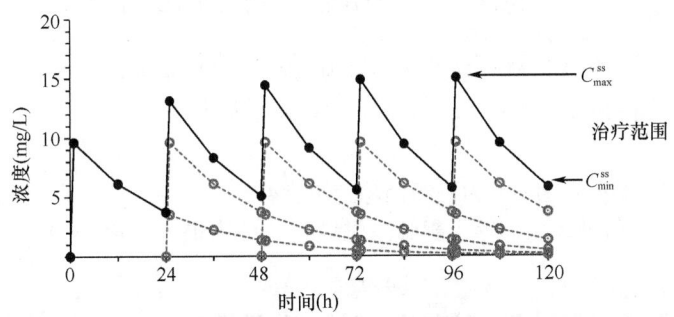

图 9-1　采用叠加原理预测多剂量给药的血药浓度动态变化过程

表 9-1 和图 9-1 的例子呈现了典型的多剂量给药方案的血药浓度动态变化过程与特征。在每个给药间隔时间内，血药浓度呈现**波动现象（fluctuation）**，表现为锯齿状药时曲线。由于给药间隔时间内药物清除不完全，导致体内药量出现**蓄积现象（accumulation）**，即随着不断给药，血药浓度不断增加，经过若干次给药后达到**稳态（steady state）**。稳态时的血药浓度称为**稳态血药浓度（steady state concentration，C_{ss}）**，亦称**坪浓度（plateau concentration）**。达稳态后的给药间隔时间内，稳态血药浓度在一个恒定的范围内波动，其最大值为**稳态峰浓度（maximum steady state concentration，$C_{\max}^{ss}$）**，最小值为**稳态谷浓度（minimum steady state concentration，$C_{\min}^{ss}$）**。一个合理的多剂量给药方案应使血药浓度水平尽快达到治疗浓度范围，其体内药量蓄积应当可控，达稳态时的血药浓度应呈可控的有限波动，即 $C_{\max}^{ss}$ 和 $C_{\min}^{ss}$ 应处于治疗窗之内，如图 9-1 所示。

第一节 多剂量给药的血药浓度与时间的关系

一、一室模型

（一）静脉注射给药

某符合一室模型且按一级速率过程处置的药物，表观分布容积 V_d 为 20L，消除半衰期 $t_{1/2}$ 为 6h。单剂量静脉注射给药 100mg 的药时曲线如图 9-2 的虚线所示；连续多次静脉注射给药，每次 100mg，每 6h 注射一次，经 10 次给药，其血药浓度-时间曲线如图 9-2 所示。

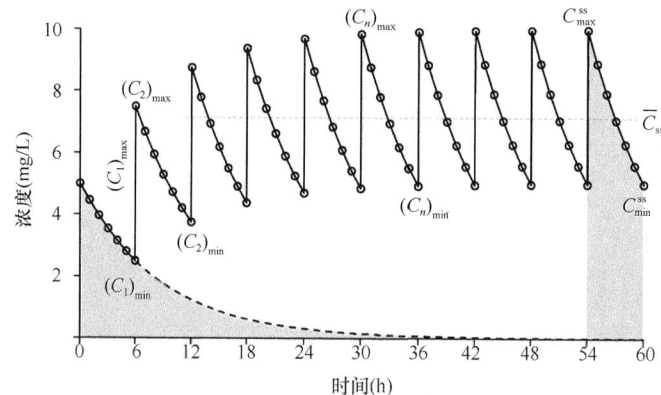

图 9-2　一室模型 n 次静脉注射给药的血药浓度-时间曲线

1. 多剂量函数　当每次静脉注射给药剂量为 X_0，给药间隔时间为 τ 时。第一次静脉注射给药后，体内药量 X_1 与时间 t（$0 \leq t \leq \tau$）的函数关系式为

$$X_1 = X_0 e^{-kt} \tag{9-1}$$

式中，X_0 为静脉注射给药剂量；k 为一级消除速率常数。

当 $t = 0$ 时，体内药量最大，等于静脉注射量 X_0，体内最大药量 $(X_1)_{max}$ 为

$$(X_1)_{max} = X_0 \tag{9-2}$$

当 $t = \tau$ 时，即在一个给药间隔结束时，体内药物量最小，$(X_1)_{min}$ 为

$$(X_1)_{min} = X_0 e^{-k\tau} \tag{9-3}$$

此时亦为给予第二个剂量的时刻，该时刻的体内药量即为给予第二个剂量后的体内最大药量 $(X_2)_{max}$，根据叠加原理，等于静脉注射第一个剂量在体内的剩余量与新给予的第二个剂量之和：

$$(X_2)_{max} = (X_1)_{min} + X_0 = X_0 e^{-k\tau} + X_0 = X_0(1 + e^{-k\tau}) \tag{9-4}$$

第二次给药后体内最小药量 $(X_2)_{min}$ 为

$$(X_2)_{min} = (X_2)_{max} e^{-k\tau} = X_0(e^{-k\tau} + e^{-2k\tau}) \tag{9-5}$$

第三次给药后，体内最大药物量 $(X_3)_{max}$ 为

$$(X_3)_{max} = X_0(1 + e^{-k\tau} + e^{-2k\tau}) \tag{9-6}$$

第三次给药后，体内最小药物量 $(X_3)_{min}$ 为

$$(X_3)_{min} = (X_3)_{max} e^{-k\tau} = X_0(e^{-k\tau} + e^{-2k\tau} + e^{-3k\tau}) \tag{9-7}$$

同理，第 n 次给药后体内最大药量 $(X_n)_{max}$ 和体内最小药物量 $(X_n)_{min}$ 分别为：

$$(X_n)_{\max} = X_0 (1 + e^{-k\tau} + e^{-2k\tau} + \cdots + e^{-(n-1)k\tau}) \quad (9\text{-}8)$$

$$(X_n)_{\min} = X_0 (e^{-k\tau} + e^{-2k\tau} + \cdots + e^{-(n-1)k\tau} + e^{-nk\tau}) \quad (9\text{-}9)$$

令

$$r = 1 + e^{-k\tau} + e^{-2k\tau} + \cdots + e^{-(n-1)k\tau} \quad (9\text{-}10)$$

将式（9-10）乘以 $e^{-k\tau}$，得：

$$r \cdot e^{-k\tau} = e^{-k\tau} + e^{-2k\tau} + \cdots + e^{-(n-1)k\tau} + e^{-nk\tau} \quad (9\text{-}11)$$

再将式（9-10）减去式（9-11），整理后得

$$r = \frac{1 - e^{-nk\tau}}{1 - e^{-k\tau}} \quad (9\text{-}12)$$

将式（9-12）写成一般通式：

$$r = \frac{1 - e^{-nk_i\tau}}{1 - e^{-k_i\tau}} \quad (9\text{-}13)$$

式（9-13）称为**多剂量函数（multiple dose function）**，n 为给药次数，k_i 为一级速率常数，τ 为给药间隔时间。将式（9-12）代入式（9-8）及式（9-9），得

$$(X_n)_{\max} = X_0 \cdot \frac{1 - e^{-nk\tau}}{1 - e^{-k\tau}} \quad (9\text{-}14)$$

$$(X_n)_{\min} = X_0 \cdot \frac{1 - e^{-nk\tau}}{1 - e^{-k\tau}} \cdot e^{-k\tau} \quad (9\text{-}15)$$

2. 血药浓度与时间的关系 第 n 次静脉注射给药后，体内药量 X_n 与时间 t（$0 \leqslant t \leqslant \tau$）的关系式为

$$X_n = (X_n)_{\max} e^{-kt} = X_0 \cdot \frac{1 - e^{-nk\tau}}{1 - e^{-k\tau}} \cdot e^{-kt}$$

该式等号两侧除以表观分布容积 V_d，即成为第 n 次给药后血药浓度 C_n 与时间 t（$0 \leqslant t \leqslant \tau$）的关系式：

$$C_n = \frac{X_0}{V_d} \cdot \frac{1 - e^{-nk\tau}}{1 - e^{-k\tau}} \cdot e^{-kt} \quad (9\text{-}16)$$

比较式（9-16）和单剂量给药公式 $\left(C = \dfrac{X_0}{V_d} e^{-kt}\right)$ 可知，多剂量静脉注射给药时，第 n 次给药血药浓度 C_n 与时间 t 的关系式，只要把单剂量给药公式中含 t 为指数的各项乘以多剂量函数 $\left(\dfrac{1 - e^{-nk\tau}}{1 - e^{-k\tau}}\right)$ 即可。也就是说，多剂量给药的血药浓度公式，等于单剂量给药血药浓度公式中含 t 为指数的各项乘以多剂量函数。

例 9-1 如图 9-2 所示的例子，已知某药物表观分布容积 V_d 为 20L，消除半衰期 $t_{1/2}$ 为 6h，每 6h 静脉注射 100mg，请计算注射第 3 次后第 1.5h 时的血药浓度。

解：已知 $t_{1/2}=6h$、$V_d = 20L$、$\tau = 6h$、$X_0 = 100mg$，根据式（9-16）有

$$C = \frac{100}{20} \cdot \frac{1 - e^{-3 \times \frac{0.693}{6} \times 6}}{1 - e^{-\frac{0.693}{6} \times 6}} \cdot e^{-\frac{0.693}{6} \times 1.5} = 7.4 (\text{mg/L})$$

答：该药物注射第 3 次后 1.5h 时的血药浓度为 7.4mg/L。

3. 稳态血药浓度 以一定的给药剂量、一定的给药间隔时间多次给药时，随着给药次数 n 的增加，血药浓度不断增加，但增加的速度逐渐减慢，当 n 充分大时，达到稳态，血药浓度不再升高，而是在稳态水平上下波动，血药浓度随每次给药作周期性变化，如图 9-2 所示。达稳

态时的血药浓度用 C_{ss} 表示，此时 $n \to \infty$，$e^{-nk\tau} \to 0$，则根据式（9-16）可知：

$$C_{ss} = \frac{X_0}{V_d(1-e^{-k\tau})} \cdot e^{-kt} \quad (9-17)$$

在给药的瞬间（$t=0$），$e^{-kt} \to 1$，血药浓度最大，C_{max}^{ss} 为

$$C_{max}^{ss} = \frac{X_0}{V_d(1-e^{-k\tau})} \quad (9-18)$$

经过一个给药周期（$t=\tau$），血药浓度降到最低，C_{min}^{ss} 为

$$C_{min}^{ss} = \frac{X_0}{V_d(1-e^{-k\tau})} \cdot e^{-k\tau} \quad (9-19)$$

例 9-2 如图 9-2 所示的例子，已知某药物表观分布容积 V_d 为 20L，消除半衰期 $t_{1/2}$ 为 6h，每 6h 静脉注射 100mg，求 C_{max}^{ss} 和 C_{min}^{ss}。

解： 已知 $t_{1/2}=6h$、$V_d=20L$、$\tau=6h$、$X_0=100mg$，根据式（9-18）和式（9-19）有

$$C_{max}^{ss} = \frac{X_0}{V_d(1-e^{-k\tau})} = \frac{100}{20 \times \left(1-e^{-\frac{0.693}{6} \times 6}\right)} = 10(mg/L)$$

$$C_{min}^{ss} = \frac{X_0}{V_d(1-e^{-k\tau})} \cdot e^{-k\tau} = \frac{100}{20 \times \left(1-e^{-\frac{0.693}{6} \times 6}\right)} \times e^{-\frac{0.693}{6} \times 6} = 5(mg/L)$$

答：该给药方案的 C_{max}^{ss} 为 10mg/L，C_{min}^{ss} 为 5mg/L。

4. 坪幅 多剂量给药达到稳态时，在一个给药周期内，稳态血药浓度的波动幅度称为坪幅，其计算公式为式（9-18）减去式（9-19）：

$$C_{max}^{ss} - C_{min}^{ss} = \frac{X_0}{V_d(1-e^{-k\tau})} - \frac{X_0}{V_d(1-e^{-k\tau})} \cdot e^{-k\tau} = \frac{X_0}{V_d} \quad (9-20)$$

将该式等号两侧分别乘以表观分布容积 V，得

$$X_{max}^{ss} - X_{min}^{ss} = X_0$$

由此可见，稳态时体内药量的最大波动范围即给药剂量 X_0。

5. 达坪分数 在临床实际工作中，我们常期望知道经过多少个给药周期才能接近坪浓度，或经过一定时间后达到坪浓度的什么程度。回答这个问题首先需要引入达坪分数的概念。

达坪分数（rate of accumulation to plateau） 是指 n 次给药后，血药浓度 C_n 与稳态浓度 C_{ss} 的比值，以 $f_{ss(n)}$ 表示。

$$f_{ss(n)} = \frac{C_n}{C_{ss}} \quad (9-21)$$

将式（9-16）和式（9-17）代入式（9-21），得

$$f_{ss(n)} = \frac{C_n}{C_{ss}} = \frac{\frac{X_0}{V_d} \cdot \frac{1-e^{-nk\tau}}{1-e^{-k\tau}} \cdot e^{-kt}}{\frac{X_0}{V_d(1-e^{-k\tau})} \cdot e^{-kt}} = 1 - e^{-nk\tau} \quad (9-22)$$

将 $k=\frac{0.693}{t_{1/2}}$ 代入式（9-22），得

$$f_{ss(n)} = 1 - e^{-0.693n\frac{\tau}{t_{1/2}}} \quad (9-23)$$

由式（9-23）可知，达稳态后的一个给药周期内，任何时刻的达坪分数都相同。根据达坪

分数计算公式,还可计算多剂量给药方案达稳态所需时间与半衰期的关系。将式(9-22)移项,取对数,整理,得

$$n\tau = -\frac{2.303}{k}\lg\left(1-f_{ss(n)}\right) \quad (9\text{-}24)$$

或

$$n\tau = -3.32t_{1/2}\lg\left(1-f_{ss(n)}\right) \quad (9\text{-}25)$$

当 $f_{ss(n)} = 90\%$ 时,

$$n\tau = -3.32t_{1/2}\lg\left(1-f_{ss(n)}\right) = 3.32t_{1/2}$$

当 $f_{ss(n)} = 90\%$ 时,

$$n\tau = -3.32t_{1/2}\lg\left(1-f_{ss(n)}\right) = 6.64t_{1/2}$$

由此可知,欲达到坪浓度的 90%,需要按规定的给药间隔连续给药 3 个多半衰期;欲达到坪浓度的 99%,则需要 6 个多半衰期。

6. 多剂量静脉注射给药方案与静脉滴注给药方案 图 9-2 所示案例的基础上,保持每 6h 注射 100mg(16.7mg/h)的平均给药速率不变,缩短给药间隔时间,新设计每 3h 注射 50mg、每 1.5h 注射 25mg、每 0.6h 注射 10mg 和持续静脉滴注 16.7mg/h 的四种给药方案,其血药浓度-时间曲线如图 9-3 所示。在平均给药速率不变的情况下,给药间隔时间越短,多剂量药物浓度-时间曲线的波动越小,最极限的情况即静脉滴注给药方案,其药时曲线如图 9-3 的黑色实线所示。

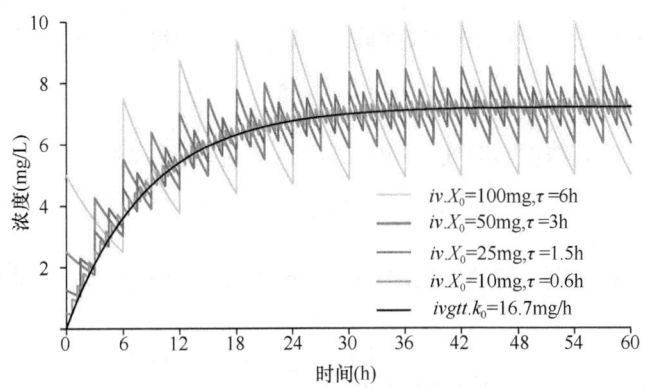

图 9-3 平均给药速率一致的静脉注射多剂量给药方案与相应静脉滴注给药方案的药时曲线

由于达稳态时一个给药周期内消除的药量等于单剂量,因此一个给药间隔内的药物平均吸收速率等于消除速率。血管内给药的给药速率即吸收速率,由于消除速率不变,因而可以认为,达稳态后的血药浓度波动实际上是由一个给药间隔内瞬时给药速率的动态变化所致。图 9-3 呈现了静脉注射给药达稳态时的血药浓度波动程度与给药速率的关系,瞬时给药速率的变化程度越小,产生的稳态血药浓度波动程度越小。因此,静脉滴注在某种程度上可以看作多剂量给药的极端案例:由于瞬时给药速率为恒定的数值,因而没有波动现象,稳态血药浓度为一恒定的数值,该数值即为其他平均给药速率一致的多剂量给药方案的平均稳态血药浓度。

(二)间歇静脉滴注给药

1. 间歇静脉滴注给药的特点 某符合一室模型且按一级速率过程处置的药物,表观分布容积 V_d 为 20L,消除半衰期 $t_{1/2}$ 为 6h。滴注速度 k_0 为 50mg/h,给药间隔时间 τ 为 6h,每次滴注固定时间 T 为 2h,滴注结束至下一次滴注开始之间间隔 $\tau-T$ 的时间,如此重复进行,该间歇静脉滴注给药方案的血药浓度-时间曲线如图 9-4 所示。在每次滴注时血药浓度逐渐升高,停止

滴注后血药浓度逐渐下降,由于下一次滴注时,体内药量未完全消除,因此体内药量不断蓄积,血药浓度不断升高,直到达稳态才维持恒定的血药浓度波动。

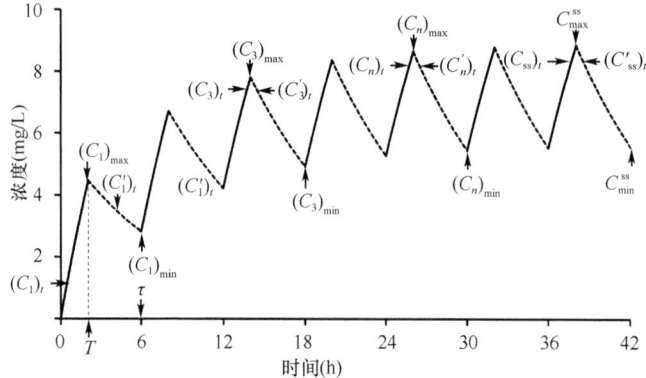

图 9-4 间隙静脉滴注给药方案的血药浓度-时间曲线

2. 静脉滴注与停止静脉滴注过程的血药浓度 药物静脉滴注的速度为 k_0,静滴时间为 T,滴注停止时间为 $\tau-T$,给药间隔时间为 τ。对具有一室模型特征的药物,间歇静脉滴注给药,第一次滴注过程中,血药浓度-时间关系式为

$$C_1 = \frac{k_0}{kV_d}(1-e^{-kt}) \quad (0 \leqslant t \leqslant T) \tag{9-26}$$

当静脉滴注停止时($t=T$),血药浓度最大,最大血药浓度$(C_1)_{max}$为

$$(C_1)_{max} = \frac{k_0}{kV_d}(1-e^{-kT}) \tag{9-27}$$

滴注停止期间,血药浓度与时间 $t'(0 \leqslant t' \leqslant \tau-T)$ 的关系式为

$$C_1' = \frac{k_0}{kV_d}(1-e^{-kT}) \cdot e^{-kt'} \tag{9-28}$$

第二次滴注开始前一刻,即第一次滴注停止经过了($\tau-T$)的时间,此时的血药浓度最小,最小血药浓度$(C_1)_{min}$为

$$(C_1)_{min} = \frac{k_0}{kV_d}(1-e^{-kT}) \cdot e^{-k(\tau-T)} \tag{9-29}$$

第二次滴注过程中的血药浓度 C_2、最大血药浓度$(C_2)_{max}$、滴注停止期间的血药浓度 C_2'、最小血药浓度$(C_2)_{min}$ 分别为

$$C_2 = (C_1)_{min} \cdot e^{-kt} + \frac{k_0}{kV_d}(1-e^{-kt}) = \frac{k_0}{kV_d}(e^{kT}-1) \cdot e^{-k(\tau+t)} + \frac{k_0}{kV_d}(1-e^{-kt}) \tag{9-30}$$

$$(C_2)_{max} = \frac{k_0}{kV_d}(1-e^{-kT})(e^{-k\tau}+1) \tag{9-31}$$

$$C_2' = \frac{k_0}{kV_d}(1-e^{-kT})(e^{-k\tau}+1) \cdot e^{-kt'} \tag{9-32}$$

$$(C_2)_{min} = (C_2)_{max} \cdot e^{-k(\tau-T)} = \frac{k_0}{kV_d}(e^{kT}-1) \cdot (e^{-2k\tau}+e^{-k\tau}) \tag{9-33}$$

依此类推,第 n 次给药,有

$$C_n = \frac{k_0}{kV_d}(e^{kT}-1) \cdot (e^{-(n-1)k\tau}+\cdots+e^{-2k\tau}+e^{-k\tau}) \cdot e^{-kt} + \frac{k_0}{kV_d}(1-e^{-kt})$$

由式(9-10)、式(9-11)和式(9-12)可知:

$$\left(\mathrm{e}^{-(n-1)k\tau}+\cdots+\mathrm{e}^{-2k\tau}+\mathrm{e}^{-k\tau}\right)=\left(\frac{1-\mathrm{e}^{-(n-1)k\tau}}{1-\mathrm{e}^{-k\tau}}\right)\cdot\mathrm{e}^{-k\tau} \tag{9-34}$$

所以，第 n 次滴注过程中的血药浓度 C_n、最大血药浓度 $(C_n)_{\max}$、滴注停止期间的血药浓度 C_n'、最小血药浓度 $(C_n)_{\min}$ 分别为

$$C_n = \frac{k_0}{kV_\mathrm{d}}\left(\mathrm{e}^{kT}-1\right)\left(\frac{1-\mathrm{e}^{-(n-1)k\tau}}{1-\mathrm{e}^{-k\tau}}\right)\cdot\mathrm{e}^{-k(\tau+t)} + \frac{k_0}{kV_\mathrm{d}}\left(1-\mathrm{e}^{-kt}\right) \tag{9-35}$$

$$(C_n)_{\max} = \frac{k_0}{kV_\mathrm{d}}\left(1-\mathrm{e}^{-kT}\right)\left(\frac{1-\mathrm{e}^{-nk\tau}}{1-\mathrm{e}^{-k\tau}}\right) \tag{9-36}$$

$$C_n' = \frac{k_0}{kV_\mathrm{d}}\left(1-\mathrm{e}^{-kT}\right)\left(\frac{1-\mathrm{e}^{-nk\tau}}{1-\mathrm{e}^{-k\tau}}\right)\cdot\mathrm{e}^{-kt'} \tag{9-37}$$

$$(C_n)_{\min} = (C_n)_{\max}\cdot\mathrm{e}^{-k(\tau-T)} = \frac{k_0}{kV_\mathrm{d}}\left(\mathrm{e}^{kT}-1\right)\left(\frac{1-\mathrm{e}^{-nk\tau}}{1-\mathrm{e}^{-k\tau}}\right)\cdot\mathrm{e}^{-k\tau} \tag{9-38}$$

3. 稳态时滴注过程与停止滴注过程血药浓度　当滴注给药次数 n 充分大，达到稳态。在式（9-35）和式（9-37）中，令 $n\to\infty$，可得到稳态时的血药浓度与时间的关系，结果如下：

滴注过程中，稳态血药浓度 C_ss 为

$$C_\mathrm{ss} = \frac{k_0}{kV_\mathrm{d}}\left(\mathrm{e}^{kT}-1\right)\left(\frac{\mathrm{e}^{-k\tau}}{1-\mathrm{e}^{-k\tau}}\right)\cdot\mathrm{e}^{-kt} + \frac{k_0}{kV_\mathrm{d}}\left(1-\mathrm{e}^{-kt}\right) \quad (0\leqslant t\leqslant T) \tag{9-39}$$

滴注停止期间的稳态血药浓度 C_ss' 为

$$C_\mathrm{ss}' = \frac{k_0}{kV_\mathrm{d}}\left(1-\mathrm{e}^{-kT}\right)\left(\frac{1}{1-\mathrm{e}^{-k\tau}}\right)\cdot\mathrm{e}^{-kt'} \quad (0\leqslant t'\leqslant \tau-T) \tag{9-40}$$

4. 稳态最大血药浓度与稳态最小血药浓度　稳态时，当 $t=T$（即 $t'=0$）时，血药浓度最大，稳态最大血药浓度 $C_\max^\mathrm{ss}$ 为

$$C_\max^\mathrm{ss} = \frac{k_0}{kV_\mathrm{d}}\left(1-\mathrm{e}^{-kT}\right)\left(\frac{1}{1-\mathrm{e}^{-k\tau}}\right) \tag{9-41}$$

当 $t'=\tau-T$ 时，血药浓度最小，稳态最小血药浓度 $C_\min^\mathrm{ss}$ 为

$$C_\min^\mathrm{ss} = \frac{k_0}{kV_\mathrm{d}}\left(\mathrm{e}^{kT}-1\right)\left(\frac{\mathrm{e}^{-k\tau}}{1-\mathrm{e}^{-k\tau}}\right) \tag{9-42}$$

由于

$$C_\min^\mathrm{ss} = C_\max^\mathrm{ss}\mathrm{e}^{-k(\tau-T)} \tag{9-43}$$

由此可得

$$\tau = T + \frac{1}{k}\ln\frac{C_\max^\mathrm{ss}}{C_\min^\mathrm{ss}} \tag{9-44}$$

若 $C_\max^\mathrm{ss}$ 和 $C_\min^\mathrm{ss}$ 分别为治疗浓度范围的上下限，则当 T 与 k 恒定时，对于治疗浓度范围窄的药物，给药时间间隔 τ 的取值应小。

例 9-3　已知某药物表观分布容积 V_d 为 20L，消除半衰期 $t_{1/2}$ 为 6h，每 6h 静脉滴注一次，滴注时间为 2h。（1）若每次给药剂量为 30mg，求 $C_\max^\mathrm{ss}$ 和 $C_\min^\mathrm{ss}$；（2）不改变每次滴注时间和给药间隔时间，但期望达到的血药浓度范围为 5.6~9.0mg/L，求调整后的给药剂量。

解：（1）已知 $t_{1/2}=6\mathrm{h}$，$V_\mathrm{d}=20\mathrm{L}$，$\tau=6\mathrm{h}$，$T=2\mathrm{h}$，$X_0=30\mathrm{mg}$。

$$k = \frac{0.693}{t_{1/2}} = \frac{0.693}{6} = 0.12\,(\mathrm{h}^{-1})$$

$$k_0 = \frac{X_0}{T} = \frac{30}{2} = 15\,(\mathrm{mg/h})$$

由式（9-41）得

$$C_{max}^{ss} = \frac{k_0}{kV_d}(1-e^{-kT})\left(\frac{1}{1-e^{-k\tau}}\right) = \frac{15}{0.12\times20}(1-e^{-0.12\times2})\left(\frac{1}{1-e^{-0.12\times6}}\right) = 1.6(mg/L)$$

由式（9-42）得

$$C_{min}^{ss} = \frac{k_0}{kV_d}(e^{kT}-1)\left(\frac{e^{-k\tau}}{1-e^{-k\tau}}\right) = \frac{15}{0.12\times20}(e^{0.12\times2}-1)\left(\frac{e^{-0.12\times6}}{1-e^{-0.12\times6}}\right) = 2.6(mg/L)$$

（2）要达到 5.6~9.0mg/L 的血药浓度范围，则需进行调整，将 $C_{min}^{ss} = 5.6$mg/L 代入式（9-42），可求得

$$k_0 = kV_d C_{min}^{ss}\left(\frac{e^{k\tau}-1}{e^{kT}-1}\right) = 0.12\times20\times5.6\left(\frac{e^{0.12\times6}-1}{e^{0.12\times2}-1}\right) = 52(mg/h)$$

则给药剂量 $X_0 = k_0 T = 52\times2 = 104$mg，每次静脉滴注时间为 2h，以此方案给药所达到的稳态最大血药浓度 C_{max}^{ss} 为

$$C_{max}^{ss} = \frac{k_0}{kV_d}(1-e^{-kT})\left(\frac{1}{1-e^{-k\tau}}\right) = \frac{52}{0.12\times20}(1-e^{-0.12\times2})\left(\frac{1}{1-e^{-0.12\times6}}\right) = 9.0(mg/L)$$

可知调整后的剂量符合要求。

答：（1） C_{max}^{ss} 和 C_{min}^{ss} 分别为 1.6mg/L 和 2.6mg/L；
（2）调整剂量符合期望血药浓度范围的给药剂量为 104mg。

（三）血管外给药

1. 血药浓度与时间的关系 某符合一室模型且按一级速率过程吸收和处置的药物，吸收速率常数为 1.386h^{-1}，口服生物利用度为 20%，表观分布容积 V_d 为 20L，消除半衰期 $t_{1/2}$ 为 6h。单剂量静脉注射给药 500mg 的药时曲线如图 9-5 的虚线所示；每 6h 口服给药 500mg，经 10 次给药，其血药浓度-时间曲线如图 9-5 的实线所示。

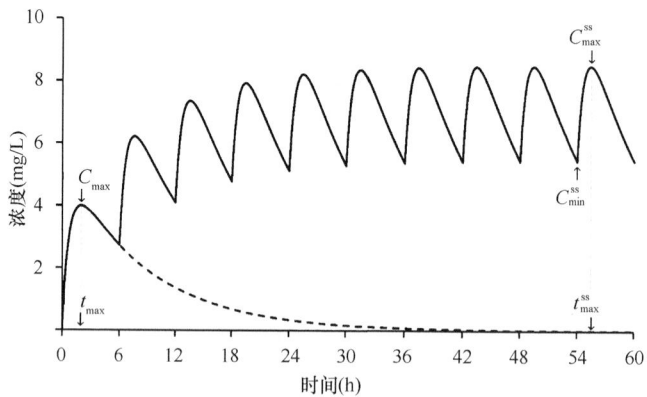

图 9-5 多剂量血管外给药方案的血药浓度-时间曲线

如同血管内给药方案的公式推导过程和结果，多剂量血管外给药后的血药浓度公式，等于单剂量给药后的血药浓度公式中每一个含 t 为指数的项乘以多剂量函数 r，该函数的速率常数与指数项的速率常数相同，得

$$C_n = \frac{k_a F X_0}{V_d(k_a-k)}\left(\frac{1-e^{-nk\tau}}{1-e^{-k\tau}}\cdot e^{-kt} - \frac{1-e^{-nk_a\tau}}{1-e^{-k_a\tau}}\cdot e^{-k_a t}\right) \quad (9-45)$$

2. 稳态血药浓度 以固定剂量和给药周期多次给药，随着给药次数 n 增加，体内药量不断蓄积，当 n 充分大时，血药浓度逐渐达到稳态。根据式（9-45），当 $n\to\infty$ 时，达到稳态，此时，

在一个剂量间隔时间内消除一个剂量的药物,在一个剂量间隔时间内,每一相应时间点上的血药浓度相同,稳态药物浓度 C_{ss} 为

$$C_{ss} = \frac{k_a F X_0}{V_d(k_a-k)} \left(\frac{e^{-kt}}{1-e^{-k\tau}} - \frac{e^{-k_a t}}{1-e^{-k_a \tau}} \right) \quad (9\text{-}46)$$

3. 稳态达峰时间与稳态最大血药浓度 对于多剂量血管外给药,由于药物有吸收过程,因此,稳态时的最大血药浓度并非在 $t=0$ 时达到(图9-4)。在每一个给药周期内,峰浓度出现在两次给药之间的某一时刻,可通过求函数极大值首先求得稳态达峰时间,进而求得稳态最大血药浓度。

根据式(9-46),通过对时间求一阶导数,令一阶导数等于零,则该函数取极大值,由此可求得稳态达峰时间 t_{max}^{ss} 和稳态最大血药浓度 C_{max}^{ss}。

$$\frac{dC_{ss}}{dt} = \frac{k_a F X_0}{V_d(k_a-k)} \left(\frac{-ke^{-kt_{max}}}{1-e^{-k\tau}} - \frac{-k_a e^{-k_a t_{max}}}{1-e^{-k_a \tau}} \right) = 0$$

则稳态达峰时间为

$$t_{max}^{ss} = \frac{1}{k_a-k} \cdot \ln\left[\frac{k_a(1-e^{-k\tau})}{k(1-e^{-k_a \tau})} \right] \quad (9\text{-}47)$$

结合第八章中单剂量血管外给药达峰时间 t_{max} 的公式,得

$$t_{max}^{ss} - t_{max} = \frac{1}{k_a-k} \cdot \ln\frac{(1-e^{-k\tau})}{(1-e^{-k_a \tau})}$$

由于 $k_a > k$,则 $t_{max}^{ss} < t_{max}$,多剂量血管外给药后的稳态达峰时间小于单剂量血管外给药的达峰时间。

稳态最大血药浓度为

$$C_{max}^{ss} = \frac{FX_0}{V_d} \left(\frac{e^{-kt_{max}}}{1-e^{-k\tau}} \right) \quad (9\text{-}48)$$

4. 稳态最小血药浓度 达稳态后,$t=\tau$ 时的血药浓度即为稳态最小血药浓度 C_{min}^{ss}。根据式(9-46),$t=\tau$ 时 C_{min}^{ss} 为

$$C_{min}^{ss} = \frac{k_a F X_0}{V_d(k_a-k)} \left(\frac{e^{-k\tau}}{1-e^{-k\tau}} - \frac{e^{-k_a \tau}}{1-e^{-k_a \tau}} \right) \quad (9\text{-}49)$$

由于 $k_a \gg k$,$t=\tau$ 时吸收基本结束,故 $e^{-k_a \tau} \to 0$,则上式可简化为

$$C_{min}^{ss} = \frac{FX_0}{V_d} \left(\frac{e^{-k\tau}}{1-e^{-k\tau}} \right) \quad (9\text{-}50)$$

例 9-4 具有一室模型特征的某药物,每 6h 口服 500mg,生物利用度 F 为 20%,表观分布容积 V_d 为 20L,消除半衰期 $t_{1/2}$ 为 6h,吸收速率常数为 1.386h^{-1},90%以原药形式消除。求达稳态后第 4h 的血药浓度,以及 t_{max}^{ss}、C_{max}^{ss} 和 C_{min}^{ss}。

解:$k = \dfrac{0.693}{t_{1/2}} = \dfrac{0.693}{6} = 0.112(\text{h}^{-1})$

根据式(9-46),求得

$$C_{ss} = \frac{k_a F X_0}{V(k_a-k)} \left(\frac{e^{-kt}}{1-e^{-k\tau}} - \frac{e^{-k_a t}}{1-e^{-k_a \tau}} \right)$$

当 $t=4$h 时:

$$C_{ss} = \frac{1.386 \times 0.2 \times 500}{20 \times (1.386 - 0.112)} \left(\frac{e^{-0.112 \times 4}}{1 - e^{-0.112 \times 6}} - \frac{e^{-1.386 \times 4}}{1 - e^{-1.386 \times 6}} \right) = 6.8 (\text{mg/L})$$

根据式（9-47），求得

$$t_{\max}^{ss} = \frac{1}{k_a - k} \cdot \ln\left[\frac{k_a(1-e^{-k\tau})}{k(1-e^{-k_a\tau})}\right] = \frac{1}{1.386 - 0.112} \cdot \ln\left[\frac{1.386 \times (1-e^{-0.112 \times 6})}{0.122 \times (1-e^{-1.386 \times 6})}\right] = 1.4(\text{h})$$

根据式（9-48），求得

$$C_{\max}^{ss} = \frac{FX_0}{V_d}\left(\frac{e^{-kt_{\max}}}{1-e^{-k\tau}}\right) = \frac{0.2 \times 500}{20}\left(\frac{e^{-0.112 \times 1.4}}{1-e^{-0.112 \times 6}}\right) = 8.5(\text{mg/L})$$

$$C_{\min}^{ss} = \frac{FX_0}{V_d}\left(\frac{e^{-k\tau}}{1-e^{-k\tau}}\right) = \frac{0.2 \times 500}{20}\left(\frac{e^{-0.112 \times 6}}{1-e^{-0.112 \times 6}}\right) = 5.0(\text{mg/L})$$

答：求达稳态后第 4h 的血药浓度为 6.8mg/L，$t_{\max}^{ss}$、$C_{\max}^{ss}$ 和 $C_{\min}^{ss}$ 分别为 1.4h、8.5mg/L 和 5.0mg/L。

5. 达坪分数 对于多剂量血管外给药，以第 n 次给药的平均血药浓度与平均稳态血药浓度的比值计算达坪分数。

$$f_{ss(n)} = \frac{\frac{1}{\tau}\int_0^\tau C_n dt}{\frac{1}{\tau}\int_0^\tau C_{ss} dt} \tag{9-51}$$

将式（9-45）和式（9-46）代入式（9-51），得

$$f_{ss(n)} = 1 - \frac{k_a e^{-nk\tau} - k e^{-nk_a\tau}}{k_a - k} \tag{9-52}$$

由于 $k_a \gg k$，$t = \tau$ 时吸收基本结束，故 $e^{-nk_a\tau} \to 0$，则式 9-52 可简化为

$$f_{ss(n)} = 1 - e^{-nk\tau} \tag{9-53}$$

二、二室模型

（一）血药浓度与时间的关系

1. 静脉注射给药 二室模型静脉注射给药，第 n 次给药后的血药浓度（中央室浓度），等于单剂量给药后的血药浓度公式中每一个含 t 为指数的项乘以多剂量函数 r，得

$$C_n = A\left(\frac{1-e^{-n\alpha\tau}}{1-e^{-\alpha\tau}}\right) \cdot e^{-\alpha t} + B\left(\frac{1-e^{-n\beta\tau}}{1-e^{-\beta\tau}}\right) \cdot e^{-\beta t} \tag{9-54}$$

2. 血管外给药 二室模型一级吸收血管外给药，第 n 次给药后的血药浓度（中央室浓度），等于单剂量给药后的血药浓度公式中每一个含 t 为指数的项乘以多剂量函数 r，得：

$$C_n = L\left(\frac{1-e^{-n\alpha\tau}}{1-e^{-\alpha\tau}}\right) \cdot e^{-\alpha t} + M\left(\frac{1-e^{-n\beta\tau}}{1-e^{-\beta\tau}}\right) \cdot e^{-\beta t} + N\left(\frac{1-e^{-nk_a\tau}}{1-e^{-k_a\tau}}\right) \cdot e^{-k_a t} \tag{9-55}$$

（二）稳态血药浓度

二室模型多剂量给药，当次数 n 充分大时，$e^{-n\alpha\tau} \to 0$，$e^{-n\beta\tau} \to 0$，血药浓度达到稳态，此时进入人体内的药量等于从体内消除的药量。

1. 静脉注射给药 二室模型多剂量静脉注射给药的稳态血药浓度为

$$C_{ss} = A\left(\frac{1}{1-e^{-\alpha\tau}}\right) \cdot e^{-\alpha t} + B\left(\frac{1}{1-e^{-\beta\tau}}\right) \cdot e^{-\beta t} \tag{9-56}$$

2. 血管外给药 二室模型一级吸收多剂量血管外给药的稳态血药浓度为

$$C_{ss} = L\left(\frac{1}{1-e^{-\alpha\tau}}\right)\cdot e^{-\alpha t} + M\left(\frac{1}{1-e^{-\beta\tau}}\right)\cdot e^{-\beta t} + N\left(\frac{1}{1-e^{-k_a\tau}}\right)\cdot e^{-k_a t} \tag{9-57}$$

第二节 平均稳态血药浓度

多剂量给药达稳态后，稳态血药浓度并非定值，而是在每个给药间隔时间内，在恒定的水平范围内波动。稳态血药浓度 C_{ss} 是时间 $t(0 \leqslant t \leqslant \tau)$ 的函数，为了能特征性地反映多剂量给药后的血药浓度水平，提出了"平均稳态血药浓度"的概念。

当血药浓度达到稳态后，在一个剂量间隔时间内（$t=0 \to \tau$），血药浓度-时间曲线下面积除以间隔时间 τ 所得的商称为**平均稳态血药浓度**（average steady state plasma concentration），用 $\bar{C}_{ss}$ 表示。

$$\bar{C}_{ss} = \frac{\int_0^\tau C_{ss}dt}{\tau} \tag{9-58}$$

必须注意，平均稳态血药浓度并非稳态最大血药浓度 C_{max}^{ss} 与稳态最小血药浓度 C_{min}^{ss} 的算数平均值。

一、一室模型平均稳态血药浓度

（一）静脉注射给药的平均稳态血药浓度

具有一室模型特征的药物，多剂量静脉注射给药达稳态后，在一个给药周期内（$t=0 \to \tau$），血药浓度-时间曲线下的面积为

$$\int_0^\tau C_{ss}dt = \int_0^\tau \frac{X_0}{V_d}\left(\frac{1}{1-e^{-k\tau}}\right)e^{-kt}dt \tag{9-59}$$

而单剂量静脉注射给药的血药浓度-时间曲线下面积为：

$$\int_0^\infty Cdt = \int_0^\infty \frac{X_0}{V_d}\cdot e^{-kt}dt = \frac{X_0}{V_d k}$$

因此，有

$$\int_0^\tau C_{ss}dt = \int_0^\infty Cdt = \frac{X_0}{V_d k}$$

可见，多剂量静脉注射给药达稳态后，在一个给药周期（$t=0 \to \tau$）内，血药浓度-时间曲线下面积等于单剂量静脉注射给药 $0 \to \infty$ 范围内的血药浓度-时间曲线下面积（图9-2）。

平均稳态血药浓度为

$$\bar{C}_{ss} = \frac{\int_0^\tau C_{ss}dt}{\tau} = \frac{\int_0^\infty Cdt}{\tau} = \frac{X_0}{V_d k \tau} \tag{9-60}$$

所以，平均稳态血药浓度可以用多剂量给药或单剂量给药求算。

当已知药物的表观分布容积及消除速率常数时，可以计算出按给药间隔时间 τ、固定剂量 X_0 多剂量静脉注射给药后的平均稳态血药浓度。临床上可以通过调整给药剂量 X_0 及给药间隔时间 τ 来获得合适的平均稳态血药浓度。

由于 $t_{1/2} = \frac{0.693}{k}$，式（9-60）亦可用半衰期表示：

$$\overline{C}_{ss} = \frac{X_0}{V_d} \cdot 1.44 \left(\frac{t_{1/2}}{\tau}\right) \tag{9-61}$$

则，平均稳态药量 $\overline{X}_{ss}$ 为

$$\overline{X}_{ss} = X_0 \cdot 1.44 \left(\frac{t_{1/2}}{\tau}\right) \tag{9-62}$$

式（9-61）和（9-62）中，$\frac{t_{1/2}}{\tau}$ 被称为给药频数。如果 $t_{1/2} = \tau$，则

$$\overline{C}_{ss} = 1.44 C_0 \tag{9-63}$$
$$\overline{X}_{ss} = 1.44 X_0 \tag{9-64}$$

从式（9-64）可知，平均稳态血药浓度 $\overline{C}_{ss}$ 与给药剂量 X_0 成正比，与半衰期对给药间隔时间的比值 $\frac{t_{1/2}}{\tau}$ 成正比，给药剂量 X_0 和给药间隔时间 τ 是决定多剂量给药血药浓度的重要因素。

（二）血管外给药的平均稳态血药浓度

由平均稳态血药浓度的定义可知，具有一室模型特征药物，多剂量血管外给药的平均稳态血药浓度为

$$\overline{C}_{ss} = \frac{\int_0^{\tau} C_{ss} dt}{\tau} = \frac{1}{\tau} \cdot \int_0^{\tau} \frac{k_a F X_0}{V_d (k_a - k)} \left(\frac{e^{-kt}}{1 - e^{-k\tau}} - \frac{e^{-k_a t}}{1 - e^{-k_a \tau}}\right) dt = \frac{F X_0}{V_d k \tau} \tag{9-65}$$

单剂量血管外给药的血药浓度-时间曲线下面积为

$$\int_0^{\infty} C dt = \int_0^{\tau} \frac{k_a F X_0}{V_d (k_a - k)} (e^{-kt} - e^{-k_a t}) dt = \frac{X_0}{V_d k} = \frac{F X_0}{V_d k}$$

因此，有

$$\int_0^{\tau} C_{ss} dt = \int_0^{\infty} C dt = \frac{F X_0}{V_d k}$$

则

$$\overline{C}_{ss} = \frac{\int_0^{\tau} C_{ss} dt}{\tau} = \frac{\int_0^{\infty} C dt}{\tau} = \frac{F X_0}{V_d k \tau} \tag{9-66}$$

由此可知，血管外给药时的平均稳态血药浓度亦可用多剂量给药或单剂量给药进行求算。由于 $t_{1/2} = \frac{0.693}{k}$，式（9-66）亦可用半衰期表示：

$$\overline{C}_{ss} = \frac{F X_0}{V_d k \tau} = \frac{F X_0}{V_d} \cdot 1.44 \left(\frac{t_{1/2}}{\tau}\right) \tag{9-67}$$

则，平均稳态药量 $\overline{X}_{ss}$ 为

$$\overline{X}_{ss} = F X_0 \cdot 1.44 \left(\frac{t_{1/2}}{\tau}\right) \tag{9-68}$$

如果 $t_{1/2} = \tau$，则

$$\overline{C}_{ss} = 1.44 \frac{F X_0}{V_d} \tag{9-69}$$

$$\overline{X}_{ss} = 1.44 F X_0 \tag{9-70}$$

例 9-5 某药物，当给药剂量为 100mg 时，单次给药药时曲线下面积 $AUC_{0-\infty}$ 为 500mg·h/L，若要使平均稳态血药浓度为 156.25mg/L，按每 4h 给药一次，请计算所需剂量。

解： 已知 $X_0 = 100$mg、$\overline{C}_{ss} = 156.25$mg/L、$AUC_{0-\infty} = 500$mg·h/L、$\tau = 4$h。

因为 $\text{AUC}_{0-\infty} = \dfrac{FX_0}{V_d k}$，所以有

$$\frac{F}{V_d k} = \frac{\text{AUC}_{0-\infty}}{X_0} = \frac{500}{100} = 5$$

$$X_0 = \frac{\overline{C}_{ss}\tau}{\dfrac{F}{V_d k}} = \frac{156.25 \times 4}{5} = 125\text{mg}$$

答：按每 4h 给药剂量为 125mg，可使平均稳态血药浓度达到 156.25mg/L。

二、二室模型平均稳态血药浓度

（一）静脉注射给药平均稳态血药浓度

具有二室模型特征的药物，多剂量静脉注射给药的平均稳态血药浓度为

$$\overline{C}_{ss} = \frac{1}{\tau}\int_0^{\tau} C_{ss}dt = \frac{1}{\tau}\int_0^{\tau}\left(\frac{Ae^{-\alpha t}}{1-e^{-\alpha \tau}} + \frac{Be^{-\beta t}}{1-e^{-\beta \tau}}\right)dt = \frac{X_0}{V_{dc}k_{10}\tau} = \frac{X_0}{V_\beta \beta \tau} \quad (9\text{-}71)$$

单剂量静脉注射给药的血药浓度-时间曲线下面积为

$$\int_0^{\infty}Cdt = \int_0^{\infty}\left(Ae^{-\alpha t} - Be^{-\beta t}\right)dt = \frac{X_0}{V_c k_{10}} = \frac{X_0}{V_\beta \beta}$$

因此，有

$$\overline{C}_{ss} = \frac{1}{\tau}\int_0^{\tau}C_{ss}dt = \frac{1}{\tau}\int_0^{\infty}Cdt \quad (9\text{-}72)$$

（二）血管外给药平均稳态血药浓度

具有一级吸收二室模型特征药物的平均稳态血药浓度为：

$$\overline{C}_{ss} = \frac{1}{\tau}\int_0^{\tau}C_{ss}dt = \frac{1}{\tau}\int_0^{\tau}\left(\frac{Le^{-\alpha t}}{1-e^{-\alpha \tau}} + \frac{Me^{-\beta t}}{1-e^{-\beta \tau}} + \frac{Ne^{-k_a t}}{1-e^{-k_a \tau}}\right)dt = \frac{FX_0}{V_c k_{10}\tau} = \frac{FX_0}{V_\beta \beta \tau} \quad (9\text{-}73)$$

单剂量血管外给药的血药浓度-时间曲线下面积为

$$\int_0^{\infty}Cdt = \frac{1}{\tau}\int_0^{\infty}\left(Le^{-\alpha t} + Me^{-\beta t} + Ne^{-k_a t}\right)dt = \frac{FX_0}{V_c k_{10}} = \frac{FX_0}{V_\beta \beta} \quad (9\text{-}74)$$

因此，有

$$\overline{C}_{ss} = \frac{1}{\tau}\int_0^{\tau}C_{ss}dt = \frac{1}{\tau}\int_0^{\infty}Cdt \quad (9\text{-}75)$$

由式（9-60）、式（9-66）、式（9-72）和式（9-75）可知，不论是一室还是二室模型，不论采用何种给药方法，都可用单剂量给药后的血药浓度-时间曲线下总面积来估算平均稳态血药浓度，而不必先求 F 及 V 值。

三、第 n 次给药的平均血药浓度

当第 n 次给药后尚未达到稳态，则可用 C_n 代替平均稳态血药浓度公式中的 C_{ss}，得到给药第 n 次的平均血药浓度。

$$\bar{C}_n = \frac{\int_0^\tau C_n \mathrm{d}t}{\tau} \tag{9-76}$$

第三节 体内药量的蓄积与血药浓度的波动

一、多剂量给药体内药量的蓄积

多剂量给药时,由于下一次给药时前一次给予的药物尚未完全消除,因此药物在体内不断蓄积,最后达到稳态。不同的药物的同样剂型或相同药物的不同剂型在体内的蓄积程度存在差异,蓄积程度过大可能导致中毒,尤其是对于治疗指数不佳的药物,因此有必要对其进行计算。

蓄积系数(accumulation index)又称为蓄积因子或积累系数,是指稳态血药浓度与第一次给药后的血药浓度的比值,以 R 表示,通常可用以下方法计算。

1. 以稳态最小血药浓度 $C_{\min}^{\mathrm{ss}}$ 与第一次给药后的最小血药浓度 $(C_1)_{\min}$ 的比值表示

$$R = \frac{C_{\min}^{\mathrm{ss}}}{(C_1)_{\min}}$$

对于一室模型多剂量静脉注射给药,由于:

$$C_{\min}^{\mathrm{ss}} = \frac{X_0}{V_\mathrm{d}(1-\mathrm{e}^{-k\tau})} \cdot \mathrm{e}^{-k\tau}$$

$$(C_1)_{\min} = \frac{X_0}{V_\mathrm{d}} \cdot \mathrm{e}^{-k\tau}$$

因此,有

$$R = \frac{1}{1-\mathrm{e}^{-k\tau}} \tag{9-77}$$

对于一室模型多剂量血管外给药,由于

$$C_{\min}^{\mathrm{ss}} = \frac{k_\mathrm{a}FX_0}{V_\mathrm{d}(k_\mathrm{a}-k)}\left(\frac{\mathrm{e}^{-k\tau}}{1-\mathrm{e}^{-k\tau}} - \frac{\mathrm{e}^{-k_\mathrm{a}\tau}}{1-\mathrm{e}^{-k_\mathrm{a}\tau}}\right)$$

$$(C_1)_{\min} = \frac{k_\mathrm{a}FX_0}{V_\mathrm{d}(k_\mathrm{a}-k)}\left(\mathrm{e}^{-k\tau} - \mathrm{e}^{-k_\mathrm{a}\tau}\right)$$

$$R = \frac{1}{(1-\mathrm{e}^{-k\tau})(1-\mathrm{e}^{-k_\mathrm{a}\tau})} \tag{9-78}$$

若 $k_\mathrm{a} \gg k$,且 τ 较大,则 $\mathrm{e}^{-k_\mathrm{a}\tau} \to 0$,有

$$R = \frac{1}{1-\mathrm{e}^{-k\tau}} \tag{9-79}$$

2. 以平均稳态血药浓度 $\bar{C}_{\mathrm{ss}}$ 与第一次给药后的平均血药浓度 $\bar{C}_1$ 的比值表示

$$R = \frac{\bar{C}_{\mathrm{ss}}}{\bar{C}_1}$$

对于一室模型多剂量静脉注射给药,由于

$$\bar{C}_{\mathrm{ss}} = \frac{X_0}{V_\mathrm{d}k\tau}$$

$$\overline{C}_1 = \frac{\int_0^\tau C_1 \mathrm{d}t}{\tau} = \frac{\int_0^\tau \frac{X_0}{V_\mathrm{d}} \mathrm{e}^{-kt}\mathrm{d}t}{\tau} = \frac{X_0}{V_\mathrm{d}k\tau}\left(1-\mathrm{e}^{-k\tau}\right)$$

因此,有

$$R = \frac{1}{1-\mathrm{e}^{-k\tau}} \tag{9-79}$$

对于一室模型多剂量血管外给药,由于

$$\overline{C}_\mathrm{ss} = \frac{FX_0}{V_\mathrm{d}k\tau}$$

$$\overline{C}_1 = \frac{\int_0^\tau C_1 \mathrm{d}t}{\tau} = \frac{\int_0^\tau \frac{k_\mathrm{a}FX_0}{V_\mathrm{d}(k_\mathrm{a}-k)}\left(\mathrm{e}^{-kt}-\mathrm{e}^{-k_\mathrm{a}t}\right)\mathrm{d}t}{\tau} = \frac{FX_0}{V_\mathrm{d}k\tau}\cdot\frac{k_\mathrm{a}\left(1-\mathrm{e}^{-k\tau}\right)-k\left(1-\mathrm{e}^{-k_\mathrm{a}\tau}\right)}{k_\mathrm{a}-k}$$

所以,有

$$R = \frac{k_\mathrm{a}-k}{k_\mathrm{a}\left(1-\mathrm{e}^{-k\tau}\right)-k\left(1-\mathrm{e}^{-k_\mathrm{a}\tau}\right)} \tag{9-80}$$

若 $k_\mathrm{a} \gg k$,且 τ 较大,则 $k_\mathrm{a}-k \approx k_\mathrm{a}$,$\mathrm{e}^{-k_\mathrm{a}\tau} \to 0$,有

$$R = \frac{1}{1-\mathrm{e}^{-k\tau}} \tag{9-79}$$

3. 以稳态最大血药浓度 $C_\mathrm{max}^\mathrm{ss}$ 与第一次给药后的最大血药浓度 $(C_1)_\mathrm{max}$ 的比值表示

$$R = \frac{C_\mathrm{max}^\mathrm{ss}}{(C_1)_\mathrm{max}}$$

对于一室模型多剂量静脉注射给药,由于

$$C_\mathrm{max}^\mathrm{ss} = \frac{X_0}{V_\mathrm{d}\left(1-\mathrm{e}^{-k\tau}\right)}$$

$$(C_1)_\mathrm{max} = \frac{X_0}{V_\mathrm{d}}$$

因此,有

$$R = \frac{1}{1-\mathrm{e}^{-k\tau}} \tag{9-79}$$

对于一室模型多剂量血管外给药,由于公式中含有稳态时的达峰时间 t_max 及第一次给药时的达峰时间 $(t_\mathrm{max})_1$ 函数,不适合采用该法计算。

4. 以平均稳态药物量与给药剂量计算蓄积程度 多剂量给药的平均稳态药物量与给药剂量之比为

$$\frac{\overline{X}_\mathrm{ss}}{\overline{X}_0} = \frac{\overline{C}_\mathrm{ss}V_\mathrm{d}}{X_0}$$

对于一室模型静脉注射给药,有

$$\frac{\overline{X}_\mathrm{ss}}{\overline{X}_0} = \frac{\overline{C}_\mathrm{ss}V_\mathrm{d}}{X_0} = \frac{\frac{X_0}{V_\mathrm{d}k\tau}\cdot V_\mathrm{d}}{X_0} = \frac{1}{k\tau} \tag{9-81}$$

亦可表示为

$$\frac{\overline{X}_\mathrm{ss}}{\overline{X}_0} = 1.44\frac{t_{1/2}}{\tau} \tag{9-82}$$

由此可知，τ 相同时，$t_{1/2}$ 较大的药物易产生蓄积；相同的药物多剂量给药时，τ 越小，蓄积程度越大。

二、多剂量给药血药浓度的波动程度

多剂量给药达稳态时，稳态血药浓度仍在一定的范围内波动。对于一些有效血药浓度范围很窄的药物，血药浓度波动很大，易引起中度或达不到有效的治疗目的。例如，苯妥英钠的治疗浓度为 10~20mg/L，当血药浓度为 20~40mg/L 时可引起轻至中度神经毒性，血药浓度超过 40mg/L 时可引起严重的神经毒性。又例如，一般情况下，充分洋地黄化患者体内血清地高辛浓度范围为 0.8~2.0mg/L，高于 2.0mg/L 易发生中毒。因此，了解血药浓度波动情况，对设计合理的给药方案具有重要意义。表示血药浓度波动程度并不是采用最高血药浓度与最低血药浓度的绝对差值，而是采用该差值与标准值的比值，根据采用的标准值不同，有以下方法。

（一）波动百分数

波动百分数（percent of fluctuation，PF）系指稳态最大血药浓度与稳态最小血药浓度之差与稳态最大血药浓度比值的百分数。

$$\text{PF} = \frac{C_{\max}^{ss} - C_{\min}^{ss}}{C_{\max}^{ss}} \times 100\% \tag{9-83}$$

（二）波动度

波动度（degree of fluctuation，DF）系指稳态最大血药浓度与稳态最小血药浓度之差与平均稳态血药浓度的比值。

$$\text{DF} = \frac{C_{\max}^{ss} - C_{\min}^{ss}}{\bar{C}_{ss}} \tag{9-84}$$

（三）血药浓度变化率

血药浓度变化率是指稳态最大血药浓度与稳态最小血药浓度之差与稳态最小血药浓度比值的百分数。

$$\text{血药浓度变化率} = \frac{C_{\max}^{ss} - C_{\min}^{ss}}{C_{\min}^{ss}} \times 100\% \tag{9-85}$$

对于一室模型多剂量静脉注射达稳态时，上述三种波动程度表达分别为

$$\text{PF} = \frac{\dfrac{X_0}{V_d}\left(\dfrac{1}{1-e^{-k\tau}}\right) - \dfrac{X_0}{V_d}\left(\dfrac{e^{-k\tau}}{1-e^{-k\tau}}\right)}{\dfrac{X_0}{V_d}\left(\dfrac{1}{1-e^{-k\tau}}\right)} \times 100\% = (1-e^{-k\tau}) \times 100\% \tag{9-86}$$

$$\text{DF} = \frac{\dfrac{X_0}{V_d}\left(\dfrac{1}{1-e^{-k\tau}}\right) - \dfrac{X_0}{V_d}\left(\dfrac{e^{-k\tau}}{1-e^{-k\tau}}\right)}{\dfrac{X_0}{V_d k \tau}} = k\tau \tag{9-87}$$

$$血药浓度变化率 = \frac{\dfrac{X_0}{V_d}\left(\dfrac{1}{1-e^{-k\tau}}\right) - \dfrac{X_0}{V_d}\left(\dfrac{e^{-k\tau}}{1-e^{-k\tau}}\right)}{\dfrac{X_0}{V_d}\left(\dfrac{e^{-k\tau}}{1-e^{-k\tau}}\right)} \times 100\% = (e^{k\tau}-1) \times 100\% \qquad (9-88)$$

从式（9-86）、式（9-87）和式（9-88）可知，波动程度是 k 或 $t_{1/2}$ 及 τ 的函数，通常对于正常人而言药物的 $t_{1/2}$ 是恒定的，因此主要通过调节 τ 来调节波动程度。如图 9-3 所示，该药物四种多剂量静脉注射给药方案：每 6h 注射 100mg、每 3h 注射 50 mg、每 1.5h 注射 25mg 和每 0.6h 注射 10mg，PF 分别为 50%、29%、16%和 7%，DF 分别为 0.7、0.3、0.2 和 0.1，血药浓度变化率分别为 100%、41%、19%和 7%。

对于血管外给药，多剂量给药达稳态时，血药浓度呈恒定周期性波动的原因在于此时药物在体内的消除速率等于平均给药速率，血药浓度波动程度的大小实际上由给药间隔时间内给药速率的动态变化过程决定，而给药速率与剂型、给药剂量和给药方法密切相关。对于血管外给药，由于存在吸收过程，$C_{\max}^{ss}$ 与 $t_{\max}^{ss}$ 和 k_a 密切相关；因此波动程度还与 k_a 有关，随 k_a 变小（吸收变慢），波动程度变小。例如，某具有一室模型特征药物的 V_d=10L、X_0=500mg、k=0.1h^{-1}、F=1、τ = 12h，当 k_a 从 1.5h^{-1} 下降到 0.4h^{-1} 时，三种波动程度变化不同：PF 从 62% 下降至 44%，DF 从 0.9 下降至 0.5，血药浓度变化率从 162% 下降至 80%。

减小体内药物浓度的波动程度是开发缓、控释制剂的重要目的之一。图 9-6 显示了两种吗啡制剂多剂量给药达稳态后的药物浓度-时间曲线。吗啡的消除半衰期约为 2h，若口服溶液剂，每日需口服 6 次才能较好地维持治疗浓度水平；若采用吗啡控释制剂，每日口服一次即可维持相当的治疗浓度水平，并且显著降低了血药浓度波动程度。由此可见，缓控释制剂不仅可使药物的释放速度变慢，从而减慢药物的吸收速度，进而降低体内药物浓度的波动程度；而且可以显著减少给药次数，极大地便利了药物的使用。缓控释制剂设计的理想目标即期望采用血管外给药的方法，将药物的释放速度和吸收速度调控为零级动力学过程，实现静脉滴注所呈现的"多剂量"药物动力学特征，达稳态后呈没有波动的恒定稳态血药浓度。

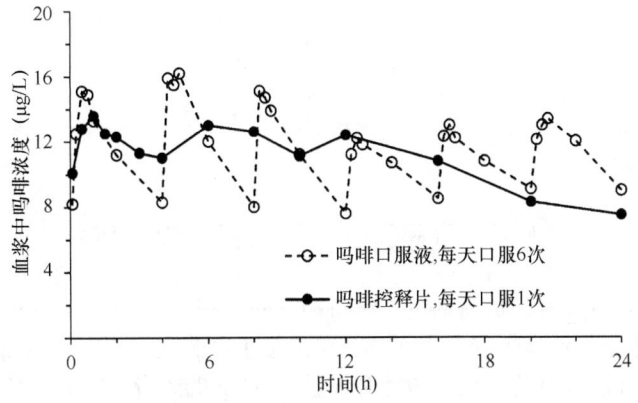

图 9-6　吗啡口服液和吗啡控释片多剂量给药达稳态后的药时曲线

三、负荷剂量

临床上，希望建立并维持安全、有效且稳定的药物治疗浓度，通常稳态血药浓度即为有效浓度。如果药物的半衰期较长，达到稳态血药浓度需要较长的时间。例如，磺胺嘧啶的 $t_{1/2}$ 为 17h，达稳态血药浓度的 90%需要 56h（3.32 个 $t_{1/2}$）。在此期间，由于血药浓度尚未达到有效浓度范围，将影响药物治疗。为尽快达到有效治疗浓度，通常首次给一个较大的剂量，使血药浓度达到有效治疗浓度，之后再按给药周期给予维持剂量，使血药浓度维持恒定。例如图 9-2 的例子，每 6h 注射 100mg 的药时曲线如图 9-7 的虚线所示；若将首次注射剂量增加到 200mg，即可使首次给药后达到稳态所需的血药浓度，然后维持每 6h 注射 100mg，其药时曲线如图 9-7 的实线所示。首次给予的较大剂量，称为**负荷剂量**（**loading dose**）或冲击量，亦称首剂量，常用 X_0^* 表示。**维持剂量**（**maintenance dose**）则是在负荷剂量之后，按给药周期给予的用来维持有效血药浓度水平的剂量 X_0。

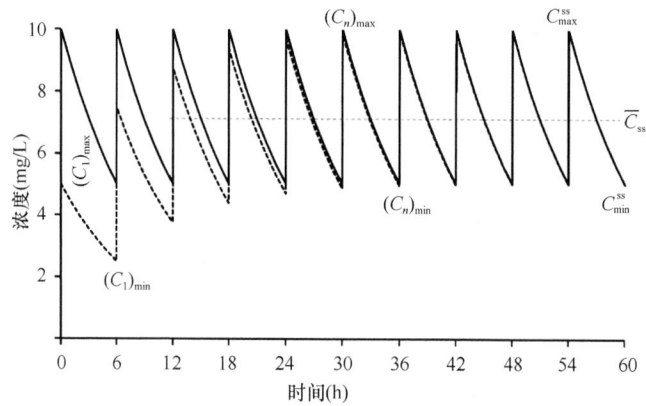

图 9-7　给予负荷剂量对多剂量静脉注射给药方案的血药浓度经时变化的影响

（一）一室模型特征药物负荷剂量求算

1. 静脉注射给药负荷剂量求算　第 1 次静脉注射给予负荷剂量 X_0^*，经过一个给药周期时（$t=\tau$）的血药浓度 C_1^* 等于稳态最小血药浓度 $C_{\min}^{ss}$，即

$$C_1^* = C_{\min}^{ss} \tag{9-89}$$

由于 $C_1^* = \dfrac{X_0^*}{V_d} \cdot e^{-k\tau}$、$C_{\min}^{ss} = \dfrac{X_0}{V_d(1-e^{-k\tau})} \cdot e^{-k\tau}$，所以

$$X_0^* = \dfrac{1}{1-e^{-k\tau}} \cdot X_0 \tag{9-90}$$

$$= R \cdot X_0 \tag{9-91}$$

当 $\tau = t_{1/2}$ 时，有

$$X_0^* = \dfrac{1}{1-e^{-\frac{0.693}{t_{1/2}} \cdot t_{1/2}}} \cdot X_0 = \dfrac{1}{1-e^{-0.693}} \cdot X_0 = 2X_0 \tag{9-92}$$

由此可知，当 $\tau = t_{1/2}$ 时，负荷剂量是维持剂量的 2 倍。

例 9-6　某抗生素，消除半衰期为 3.7h，稳态最小血药浓度 $C_{\min}^{ss}$ 为 3mg/L，表观分布容积 V_d 为 1.8L/kg，每 8h 静脉给药 1 次，请计算体重为 60kg 的患者所需要的负荷剂量。

解：已知 $C_{\min}^{ss} = 3\text{mg/L}$、$t_{1/2}=3.7\text{h}$、$V_d=1.8\times 60=108\text{L}$、$\tau=6\text{h}$。

根据式（9-19），有

$$X_0 = \dfrac{C_{\min}^{ss} V_d (1-e^{-k\tau})}{e^{-k\tau}} = \dfrac{3\times 108 \times \left(1-e^{-\frac{0.693}{3.7}\times 8}\right)}{e^{-\frac{0.693}{3.7}\times 8}} = 1126(\text{mg})$$

根据式（9-90），有

$$X_0^* = \frac{1}{(1-e^{-k\tau})} \cdot X_0 = \frac{1}{1-e^{-\frac{0.693}{3.7} \times 8}} \times 1126 = 1450(\text{mg})$$

答：所需负荷剂量为 1450mg。

2. 血管外给药负荷剂量求算 一级吸收血管外给药的负荷剂量求算公式为

$$X_0^* = \frac{1}{(1-e^{-k\tau})(1-e^{-k_a\tau})} \cdot X_0 \tag{9-93}$$

若 $k_a \gg k$，且 τ 较大时，$e^{-k_a\tau} \to 0$，式（9-93）可简化为

$$X_0^* = \frac{1}{1-e^{-k\tau}} \cdot X_0 \tag{9-90}$$

当 $\tau = t_{1/2}$ 时，同样 $X_0^* = 2X_0$。

（二）二室模型特征药物负荷剂量求算

由于 $\alpha \gg \beta$，静脉注射给药的负荷剂量求算公式为

$$X_0^* = \frac{1}{1-e^{-\beta\tau}} \cdot X_0 \tag{9-94}$$

同理，由于 $k_a \gg \alpha \gg \beta$，血管外给药的负荷剂量求算公式与此式相同。

四、临床常用多剂量给药方案与消除半衰期及治疗指数之间的关系

若给药间隔时间等于药物的消除半衰期，一般经 7 次给药后即可达到稳态血药浓度的 99%；若首次给予负荷剂量 X_0^* 为维持剂量 X_0 的两倍，则可方便地在首次给药后达稳态。然而，常用药物的消除半衰期往往不同，有的小于 30min，有的大于 24h，临床用药时不可能都能按照半衰期设计多剂量给药方案的给药间隔时间，而每日给予 1~3 次才是临床期望的较方便的常用给药方案。按此常用方案给药，药物的消除半衰期越小，多剂量给药血药浓度的波动程度将会越大。更重要的是，不同药物的治疗指数不同，对于治疗指数不佳（中或低）的药物，由于治疗浓度范围窄，血药浓度波动较大时易导致药物不良反应或治疗失败。因此，临床常用药物的多剂量给药方案设计与其治疗指数和消除半衰期密切相关。表 9-2 列出了具有不同消除半衰期和治疗指数的临床常用药物的多剂量给药方案。

对于消除半衰期小于 30min 的药物，若治疗指数高，如硝酸甘油，通常采用静脉滴注或必要时短期使用的给药方案；若治疗指数不佳，如艾司洛尔，即便静脉滴注也需要使用输液泵精准地控制输液速度。消除半衰期为 30min~8h 的药物，若治疗指数高，如头孢菌素，可以方便地每 3~6 个半衰期给药一次，并使用维持剂量 2 倍的负荷剂量；若治疗指数不佳，如羟考酮，则须使用更短的给药频率和更小的负荷剂量以降低血药浓度波动，或考虑使用缓控释制剂。消除半衰期为 8~24h 或半衰期大于 24h 的药物，无论治疗指数如何，都可以方便地每个消除半衰期给药一次，只是治疗指数不佳时应考虑适当降低给药频率和负荷剂量。

表 9-2　临床常用药物治疗指数、消除半衰期和多剂量给药方案

治疗指数	$t_{1/2}$	X_0^*/X_0	$\tau/t_{1/2}$	给药方案	典型药物
高	<30min	/	/	通常采用静脉滴注给药	硝酸甘油
	30min~3h	1	3~6	3~6 个半衰期给药一次，可产生较大的血药浓度波动，因此要求药物治疗浓度范围较宽	头孢菌素布洛芬
	3~8h	1~2	1~3	临床期望的常用给药方案	氯吡格雷
	8~24h	2	1		多西环素
	>24h	>2	<1	每日给药 1 次	阿奇霉素
中或低	<30min	/	/	即便静脉滴注仍然风险较高，需精确控制输注速度	艾司洛尔
	30min~3h	/	/	通常采用静脉滴注给药或间隙给药	吗啡
	3~8h	1~2	~1	需每日给药 3~4 次，使用缓控释制剂时可降低给药频率	羟考酮
	8~24h	2~3	0.5~1	临床期望的常用给药方案	氟卡尼
	>24h	1~2	<1	每日给药 1 次	西罗莫斯

本 章 小 结

多剂量给药是指药物的某种剂型按固定剂量和间隔时间多次重复给药，从而使血药浓度达到并保持在治疗浓度范围内的给药方法。多剂量给药时，由于给药间隔时间内药物清除不完全，体内药量不断蓄积，经过若干次给药后达到稳态。达稳态后的给药间隔时间内，稳态血药浓度在一个恒定的范围内波动，其最大值为稳态峰浓度，最小值为稳态谷浓度。

多剂量给药时，第 n 次给药血药浓度 C_n 与时间 t 的关系式，等于单剂量给药血药浓度公式中含 t 为指数的各项乘以多剂量函数 $r = \left(\dfrac{1-e^{-nk\tau}}{1-e^{-k\tau}}\right)$。达稳态的过程中，血药浓度达到稳态的程度以达坪分数 $f_{ss(n)} = 1-e^{-nk\tau}$ 评估，体内药量的蓄积程度以蓄积因子 $R = \dfrac{1}{1-e^{-k\tau}}$ 评估。为尽快达到有效治疗浓度，通常首次给予较大的负荷剂量 $X_0^* = RX_0$，使血药浓度达到有效治疗浓度，之后再按给药周期给予维持剂量 X_0，使血药浓度维持恒定。达稳态时，平均稳态血药浓度、稳态峰浓度和稳态谷浓度的计算公式为：一室模型药物静脉注射给药 $\bar{C}_{ss} = \dfrac{X_0}{V_d k\tau}$、$C_{max}^{ss} = \dfrac{X_0}{V_d(1-e^{-k\tau})}$、$C_{min}^{ss} = \dfrac{X_0}{V_d(1-e^{-k\tau})} \cdot e^{-k\tau}$，一室模型药物血管外给药 $\bar{C}_{ss} = \dfrac{FX_0}{V_d k\tau}$、$C_{max}^{ss} = \dfrac{FX_0}{V_d}\left(\dfrac{e^{-kt_{max}}}{1-e^{-k\tau}}\right)$、$C_{min}^{ss} = \dfrac{FX_0}{V_d}\left(\dfrac{e^{-k\tau}}{1-e^{-k\tau}}\right)$。相应地，稳态血药浓度波动程度可以用波动百分数 $PF = \dfrac{C_{max}^{ss} - C_{min}^{ss}}{C_{max}^{ss}} \times 100\%$、波动度 $DF = \dfrac{C_{max}^{ss} - C_{min}^{ss}}{\bar{C}_{ss}}$ 和血药浓度变化率 $= \dfrac{C_{max}^{ss} - C_{min}^{ss}}{C_{min}^{ss}} \times 100\%$ 来评估。

一个合理的多剂量给药方案应使血药浓度水平尽快达到治疗浓度，其体内药量蓄积应当可控，并且达稳态时的血药浓度应在治疗浓度范围内呈可控的有限波动。因此，临床常用药物的多剂量给药的给药剂量和给药间隔时间设计与该药物的治疗指数和消除半衰期密切相关。消除半衰较短的药物按常用方案多剂量给药时易产生较大的血药浓度波动，而减小其体内药物浓度的波动程度是这类药物缓、控释制剂开发的重要目的之一。

思考题与习题

1. 解释以下多剂量给药药物动力学的基本概念并思考它们之间的相互关系：负荷剂量、维持剂量、给药间隔时间、稳态、平均稳态血药浓度、波动现象、稳态峰浓度、稳态谷浓度、蓄积现象。

2. 对于固定剂量和固定给药间隔时间的多剂量口服给药方案，是否一定存在蓄积现象？达稳态所需的时间是否与给药间隔时间有关？达稳态后的平均稳态血药浓度和血药浓度的波动程度是否与表观分布容积、绝对生物利用度或药物的吸收动力学有关？

3. 根据多剂量给药药物动力学的基本特征和临床药物治疗的基本要求思考缓控释剂型设计的适用范围、设计目标和评价方法。

（兰　轲）

第十章 非线性药物动力学

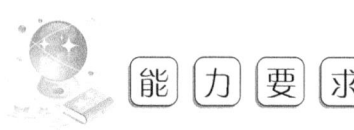

1. 掌握 Michaelis-Menten 方程及其动力学特征。
2. 掌握非线性药物动力学的特点和判别方法,了解非线性药物动力学现象发生的原因。
3. 掌握容量-限制药物动力学和时间-依从药物动力学现象产生的原因,了解其药物动力学特点。
4. 了解非线性药物动力学参数的计算方法。
5. 了解引起非线性药物动力学特征的体内过程,及临床应用具有非线性动力学特征药物时应注意的事项。

第一节 非线性药物动力学概述

大部分药物在治疗剂量范围内**血药浓度和药时曲线下面积(area under the curve,AUC)**与给药剂量成正比,而对于此类药物中的某一特定药物,转运速率常数、消除速率常数和消除半衰期为固定常数,不会因为给药剂量的变化而改变,此时药物的体内过程可用一级动力学的线性模型来描述,故称为线性药物动力学过程。而对于某些药物,在增加剂量或长期应用时,其血药浓度和 AUC 与给药剂量不成正比,随着给药剂量的增加,血药浓度和 AUC 急剧升高,同时消除半衰期也会延长,此时药物的体内过程不能用一级动力学的线性模型来描述,称为非线性药物动力学过程。

对于具有非线性药物动力学特征的药物,尤其是治疗窗较窄的药物(如苯妥英钠),剂量的少许增加或减少即可引起血药浓度的急剧变化,引起药物中毒或治疗效果不佳。因此,认识和掌握非线性药物的动力学特征,对于药物的临床合理应用具有重要意义。

一、线性与非线性药物动力学

线性药物动力学应符合三个基本假设:①药物的吸收为零级或一级速率过程;②相对于消除,药物的分布过程迅速而完全;③药物的消除为一级速率过程。线性药物动力学药物在体内某一部位的变化速率与该部位的药量或血药浓度的一次方成正比,因此线性药物动力学常用一级动力学线性模型来描述。其数学表达式为

$$\frac{\mathrm{d}X}{\mathrm{d}t} = -kX \tag{10-1}$$

式中,$\frac{\mathrm{d}X}{\mathrm{d}t}$ 表示体内药量的变化速率;k 是速率常数;X 是 t 时刻体内的药物量;负号表示药物的量随时间的推移而减小。

线性药物动力学具有以下特征。
(1)药物的消除半衰期不因剂量的改变而变化。
(2)单次给药后,AUC 随剂量增加而成比例增大,相应的,累积尿排泄总药量也与给药

剂量成正比。

（3）多次给药达稳态的 $AUC_{0-\tau}$ 和单次给药的 $AUC_{0-\infty}$ 相等。

通常，在治疗浓度或无明显毒性的血药浓度范围内，多数药物的体内过程为线性药物动力学过程。但对于某些药物，在增加给药剂量或长期用药时，其药物动力学特征将不再呈现单次低剂量给药时的线性药物动力学特征，而呈现非线性、剂量依赖性的药物动力学特征，如半衰期会随剂量增加而增大，这种药物动力学特征称为非线性药物动力学。

例如，阿司匹林的体内消除过程在不同给药剂量时药物动力学特征会发生变化，当阿司匹林作为抗血小板药物用于预防血栓形成时，常用低剂量给药（50～150mg/d），此时其消除服从线性动力学规律；当其用于抗风湿时，每日服用剂量可达数克，其药物动力学特点开始时表现为零级动力学消除，当体内总药量下降至较低水平时，又恢复至线性动力学消除（图10-1）。

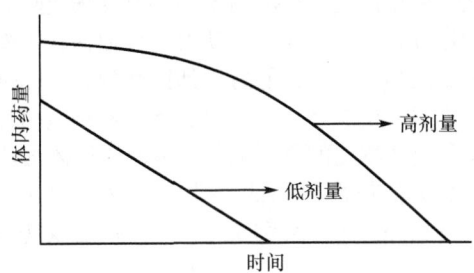

图 10-1 不同剂量时阿司匹林体内药量随时间的变化

二、非线性药物动力学现象与原因

生物利用度 F、**吸收速率常数** k_a、**表观分布容积** V_d、**肾清除率** CL_r 和**肝清除率** CL_h 等参数描述了药物在体内的时间过程。通常情况下，对于同一个体，这些参数不会随剂量的改变而发生变化；当药物表现出非线性药物动力学特征时，这些参数中的一个或几个都会随给药剂量的变化而发生改变。表 10-1 列出了灌胃给予大鼠不同剂量头孢呋辛酯后，各药物动力学参数随给药剂量变化的情况。另外，非线性药物动力学药物在连续给药时随着剂量的增大，稳态血药浓度和达坪时间均将不按比例升高。

表 10-1 灌胃给予不同剂量头孢呋辛酯后的药物动力学参数（均值）

参数	头孢呋辛酯的剂量		P
	1.69mg	8.45mg	
β（h^{-1}）	0.478（0.036）	0.597（0.253）	0.019 1
$t_{1/2\beta}$（h）	1.490（0.09）	1.170（0.05）	0.009 6
MRT（h）	2.420（0.09）	1.990（0.06）	0.002 2
CL/F（L/h）	0.138（0.008）	0.248（0.018）	0.000 1
V_β/F（L）	0.294（0.017）	0.418（0.032）	0.000 1
t_{max}（h）	0.750（/）	0.790（0.036）	无意义
C_{max}（mg/L）	5.300（0.278）	15.400（0.809）	0.000 1
C_{max}/D（L/D）	3.138（0.164）	1.823（0.096）	0.000 1
$AUC_{0\to\infty}$（mg·h/L）	12.436（0.654）	35.224（2.722）	0.000 1
$AUC_{0\to\infty}/D$（h/L）	7.359（0.387）	4.169（0.032）	0.000 1

苯妥英钠在临床应用时表现的药物动力学特征是药物非线性药物动力学现象的经典例子。其治疗浓度为 10～20mg/L（其 V_m 和 K_m 通常取 500mg/d 和 4mg/L，不同研究者所得的结果差异较大），在临床应用时会出现非线性药物动力学过程。如改变其盐的形式（酸盐或钠盐）或改用不同生物利用度的剂型即可使其稳态浓度产生较大变化。如某患者每 12h 服用 200mg 时，其稳态浓度为 12mg/L，若将所服剂型（生物利用度为 0.85）改为生物利用度为 0.95 的剂型，其平均稳态浓度将增至 25mg/L。此时，生物利用度的微小变化（0.85～0.95）即可引起稳态血药浓度的很大改变（200%左右）。

引起药物体内非线性药物动力学特征的原因有许多，其中体内载体系统和酶系统数量和活性的可饱和性是主要因素。体内载体系统和酶系统在药物的吸收、分布、生物转化和排泄过程中起着重要作用，但其活性和数量有一定限度。在给药剂量较低的情况下，药物被动扩散的转运速率为主要限速因素，此时可用前述一级动力学描述其体内过程，增加给药剂量时，药物体内的转运能力也会成比例的增加，因此主要药物动力学参数保持不变；而当药物浓度达到某一水平时，体内药物代谢酶的活性和载体转运能力达到饱和状态，此时体内载体系统和酶系统的转运和代谢能力成为药物体内过程的主要限速因素，当给药剂量增加时，药物的消除能力不会增加，而引起半衰期的延长和血药浓度的急剧上升。由此可见体内药物的非线性过程呈现一定的容量限制性和剂量（浓度）依赖性，因此，非线性药物动力学又称为**容量限制动力学**（capacity-limited pharmacokinetics）、**饱和动力学**及**剂量依赖动力学**（dose-dependent pharmacokinetics）。

除上述容量限制性因素外，引起非线性药物动力学的原因还有代谢产物抑制、酶诱导或抑制等。这些影响体内药物动力学特征的因素常见的有因蛋白结合所致的非线性药物动力学、肾小管重吸收过程中载体系统饱和所致的非线性药物动力学、酶抑制或诱导所致的非线性药物动力学等。

综上所述，影响药物体内非线性药物动力学特征的因素有：①与药物体内生物转化有关的可饱和酶代谢系统；②与体内药物转运有关的可饱和载体转运系统；③与药物分布有关的可饱和血浆蛋白/组织蛋白含量；④酶诱导/抑制及代谢产物抑制等。表 10-2 列举了一些具有非线性药物动力学特征的药物及其原因。

表 10-2　非线性药物动力学特征的药物及原因

原因	药物
胃肠道吸收	
肠壁转运系统的饱和	维生素 B_2，左旋多巴，氯苯氨丁酸，头孢布烯
肠代谢	水杨酰胺，普萘洛尔
胃肠道中难溶解	氯噻酮，灰黄霉素
胃肠道消化作用的饱和	青霉素 G，奥美拉唑，沙奎那韦
分布	
血浆蛋白结合的饱和	保泰松，利多卡因，水杨酸，头孢曲松，二氮䓬，苯妥英钠，华法林，丙吡胺
细胞摄取	甲氧西林
组织结合的饱和	卡那霉素
C-FS 转运	青霉素类
组织转运饱和	甲氨蝶呤
肾消除	
主动分泌	美洛西林，氨基马尿酸
肾小管重吸收	维生素 B_2，维生素 C，头孢菌素Ⅷ

续表

原因	药物
尿 pH 变化	水杨酸，右旋苯丙胺
肾毒性	氨基糖苷类药物
尿量增加	茶碱
代谢	
代谢饱和	苯妥英钠，水杨酸，茶碱，丙戊酸
协同因子或酶的抑制	对乙酰氨基酚，乙醇
酶诱导	卡马西平
肝血流量变化	普萘洛尔，维拉帕米
代谢抑制	地西泮
容量限制，辅助因素限制等	苯妥英钠
胆汁排泄	
胆汁分泌	四溴酚酞磺酸钠
肝肠炎症	西咪替丁，异维 A 酸

三、非线性药物动力学的特点与判断

非线性药物动力学体内过程的特点有：①给药剂量与血药浓度不成正比；②给药剂量与 AUC 不成正比；③消除半衰期不恒定，随给药剂量的增加而延长；④药物的消除遵循 Michaelis-Menten 方程；⑤容量限制过程的饱和会受到其他竞争相同酶或载体系统的药物影响；⑥药物代谢物的组成比例可能因剂量的改变而发生变化。

具有非线性药物动力学特征的药物动力学参数随剂量的增加而变化，用药过程中小幅度的剂量增加即可能引起血药浓度的急剧上升，导致毒性作用（图 10-2，图 10-3）。因此非线性药物动力学现象应得到医疗工作者和药学人员的足够重视。目前，国家关于对新药药物动力学的研究规定，必须对药物动力学性质进行研究，即研究不同给药剂量情况下，药物的药物动力学特征是否会发生变化，有时还需研究药物在中毒剂量下的药物动力学特征。

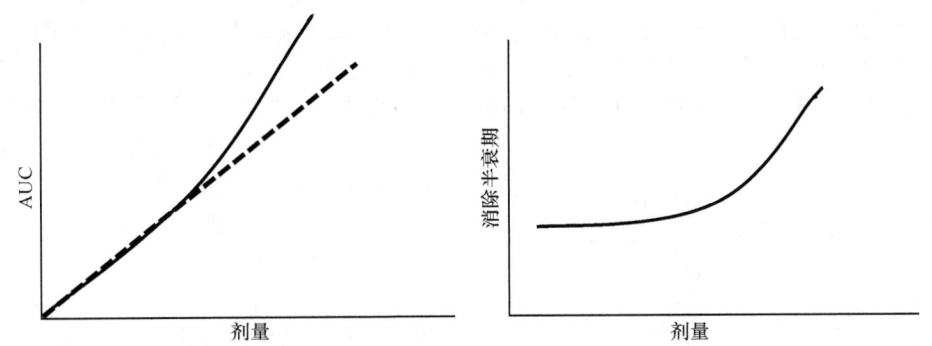

图 10-2 非线性药物动力学 AUC 与剂量关系　　图 10-3 非线性药物动力学半衰期与剂量关系

在药物动力学研究中，非线性药物动力学的判断因实验设计不当，或受检测方法的限制，往往会出现误判现象。因此，实验方法的设计和结果的判别非常重要。通常的方法是，静脉注射高、中、低三种剂量的药物，得到不同剂量在各个取样点的血药浓度-时间数据，按下述五种方法判别是否为非线性药物动力学特征。

（1）由实验结果作 $\ln C$-t 图，若曲线呈明显的上凸形状（图 10-4A），则该药物可能符合非线性动力学；若为下凹曲线（图 10-4B）或直线（图 10-4C），则可初步判断为线性动力学。

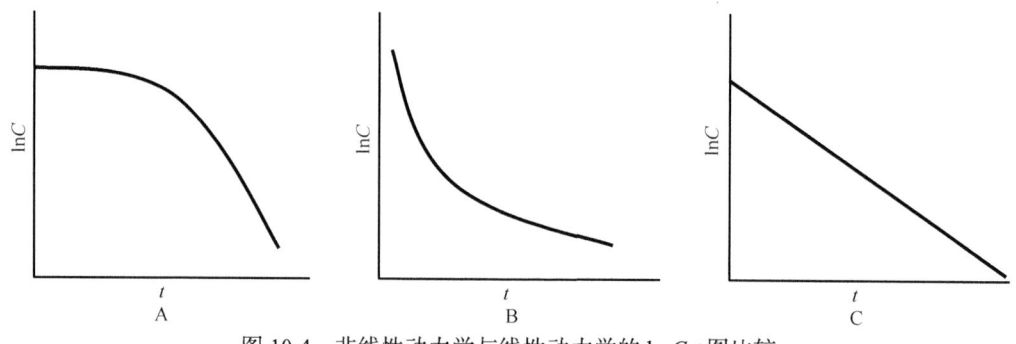

图 10-4　非线性动力学与线性动力学的 ln C-t 图比较

（2）用三种剂量的 AUC 分别除以相应的给药剂量，若所得比值明显不同，则可认为存在非线性动力学过程（图 10-5）。线性药物动力学的 AUC 与给药剂量成正比；出现因代谢酶饱和等引起的非线性消除时，AUC 随给药剂量的增加呈非线性的快速增大，使 AUC-X_0 曲线上扬；而出现因主动吸收载体饱和所致药物非线性吸收时，AUC-X_0 曲线则随给药剂量的增加而趋于平坦。

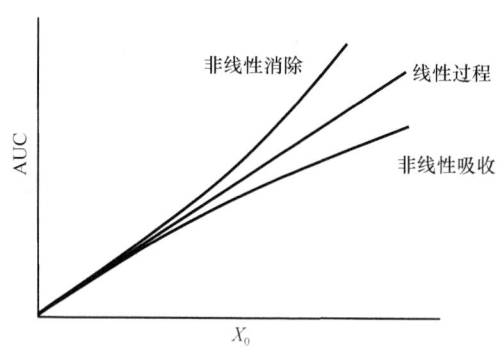

图 10-5　线性与非线性药物动力学的 AUC 与剂量 X_0 间的关系

（3）作血药浓度-时间曲线，如三种剂量所得曲线互相平行，则表明在该剂量范围内药物符合线性动力学过程；反之则为非线性动力学过程，在估算药物动力学参数时，需采用非线性药物动力学的有关方程。也可以每个血药浓度值除以相应的给药剂量，将所得比值对 t 作图，得到校正的血药浓度-时间曲线，如三种剂量的校正曲线明显不重叠，则可判断为非线性。如图 10-6 中某药物静脉注射三种剂量（1mg、10mg 及 100mg）后的校正血药浓度-时间曲线，相互不重叠，因此可判断该药物符合非线性药物动力学。

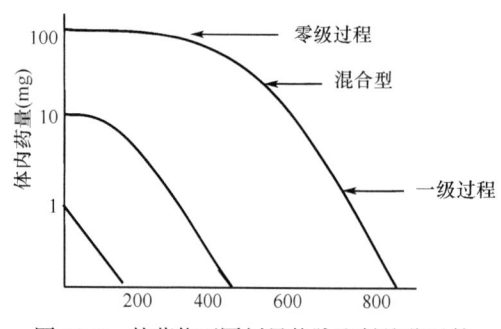

图 10-6　某药物不同剂量静脉注射给药时体内药量与时间的关系

（4）将每个浓度-时间数据按线性模型处理，计算各给药剂量的药物动力学参数，若三者间有一些或所有的参数均明显地随剂量改变而改变，则可认为存在非线性药物动力学过程。

（5）三种剂量给药后，尿排泄产物中原药及代谢产物的比值若发生改变，则可认为具有非线性药物动力学特征。对线性药物动力学，不论剂量如何，原药及代谢产物的比值基本不变。

第二节　非线性药物动力学方程

一、Michaelis-Menten 方程

米氏方程（Michaelis-Menten 方程）发表于1913年，主要用于描述酶参与时的物质变化动力学过程。非线性药物动力学亦可采用米氏方程来拟合其动力学过程。米氏方程的表达式为

$$-\frac{dC}{dt} = \frac{V_m C}{K_m + C} \quad (10-2)$$

式中，$-\dfrac{dC}{dt}$ 为药物的变化速率；C 为血药浓度；V_m 为药物体内消除的理论最大速率；K_m 为米氏常数，它反映酶或载体系统的催化或转运能力。K_m 不是消除常数，而是酶动力学的一个混合速率常数，是指药物体内的消除速率为 V_m 一半时的血药浓度，即当 $-\dfrac{dC}{dt} = \dfrac{1}{2}V_m$ 时，$K_m = C$。

非线性药物动力学过程中药物的消除速度（$-\dfrac{dC}{dt}$）与药物浓度（C）间的关系见图10-7。

米氏方程不仅可用于表征离体和在体过程的药物动力学，而且在描述体内某些速度过程方面具有重要价值。米氏方程中，常数 V_m 和 K_m 受药物分布情况及其他因素的影响，所以，应把它看作具有函数性质并与模型有关的常数，可随着药物体内过程的变化而变化。

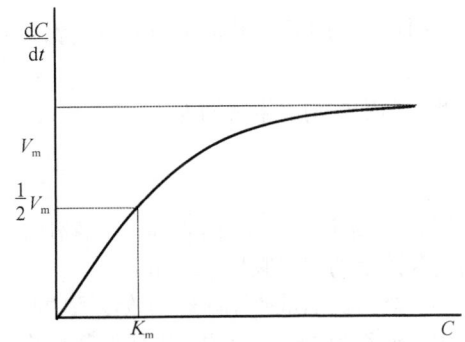

图10-7　非线性药物动力学过程中药物的消除速度与药物浓度间的关系

米氏方程可由图10-8示意：Michaelis-Menten 学说首先假设酶（E）与底物（S）结合成一个中间复合物（ES），这个复合物不稳定，可再分解为产物（P），同时酶（E）又重新游离。反应中，底物变成产物的速度决定于复合物变成产物的速度；k_2 和 k_3 为一级速率常数，k_1 为二级速率常数。

$$E + S \underset{k_3}{\overset{k_1}{\rightleftharpoons}} ES \xrightarrow{k_2} E + P$$

图10-8　米氏方程示意图

二、Michaelis-Menten 方程的速率过程及药物动力学参数

（一）Michaelis-Menten 方程的速率过程

米氏动力学又称混合动力学，其特征如图10-6所示。给药剂量或者体内药物浓度不同，其动力学特征也可能不同：低浓度（低剂量）情况下呈一级动力学特征，高浓度（高剂量）情况下呈零级动力学，在剂量或浓度适中时呈现为混合型动力学。即

(1) 若 $K_m \gg C$，则式（10-2）可简化为

$$-\frac{dC}{dt} = \frac{V_m C}{K_m + C} = \frac{V_m}{K_m} C \tag{10-3}$$

若将式中常数 $\frac{V_m}{K_m}$ 用常数 K 代替，则可得到式（10-4）。

$$-\frac{dC}{dt} = KC \tag{10-4}$$

对式（10-3）积分得

$$\ln C = \ln C_0 - \frac{V_m}{K_m} t \tag{10-5}$$

此时的消除速率常数为 $\frac{V_m}{K_m}$，故

$$t_{1/2} = \frac{0.693 K_m}{V_m} \tag{10-6}$$

由式（10-4）和式（10-6）可知，在低剂量（低浓度）时，药物的消除速率与体内浓度成正比，半衰期为与浓度无关的常数，此时血药浓度的变化服从一级动力学特征。

(2) 若 $C \gg K_m$，则式（10-2）可简化为

$$-\frac{dC}{dt} = V_m \tag{10-7}$$

此时药物的体内变化以 V_m 恒速进行，与药物的剂量或浓度无关。对式（10-7）积分可得

$$C = C_0 - V_m t \tag{10-8}$$

此时药物的消除半衰期为

$$t_{1/2} = \frac{C_0}{2V_m} \tag{10-9}$$

因此，在高剂量（高浓度）时，药物以恒速消除，消除的半衰期随给药剂量的增加而增大，此时血药浓度的变化服从零级动力学。

(3) 当给药剂量或体内药物浓度适中时，米氏方程中的 C 与 K_m 均不能被忽略。此时药物在体内的消除为混合型过程：当体内药物浓度较高时，其药物动力学过程更多地体现出非线性特点，而当体内药物浓度较低时，其药物动力学过程则更多地体现出线性特点。

图 10-6 反映了静脉注射不同剂量药物时体内药量与时间的关系，不同给药剂量药物消除完全所用的时间各不相同，因此，三种给药剂量的总体半衰期是不同的。然而，随着高剂量和中剂量组受试对象体内药量的减少，药物的体内过程呈现出越来越多的线性特征。图中高剂量和中剂量的末端部分与低剂量的曲线平行，说明体内药量降低到某一水平而使药物呈线性消除时，不同剂量的消除速率是一致的，此时各剂量消除半衰期相同。

（二）Michaelis-Menten 方程的药物动力学参数

1. K_m 和 V_m 的计算 当药物是通过单纯的米氏过程从体内消除时，药物动力学参数的计算可分两步：第一，由血药浓度-时间数据求算出 K_m 和 V_m；第二，由 K_m 和 V_m 求出其他药物动力学参数。下面以静脉注射给药为例，介绍求算方法。

(1) 由血药浓度的算术均值求 K_m 和 V_m

1) Lineweaver-Burk 法：将米氏方程直线化，即将式（10-2）移项，并以血药浓度的平均变化速率 $\Delta C/\Delta t$ 代替瞬间变化速率，以血药浓度的平均值 $C_中$ 代替 C，得

$$-\frac{1}{\Delta C/\Delta t} = \frac{K_m}{V_m \cdot C_中} + \frac{1}{V_m} \tag{10-10}$$

式中，$C_中$ 为前后两点血药浓度的算术均值，即 $C_中 = (C_n + C_{n+1})/2$，$\Delta C = (C_{n+1} - C_n)$，

$\Delta t = (t_{n+1} - t_n)$。

将式（10-10）看作直线方程，以 $-\dfrac{1}{\Delta C/\Delta t}$ 对 $1/C_{中}$ 线性回归，可得到一条直线，由直线的截距和斜率可求得 V_m 和 K_m。

如为血管外给药，则需以消除相的血药浓度-时间数据估算表观 K_m 和 V_m 的值。

2）Hanes-Woolf 法：将式（10-10）等号两边同乘以 $C_{中}$，即得 H-W 公式：

$$-\dfrac{C_{中}}{\Delta C/\Delta t} = \dfrac{K_m}{V_m} + \dfrac{C_{中}}{V_m} \tag{10-11}$$

以 $-\dfrac{C_{中}}{\Delta C/\Delta t}$ 对 $C_{中}$ 进行线性回归，亦可得线性方程，由斜率求 V_m，截距求 K_m。

例 10-1 某体重为 50kg 的患者静脉注射水杨酸钠 500mg，得血药浓度-时间数据如表 10-3，求非线性药物动力学参数 K_m 和 V_m。

表 10-3 血药浓度时间数据

t（h）	1	2	3	4	8	12	16	20	24
C（μg/ml）	111.0	103.0	94.0	85.0	50.0	16.4	4.9	1.5	0.45

解：水杨酸钠的体内过程符合米氏方程，按式（10-10）和式（10-11）处理血药浓度-时间数据如表 10-4：

表 10-4 水杨酸钠的体内过程相关数据

t（h）	C（μg/ml）	Δt	$-\Delta C$	$-\dfrac{\Delta C}{\Delta t}$	$-\dfrac{1}{\Delta C/\Delta t}$	$C_{中}$	$1/C_{中}$	$-\dfrac{C_{中}}{\Delta C/\Delta t}$
1	111.0							
2	103.0	1	8.0	8.0	0.125	107.0	0.009 3	13.375
3	94.0	1	9.0	9.0	0.111	98.5	0.010 2	10.944
4	85.0	1	9.0	9.0	0.111	89.5	0.011 2	9.944
8	50.0	4	35.0	8.8	0.114	67.5	0.014 8	7.714
12	16.4	4	33.6	8.4	0.119	33.2	0.030 1	3.952
16	4.9	4	11.5	2.9	0.348	10.7	0.093 9	3.704
20	1.5	4	3.4	0.9	1.176	3.20	0.312 5	3.765
24	0.45	4	1.05	0.26	3.802	0.98	1.025 6	3.707

按 L-B 法求算：以 $-\dfrac{1}{\Delta C/\Delta t}$ 对 $1/C_{中}$ 线性回归，得直线方程：

$-\dfrac{1}{\Delta C/\Delta t} = \dfrac{3.65}{C_{中}} + 0.05$，$r = 0.9997$。由截距项求得：$V_m$=20 μg/（ml·h），由斜率求得：$K_m$=73（μg/ml）。

按 H-W 法求算：以 $-\dfrac{C_{中}}{\Delta C/\Delta t}$ 对 $C_{中}$ 线性回归，得直线方程：

$-\dfrac{C_{中}}{\Delta C/\Delta t} = 2.7908 + 0.0847 C_{中}$，$r = 0.9663$，由斜率求得：$V_m$=11.8μg/（ml·h），由截距求得：$K_m$=32.9μg/ml。

答：本题中两种求算方法所得结果差别较大，主要原因是 H-W 法计算的线性相关系数小于 L-B 法，故以 L-B 法的结果为准。由于 H-W 法以 $\Delta C/\Delta t$ 代替 dC/dt，故 Δt 值越大，带来的误差也越大。

（2）由血药浓度的几何均值求 K_m 和 V_m：将米氏方程式的两端乘以 $1/C$，得

$$-\frac{1}{C} \times \frac{dC}{dt} = \frac{V_m}{K_m + C} \tag{10-12}$$

$\because -\dfrac{1}{C} \times \dfrac{dC}{dt} = -\dfrac{d\ln C}{dt}$，而 $-\dfrac{d\ln C}{dt} \approx -\dfrac{\Delta \ln C}{\Delta t} = -\dfrac{\Delta \ln C}{\Delta t} = -\dfrac{\ln C_{n+1} - \ln C_n}{t_{n+1} - t_n}$

$\therefore$
$$-\frac{1}{C} \times \frac{dC}{dt} = \frac{\ln C_n - \ln C_{n+1}}{t_{n+1} - t_n} \tag{10-13}$$

式中，C 值介于 C_n 和 C_{n+1} 之间，可用几何平均值表示：

$$C = \sqrt{C_n \cdot C_{n+1}} \tag{10-14}$$

把式（10-13）和式（10-14）代入式（10-12）得

$$\frac{\ln C_n - \ln C_{n+1}}{t_{n+1} - t_n} = \frac{V_m}{K_m + \sqrt{C_n \cdot C_{n+1}}}$$

设：$1/Y = \dfrac{\ln C_n - \ln C_{n+1}}{t_{n+1} - t_n}$，$X = \sqrt{C_n \cdot C_{n+1}}$，则

$$Y = \frac{K_m}{V_m} + \frac{X}{V_m} \tag{10-15}$$

以 Y 对 X 进行线性回归，由其斜率求出 V_m，由截距求出 K_m。

（3）由静脉注射后的 $\ln C$-t 数据求算 K_m 和 V_m：单纯非线性消除、符合一室模型的药物，其血药浓度-时间曲线如下式所示：

$$\ln C = \frac{C_0 - C}{K_m} + \ln C_0 - \frac{V_m}{K_m} t \tag{10-16}$$

该方程曲线的末端为直线，将其外推与纵轴相交，可得时间为 0 时的截距 $\ln C_0^*$，则该方程式为：

$$\ln C = \ln C_0^* - \frac{V_m}{K_m} t \tag{10-17}$$

低浓度时式（10-16）与式（10-17）等同，即

$$\frac{C_0 - C}{K_m} + \ln C_0 - \frac{V_m}{K_m} t = \ln C_0^* - \frac{V_m}{K_m} t \tag{10-18}$$

则

$$\frac{C_0 - C}{K_m} = \ln \frac{C_0^*}{C_0} \tag{10-19}$$

因为式（10-19）仅在 C 为低浓度时成立，此时可认为 $C_0 \gg C$，$C_0 - C \approx C_0$，将式（10-19）简化后即可得 K_m：

$$K_m = \frac{C_0}{\ln(C_0^*/C_0)} \tag{10-20}$$

式中，$\ln C_0^*$ 可从 $\ln C$-t 外推的截距求得，故可继续求得 K_m；代入该直线的斜率 $\dfrac{V_m}{K_m}$，可求得 $V_m = K_m \times$ 斜率。

（4）应用稳态时消除速率等于给药速率求算 K_m 和 V_m：分别于不同时间给予两个剂量，直

至达到稳态，测定稳态的血药浓度。由于稳态时给药速率（R）等于消除速率（dC/dt），故有

$$R = \frac{V_m C_{ss}}{K_m + C_{ss}} \quad (10\text{-}21)$$

将对应的日剂量（R_1、R_2）的稳态血药浓度（C_{ss1}、C_{ss2}）代入式（10-21），解方程组，可求得 K_m 和 V_m。

$$K_m = \frac{R_2 - R_1}{\dfrac{R_1}{C_{ss_1}} - \dfrac{R_2}{C_{ss_2}}} \quad (10\text{-}22)$$

2. 清除率的计算　与线性药物动力学相同，非线性药物动力学中药物的总体清除率 CL 也可定义为药物的清除速率除以血药浓度 C，即

$$\text{CL} = \frac{dX_E / dt}{C} \quad (10\text{-}23)$$

对于非线性消除的药物，其消除速率为

$$\frac{dX_E}{dt} = \frac{dC}{dt} V_d = \frac{V_m C}{K_m + C} \cdot V_d \quad (10\text{-}24)$$

将式（10-24）代入式（10-23），得

$$\text{CL} = \frac{V_m V_d}{K_m + C} \quad (10\text{-}25)$$

在血药浓度极低时，$K_m \gg C$，则

$$\text{CL} = \frac{V_m}{K_m} V_d \quad (10\text{-}26)$$

即在极低浓度时，清除率与浓度无关，与线性动力学药物总体清除率相同。

在血药浓度较高的情况下，即 $C \gg K_m$，则

$$\text{CL} = \frac{V_m}{C} V_d \quad (10\text{-}27)$$

说明在高浓度时，清除率随着血药浓度的增加而减少，即血药浓度越大，药物从血浆中的清除越慢。

当药物既具有线性消除又具有非线性消除时，药物的总体清除率包括两部分，即

$$\text{CL} = \frac{V_m V_d}{K_m + C} + K V_d \quad (10\text{-}28)$$

式（10-28）表明，这种情况下清除率与血药浓度有关，清除率随血药浓度的增大而减小。此外，不同消除途径所占的比例不同，其对清除率的影响也不同。通常，肾清除多为线性消除，肝代谢多为非线性消除，当药物绝大部分通过肾排泄时，其总体清除率受血药浓度的影响程度就较小，反之则较大。

3. 半衰期的计算　在线性动力学中，药物的生物半衰期为一定值，仅与消除速率常数有关，而与体内药量无关。对非线性特征的药物，静脉注射后血药浓度与时间的关系如下式所示：

$$t = \frac{C_0 - C}{V_m} + \frac{K_m}{V_m} \ln \frac{C_0}{C} \quad (10\text{-}29)$$

根据半衰期的定义，将 $C = \dfrac{C_0}{2}$，$t - t_0 = t_{1/2}$ 代入式（10-29）可得

$$t_{1/2} = \frac{C_0 + 1.386 K_m}{2 V_m} \quad (10\text{-}30)$$

式中，C_0 为初始浓度，与静脉注射的剂量有关。显然，非线性动力学药物的生物半衰期与血药浓度有关，随着血药浓度增大，生物半衰期延长。

在低血药浓度时，$K_m \gg C_0$，$t_{1/2} = \dfrac{0.693 K_m}{V_m}$，药物的半衰期为药物浓度非依赖型，类似于线性动力学特征。

而在高浓度时，$C_0 \gg K_m$，$t_{1/2} = \dfrac{C_0}{2 V_m}$，半衰期将随着血药浓度的增加而增加。如水杨酸，在正常剂量时，$t_{1/2}$为4h，当剂量较大时，半衰期可达15～20h，因此，在临床用药时，需注意在给药剂量加大以后，给药间隔必须相应延长，否则极易产生中毒现象。

4. 血药浓度-时间曲线下面积的计算 线性药物动力学药物的 $AUC_{0 \to \infty}$ 计算公式不适用于计算非线性药物动力学的血药浓度-时间曲线下面积；从米氏方程可推得非线性动力学药物的 $AUC_{0 \to \infty}$ 计算公式如下：

$$AUC_{0 \to \infty} = \int_0^\infty C dt = \dfrac{C_0}{V_m}\left(\dfrac{C_0}{2} + K_m\right) \tag{10-31}$$

当浓度充分小时，$K_m \gg \dfrac{C_0}{2}$，式（10-31）可简化为

$$AUC_{0 \to \infty} = \dfrac{K_m}{V_m} \cdot C_0 = \dfrac{K_m}{V_m \cdot V_d} X_0 \tag{10-32}$$

此时，血药浓度-时间曲线下面积与给药剂量 X_0 成正比，与一级消除特征类似。

当浓度足够大时，$K_m \ll \dfrac{C_0}{2}$，式（10-31）可简化为

$$AUC_{0 \to \infty} = \dfrac{C_0^2}{2 V_m} = \dfrac{X_0^2}{2 V_m \cdot V_d^2} \tag{10-33}$$

此时，血药浓度-时间曲线下面积与给药剂量不成正比关系，而是与给药剂量的平方成正比，故剂量稍有增加可能导致 AUC 的显著增大。阿司匹林、苯妥英钠类药物的体内过程即属于此种情况，因此在临床剂量调整时应引起充分重视。

5. 稳态血药浓度 以一定的剂量（X_0）和时间间隔（τ）多次给药后，体内的血药浓度达到稳定状态（稳态血药浓度 C_{ss}），这时，药物从体内消除的速率等于给药速率。静脉注射给药时，给药速率可看作为 $\dfrac{X_0}{\tau}$，则米氏方程可表示为

$$\dfrac{X_0}{\tau} = \dfrac{V_m C_{ss}}{K_m + C_{ss}} \tag{10-34}$$

整理得

$$C_{ss} = \dfrac{K_m X_0}{V_m \tau - X_0} \tag{10-35}$$

由式（10-35）可见，稳态血药浓度与给药剂量不成正比关系。当增加给药剂量时，式10-35的分子增大，分母减小，整个分数即稳态血药浓度的增加比例将高于剂量增加比例。因此，对于非线性动力学药物，在调整剂量时必须注意，每次剂量的调整幅度不能太大，否则将引起稳态血药浓度的大幅增加，而导致严重的毒副反应，这一点从水杨酸盐的临床用药经验得到了很好的证明。水杨酸盐抗风湿治疗的有效浓度为（230～300）μg/ml，该浓度接近中毒浓度，而此时又处于该药的非线性剂量范围，当剂量从0.5g增至1.0g时，能使体内水杨酸盐稳态浓度增加6倍以上，很容易产生严重的毒副反应。此外，由于浓度增加而引起半衰期的延长，因此药物达到稳态所需的时间也随着剂量的增加而延长，如高剂量水杨酸盐达到稳态所需的时间从2日增加至7日。

第三节 容量-限制药物动力学

体内载体系统和酶系统数量和活性的可饱和性是引起非线性药物动力学的主要原因之一。体内载体系统和酶系统在药物的吸收、分布、生物转化和排泄过程中起着重要作用,但其活性和数量有一定限度。即在药物剂量超过某一限度后,药物在体内的吸收、分布、生物转化或排泄的一个或多个过程可能呈现出饱和状态。呈现饱和状态的药物动力学过程的速率,不能与剂量或浓度成正比。

对于可引起体内过程饱和状态的药物,通常在给药剂量较低的情况下,药物被动扩散的转运速率为主要限速因素,此时可用一级动力学描述其体内过程,当给药剂量增加时,药物体内的转运能力也会成比例增大,因此主要药物动力学参数保持不变;而当药物浓度达到某一水平时,体内药物代谢酶的活性和载体转运能力达到饱和状态,此时体内载体系统和酶系统的转运和代谢能力成为药物体内过程的主要限速因素,当给药剂量增加时,药物的消除能力不会增加,可引起半衰期的延长和血药浓度的急剧上升。此时药物的体内过程呈现容量限制性,称为容量-限制药物动力学(capacity-limited pharmacokinetics)。

容量-限制药物动力学主要是因体内酶和载体系统的饱和所致,米氏方程是研究酶动力学过程的方程,因此,容量-限制药物动力学的体内过程可用米氏方程来描述,参见本章第二节,在此不再赘述。

一些药物在人体内显示出容量-限制药物动力学过程,如水杨酸和甘氨酸的结合、水杨酰胺和硫酸的结合、对氨基苯甲酸的乙酰化和苯妥英的消除等。下面以乙醇为例简单介绍其容量-限制性特征。

乙醇在通常的消耗量下即可表现出容量-限制药物动力学特征。尽管乙醇脱氢酶和细胞色素 P450-2E1 都参与了代谢,但乙醇的消除动力学仍然接近单一酶代谢的米氏模型。其最大代谢速率 V_m 和米氏常数 K_m 分别大约为 10g/L 和 100mg/L(由于个体状况和代谢能力的不同,不同个体可能存在较大差异)。由于血浆蛋白结合的原因,当血药浓度约为 200mg/L 时才可有明显的药理学效果。当浓度达到约 5000mg/L 时,可呈现出潜在的致死作用。在很多国家,乙醇的法定"安全饮用"浓度约为 800mg/L。因此乙醇的日常应用浓度范围超过其 K_m 值。表 10-5 列出了体内不同乙醇浓度对应的代谢速率与清除率的值。

表 10-5 体内不同乙醇浓度对应的代谢速率与清除率

体内浓度(mg/L)	代谢速率(g/h)	清除率(L/h)
7000	9.9	1.4
5000	9.8	2.0
3000	9.7	3.2
1000	9.1	9.1
500	8.3	17
200	6.7	33
100	5.0	50
50	3.3	67
10	0.91	91

当体内的乙醇浓度达到 3000mg/L 时,代谢速率接近最大值。此时若继续摄取,体内乙醇将以零级动力学的方式进行消除,极易引起酒精中毒。假设饮酒的速率远大于代谢速率,乙醇均匀分布于体液中(分布容积约为 42L/70kg)。则体内浓度达到 3000mg/L 时,约需 126g 乙醇。通常体积比为 52% 的乙醇饮品,饮用 310ml 即可达到,此时应严格控制饮酒量,防止酒精中毒。

第四节 时间-依从药物动力学

时间药物动力学（chronopharmacokinetics）泛指药物速度进程（如吸收或消除）中与时间相关的变化。药物吸收或消除与时间相关的变化可以在某固定时间间隔内（如24h）呈周期性变化，也可呈非周期性变化。时间-依从药物动力学（time-dependent pharmacokinetics）通常指在某时间段内药物吸收或消除速率过程中的非周期性变化。

时间-依从药物动力学会导致非线性药物动力学过程。它与剂量依赖药物动力学不同，时间-依从药物动力学可能产生于体内某器官或某部位生理或生化变化的结果，这种变化影响了药物的处置过程。药物对生物转化酶的自诱导和自抑制是引起时间-依从药物动力学的最常见原因。同时存在的其他原因有：肾功能的昼夜变化，尿液的pH、α_1-酸性糖蛋白的浓度、胃肠道生理状况（食物和饮料）、心每搏输出量等。

图 10-8 显示 8 位受试者在一日的不同时间点服用 80mg 维拉帕米片剂时的平均血药浓度-时间曲线，具有明显的时间-依从药物动力学特征。晚上 8 点服药时维拉帕米的 AUC 和峰浓度均最低，药效最差，而在早上 8 点钟服药时的 AUC 和峰浓度均最高，药效最好。

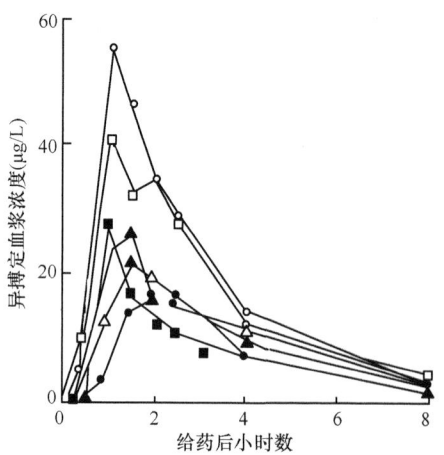

图 10-8　8 位受试者分别于 1 日的 4：00am（▲）、8：00 am（○）、12：00 am（□）、4：00 pm（△）、8：00pm（●）和 12：00 pm（■）服用相同剂量（80mg，片剂）的维拉帕米所得平均血药浓度-时间曲线。为排除食物干扰，受试者在给药前后 2h 内应禁食。

经肝代谢或经肾排泄的药物长期服用对肝和肾消除能力的慢性影响也是使其引起时间-依从药物动力学的原因之一。如长期使用经肾排泄的氨基糖苷类药物可产生肾毒性。随着给药时间的延长，肾损害加大，对氨基糖苷类药物的排泄功能逐渐减弱，引起非线性的消除，增大药物蓄积，引起中毒。因此在长期应用此类药物时应密切监视，必要时限制疗程，对于肾已有病变的患者应注意。

引起药物体内过程昼夜变化的主要原因之一是饮食的变化。通常晚餐比早餐摄入更多，食物的摄入可引起胃排空的减慢或延缓，可引起药物的峰浓度下降，达峰时间延缓，如维拉帕米。

卡马西平在连续给药 22 日后稳态血药浓度明显下降，提示其可诱导生物利用度的下降或消除的增加。这种自身诱导的作用呈现剂量或浓度依赖性，在时间-依从药物动力学中较为常见。自身诱导可降低峰浓度，使采用单剂量给药信息预测多剂量重复给药造成较大误差，导致相同代谢途径药物的相互作用。

第五节　引起非线性药物动力学的体内过程及其临床意义

药物在体内的吸收、分布、代谢和排泄过程中均有可能存在非线性药物动力学过程。

常见的具有非线性吸收特性的药物有维生素 B_2、安替比林、灰黄霉素、叶酸、戊巴比妥、磺胺噻唑等，主要原因有：①难溶性药物在胃肠道中的溶解饱和性；②胃肠道主动转运的载体饱和性；③首过效应的酶饱和性。

分布过程中存在非线性药物动力学的药物有阿司匹林、卡那霉素、硫喷妥钠、地高辛等。主要原因是蛋白质结合的饱和性。由于血浆蛋白的数目和结合位点是有限的，当药物浓度增大到一定水平时，结合态的药物比例将随浓度的继续增大而减小，呈现出分布过程的非线性变化。

药物的生物转化、肾小管的主动分泌和重吸收及胆汁的分泌，通常需要酶或载体系统的参与，药物的肾小球滤过排泄与蛋白质结合有关，而这些系统都有较强的专属性和饱和性，因此药物的消除也可能会出现非线性特征。可出现消除非线性特征的药物有乙醇、苯甲酸、水杨酸和肝素。

一、消除引起的非线性药物动力学

药物的消除包括代谢和排泄过程。大多数药物的代谢在肝进行，少数药物在其他单个或多个组织中（如肾、肺、血液和胃肠壁）广泛代谢；药物的排泄可能有胆汁排泄、呼吸排泄和肾排泄，其中最为常见的为肾排泄。

药物的代谢引起非线性药物动力学特征的过程与药物代谢酶的饱和有关。低剂量时，代谢酶处的药物浓度低，代谢过程按一级动力学过程进行。随着剂量的增大，更多的药物被吸收，药物浓度增高，代谢酶可能被饱和，其代谢过程变为非线性过程并接近零级代谢。此时药物的代谢可用米氏方程描述（第二节）。值得注意的是，有些药物的代谢为多途径和混合消除，如水杨酸钠即可被代谢为葡萄糖苷轭合物，又可被代谢为甘氨酸轭合物（马尿酸盐），但是，甘氨酸的数量限制着甘氨酸轭合物生成的速度。因此，葡萄糖苷轭合物的形成速度按一级过程进行，而水杨酸钠与甘氨酸的轭合物生成则为容量限制过程。另外，药物的首过代谢也可能被饱和。例如，二氢吡啶类钙通道阻滞剂尼卡地平，当给药间隔为8h，疗程为3日时，给药30mg的同时静脉给予放射示踪标记物（0.885mg）以测定生物利用度。由于肝首过代谢的饱和性，口服生物利用度显示出剂量依赖的特征（表 10-6）。

表 10-6　尼卡地平生物利用度的剂量依赖性

剂量（mg）	生物利用度（%）
10	19（4）*
20	22（5）
30	28（5）
40	36（6）

*来自6位受试者的平均值与标准差。

肾清除率常随血药浓度的变化而变化。药物在肾的滤过与重吸收通常都是被动过程，因此多呈现线性药物动力学过程；而主动分泌和主动重吸收都是可饱和过程，易引起非线性排泄。通常情况下，肾小管分泌的速率与血药浓度成正比，当转运接近于最大限度时，肾清除率将随血药浓度的升高而下降。如图 10-9 所示，抗菌药物双氯西林在服用 1g 和 2g 两个剂量时，由于肾小管分泌的饱和而导致肾内清除率下降,肾外清除率不受影响。肾小管的主动重吸收也会出现饱和的情况。如维生素 C 通过肾小管的主动重吸收而留在体内,当血药浓度极高时,维生素 C 的数量将超过肾小管对其主动重吸收的限度,维生素 C 就会大量出现在尿中,引起非线性消除。

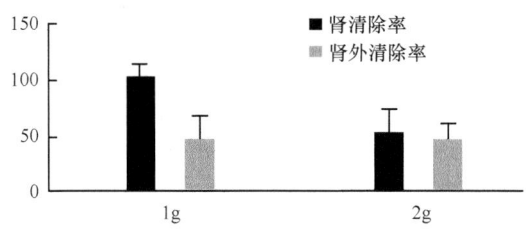

图 10-9　不同剂量双氯西林肾内外清除率(ml/min)

二、转运引起的非线性药物动力学

转运引起药物的非线性药物动力学特征通常是由于体内转运载体的饱和所致。转运载体饱和可引起药物吸收和消除的非线性特征。

某些药物的吸收主要是通过胃肠道容量-限制机制的转运。如 β-内酰胺类抗生素阿莫西林的吸收是通过小肠多肽转运。当药物浓度达到转运限度时,剂量的增加可降低其生物利用度,而达峰时间几乎无变化。维生素 B_{12} 的吸收也是如此,其受肠上转运体的影响而使吸收剂量百分比随给药剂量的增加而减小(表10-7)。上文提到的维生素 C 的肾清除率是一个因转运饱和而产生非线性消除的例子,因肾小管主动重吸收的容量限制,使肾清除率随血药浓度增加快速增大。

表 10-7　维生素 B_{12} 的胃肠吸收

剂量(μg)	吸收量(μg)	吸收剂量百分比
0.5	0.4	80
2.0	0.9	45
5.0	1.3	26
10	1.5	15
50	2.0	4
200	3.3	1.6
500	6	1.1

三、蛋白结合引起的非线性药物动力学

某些药物从给药部位进入血液循环后,一部分呈游离状态存在,另一部分可与血浆蛋白结合成结合型药物。只有游离态的药物才可进入组织器官发挥药效或进行消除。血浆蛋白的药物结合位点是有限的,在低浓度下,药物与血浆蛋白的结合速率基本恒定,而在高浓度下,药物的蛋白结合接近饱和,蛋白结合率降低,从而引起药物动力学性质的改变。

如图 10-10 所示,假设 A、B 两种药物有相同的消除机制,分别通过肾小球滤过消除,曲

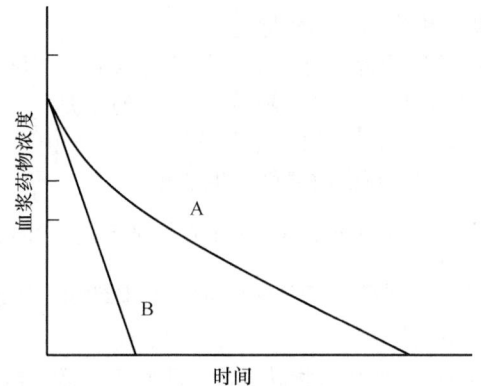

图 10-10 两药物等剂量血管内给药后的消除曲线

线 A 表示血浆蛋白结合率为 90 %的药物,曲线 B 表示无血浆蛋白结合的药物。给药后相同时间内曲线 A 药物的血浆药物浓度高于曲线 B 药物,曲线 A 的药物以较慢的非线性速度消除。曲线 A 的药物与血浆蛋白结合,因此使其可供肾小球滤过的游离血浆药物浓度减小。游离药物浓度 C_f 的计算如下:

$$C_f = C_p \cdot (1-结合率) \tag{10-36}$$

因血浆蛋白结合而引起非线性药物动力学特征的药物,如萘普生。当萘普生的服用量超过了最大限度推荐剂量(500mg)时,单剂量萘普生的 AUC 不随剂量的升高呈线性升高,这是由于其血浆白蛋白的饱和性结合引起的。

四、非线性药物动力学的临床意义

一名癫痫患者,每日服用苯妥英钠 300mg,2 周后无治疗效果,测其血药浓度为 4 mg/L。增加口服剂量至每日 500mg,20 日后患者出现中毒症状,此时血药浓度为 36mg/L。

上例中口服剂量仅增加了 67%,血浆药物浓度却增加至原来的 9 倍,并导致患者出现毒性反应。因为苯妥英钠的 K_m 为 4mg/L,与血药浓度相比不能忽略,故在上述剂量调整过程中出现非线性消除,看似小幅度的剂量变化却使血药浓度升高了 8 倍,可见具有非线性药物动力学特征的药物在临床治疗中应引起足够的关注。

在临床治疗时,应关注剂量依赖动力学的治疗学意义。临床上最显著的剂量依赖性来源为容量-限制性消除。此时给药剂量或生物利用度微小的变化即可使稳态血药浓度产生较大的改变。因此,有必要谨慎地拟定每一位患者所需的合理剂量,药物治疗窗较狭窄时更是如此。

对于时间-依从性药物动力学的药物,其非线性特征可能是由于其自身诱导造成的,也可能与其对肝或肾的毒性有关。因此在使用此类药物时应充分考虑其药物动力学特征,密切监测患者的肝肾功能。

一般来说,如果有两种药物在疗效等各方面都具有相同的效果,但一种显示出剂量依赖性或时间依从性药物动力学特征,那我们应尽量选择经线性消除的那一种药物,而避免使用具有非线性药物动力学特征的药物。

本 章 小 结

某些药物,在增加给药剂量或长期用药时,其药物动力学特征将不再呈现单次低剂量给药时的线性药动学特征,而呈现非线性、剂量依赖性的药物动力学特征,如半衰期会随剂量增加而增大，这种药物动力学特征称为非线性药物动力学。

非线性药物动力学体内过程的特点有：①给药剂量与血药浓度不成正比；②给药剂量与 AUC 不成正比；③消除半衰期不恒定，随给药剂量的增加而延长；④药物的消除遵循 Michaelis-Menten 方程；⑤容量限制过程的饱和会受到其他竞争相同酶或载体系统的药物影响；⑥药物代谢物的组成比例可能因剂量的改变而发生变化。

非线性药物动力学特征可用 Michaelis-Menten 方程来描述，其表达式为 $-\dfrac{dC}{dt}=\dfrac{V_m C}{K_m+C}$，当 $K_m \gg C$ 时，按一级动力学过程消除，当 $C \gg K_m$ 时，按零级动力学过程消除，而当 C 适当时，则为两种动力学过程的混合型过程。

容量-限制药物动力学和时间-依从药物动力学过程均可导致非线性药物动力学的产生。容量-限制药物动力学主要是因体内酶和载体系统的饱和所致，而时间-依从药物动力学可能产生于体内某器官或某部位生理或生化变化的结果。容量-限制药物动力学过程可用米氏方程来描述，时间-依从药物动力学药物的药动学参数在固定时间间隔内可呈非周期性变化。

药物的吸收、分布、代谢和排泄过程均有可能导致非线性过程。与非线性药物动力学相关的因素有代谢酶饱和、肾排泄的转运饱和、蛋白结合的饱和等。具有非线性特征的药物，当给药剂量产生变化时，血药浓度可能会急剧变化，因此在使用时应引起注意，必要时更换药物，以免发生毒性反应。

思考题与习题

1. 什么是非线性药物动力学？非线性药物动力学与线性药物动力学有何区别？
2. 写出非线性消除过程 Michaelis-Menten 方程，说明非线性消除速度随血药浓度的变化情况及 K_m、V_m 的意义。
3. 请分析非线性药物动力学中半衰期、血药浓度-时间曲线下面积、总体清除率及稳态血药浓度与剂量的关系。

（王 凌）

第十一章　统计矩理论及其应用

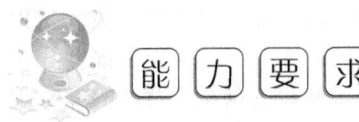

能力要求

1. 掌握统计矩理论在药物动力学中的适用范围和重点参数的求算方法。
2. 熟悉应用统计矩理论研究药物释放动力学和吸收动力学过程。
3. 了解统计矩理论应用在药物动力学研究中的理论基础和发展史。

尽管隔室模型已经广泛使用在药物动力学的研究中，但有局限性。例如，当隔室数量过多时，隔室模型对其体内药物动力学特征的拟合会出现偏差；或者目标药物分布非常缓慢时，体内动力学过程可能并不严格按照隔室模型进行。隔室模型虽然使用非常广泛，但仍有其无法正确表征的药物动力学过程，需要有其他的模型，如统计矩（statistical moment），对这些动力学过程进行描述。

矩（moment）的概念最早出现在物理学的力矩中，而后在概率统计方法中引入了矩的概念并产生了统计矩分析的理论。从本质上来说，物理学和统计学中的矩都是"分布"的密度函数，但是由于描述对象的差异，各自具有不同的实际意义。在统计学中，矩表示的是概率的密度函数，即描述的是随机变量的分布形态。

把统计矩分析方法引入药物动力学研究的理论基础是基于对药物分子在体内过程的理解。使用一定量的药物后，药物分子一般要经历吸收、分布、代谢和排泄过程，但具有相同分子结构的每个分子的历程却各不相同，属于随机过程。而对于全部的药物分子而言，各个分子的随机过程在总体上具有概率性，这种总体上的概率具有一致性和重现性，故可以使用概率统计的方法进行描述，并确定该药物分子的某些特征参数。而血药浓度-时间曲线可以看成描述某种概率的统计曲线，可用于统计矩分析。因此，1969 年 Perl 首次将统计矩理论应用在了胆固醇的体内药物动力学的研究中。而后，Yamaoka 和 Calter 在 1978 年先后报道将矩量的统计概念应用于药物动力学研究的方法，阐述了血药浓度-时间曲线和尿排泄速率-时间曲线在统计矩中的意义。1980 年，Riegelman 将统计矩的应用扩大至评价制剂中药物的溶出、释放及吸收过程中。此后，统计矩在药物动力学研究中的使用越来越广泛。

综上所述，统计矩是一种研究药物在体内吸收、分布、代谢及排泄过程的方法，其原理源于概率统计理论，主要依据血药浓度-时间曲线下面积，不需要因考虑各组织器官之间的动力学差异而将机体分成专门的隔室，故为一种非隔室分析（non-compartmental analysis，NCA）方法。值得注意的是，该方法适用于研究体内过程符合线性动力学的药物。

第一节　统计矩理论基本概念

一、原点矩和中心矩

在统计学中，矩用以表征随机变量的某种分布特征。将随机变量的所有可能值与其相对应的概率相乘后求和，如果能够得到一个有限的数值，该值就被称为随机变量的总体均值或者数学期望。常用的矩有原点矩和中心矩。在式（11-1）中，t 为取值范围为 (a, b) 的连续随机变量，而 $f(t)$ 为与 t 相对应的概率，则 μ_k 为随机变量 t 的 k 次幂的数学期望，被称为随机变量 t 的 k 阶原点矩（$k=0, 1, 2, 3, \cdots, n$）。

$$\mu_k = \int_a^b t^k f(t) dt \tag{11-1}$$

当 k 为 1 的时候，μ_1 为一阶原点矩，通常称为数学期望值，是表征随机变量取值的平均水平或中心位置的特征数，记为 μ。以（$t-\mu$）表示随机变量 t 的离差（与中心位置的差异），则式（11-2）表示的就是随机变量 t 离差的 k 次幂的数学期望，被称为随机变量 t 的 k 阶中心矩（$k=0, 1, 2, 3, \cdots, n$）。

$$v_k = \int_a^b (t-\mu)^k f(t) dt \tag{11-2}$$

二、零 阶 矩

在式（11-1）中，若 k 的取值为 0，该式描述的即为随机变量 t 的零阶矩，该式可转变为式（11-3）。

$$\mu_k = \int_a^b f(t) dt \tag{11-3}$$

在药物动力学研究中，时间 t 为随机变量，$f(t)$ 则为血药浓度 C，所以，血药浓度-时间曲线的零阶矩（S_0）就可以被定义为血药浓度-时间曲线下面积（AUC），即以 C 对 t 作图所得的曲线下面积。则式（11-3）可表达为式（11-4）。

$$S_0 = \text{AUC} = \int_0^\infty C dt \tag{11-4}$$

但由于受到检测血药浓度仪器的灵敏度限制，在时间取值到某一时刻（t^*）后，再无法测得血药浓度，故时间取值只能到 t^* 为止，此时血药浓度可记为 C^*，t^* 以后的血药浓度-时间下面积只能由外推公式 $\dfrac{C^*}{k}$ 计算。其中，k 为血药浓度-时间曲线末段直线部分的消除速率常数（$\ln C\text{-}t$），国外文献常记为 λ。则式（11-4）可记为式（11-5）。

$$\text{AUC} = \int_0^{t^*} C dt + \frac{C^*}{k} \tag{11-5}$$

其中零时刻到 t^* 的曲线下面积由梯形法，即式（11-6）求出。

$$\text{AUC}_{0-t^*} = \sum_{i=1}^n \frac{C_i + C_{i-1}}{2}(t_i - t_{i-1}) \tag{11-6}$$

三、一 阶 矩

当式（11-1）中 k 的取值为 1 时，该式描述的即为随机变量 t 的一阶矩（S_1），定义为时间与血药浓度的乘积-时间曲线下的面积（area under the moment curve, AUMC），即以 t 和 C 的乘积对 t 作图所得的曲线下面积。则式（11-1）可表达为式（11-7）。同样，零时刻到 t_n 的曲线下面积可以由梯形法求出。

$$\begin{aligned} S_1 = \text{AUMC} &= \int_0^\infty tC dt = \int_0^{t_n} tC dt + \int_{t_n}^\infty tC dt = \int_0^{t_n} tC dt + \int_{t_n}^\infty tA e^{-kt} dt \\ &= \int_0^{t_n} tC dt + \left(\frac{A}{k^2} + \frac{At_n}{k}\right) e^{-kt_n} = \int_0^{t_n} tC dt + \left(\frac{C_n}{k^2} + \frac{C_n t_n}{k}\right) \end{aligned} \tag{11-7}$$

药物在体内滞留情况的参数为平均滞留时间（mean residence time, MRT），其求算公式为

$$\text{MRT} = \frac{S_1}{S_0} = \frac{\text{AUMC}}{\text{AUC}} \tag{11-8}$$

此处的平均指的是统计学意义上的平均，如果曲线为正态分布的话，该平均应该发生在总体样本的 50%处。但是静脉注射给药后，药物在体内的处置函数服从线性动力学的指数衰减（此为统计矩分析方法使用的前提），血药浓度-时间曲线呈现单指数方程特征，即为对数正态分布，此时的平均则发生在 63.2%处。所以，MRT 的含义即为消除给药剂量的 63.2%所需要的时间。

四、二 阶 矩

平均滞留时间的方差（variance of mean residence time，VRT）描述的是药物在体内平均滞留时间的变化程度。如式（11-9）所示，是通过随机变量 t 的二阶中心矩计算而得的。但实际工作中二阶矩应用不多，原因是高阶矩的误差较大，结果不确定。

$$\text{VRT} = \frac{\int_0^\infty (t-\text{MRT})^2 C \mathrm{d}t}{\int_0^\infty C \mathrm{d}t} = \frac{\int_0^\infty (t-\text{MRT})^2 C \mathrm{d}t}{\text{AUC}} \tag{11-9}$$

> **知识拓展**
>
> 统计矩分析法在临床研究中的应用：为研究某些特殊因素是否会对某药的药物动力学特征产生影响，经常使用统计矩分析法。而这些研究结果将用于药物说明书中建议使用剂量和禁忌部分。这些临床实验通常使用交叉设计方案。首先，志愿者（通常为 10~20 名）被随机分为两组，分别于存在或者不存在被研究因素的条件下给药后，按时间点采集血浆样本进行药物动力学分析。其次，经过洗脱期（不少于七个半衰期）后，两组成员交换条件后再次给药，采集血浆样本进行药物动力学分析。药物动力学参数的任何变化都要予以评估，以评价该因素是否会导致该药的药物动力学参数产生变化，进而影响药效或者安全性。

第二节 统计矩理论的应用

统计矩分析法是非隔室法的药物动力学分析法。对于所有体内处置过程符合线性动力学的药物而言，不管它是否适合使用隔室模型进行处理，都可以用统计矩分析法估算其药物动力学的某些参数。

一、生物半衰期

生物半衰期可以由统计矩分析计算得到 MRT 获得。由本章第一节内容已知 MRT 代表的是给药剂量或者药物浓度消除掉 63.2%所需要的时间，即 MRT=$t_{0.632}$。

而 $\ln\frac{C_0}{C} = kt$，故 $\ln\frac{C_0}{(1-0.632)C_0} = kt_{0.632}$

所以可得 $\text{MRT} = t_{0.632} = \dfrac{\ln\dfrac{C_0}{(1-0.632)C_0}}{k} = \dfrac{\ln\dfrac{1}{0.368}}{k} = \dfrac{0.997}{k} \approx \dfrac{1}{k} \tag{11-10}$

同样，式（11-10）的结果也可以通过广义积分值计算而得，如式（11-11）所示。

$$\text{MRT} = \frac{\int_0^\infty tC \mathrm{d}t}{\int_0^\infty C \mathrm{d}t} = \frac{\int_0^\infty tC_0 \mathrm{e}^{-kt} \mathrm{d}t}{\int_0^\infty C_0 \mathrm{e}^{-kt} \mathrm{d}t} = \frac{\dfrac{C_0}{k^2}}{\dfrac{C_0}{k}} = \frac{1}{k} \tag{11-11}$$

静脉注射后具有一室模型特征的药物处置符合线性动力学,故可以通过其半衰期公式 $t_{1/2} = \dfrac{0.693}{k}$ 及式(11-11)得到

$$t_{1/2} = 0.693 \text{MRT}_{\text{i.v.}} \quad (11\text{-}12)$$

即生物半衰期为平均滞留时间的69.3%。但是,平均滞留时间与给药途径和方法有关,静脉注射的 $\text{MRT}_{\text{i.v.}}$ 不能代表所有的给药方式。如静脉滴注时,MRT_{inf} 的值要大于 $\text{MRT}_{\text{i.v.}}$,如式(11-13)所示,其中 T 为输液时间。

$$\text{MRT}_{\text{inf}} = \text{MRT}_{\text{i.v.}} + \frac{T}{2} \quad (11\text{-}13)$$

二、清 除 率

清除率(clearance,CL)是描述药物消除过程的特征参数,可用式(11-14)进行表达,即静脉注射后剂量标准化的血药浓度-时间曲线的零阶矩量的倒数。

$$\text{CL} = \frac{(X_0)_{\text{i.v.}}}{(\text{AUC})_{\text{i.v.}}} \quad (11\text{-}14)$$

清除率一般通过静脉注射药物后求得,如果肌内注射后药物能够全部进入体循环,也可以使用肌内注射的方法进行求算,但一般不能通过口服途径给药后进行求算。

三、表观分布容积

表观分布容积(apparent volume of distribution,V_d)是非常重要的描述药物分布的特征参数。静脉注射药物后,稳态表观分布容积(V_{ss})为 $V_{ss} = \dfrac{\text{CL}}{k}$,因为 $\text{MRT} = \dfrac{1}{k}$,所以可以将 V_{ss} 定义为清除率与平均滞留时间的乘积。且由于 $\text{CL} = \dfrac{X_0}{\text{AUC}}$,代入后可得式(11-15)。

$$V_{ss} = \frac{\text{CL}}{k} = \text{CL} \cdot \text{MRT} = \frac{X_0 \cdot \text{MRT}}{\text{AUC}} \quad (11\text{-}15)$$

式(11-15)可拓展至其他给药途径中。比如在静脉滴注给药时,可以将式(11-13)代入,求得 V_{ss},如下所示。

$$\text{MRT}_{\text{i.v.}} = \text{MRT}_{\text{inf.}} - \frac{T}{2} = \frac{\text{AUMC}}{\text{AUC}} - \frac{T}{2}$$

$$V_{ss} = \frac{X_0 \cdot \text{MRT}_{\text{i.v.}}}{\text{AUC}} = \frac{X_0}{\text{AUC}} \left(\frac{\text{AUMC}}{\text{AUC}} - \frac{T}{2} \right) = \frac{X_0 \cdot \text{AUMC}}{\text{AUC}^2} - \frac{X_0 T}{2\text{AUC}} \quad (11\text{-}16)$$

式中,T 为静脉滴注时间,而 X_0 则等于滴注速率 k_0 乘以 T,则式(11-16)可表达为

$$V_{ss} = \frac{X_0 \cdot \text{AUMC}}{\text{AUC}^2} - \frac{X_0 T}{2\text{AUC}} = \frac{k_0 T \cdot \text{AUMC}}{\text{AUC}^2} - \frac{k_0 T^2}{2\text{AUC}} \quad (11\text{-}17)$$

四、生物利用度

生物利用度可以利用经过剂量(X)校正后的各剂型与静脉注射剂型零阶矩的比值获得。以口服剂型为例,若各剂型给药后的清除率一致,生物利用度可由式(11-18)所得。

$$F = \frac{\dfrac{AUC_{oral}}{X_{oral}}}{\dfrac{AUC_{i.v.}}{X_{i.v.}}} = \frac{X_{i.v.}AUC_{oral}}{X_{oral}AUC_{i.v.}} \quad (11\text{-}18)$$

五、稳态浓度与达坪分数

因为稳态时一个给药剂量间隔内血药浓度-时间曲线下面积等于单剂量给药时的曲线下面积，所以根据平均稳态浓度（$\bar{C}_{ss}$）的定义，可得式（11-19）。

$$\bar{C}_{ss} = \frac{AUC}{\tau} \quad (11\text{-}19)$$

AUC 为单剂量给药后血药浓度-时间曲线下面积，即零阶矩值；τ 为给药时间间隔。根据定义，达坪分数（f_{ss}）的计算如式（11-20）所示。

$$f_{ss} = \frac{AUC_0^t}{AUC} \quad (11\text{-}20)$$

六、统计矩分析法研究释放动力学和吸收动力学

临床上最常使用的固体剂型（如片剂等）在应用时，跟静脉注射的药物动力学过程不同，在吸收前还有崩解、溶出等过程。所以这些剂型给药后求算所得的平均滞留时间不等于静脉注射这种瞬时给药方式所得的 $MRT_{i.v.}$，而通常被称为平均转运时间（mean transit time，MTT），可以分解为平均崩解时间（mean disintegration time，MDIT）、平均溶出时间（mean dissolution time，MDT）、平均吸收时间（mean absorption time，MAT）和平均处置时间（$MRT_{i.v.}$）四个部分。常见剂型的 MTT 组成如图 11-1 所示。

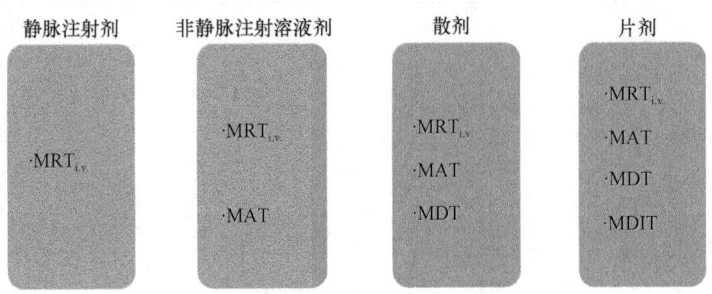

图 11-1 不同剂型的 MTT 组成

通过求得同一种药物不同剂型的 MTT，与其他剂型相减，就可以计算出该药物不同剂型的 MDIT、MDT 和 MAT 等数值，能够了解非静脉注射药物剂型在体内崩解、溶出和吸收的情况，了解各过程的损失情况，并指导剂型的评估和改进，尤其对于吸收时间较长的缓释制剂来说意义更大。

在研究吸收动力学的时候，k_a（表观一级吸收速率常数）常用来表示吸收的快慢，可以通过统计矩分析进行如下所述的求算。

当吸收属于单纯的一级速率过程时，$MAT = \dfrac{1}{k_a}$。

当吸收属于零级过程（如静脉滴注）时，$MAT = \dfrac{T}{2} = \dfrac{1}{k_a}$

对于其他途径给药过程来说，MAT= MTT−MRT$_{i.v.}$= MTT−$\frac{1}{k}$=$\frac{1}{k_a}$，该式也可以将形式转换为 MTT =$\frac{1}{k}$+$\frac{1}{k_a}$。

例 11-1 某种药物静脉注射 50mg 后，测得各时相点的血药浓度如表 11-1 所示，试使用统计矩法求算 MRT、CL 和 V_{ss}。

表 11-1 某药的血药浓度数据

时间（h）	血药浓度 C_n（mg/L）	时间（h）	血药浓度 C_n（mg/L）
0	2.5	3	1.37
0.1	2.45	5	0.92
0.2	2.40	7	0.61
0.5	2.26	10	0.33
1	2.04	12	0.22
1.5	1.85	15	0.12
2	1.67		

解： 以最后三个时间点的数据进行 lnC_n 对 t 的回归，得到末端消除速率常数

$$k = 0.20\ (\text{h}^{-1})$$

采取梯形法求算各时间段 AUC，可得表 11-2 结果。

表 11-2 梯形法计算 AUC 结果

时间（h）	血药浓度 C_n（mg/L）	各段 AUC 结果（mg·h/L）
0	2.5	0.25
0.1	2.45	0.24
0.2	2.40	0.70
0.5	2.26	1.08
1	2.04	0.97
1.5	1.85	0.88
2	1.67	1.52
3	1.37	2.29
5	0.92	1.54
7	0.61	1.43
10	0.33	0.57
12	0.22	0.53
15	0.12	

由表 11-2 结果求和可得 AUC$_{0-15}$ =12.00（mg·h/L）

而 AUC$_{15-\infty}$ =$\frac{0.12}{0.2}$= 0.6（mg·h/L）

所以 AUC$_{0-\infty}$ =12.6（mg·h/L）

同理采用梯形法求算各时间段 AUMC，可得表 11-3 结果。

表 11-3 梯形法计算 AUMC 结果

时间（h）	血药浓度·时间 $C_n \cdot t$（mg·h/L）	AUMC（mg·h^2/L）
0	0.00	0.01
0.1	0.25	0.04
0.2	0.48	0.24
0.5	1.13	0.79
1	2.05	1.21
1.5	2.78	1.53
2	3.35	3.73
3	4.12	8.72
5	4.60	8.91
7	4.31	11.54
10	3.38	6.10
12	2.72	6.88
15	1.86	

由表 11-3 结果求和可得 $\text{AUMC}_{0-15} = 49.7$（mg·h^2/L）

而 $\text{AUMC}_{15-\infty} = \dfrac{1.86}{0.2} + \dfrac{0.12}{0.04} = 12.3$（mg·h^2/L）

所以 $\text{AUMC}_{0-\infty} = 62$（mg·h^2/L）

根据式（11-8）可知 $\text{MRT} = \dfrac{\text{AUMC}}{\text{AUC}} = \dfrac{62}{12.6} = 4.92\text{h}$

根据式（11-14）可知 $\text{CL} = \dfrac{(X_0)_{\text{i.v.}}}{(\text{AUC})_{\text{i.v.}}} = \dfrac{50}{12.6} = 3.97$（L/h）

根据式（11-15）可知 $V_{\text{ss}} = \text{CL} \cdot \text{MRT} = 19.53\text{L}$

答：MRT= 4.92h；CL= 3.97（L/h）；V_{ss}= 19.53L。

本 章 小 结

统计矩（statistical moment）分析是一种研究药物在体内吸收、分布、代谢及排泄过程的一种非隔室分析方法。其理论基础是，相对于进入体内的全部药物分子而言，各个药物分子的随机过程在总体上具有概率性，这种总体上的概率具有一致性和重现性，可以使用概率统计的方法进行描述，并确定该药物分子的某些特征参数。常用的统计矩为原点矩和中心矩，原点矩的通式为 $\mu_k = \int_a^b t^k f(t) \text{d}t$，其中，$t$ 为取值范围为（a, b）的连续随机变量；$f(t)$ 为与 t 相对应的概率，μ_k 为随机变量 t 的 k 次幂的数学期望；中心距的通式为 $v_k = \int_a^b (t-\mu)^k f(t) \text{d}t$，其中，$(t-\mu)$ 表示随机变量 t 的离差（与中心位置的差异）。通过对统计矩的求算，可以得到 MRT、$t_{1/2}$、CL、V_{ss}、F、$\bar{C}_{\text{ss}}$ 及 f_{ss} 等药物动力学参数，用于进行药物动力学分析。通过本章的学习，应该掌握使用统计矩方法求算重要药物动力学参数的方法，并理解如何使用统计矩的方法进行药物动力学的研究。

思考题与习题

1. 为什么说统计矩分析是一种非隔室药物动力学分析方法？其适用范围是什么？
2. 如何通过统计矩分析方法求算 MRT、$t_{1/2}$、CL、V_{ss} 等药物动力学参数？
3. 片剂口服后通过血药浓度-时间曲线用统计矩方法得到的平均转运时间（MTT）实际上由哪些部分组成？怎样求算出这些部分的数值？

（贾　乙）

第十二章 药物动力学在临床实践中的应用

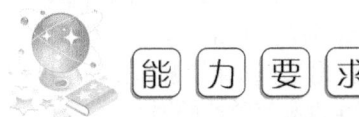

1. 掌握临床给药方案设计的基本方法；治疗药物监测的概念；生物利用度与生物等效性的概念。
2. 熟悉治疗药物监测的意义；群体药物动力学的概念及研究方法。
3. 了解群体药物动力学的应用。

第一节 给药方案个体化

一、血药浓度与药物效应

大多数药物经过吸收进入血液循环，并进一步到达靶部位，从而产生药理作用。对大多数药物而言，药理作用的强弱与药物在靶部位的浓度成正比。但在实践中，往往无法直接测定药物在靶部位的浓度。基于血药浓度与作用部位的药物浓度存在可逆的平衡，血液中的药物浓度间接地反映了药物在作用部位的浓度，通常以血药浓度来代替靶部位血药浓度。

研究发现，大多数药物的药理作用与血药浓度之间具有良好的相关性。如苯妥英钠血药浓度为 10～20μg/ml 时具有抗癫痫及抗心律失常作用；当血药浓度超过 40μg/ml 时可出现精神异常。但血药浓度低于一定水平时，则无药理效应。通常将最低有效浓度与最低毒副反应浓度之间的血药浓度范围称为治疗浓度范围（therapeutic range）。药物在此范围内发挥安全、有效的治疗作用。

二、个体化用药的意义

所谓个体化用药，就是结合药物的有效性、安全性，根据临床诊断、药物的代谢动力学和效应动力学及患者具体情况确定最佳用药方案。临床药师常将治疗浓度范围作为个体化用药的目标值，以期达到最佳疗效和最低不良反应。

对于大多数药物而言，治疗浓度范围较为宽泛，因此，不必实行严格的个体化给药方案。但对某些治疗浓度范围较窄的药物，如地高辛、茶碱等药物治疗浓度范围较窄，因此个体化用药方案的确定显得尤为重要。

很多药物具有明显的个体差异，相同剂量的药物在不同的个体患者身上可表现为无效、有效和毒性反应，最小有效量亦因人而异。引起效应强度的个体化差异的原因很多，包括药物动力学、药效学、性别、年龄、遗传学因素和药物间相互作用等，其中又以药物的吸收、分布和消除差异所引起的血药浓度不同最为重要。因此，制定个体化用药方案，使血药浓度在一定的范围内，以此发挥药物的最大效能，提高有效率，减少不良反应。

三、影响血药浓度及药物效应的因素

影响血药浓度及药物效应的生理因素包括消化系统因素，如年龄、体重、性别、遗传等。因

此，对于临床药师而言，在临床药学服务的实践中，要求注意技巧性和灵活性，以提高用药质量，使药物的效应得以最大化发挥。另外，药物的相互作用也会对血药浓度及药物效应产生影响。同时或相继使用两种或两种以上药物时，其中一种药物的血药浓度可能受另一种药物的影响而发生明显改变。药物体内过程的相互作用体现在药物吸收、分布、代谢及排泄等方面。首先联合用药可能改变肠道 pH，引起药物存在形式的改变，影响其吸收入体循环；另外，在药物与血浆蛋白的结合方面：药物吸收进入体循环后大部分药物或其代谢产物均不同程度地与血浆蛋白发生可逆性结合。在这一过程中药物的相互作用使有些结合型药物将被置换出来，从而使游离血药浓度增加，药理效应发生变化等。以上均构成了影响药物临床应用的安全性和有效性的因素。

第二节　给药方案设计

一、基本概念

给药方案（dosage regimen）是指在药物治疗方案中，患者用药的给药途径、给药剂量、给药速度、给药间隔和给药方法等的选择与确定。最佳给药方案则是以最适宜给药途径、最佳给药时间间隔和剂量对患者进行药物治疗。是将药物不良反应降到最低而获得最好治疗效果的给药方案。给药方案的制订与实施，已经越来越受到药学工作者的关注。

当血药浓度与临床疗效或药物毒副作用相关时，血药浓度监测才有意义。若血药浓度与临床疗效没有相关性时，则应监测其药效学指标。对于治疗窗较宽的药物则可根据药物的半衰期或稳态血药浓度或平均稳态血药浓度等设计给药方案。

根据血药浓度与药效的关系可将血药浓度划分为几个浓度范围：无效浓度范围、治疗浓度范围与中毒浓度范围。临床上常将治疗范围内的血药浓度值作为个体化给药的目标值，也称之为治疗窗（图 12-1）。

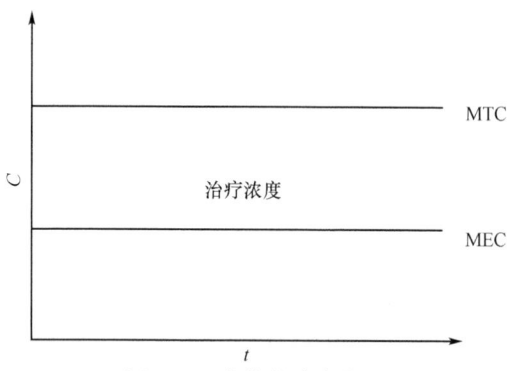

图 12-1　药物的治疗范围

图 12-1 中 MEC 表示最低有效浓度，MTC 是指最低中毒浓度，只要药物浓度维持在 MEC 与 MTC 之间的血药浓度范围称为安全有效治疗浓度。

二、制定给药方案的原则

制定给药方案主要考虑如下几方面因素。

（1）药物的剂量-效应关系、治疗窗范围等：一般治疗窗较宽的药物，可根据药物的半衰期、稳态血药浓度或平均稳态血药浓度等设计给药方案；而治疗指数较小的药物容易出现血药浓度超出治疗窗范围的情况，因此，必须实行个体化用药。

（2）人体的生理状态、年龄、体重、性别等一般生理因素：由于个体在吸收、分布、消除方面的差异造成血药浓度变化，因此，个体化用药需针对不同的情况，制定给药方案。

（3）病理因素的影响：如肝功、肾功异常、心功能的异常均可能改变药物正常的药物动力学性质，必须加以考虑病理因素的影响。

（4）不同的剂型及给药途径的影响：如口服给药时需考虑肝首过效应等。另外，药物联合应用的影响，如对于高血浆蛋白结合率的药物，在进行药物的联合应用时，尤其应该注意血浆蛋白的饱和现象。

三、给药方案设计的基本步骤

对于有效治疗浓度明确的药物，可以按照以下步骤制定临床给药方案。

（1）根据治疗目的要求和药物性质选择最佳给药途径和药物制剂：确定治疗所需药物后，首先应根据患者病情及治疗目的及药物的性质选择最佳给药途径和制剂。若患者病情危急需用药后立即发挥治疗作用则宜选择静脉给药；若为慢性疾病，需长期服药则宜选择口服给药和长效缓控释制剂等。

（2）根据药物治疗指数和半衰期，估算血药浓度允许波动的幅度，确定最佳给药间隔：选定药物制剂后应确定治疗所需的有效血药浓度范围，期望的血药浓度的认定主要有以下两种方法，一种方法是通过查阅文献获得药物的 MEC 和 MTC；另一种是通过临床经验先给一定剂量药物，密切观察临床疗效并测定血药浓度以观察到获得最佳临床疗效的血药浓度作为期望的血药浓度。

（3）根据已知有效治疗血药浓度范围，用药物动力学方法计算最佳适剂量（包括负荷剂量和维持剂量）。

（4）将以上三步确定的初步给药方案用于患者，监测血药浓度及临床疗效，进行安全性、有效性评价与剂量调整，直到获得临床最佳给药方案。

四、临床给药方案设计的基本方法

（一）根据半衰期设计给药方案

药物的半衰期（$t_{1/2}$）在临床给药方案设计中具有重要的指导意义。

1. 药物生物半衰期的分类　根据药物 $t_{1/2}$ 的不同，可将常用药物分为以下四类。

（1）超速处置类药物：该类药物的 $t_{1/2} \leqslant 1h$，如胰岛素的 $t_{1/2}$ 为 0.1h，青霉素的 $t_{1/2}$ 为 0.7h，阿莫西林的 $t_{1/2}$ 为 1h；

（2）快速处置类药物：该类药物的 $t_{1/2}$ 为 1~4h，如庆大霉素的 $t_{1/2}$ 为 2h；

（3）中速处置类药物：该类药物的 $t_{1/2}$ 为 4~8h，如磺胺二甲嘧啶的 $t_{1/2}$ 为 7h；

（4）慢或极慢处置类药物：该类药物的 $t_{1/2} > 8h$，如地高辛的 $t_{1/2}$ 为 40.8h。

2. 根据半衰期制定给药方案　临床上常利用药物的蓄积使药物浓度达到有效水平，然后再改用较小剂量维持血药浓度以便充分发挥药物的防治作用。如果药物进入体内的量过多、速度过快或消除过慢使药物在体内大量蓄积，血浆药物浓度过高，就会引起蓄积性中毒。为了较准确掌握药物在体内的蓄积和消除，既能维持有效血药浓度产生防治疾病的治疗作用又不至于发生蓄积中毒，用药时间间隔就显得十分重要。因此，根据 $t_{1/2}$ 设计临床给药方案通常可按照以下方法进行。

（1）半衰期很短的药物：由于 $t_{1/2}$ 很短，需根据药物治疗窗的大小选择给药方案：①对于治疗窗较宽的药物，如青霉素，应让药物快速进入体内，使血药浓度升高而达到治疗目的，可采用适当加大给药剂量，并适当延长给药间隔的给药方案，但必须确保血药浓度始终维持在有效血药浓度；②对于治疗窗较窄的药物，可采用静脉滴注给药。

（2）中速处置类药物：对于中速处置类药物，为使药物能迅速达到有效治疗浓度，多以半衰期作为给药间隔。

（3）半衰期较长的药物：对于慢或极慢处置类药物，由于 $t_{1/2}$ 较长，多采用适当缩短给药时间间隔或多次分量的给药方案，以减小血药浓度波动。

3. 影响生物半衰期的因素　由于 $t_{1/2}$ 受多种因素的影响，对于某一种药物，生物半衰期 $t_{1/2}$ 并非恒定值，存在较大的个体差异，因此，临床上，有时需测定患者个体的药物生物半衰期，然后进行给药方案调整。$t_{1/2}$ 的影响因素较多，常见因素有以下几种。

（1）生物因素：年龄是影响 $t_{1/2}$ 的主要生理因素之一，随着年龄的增长 $t_{1/2}$ 会明显延长，导致治疗窗变窄。另外，影响 $t_{1/2}$ 的生理因素还有种族差异、生理病理因素等。

（2）剂型因素：具非线性药物动力学特征的药物在吸收、分布、代谢和排泄等过程中都可能表现非线性特征，当给药剂量增加时可能使其中的一个或几个过程达到饱和，使药物的 $t_{1/2}$ 随给药剂量的变化而变化，通常 $t_{1/2}$ 随给药剂量增加而延长。另外，联合用药、剂型等均可能影响药物的 $t_{1/2}$。

总之，根据药物的 $t_{1/2}$ 设计给药方案比较简单、方便，但必须根据药物的处置类型、$t_{1/2}$ 的长短、影响 $t_{1/2}$ 的因素变化来调整临床给药方案。

（二）根据平均稳态血药浓度设计给药方案

在临床用药实践中，多数药物需采用多次重复给药方案。当按照一定剂量、一定给药间隔，经过多次重复给药达稳态时，在给药间隔期内血药浓度将在平均稳态血药浓度（$\overline{C}_{ss}$）附近上下波动，其上限为稳态最大血药浓度（C_{max}^{ss}），下限为稳态最小血药浓度（C_{min}^{ss}），$\overline{C}_{ss}$ 是个很重要的药物动力学参数，它可以大致反映长期用药后的血药浓度水平，因此拟订多剂量给药方案时，$\overline{C}_{ss}$ 常作为临床药物治疗所需的血药浓度指标，使给药后的血药浓度迅速达到该指标，并维持该指标水平。

符合一室模型特征药物的平均稳态血药浓度为

$$\overline{C}_{ss} = \frac{FX_0}{kV\tau} = \frac{FX_0}{CL\tau} \tag{12-1}$$

式中，V 为表观分布容积；k 为一级消除速率常数；CL 为清除率；τ 为给药时间间隔；F 表示药物吸收分数或生物利用度，若静脉注射给药，F 为 1，此公式既可以用于静脉给药，又可以用于血管外给药的相关参数求算。

$$X_0 = \frac{\overline{C}_{ss}\tau CL}{F} \tag{12-2}$$

式中，X_0 为静脉给药的剂量；CL 为清除率；τ 为给药时间间隔。

对于某一制剂，其 k、V 或 CL、F 基本恒定，只能通过调节 X_0 或 τ，以达到治疗所需的平均稳态血药浓度的目的。

例 12-1　妥布霉素要求平均稳态血药浓度为 2.5μg/ml，其中生物利用度为 1，妥布霉素的半衰期为 2.15h，表观分布容积为 26.81L，若给药间隔 τ 为 8h，问每次的给药剂量为多少？

解：已知 $\overline{C}_{ss}$ =2.5μg/ml，τ =8h，F=1，V_d=26.81L，$t_{1/2}$=2.15h，CL=kV_d

$$k = \frac{0.693}{t_{1/2}} = 0.322 (h^{-1})$$

$$X_0 = \frac{\overline{C}_{ss}\tau CL}{F} = \frac{\overline{C}_{ss} \cdot \tau \cdot kV_d}{F} = \frac{2.5 \times 8 \times 26.81 \times 0.322}{1} = 173 \times 10^3 (\mu g)$$

答：当给药间隔为 8h 时，每次的给药剂量为 173×10³μg。

稳态最高血药浓度和最低血药浓度会随 X_0 和 τ 的变化而改变，因此对于治疗指数狭窄的药物，如果只考虑平均稳态血药浓度在治疗窗范围内，其相应的稳态最高血药浓度和最低血药浓度仍然有可能超出治疗窗范围从而引起临床治疗效果不佳或毒性反应发生。因此这种方法主要适用于治疗窗较宽的药物。

（三）稳态血药浓度与给药方案的设计

在临床给药方案设计时，多剂量给药的稳态血药浓度、稳态最大血药浓度、稳态最小血药浓度及药物的治疗指数等，对于临床用药的安全性及有效性具有重要意义。

1. 多剂量静脉注射给药方案的设计　对于符合一室模型特征的药物，多剂量静脉注射达稳态后的稳态最大血药浓度：

$$C_{\max}^{ss} = \frac{X_0}{V(1-e^{-k\tau})} \qquad (12\text{-}3)$$

稳态最小血药浓度 $C_{\min}^{ss}$ 为

$$C_{\min}^{ss} = \frac{X_0}{V(1-e^{-k\tau})} \cdot e^{-k\tau} \qquad (12\text{-}4)$$

经整理，τ 为

$$\tau = 1.44 t_{1/2} \cdot \ln \frac{C_{\max}^{ss}}{C_{\min}^{ss}} \qquad (12\text{-}5)$$

例 12-2　某抗生素符合一室模型特征，$t_{1/2}$=3h，V_d=200ml/kg，其有效治疗浓度范围：5～15μg/ml，当血药浓度大于 20μg/ml 时，出现毒副作用。现多次静脉注射，使其血药浓度保持在 5～15μg/ml，问给药方案如何制定？

解：已知 $t_{1/2}$=3h，V_d=200ml/kg，$C_{\max}^{ss}$=15μg/ml，$C_{\min}^{ss}$=15μg/ml

$$\tau = 1.44 t_{1/2} \cdot \ln \frac{C_{\max}^{ss}}{C_{\min}^{ss}} = 1.44 \times 3 \times \ln \frac{15}{5} = 4.76 \text{（h）}$$

$$X_0 = C_{\max}^{ss} \cdot V_d (1-e^{-k\tau}) = 15 \times 200 \times (1-e^{-0.231 \times 4.76}) = 2 \text{（mg/kg）}$$

答：经过计算，剂量为 2mg/kg，给药间隔为 4.76h，但给药间隔为 4.76h 并不好操作，因此可调整为 4～6h。

2. 多剂量血管外给药方案的设计　由式（12-1）可知，平均稳态血药浓度是药物的清除率 CL、给药剂量 X_0 和给药间隔时间 τ 的函数，对于正常人，清除率 CL 是一个确定值，因此，根据平均稳态血药浓度设计临床给药方案，主要是指调整给药剂量或给药周期。

对于一室模型药物，将式（12-1）整理得

$$X_0 = \frac{\overline{C}_{ss} k V \tau}{F} \qquad (12\text{-}6)$$

式中，X_0 为给药剂量。

例 12-3　某药物的表观分布容积为 5L，k 为 0.1h^{-1}，生物利用度为 80%，该药临床最佳治疗血药浓度为 20μg/ml，现将该药每隔 8h 口服一次，长期服用，求每次服用的剂量？

解：长期服用后，其平均稳态血药浓度应等于最佳血药浓度，即：$\overline{C}_{ss}$=20μg/ml，另外已知 V_d = 5L，k = 0.1h^{-1}，τ = 8h，F = 80%。

$$X_0 = \frac{\overline{C}_{ss} k V \tau}{F} = \frac{20 \times 0.1 \times 5 \times 8 \times 1000}{0.8} = 100 \text{（mg）}$$

答：每隔 8h 服用 100mg。

3. 静脉滴注给药方案设计　对于生物半衰期短、治疗指数小的药物，为了避免频繁用药，

且避免引起血药浓度波动，临床上多采用静脉滴注给药。

（1）仅静脉滴注给药方案：静脉滴注亦称静脉输注，是以恒定的速率向静脉血管内持续给药的一种方式，药物以恒定速率（零级输入）进入体内，同时药物从体内的消除速率与当时体内药物量成正比。因此，体内药物量 X 的变化速率是输入速率与消除速率之差，用微积分表示为

$$\frac{dX}{dt} = k_0 - kX \qquad (12-7)$$

式中 $\frac{dx}{dt}$ 为体内药物量 X 的瞬时变化速率，k_0 为静脉滴注速率，以单位时间内的药量来表示，k 为一级消除速率常数。

将式（12-7）经 Laplace 变换（也称拉氏变换）求原函数，得

$$X = \frac{k_0}{k}(1 - e^{-kt}) \qquad (12-8)$$

式(12-8)为一室模型药物静脉滴注给药后，体内药量 X 与时间 t 的函数关系式，将 $X = VC$ 带入，即得血药浓度 C 与时间 t 关系式：

$$C = \frac{k_0}{kV_d}(1 - e^{-kt}) \qquad (12-9)$$

随着滴注时间的增加，血药浓度逐渐达到稳定状态，即稳态血药浓度（C_{ss}）。

$$C_{ss} = \frac{k_0}{kV_d} \qquad (12-10)$$

（2）静脉注射加静脉滴注给药方案

1）静脉注射与静脉滴注同时进行时：对于生物半衰期 $t_{1/2}$ 较长的药物，静脉滴注给药可避免血药浓度的波动，但需要较长时间才能达到稳态。可采用先静脉注射一个负荷剂量 X_0，使药物立即产生作用，一段时间后再静脉滴注给药以维持有效血药浓度，这种给药方案的血药浓度—时间关系式为

$$C = (\frac{X_0}{V_d} \cdot e^{-kt}) + \frac{k_0}{kV_d}(1 - e^{-kt}) \qquad (12-11)$$

达到 C_{ss} 所需要的静脉注射给药剂量（X_0）为

$$X_0 = C_{ss} \cdot V_d \qquad (12-12)$$

最终，

$$X_0 = \frac{k_0}{k} \qquad (12-13)$$

例 12-4 某药采用静脉滴注与静脉注射同时给药方案，表观分布容积 V_d 为 250ml/kg，$t_{1/2}$ 为 2.5h，如患者体重为 50kg，若使该药血药浓度迅速达到并维持在 4mg/L 的治疗水平，试计算静脉滴注速度及静脉注射给药剂量。

解： $t_{1/2} = 2.5h$，$V_d = 250ml/kg$，$C_{ss} = 4mg/L$

$$k_0 = C_{ss} \cdot k \cdot V_d = 4 \times 0.25 \times 50 \times \frac{0.693}{2.5} = 13.86 \text{（mg/h）}$$

$$X_0 = \frac{k_0}{k} = 13.86 \times \frac{2.5}{0.693} = 50 \text{（mg）}$$

答： 首次静脉注射给药 50 mg 并同时按 13.86mg/h 的速度恒速静脉滴注给药，便可使该患者的血药浓度始终维持在 4mg/L 的有效水平。

2）先静脉注射再静脉滴注：一般采用先静脉注射一负荷剂量 X_0，使药物立即产生治疗作用，过一段时间后再静脉滴注给药维持有效血药浓度水平。其血药浓度可按下式计算：

$$C = (\frac{X_0}{V_d} \cdot e^{-kt}) \cdot e^{-kt'} + \frac{k_0}{kV_d}(1-e^{-kt'}) \quad (12-14)$$

式中，t 为静脉注射给药开始至静脉滴注给药开始之间的时间；t' 为静脉滴注给药的时间。

例 12-5 已知地西泮的 $t_{1/2}$ 为 55h，V_d 为 60L，治疗癫痫大发作的血药浓度为 0.5~2.5mg/L，现有一位患者治疗时首先静脉注射给药 10mg，0.5h 后以 10mg/h 速度静脉滴注给药。试计算静脉滴注 3h，血药浓度是否在治疗所需范围之内？

解：已知 $t_{1/2}$=55h，V_d=60L，t_1=0.5h，t_2=3h，X_0=10mg

由 $C = \left(\frac{X_0}{V_d} \cdot e^{-kt}\right) \cdot e^{-kt'} + \frac{k_0}{kV_d}\left(1-e^{-kt'}\right)$

则 $C = \left(\frac{10}{60} \cdot e^{-\frac{0.693}{55} \times 0.5}\right) \cdot e^{-\frac{0.693}{55} \times 3} + \frac{10}{\frac{0.693}{55} \times 60}\left(1-e^{-\frac{0.693}{55} \times 3}\right) = 0.649$（mg/L）

答：静脉滴注 3h 后，血药浓度为 0.649mg/L 在 0.5~2.5mg/L 治疗范围之内。

（四）非线性动力学特征药物给药方案设计

具有非线性动力学特征的药物，当剂量较小时，血药浓度呈比例上升，表现为线性关系；然而随着剂量进一步增加，血药浓度陡然增加，易出现毒性反应；具有非线性动力学特征的药物在联合用药时，其他药物可能与其竞争酶或载体系统，影响其动力学过程而引起该药物血药浓度的变化。因此，具有非线性动力学特征的药物，尤其是治疗指数小的药物临床应用过程中，应进行治疗药物浓度监测，实行个体化给药方案，这样才能保证临床用药的安全性和有效性。

具有非线性药物动力学特征的药物，无论是静脉滴注给药还是多剂量静脉注射或血管外给药达稳态时给药速率（R）等于米氏消除速率，用公式表示为

$$R = \frac{V_m C_{ss}}{K_m + C_{ss}} \quad (12-15)$$

式中，K_m 为 Michaelis 常数（单位为 mg/L），是指药物在体内的消除速率达到 V_m 一半时所对应的浓度，简称米曼常数；C_{ss} 为稳态浓度；V_m 为药物在体内消除过程中理论上最大的消除速率[单位：mg/（L·h）]。

例 12-6 苯妥英钠 k_m=11.5μg/ml，V_m=10.2μg/（kg·d）。若希望苯妥英钠的稳态血药浓度为 15μg/ml 时，求 R？

解：已知 k_m=11.5μg/ml，V_m=10.2μg/（kg·d），C_{ss}=15μg/ml

$R = \frac{V_m C_{ss}}{K_m + C_{ss}} = \frac{10.2 \times 15}{11.5 + 15} = 5.77$μg/（kg·d）

答：若希望苯妥英钠的稳态血药浓度为 15μg/ml 时，R 5.77μg/（kg·d）。

（五）小儿给药方案设计

目前对人类年龄段的划分没有统一的标准，通常，未足月分娩的称早产儿，足月分娩到满月（28 日内）称为新生儿，从满月到 1 周岁称为婴儿，1~8 岁称为幼儿，9~12 岁称为儿童。小儿并非小型化的成年人，其药物动力学与成年人有明显差异，多数药物的药物动力学及药效学在小儿各年龄组中也有很大差异。

小儿与成人药物在动力学与药理学方面存在区别，特别是肝肾功能的不同，小儿体内许多药物与血浆蛋白结合较低；另外，新生儿的肾活性很低，主要依靠肾排泄的药物，其消除半衰期会显著增加。

例 12-7 对于青霉素 G，若成人与新生儿稳态血药浓度相同，药物分布容积相同，成人青

霉素 G 的 $t_{1/2}=0.5h$，新生儿为 3.2h，成人用药剂量为 4mg/kg，给药间隔为 4h，体重 5kg 的新生儿给药方案如何制定？

解：设成人给药间隔为 τ_1，新生儿给药间隔为 τ_2，成人 $t_{1/2}$ 为 $(t_{1/2})_1$，新生儿 $t_{1/2}$ 为 $(t_{1/2})_2$，则

$$\frac{\tau_1}{\tau_2} = \frac{(t_{1/2})_1}{(t_{1/2})_2}$$

则 $\tau_2 = \frac{3.2 \times 4}{0.5} = 25.6h$，最终方案以 24 小时计。

$X_0 = 4\text{mg/kg} \times 5\text{kg} = 20(\text{mg})$

答：新生儿给药方案为 24h，给药剂量为 20mg。

（六）老年人给药方案

老年人由于生理功能的退行性改变，药物进入机体后的动力学行为（吸收、分布、代谢和排泄）随之发生变化，从而影响靶器官或组织中的药物浓度及有效浓度的持续时间，引起疗效的变化，出现不良反应。

例 12-8 口服给予非洛地平 5mg，测得老年患者的总清除率为 248L/h，年轻患者的总清除率为 619L/h。如果两组患者的生物利用度相同，给药时间间隔不变，应如何调整老年患者的给药剂量？

解：已知 $CL_{老年} = 248L/h$，为使两组的平均稳态血药浓度相等，老年患者的给药剂量为 $X_{0(老年)}$，则

$$\bar{C}_{ss} = \frac{X_0}{CL\tau} = \frac{X_{0(老年)}}{CL_{老年}\tau_{老年}}$$

$$X_0 = \frac{248}{619} \times 5 = 2(\text{mg})$$

答：给药时间间隔不变时，应将老年患者的给药剂量减至 2mg。

（七）肾损伤患者给药方案设计

肾功能决定肾排泄药物的能力，对于肾损伤的患者，其肾排泄药物的能力降低，药物的消除变慢，即药物的消除速率常数 k 减小，清除率 CL 降低，生物半衰期 $t_{1/2}$ 延长，对于肾毒性较大和主要经肾排泄的药物，可能出现毒副反应，因此对于肾功能减退的患者，应进行给药方案调整。

（1）根据清除率和消除速率常数调整给药方案：肌酐是一种内源性物质，几乎全部通过肾排泄消除，全部经过肾小球滤过排出，不被肾小管重吸收和分泌，因此，可用肌酐清除率（CL_{cr}）来表示肾功能。成年男性的 CL_{cr}，肾功能正常者为 100~120ml/min，肾功能轻度减退者为 50~80ml/min，肾功能中度减退者可降至 10~50ml/min，肾功能严重减退者<10ml/min。通常药物的肾清除率 CL_r 与 CL_{cr} 成正比，当药物主要由肾排泄消除时，可根据 CL_{cr} 估算药物的消除速率常数 k，进而计算调整后的给药剂量或给药间隔时间。药物的总清除率（CL）等于肾清除率（CL_r）与非肾清除率（CL_{nr}）之和，即

$$CL = CL_r + CL_{nr} \tag{12-16}$$

在假设非肾清除与肾功能无关的前提下，由于肾清除率 CL_r 与肌酐清除率 CL_{cr} 成正比，则肾功能减退患者的药物总清除率 $CL_{(r)}$ 和消除速率常数 $k_{(r)}$ 为

$$CL_{(r)} = A \cdot CL_{cr} + CL_{nr} \tag{12-17}$$

$$k_{(r)} = aCL_{cr} + k_{nr} \tag{12-18}$$

式中，A 和 a 为药物的特性常数；CL_{nr} 和 k_{nr} 分别为非肾清除率和非肾消除速率常数。

临床治疗时，一般通过调整肾功能减退患者的给药方案以期达到正常的平均稳态血药浓度，即

$$\overline{C}_{ss} = \frac{FX_0}{kV_d\tau} = \frac{F_{(r)}X_{0(r)}}{k_{(r)}V_{d(r)}\tau_{(r)}} \tag{12-19}$$

式中，r 为肾功能减退患者，假设肾功能减退时，F 和 V_d 不变，则

$$\frac{X_0}{k\tau} = \frac{X_{0(r)}}{k_{(r)}\tau_{(r)}} \tag{12-20}$$

若不改变给药间隔时间（$\tau = \tau_{(r)}$），则肾功能减退患者的给药剂量为

$$X_{0(r)} = \frac{k_{(r)}}{k} \cdot X_0 \tag{12-21}$$

（2）Wagner 法：该法应用 Wagner 建立的肌酐清除率与肾功能减退患者的药物消除速率常数间的线性关系式，直接从患者的肌酐清除率计算药物消除速率常数。该法使用方便、准确。Wagner 法的基本公式为

$$k_{(r)} = k_{nr} + bCL_{cr} \tag{12-22}$$

式中，$k_{(r)}$ 为肾病患者的消除速率常数；k_{nr} 为药物的非肾消除速率常数；b 为比例常数；CL_{cr} 为患者的肌酐清除率。

（3）Ritschel 一点法与重复一点法：1977 年 Ritschel 等人提出了一点法，1978 年他们又改进了此法，称为重复一点法。这两种方法的优点是通过监测较少的血液样本就可求算个体患者的相关动力学参数，制定合理的给药方案，实现临床给药方案个体化。因为此法取血次数少，较方便，对患者创伤小，可以用于水肿肥胖心肌梗死、肝肾功能减退等患者的给药剂量调整。

1）Ritschel 一点法：表观分布容积 V_d 和消除速度常数 k 是制定给药方案的两个基本药物动力学参数，不同疾病状态下可能会同时影响 V_d 和 k 的值，如肝肾功能不全的患者。而 Ritschel 一点法只允许在 V_d 和 k 两个参数中的一个参数发生变化，另一个参数不变或变化很小的情况下进行给药方案设计。

Ritschel 一点法通过给予患者一个试验剂量，然后在消除相的某时刻，抽取一个血样分别测定血药浓度和血清肌酐百分率，并根据患者的血药浓度用经验公式计算其药物消除速率常数，然后推算试验剂量可能达到的 $C_{min实}^{ss}$，与预期的 C_{min}^{ss} 比较，再调整患者的给药剂量，详细计算步骤如下。

根据经验公式通过血药浓度换算出患者肌酐清除率 CL_{cr} 值常用公式为

男性患者：

$$CL_{cr} = \frac{140 - 年龄}{72 \times C_s} \times 体重 \tag{12-23}$$

女性患者：

$$CL_{cr} = \frac{140 - 年龄}{72 \times C_s} \times 体重 \times 0.85 \tag{12-24}$$

式中，C_s 为血清肌酐浓度，在假定肾功能减退时非肾消除速率常数不变的情况下，进一步得到

$$k_{(r)} = k\left[\left(\frac{CL_{cr(r)}}{CL_{cr}} - 1\right)f_e + 1\right] \tag{12-25}$$

考虑到正常情况下肌酐清除率存在男、女性别的差异，需对式中的 CL_{cr} 进行校正，因此，$k_{(r)}$ 的求算公式为

$$k_{(r)} = k\left[\left(\frac{CL_{cr(r)}}{CL_{cr} - S} - 1\right)f_e + 1\right] \tag{12-26}$$

男性患者的 S 为 0，女性患者的 S 为 12；f_e 为原型药物肾排泄的分数；CL_{cr} 为正常人的肌酐清除率，等于 120ml/min；$CL_{cr(r)}$ 为由血清肌酐浓度 C_s（单位：mg/dL）求得的患者肌酐清除率。

求出给予试验剂量后的稳态最小血药浓度 $C_{\min,试}^{ss}$，再由下式计算患者的调整剂量：

$$X_{0,调} = \frac{C_{\min,希望}^{ss}}{C_{\min,试}^{ss}} \cdot X_{0,试} \tag{12-27}$$

2）重复一点法：重复一点法是对一点法的改进，不需要通过测定肌酐清除率来求算 $k_{(r)}$，而只需给患者两个剂量，测定两个血液样本，即可求出患者的 $k_{(r)}$，临床应用方便，且准确度较高。也适于肝衰竭的患者调整给药方案。

该法是在第一个试验剂量消除相的某时间 t_1，取一个血样本，测定血药浓度 C_1，然后在给予第二个相同剂量后，相隔相同时间 t_2 重复取一个血样本，测定血药浓度 C_2，两次取血时间之差定为给药间隔 τ，则患者消除速度常数 $k_{(r)}$ 为

$$k_{(r)} = \frac{\ln\dfrac{C_1}{C_2 - C_1}}{\tau} \tag{12-28}$$

五、个体化给药方案设计研究进展

药物体内过程表现的个体差异，使临床以相同给药方法获得不一致的血药浓度水平，产生不一致的治疗效果，重要的原因之一是遗传差异性。为此在充分研究遗传因素与药物体内过程相关性的基础上，根据基因分型结果预测某些药物在特定个体的体内过程，以此为依据进行个体化给药方案制订，有望成为个体化给药方案制定的重要发展方向。

近年来大量研究表明肝微粒体细胞色素 P450 酶遗传多态性是决定个体和种族药物氧化代谢的重要物质基础。如 CYP2C19 参与多种临床常用药物（如地西泮、奥美拉唑等）的氧化代谢过程，因此，CYP2C19 基因一旦发生变异，这些药物的体内代谢将会发生变化。所以，通过对个体 CYP2C19 基因进行基因分型，预测其药物体内代谢过程，并以此作为制定临床给药的依据，对于提高药物治疗水平，保证用药的有效性和安全性具有十分重要的意义。

药物效应的差异与基因变异的关系不是提出药物基因组学的概念以后才认识到的。一些临床上经常发生的现象引起相关人员的思考，如两个患者的一般状况相同，诊断相同，同一药物治疗的血药浓度相同，但疗效却相差甚远。用传统的药物动力学和药效学等原理无法解释，这时应考虑到与药物作用靶点（如受体等）是否发生变异，是什么水平的变异，因此药物基因组学在临床合理用药中具有良好的应用前景。

原发性高血压是多因素诱发的疾病。对抗高血压药物不同的药效和耐受性与遗传变异有关，近年来很多研究试图探明一个基因表型与某个特定的药物疗效或毒性的相关性，如肾素-血管紧张素系统或离子通道系统等。据报道肾素、血管紧张素原、血管紧张素转化酶等基因多态性与药物降压效果不存在相关性。因此，在高血压的治疗中，可以根据此基因的多态性进行选择治疗药物。

第三节　治疗药物监测

一、治疗药物监测概述

（一）定义

治疗药物监测（therapeutic drug monitoring，TDM）是在药物动力学原理的指导下，应用

现代的分析技术，测定患者用药后的血液或其体液中药物浓度变化，从而进行药物治疗评价或制定个体化给药方案，以提高药物的疗效和减少不良反应的发生。在我国医院管理中规定 TDM 是药物治疗工作的重要内容之一。

（二）治疗药物监测与临床合理用药

对某些治疗指数低，个体差异大，毒副作用强的药物，临床若按常规剂量和方法给药而非"量体裁衣"，则容易发生用药安全性问题，造成药物性伤害。合理的用药方案能够尽可能规避不良反应的发生，由此降低药物不良反应导致的医疗开支。

TDM 是以血药浓度测定信息，判断给药方案合理性、制定合理给药方案的临床药学实践，强调检测数据的应用，而不仅仅是获得检测数据。显然，承担 TDM 工作的专业人员是以检测技术为手段，熟悉临床药物动力学与药物治疗学知识的临床药师。

临床药学（clinical pharmacy）是以提高临床用药质量为目的，以药物与机体相互作用为核心重点，研究药物临床合理应用方法的综合性应用技术学科。临床药学是以患者为服务对象，用客观科学指标来研究患者的合理用药问题。其研究范围包括生物药剂学、药效学、药物动力学、临床药物治疗学、药物流行病学、药物经济学等方面。TDM 是临床药学的重要工作内容之一，但并不能概括临床药学实践的全部。

（三）治疗药物监测的历史发展

1927 年 Wuth 在临床检验工作中，建立了为精神病患者测定血清内溴化物浓度的试验，但治疗药物监测的兴起还是伴随着近代分析技术等的迅猛发展而发展起来的。发达国家的医院早在三十几年前就相继建立了 TDM 研究室，TDM 室的工作人员直接参与临床、及时解释和处理用药方面出现的种种问题，帮助医生制定个体化的治疗方案，保证了医院药物治疗的安全性及有效性。随着临床药理和先进技术的发展，目前 TDM 工作已渗入各个临床学，并为临床医师的合理用药和避免药物的毒副作用提供了科学依据。

我国在 20 世纪 80 年代初，部分单位已先后开展了该项工作，TDM 监测的药物品种逐年增多，工作范围逐渐扩大。国内已形成一批初具规模，形式各异的 TDM 实验室。目前 TDM 的有无已成为评选甲级医院的重要指标之一。

目前被认为有临床意义的监测物皆为化学药物，中药 TDM 尚处于探索阶段。随着中药在临床上的广泛使用，中药不良反应的报道也日益增多，因此，有必要对中药体内的作用规律进行深入研究，中药 TDM 的开展也有其必要性。

> **知识拓展**
>
> 中医十分重视中药，尤其是毒性中药在临床使用过程中的安全性及有效性，用药过程中密切进行临床观察，以"效"、"症"为依据，选择合理用"药"。
>
> 古人使用有毒药物时，有"若毒药治病，先起如黍粟，病去即止。不去倍之，不去十之，取去为度"的记载，即根据临床治疗观察结果，调整毒药的给药方案。
>
> 再者中医典籍记载的"瞑眩反应"，《尚书·说命》记载"若药弗瞑眩，厥疾弗瘳"。其意指病人服药后，若不产生昏眩糊涂等反应，则药物对顽证痼疾就很难奏效，换言之，古代有中医认为某些方药应用服药后若不出现轻度的中毒反应则疗效不佳。
>
> 以上的古代医家所采用的方法，实则可称为古代朴素临床药物监测，只是古人受当时技术条件的限制，只能以观察临床疗效及毒性反应作为用药方案的调整依据。

二、治疗药物监测的意义

（一）实现个体化给药

现代研究表明，由于个体差异等因素的存在，同一药物、同一剂量及相同的给药途径，在作用部位的药物浓度可以有明显差别。有些药物在常用剂量时，对某些患者的疗效很小，甚至无效；而对另一些人则可引起严重中毒，因此该类药物治疗用药必须遵循"个体化"原则，制定不同给药方案，使药物发挥安全、有效的治疗作用。大量的临床实践证明，在开展治疗药物监测和实行个体化给药方案从而摆脱经验式治疗后，合理用药水平有了显著提高。例如，在展开治疗药物监测及给药方案调整后，可有效降低氨茶碱的不良反应发生率，提高药物的治疗作用。

（二）确定合并用药的原则

合并用药的情况在临床上很常见，合并用药可能对药物的安全性、有效性产生影响。如苯巴比妥等酶诱导剂可使与之合用药物的血药浓度降低。通过开展 TDM，可获得相关的数据资料，了解药物的相互作用，确定合并用药的原则。

（三）药物过量中毒的诊断

测定血浆药物浓度可为药物过量中毒的诊断与治疗提供重要依据，特别是对一些只靠临床观察不易确诊的患者或治疗指数低的药物更是必要。例如苯妥英钠治疗癫痫，本身过量中毒时亦可致惊搐，此时容易延误治疗机会，而进行血药浓度测定可达到早期诊断与治疗的目的。

（四）判断患者用药的依从性

在临床上有时药物治疗效果差，并非由于治疗方案不当所致，而是由于患者依从性差，未按医嘱用药，从而导致治疗失败。通过治疗药物监测可及时发现患者在治疗过程中是否停药、减量或超量用药，进而说服患者应按医嘱用药，以提高药物治疗的效果。

三、治疗药物监测的指征

（一）治疗指数低的药物

治疗指数是指最小中毒血药浓度（minimum toxic concentration，MTC）与产生治疗效应的最小有效血药浓度（minimum effect concentration，MEC）的比值，它是衡量药物安全性的指标。例如，地高辛，其治疗浓度与中毒浓度非常接近，为达到治疗效果，必须在特定时间将药物浓度维持在一个很窄的范围内，因此，需要进行血药浓度监测来进行给药方案设计及调整。

（二）具有非线性动力学特征的药物

当剂量达到一定程度后，剂量稍有增加便会使血药浓度急剧升高、半衰期延长，药物易在体内蓄积而出现中毒，因此应进行血药浓度监测，如苯妥英钠，或含有香豆素类成分的中药。

（三）需要长期服用的药物

根据文献报告，长期服药患者中约有 1/3 未遵从医嘱服药。通过 TDM 可以了解患者服药情况。此外，长期服药患者可能有各种生理（如发育、体重增加、妊娠）或病理（如肝肾胃肠道疾患）等因素影响血药浓度，因此应通过血药浓度测定重新调整剂量及给药方案。某些药物长期使用后产生耐药性或诱导肝药酶的活性而引起药效降低或升高。

(四)未见预期疗效或怀疑患者药物中毒时

药物的中毒症状与剂量不足时的症状类似,而临床又难以辨别。如苯妥英钠中毒引起的抽搐与癫痫发作不易区别。地高辛用于室上性心律失常的治疗时,通过 TDM 有助于区分是由于用药过量还是用药量不足所致的反应,并由此确定剂量增减。另外,洋地黄毒性反应症状出现时,较难诊断是因洋地黄中毒引起,还是因用量不足引起的,因此对含有这种成分的中药应适当采用 TDM 监测。

(五)肝、肾或胃肠功能不良的患者

肝功能影响药物的代谢,肾功能影响药物的排泄,而胃肠功能影响药物的吸收,因此,肝、肾或胃肠功能不良的患者需要通过 TDM 来调整药物的剂量。

(六)合并用药

合并用药时药物相互作用,可能会对药物的吸收、分布、代谢及排泄产生影响,因此可能影响血药浓度,需要对血药浓度进行监测。例如,奎尼丁与地高辛合用可使地高辛的血药浓度增加。

(七)个体差异大的药物

有些药物给同剂量后个体间血药浓度水平差异很大;另外,特殊群体,如婴幼儿、老人、妊娠期妇女药物体内过程与一般成人也有较大差异。

四、进行 TDM 的条件

(一)基本条件

1. 前提条件
(1)药物的治疗作用及毒性反应与血药浓度呈一定相关性。
(2)在较长时间内维持其治疗作用的药物,并非一次性或短暂性给药。
(3)药物疗效判断困难或指标不明显。

2. 软件条件
(1)已具有可供参考的药物治疗浓度范围和相关药物动力学的参数。
(2)已建立了灵敏、准确和特异的血药浓度测定方法,可迅速获得结果。

3. 硬件条件
(1)专有的 TDM 实验室。
(2)专有的检测设备。
(3)熟悉临床药物动力学与临床药物治疗学的临床药师及分析检测人员。

(二)治疗药物的分析技术

TDM 的兴起和发展离不开分析技术的进步。TDM 作为一个专门学科,其分析技术和仪器设备近年来发展很快,能用少量的体液样品测出较低的药物浓度。准确可靠的血药浓度检测结果是 TDM 工作的最基本条件。因此建立准确、精密、灵敏的血药浓度或其他体液浓度的测定方法,是治疗药物监测的前提。

目前用于 TDM 的分析技术主要有分光光度法、色谱分析方法和免疫分析方法。色谱分析方法有气相色谱、高效液相色谱、液相色谱-质谱联用技术、气相色谱-质谱联用技术。色谱方法的主要优点是选择性强、灵敏度高,可以同时测定样品中的几个药物。但色谱分析方法对操

作人员和技术要求较高,影响测定结果的因素、多操作比较繁琐。免疫分析方法包括荧光偏振免疫分析、酶免疫分析、放射免疫分析等,操作相对简便,检验人员容易掌握;但缺点是设备和试剂盒比较昂贵。在实际工作中,可以根据工作条件和待测药物性质选择分析方法。

常用于治疗药物监测的检测方法见表 12-1。

表 12-1 常用治疗药物监测检测方法

检测方法	分析方法
色谱法	液相色谱法
	气相色谱法
	气相色谱-质谱联用法
	液相色谱-质谱联用法
免疫学方法	放射免疫法
	酶免疫法
	荧光偏振免疫法
	毛细管电泳法
分光光度法	紫外分光光度法

五、治疗药物监测的流程

治疗药物监测的流程大体可分为:提出申请、取样、测定、数据处理及结果分析五步。

(一)申请

临床医师提出对某一患者用药进行监测的申请,一般应填写申请表,表中内容包括待测药物、有关患者的情况、用药的详细情况、监测体液及采样时间、合并用药及临床症状,以备分析结果时参考。提出申请时,必须有明确的监测目标,以避免不必要地增加患者的费用和痛苦。

(二)取样

测定样品除了血浆、血清和全血外,还可以测定唾液、尿或脑脊液等体液中药物的浓度。对于取样的量、取样时间要根据监测的要求、目的及具体药物、数据处理的方法来决定。

(三)含量测定

选择药物的测定方法必须综合考虑方法的精密度、灵敏度、专属性、时间及仪器设备等多方面因素,还要根据实际应用情况对所使用的测定方法予以客观评价。

(四)数据处理

血样的测定结果是 TDM 实施的关键步骤之一,必须从专属性、精密度、灵敏度、测定成本和测定一个样品所需的时间等进行考虑以建立合适的测定方法。在 TDM 中数据处理主要有:模型的拟合、药物动力学参数的求算及合理给药方案的设计。TDM 中的数据处理很重要,不仅要向临床提供测定的血药浓度是否在有效范围内,而且应利用测定的数据估算出患者的药物动力学参数,并为临床设计合理的给药方案。

(五)结果解释

这是 TDM 的关键环节。在掌握必要的资料,包括患者状态、用药情况等的整个用药过程、被监测药物的药物动力学参数等情况下,对得到的药物动力学参数作出合理的解释。将实测结果与预计结果进行比较，出现不符的情况时，给予相应的解释；同时观察血药浓度与药效的相互关系，遇到不一致时，分析解释原因。最后，根据新的某一个体患者的参数制定新的给药方案，给予患者进行治疗后，重新监测血药浓度，此时的测定值应与预计值比较接近。长期用药时，还应定期监测。解释结果时应与临床医师紧密沟通与合作，必要时应访问患者，使解释符合实际。

（六）报告

将结果解释以报告的形式发给临床医师。报告的内容主要有：①资料，包括患者姓名、年龄、体重、药品名称、给药时间表和血药浓度实测值；②血药浓度的药物动力学分析，包括患者药物动力学参数（清除率、表观分布容积、消除半衰期等）的评价和文献资料的比较，误差或引起误差的原因，必要时制定适当的取样要求；③结果，若有必要改变给药方案，则确定一个合适的给药方案，并拟定下次血药浓度测定的取样方法。

六、TDM在个体化给药方案制订中的应用

（一）个体化给药方案制定步骤

确切进行疾病诊断后，选择治疗药物，按下列步骤设计给药方案：①根据有关资料或自己的用药经验选定药物治疗的目标浓度；②查阅资料，获得相关的药物动力学参数；③根据给药途径与前述的给药方案，制定方法，确定初步的给药方案，如计算药物的给药间隔、负荷剂量、维持剂量等。

按拟订方案给药，观察给药后临床疗效，并在适宜的时间采集血样，测定血药浓度，以测定浓度为指标，结合临床疗效观察结果，判断给药方案的合理性，对不合理的方案进行调整。

（二）调整个体化给药方案的方法

一般情况下以血药浓度测定结果，并参考各类药物治疗浓度范围，再结合临床治疗，当超出治疗浓度范围时可调整给药剂量或给药间隔。

按调整方案给药并经 5 个 $t_{1/2}$ 后，于适宜的时间再采集血样，测定血药峰、谷浓度，如在期望值内则按此方案给药；如仍不在期望值内，可再次进行给药方案调整。如此反复，直到峰浓度与谷浓度均在治疗范围之内。获得针对监护对象的安全、有效的个体给药方案。

七、现代治疗药物监测的展望

从理论的角度：在以往的TDM中，多以单一化合物为监测目标，而目前TDM的监测逐渐要向多药物、多环节、多因素的定性定量参数结合的有机的系统监测模式转变。药物动力学-药效动力学结合模型将在TDM中得以应用，治疗药物监测将由单一化合物逐渐转变为治疗方案综合因素考虑的系统治疗药物监测。

从技术的角度：化合物定性定量分析技术将很大程度上转向液相色谱-质谱联用技术；免疫分析技术作为必要补充仍会发挥较大的检测作用；药物基因检测有助于临床药物的使用选择和剂量调整；功能蛋白作为药物效应的直接或间接靶标，其功能确定和表达质量会使个体化趋于完整和完善。

八、中药治疗药物监测

（一）现代中药治疗药物监测与个体化给药

传统的中医以八纲、六经、气血津液及脏腑辨证为理论，对临床望、闻、问、切等资料进

行归纳,得出诊断结果是何证,再利用中药对症治疗。这在某种意义上进行了个体化给药,但是要将经验用药推进到科学用药,必需借鉴西医临床药学理论开展中医临床药学,利用客观、合理、可靠的指标(如血药浓度)来进行中药科学化给药。

(二)中药 TDM 的意义

1. 提高中药及其制剂治疗作用 一方面,由于中药成分复杂,并且目前临床所使用的中药,除了传统的中药饮片外,更出现了大量新的中药制剂;另一方面,年龄、体重、疾病状态、遗传因素、饮食及合并用药等个体的生理差异和病理特点,更影响了药物的体内过程,以致相同给药方案产生的血药浓度各异,临床反应各不相同。因此,开展中药 TDM,能够使药物因人而异、有的放矢地发挥其最佳疗效,减少或避免不良反应的产生。

2. 中医"辨证论治"科学化及现代化的体现 长期以来,我国中医"辨证用药"灵活性强,效果也好,但多属于个人经验用药,重现性不好,因此,这就要求中药个体化给药应更加科学化。但是目前我国对中药个体化给药的研究还处在一个相对困难时期,主要是因为缺乏其药物动力学研究。因此,我国把中药个体化给药的研究重点放在了研究中药的体内动态变化规律,求出动力学参数,从而拟定给药方式、给药剂量、疗程及间隔时间。通过中药药物代谢动力学的研究,可提高其临床治疗水平,改变自古以来中药千药一法的应用局面,实现中药治疗学的现代科学化,为中药个体化给药的现实性与科学性奠定基础。

3. 中药临床药学发展的迫切需要 中药 TDM 是中药临床药学的重要组成部分,中药 TDM 的发展必将对中药临床药学的发展起到积极推动作用。

(三)中药治疗药物监测的现状与展望

1. 中药治疗药物监测的难点

(1)单一监测成分能否代表整个复方:中药及其制剂是一个复杂的系统,其治疗作用及毒性反应,往往是多成分、多靶点的共同作用,然而,常规 TDM 监测中往往选用单一成分作为监测对象。因此,单一成分的临床治疗监测能否完全反映整个复方的作用值得思考。

(2)如何体现中医内涵:中药不等于一般的植物药,它必须具备中药应有的真正的内涵,"辨证论治,君臣佐使"等原则是中医用药的精髓,如何结合中医药整体观思想,对中药及其制剂进行具有中医特色的治疗药物监测,成为亟待解决的问题。

(3)检测方法的局限性:与化学药物不同,中药中的成分复杂,成分间互相作用,同时,还存在多种代谢产物等问题,因此,对监测方法的精密度要求远高于化学药物,因此也成为中药开展 TDM 的难点之一。

(4)对中药安全性认识不足:"中药无毒"的错误思想使人们对开展中药 TDM 的重视不够。但中药在使用过程中同样存在用药风险,如附子等毒性药物的使用,特殊人群的用药,长时间使用容易引起蓄积的药物。

2. 中药 TDM 研究新进展 辨证论治的治疗原则是中医用药的精髓,中药 TDM 实行过程中,既应该借鉴现代药学的研究方法,又应充分考虑中药药效产生的多环节、多途径、多层次、多靶点特性,建立有中医药特色"药、症、效"统一的 TDM 体系。国内学者也提出了许多创新理论,并将一些新方法引入其中:"证治药物动力学"是我国学者黄熙所提出的。"证治药物动力学"将"证机体"、方剂理论与药物动力学相结合,即为"复方效应成分药物动力学"和"辨证药物动力学"两部分。"复方效应成分药物动力学"针对方剂的药物配伍,能影响各药物在体内化学成分,继而对药效和毒副反应产生影响。例如,川芎配伍芍药前后,血清中阿魏酸的吸收、分布和排泄存在差异,说明各成分间存在药物动力学差异,继而对药效发挥产生影响。"辨证药物动力学"则主要关于不同"症"的患者体内的药物动力学参数具有差异。例如,任平等提出"脾主药物动力学"的假说,试图用"脾主运化"和"脾失健运"来说明药物动力学的生理与病理机制。Wang X 等通过建立 PK-PD 模型研究复方中丹参主要活性成分对 CYP3A 酶的影响,为复方 PK-PD 研究奠定基础。易延逵提出建立指纹药物动力学系统,从整体上探索药物在体内的变化情况,发现药物在体内吸收、分布、代谢、排泄的变化规律。另外,岳鹏飞等提出基于多组分多维向量归一的中药复方"总量"药物动力学评价模式。

第四节 生物利用度与生物等效性

一、生物利用度

(一)概念

生物利用度(bioavailability,BA)是指剂型中的药物被吸收进入体循环的速度与程度。根据参比标准的不同,生物利用度可分为绝对生物利用度和相对生物利用度。绝对生物利用度(absolute bioavailability,F_{abs})是药物吸收进入体循环的量与给药剂量的比值,是以吸收比较完全的剂型为标准(通常认为静脉给药生物利用度为 100%)获得的药物吸收进入体循环的相对量。相对生物利用度(relative bioavailability,F_{rel}),又称比较生物利用度(comparatlve bioavailability),是以其他非静脉途径给药的制剂(如片剂或口服溶液)为参比制剂获得的药物吸收进入体循环的相对量,是同一种药物不同制剂之间比较吸收程度与速度而得到的生物利用度。

(二)生物利用度在临床前及临床研究中的应用

生物利用度是描述药物吸收过程的总结果。生物利用度的研究,有利于选择适宜的给药途径、设计适宜的药物剂型,也有利于指导药物制剂的研究与生产,指导临床合理用药,并探寻药品无效或中毒的原因,也为评价药物处方设计的合理性提供依据。

1. 生物利用度在临床前研究中的应用

(1)中药黄芩中的活性成分黄芩苷,口服的生物利用度很低(3%~4%),这也是很多中药成分面临的共性问题,从而影响了口服药物疗效的发挥;有文献报导,当其制备为磷脂复合物后,显著提高其生物利用度(17.38%),从而有效提高其临床疗效。

(2)对中药的临床使用,《汤液本草》指出:"药气与食气不欲相逢,食气消则服药,药气消则进食。"即:古人认为,药物应空腹服用。现在的观点认为,药物与食物之间的相互作用应具体分析,区别对待。当食物与药物同时服用时,胃肠道中的食物对药物的生物利用度产生影响,从而影响药物的疗效和毒性。

2. 生物利用度在临床研究中的应用 生物等效性试验通常采用随机交叉试验方法进行试验设计。随机是要求受试者的来源与分组具有随机性及各组服药顺序的随机性;交叉则是在同一个体身上作对比的试验设计方法。我国的人体等效性试验受试者通常为健康成年男性,试验病例数为 18~24 例,但根据 FDA 的相关指导原则,女性受试者也可参加人体生物等效性试验。其对某些生物等效性指标的提出和应用,为药物临床研究的有效性、安全性提供了较体外质量更进一步的保证。

例如,有研究者对氨麻美敏分散片的人体相对生物利用度和生物等效性进行研究,18 名健康受试者采用随机分组自身交叉对照实验设计,口服氨麻美敏分散片受试制剂和参比制剂各 2 片定时取血,用 LC-MS/MS 法测定血药浓度,以 DAS 软件计算人体相对生物利用度,评价生物等效性。得出结论为受试制剂与参比制剂具有生物等效性。

(三)影响生物利用度的因素

评价制剂的生物利用度是药物制剂的质量标准项目之一,药物制剂的剂型因素和生物因素均会对制剂的生物利用度产生影响。

1. 剂型因素 包括药物的理化性质及制剂因素的影响,如:辅料的种类、工艺路线或工艺参数等差异。药物相同但给药途径不同,生物利用度往往不同;给药途径相同但剂型不同,生物利用度也会不同;剂型相同但处方或工艺参数等不同,生物利用度往往不同;因此,其药效的发挥必然存在差异。

2. 生物因素 对于口服药物而言,胃肠道 pH、肝的首过效应等;另外,性别、年龄及遗传因素等均会影响制剂的生物利用度。

因此,提高药物的生物利用度,最大限度的发挥药效,尽可能减少不良反应的发生显得尤为重要。

(四)生物利用度研究方法

生物利用度的研究可以根据药物本身的药物动力学特性、研究目的及分析方法,选择准确性、灵敏性和精密度高的研究方法。

1. 研究单位应具备的基本条件 新药生物利用度评价工作是新药临床试验,须具备临床试验管理规范要求的各项必要条件,并按规范要求进行试验。要求研究单位有良好的医疗监护条件,良好的分析测试条件和良好的数据分析处理条件,一般应该是国家药品临床试验机构,若因特殊需要选择非临床试验机构参加药品临床研究,应是在国家食品药品监督管理总局登记备案的医疗机构。同时,鉴于生物利用度研究需要多学科、多部门的协同合作,参加生物利用度研究的人员,应包括临床药物动力学研究人员、临床医师、分析检验技术人员和护理人员等。

2. 受试者选择

(1)受试者的要求:受试对象是健康成年男性,18 人以上。受试者年龄一般在 18~40 岁,体重应是标准体重或接近标准体重,经体检证明是健康的,试验前两周内未服用其他药物,且受试期间忌烟、酒。

(2)试验中的医学监护:新药的生物利用度试验方案需经伦理委员会审批通过方可实施。受试者应得到经 GCP 培训的医护人员的监护。受试期间发生任何不良反应,均应及时处理和记录,并通报新药开发研究单位、伦理委员会和药品监督管理部门。研究过程还应受到伦理委员会和监察员的监管和检查。

3. 试验药品的要求

(1)参比制剂:也称为阳性对照品。所有的生物利用度研究都要有参比制剂。参比制剂的质量直接影响研究结果的可靠性。选择参比制剂应注意:①绝对生物利用度试验:选择经批准上市的相同药物静脉注射剂作为参比制剂;②相对生物利用度试验:选择在我国已经获得上市许可的相同药物相同剂型的主导产品作为参比制剂。参比制剂的安全性和有效性应合格,并经过长期的临床试验证明安全有效。

(2)供试品:也称为受试制剂。进行人体生物利用度的供试品,临床前研究工作应已经完成并通过严格的临床前审评,获得国家食品药品监督管理总局(CFDA)的临床试验批文。供试品与报送生产的制剂应相同,其规格、剂型、生产厂家和批号齐全者方可送生物利用度研究。

(3)给药剂量:生物利用度试验的给药剂量为该药物的临床常用量,最大不得超过最大安全剂量。

4. 试验方法的要求

(1)试验设计:由于生物利用度的影响因素较多,为了使试验结果能真实地揭示剂型因素间的差异,尽量避免生物因素与给药方法对结果产生的影响,就成为生物利用度试验应注意的重要问题。生物利用度试验的试验设计,主要目的就是为了消除个体差异与试验周期对试验结果的影响。一个受试制剂与另一参比制剂比较的情况下,采用两制剂双周期交叉试验设计,在两次试验周期之间的间隔时间或交叉试验时各次用药间隔的时间被称为洗净期。生物利用度试验中设置洗净期是为了避免前一次所用药物对后一次试验产生影响。生物利用度试验时,洗净期确定以受试药物 $t_{1/2}$ 而定。要求洗净期应保证受试药物体内消除99%以上。

(2)采样点的确定:应用药物动力学方法进行生物利用度评价时,一条完整的血药浓度-时间曲线是计算制剂生物利用度,评价所需药物动力学参数的必要条件,它应该包括吸收相、平衡相及消除相。一般在血药浓度-时间曲线吸收相和平衡相分别至少取3个点,消除相取4个或4个以上点。总采样点不少于7个。采样持续到受试药原形或其活性代谢物3倍 $t_{1/2}$ 后。

5. 生物利用度测定方法　生物利用度的测定方法有血药浓度法、尿药数据法和药理效应法等,方法选择取决于研究目的、测定药物的分析方法和药物的药物动力学特征。

(1)血药浓度法:基本原理与方法是分别给予受试者实验制剂和参比制剂后,测定血药浓度,估算生物利用度。血药浓度法是生物利用度研究的经典方法,也是计算药物动力学参数最常用、最准确的一种方法。

局限性:①有的药物成分含量低,其血中的浓度更低,以致难于检测;②由于中药复方所含成分十分复杂,目前的研究多数只限于以一种成分的药物动力学特征来代表全方的药物动力学特征。而事实上,各种成分的药物动力学特征是不同的,它们之间可能存在着相关性和差异性,某一成分的体内过程可能受其他成分吸收、分布、代谢、排泄的影响。

(2)尿药数据法:基本原理与方法是当体内药物或其代谢物的全部或大部分(>70%)经尿排泄,并且排泄量与药物吸收量的比值恒定时,则药物吸收的程度可以通过尿中排泄量进行计算。

优点:利用尿中药物或其代谢物的量测定进行药物动力学研究或生物等效性评价,具有取样无伤害、样品量大及无蛋白影响等优点。当血药浓度法因检测原因或其他原因而使应用受限时,可选用尿药数据法。

局限性:对多数药物而言,尿药法进行生物等效性评价是较血药浓度法更间接的方法,加之结果的影响因素多,在新药的生物利用度评价中应用很少。

(3)药理效应法:基本原理与方法是选择客观、可定量描述的药理学指标,如瞳孔大小、眼内压、血压、体温等药物诱导的生理变化。用精密仪器连续或定量地测出其生理信号,如心电图、心音图、肌电图等药理效应与剂量间的相互关系。

其方法为:测定剂量-效应曲线;测定时间-效应曲线;通过上述两条曲线转换出剂量-时间曲线;通过剂量-时间曲线进行药物制剂生物等效性评价。

二、生物等效性

由于药效是吸收速度和吸收程度两者之间的函数,两种制剂仅仅吸收程度相等,但吸收速度不同,则有可能导致生物学不等效。药品管理法规定任何新药必须是安全、有效的。

(一)概念

生物等效性(bioequivalence,BE)是评价同种药物的不同制剂产品的体内质量是否具有一致性的指标。生物等效性的研究通常是指采用生物利用度的研究方法,以药物动力学参数为指标,根据预先确定的等效标准和限度进行的比较研究。

药学等效性是指如果两个制剂含等量的活性成分,具有相同的剂型,则可称为药学等效。药学等效不一定意味着生物等效,辅料或生理因素均会对生物等效产生影响。

生物利用度等效是指同一药物的两种制剂的相对吸收程度,即相对生物利用度相近,该值越接近于 100% 越好。

药物动力学等效是指同一药物的两种制剂在人体内的药物动力学模型相同，主要药物动力学参数相同或相近。

血药浓度经时曲线等效是指同一药物的两种制剂的血药浓度时间曲线重合或基本重合。

以上各项等效性以药效学等效为生物等效的最终判断标准，但药效学等效性研究需要进行大量的临床试验，往往疗效指标的量化观测比较困难。目前，美国 FDA 和我国 CFDA 均以受试者服用受试制剂和参比制剂后，测得的血药浓度经时曲线为依据计算生物利用度及其药物动力学参数、考察生物利用度等。

（二）生物等效性研究在新药评价中的意义

生物利用度着重反映药物活性成分到达体循环的过程，是新药研究过程中选择最佳给药途径和确定用药方案（如给药剂量和给药间隔）的重要依据之一。而生物等效性的重点在于以预先确定的等效标准和限度进行比较，是保证同一活性成分的不同制剂质量一致性的依据，是判断后研发产品是否可替代已上市药品使用的依据。

我国药品生产企业研制的药品以仿制药为主，通常进行人体生物等效性试验，生物等效性试验在药品研究开发的不同阶段，其作用可能稍有差别，但究其根本，其目的是通过测定血药浓度的方法来比较不同的制剂对药物的吸收情况，也即不同制剂之间的差异，以此来推断不同制剂之间的可替换性。

（三）生物等效性评价方法

目前推荐的生物等效性研究方法包括体外和体内的方法，按方法的优先考虑程度依次为：药物动力学方法、药效动力学方法、临床试验方法及体外研究方法。

1. 药物动力学方法 采用人体生物利用度比较研究的方法。通过测定生物样品中药物含量，得到药物浓度经时间变化曲线图，计算出与吸收程度和速度有关的药物动力学参数。由此反映药物从制剂中释放吸收进人体循环中的动态过程，再通过统计学比较分析两制剂是否等效。

2. 药效动力学方法 在无适宜的药物浓度检测方法或浓度与效应之间不存在线性相关等情况下，不能采用药物动力学方法进行研究时，可以考虑用可分级定量的临床药效学指标通过药效动力学—时间曲线比较来进行生物等效性研究。采用该方法应经过充分的方法学确证。

3. 临床试验方法 在无可行的药物动力学和药效动力学研究方法时，可以通过对照的临床比较试验，以综合的疗效终点指标来验证两制剂的等效性。

4. 体外研究方法 一般较少应用体外方法进行生物等效性研究，因为体外情况不能完全反映体内行为。但在某些情况，如数据充分也可以采用体外的方法来进行研究。FDA 规定根据生物药剂学分类证明属于高溶解度、高渗透性、快速溶出的口服制剂可以采用体外溶出度比较研究的方法验证生物等效性，因为该类药物的溶出吸收不是药物进入体内的限速步骤。

（四）生物等效性统计分析

生物等效性是指一种药物的不同制剂在相同的实验条件下，给予相同剂量，其吸收程度和吸收速度没有明显差异。因此对受试制剂与参比制剂的生物等效性评价，应从药物吸收程度和吸收速度两方面进行。评价反映这两方面的三个药物动力学参数即 AUC、C_{max}、t_{max} 是否符合前述等效标准。

通常制剂生物等效的标准为：供试制剂与参比制剂的 AUC 对数比值的 90% 可信限为 80%~125%；供试制剂与参比制剂的 C_{max} 对数比值的 90% 可信限为 75%~133%；供试制剂与参比制剂的 AUC、C_{max} 的双向单侧 t 检验均得到 $P<0.05$ 的结果，则供试制剂与参比制剂具有生物等效性，供试制剂与参比制剂为生物等效制剂。对于治疗窗窄的药物，AUC 和 C_{max} 的范围可能

应适当缩小。

常用的生物等效性统计分析方法有方差分析、双单侧 t 检验法（two one side t-test）和90%置信区间法等。

1. 方差分析法 方差检验是显著性检验，用于评价受试制剂与参比制剂组的组内和组间差异，即个体间、试验周期间、制剂间差异。根据方差分析的统计假设，在生物等效性评价中的条件是：①受试者的选择与分组应是随机的；②受试组与参比组的误差来源和影响因素应相等或相当；③误差的作用具加和性且无交互影响；④实验数据呈正态分布。

2. 双单侧 t 检验法（two one side t-test） 双单侧 t 检验法用于可信性检验，确定受试制剂与参比制剂生物利用度参数平均值的差异是否在允许范围内。双单侧 t 检验是等效性检验，设定的无效假设是两药不等效，受试制剂在参比制剂一定范围之外，$P<0.05$ 说明受试制剂没有超规定的参比制剂的高限和低限，拒绝无效假设，可认为两药等效。

3. 90%置信区间法 置信区间表示试验结果的可信程度，生物等效性中常用的90%的置信区间分析公式为

$$(X_r - X_R) \pm t_{0.01(v)} \cdot S\sqrt{2/n} \tag{12-29}$$

式中，$t_{0.01(v)}$ 由 t 值查表可知，由该式计算得到的上下限的反对数，即为受试制剂与参比制剂的动力学参数比值90%可能存在的范围。

三、中药生物利用度与生物等效性研究

我国自20世纪70年代中期开始进行药物生物利用度的研究工作。随着中药现代化进程加速，中药生物利用度和生物等效性的研究逐渐增多。生物利用度和生物等效性研究对中药新药的开发、剂型改革、质量控制及临床疗效的提高都具有重要的意义。

（一）中药生物利用度与生物等效性研究的难点

中药及其制剂成分复杂，有些中药有效成分不明，临床疗效又以复方为主，因此开展中药生物利用度与生物等效性研究难度很大。借鉴化学药品生物等效性的评价方法研究中药制剂，有其局限性。常用的血药浓度法或生物效应法测定的药物动力学参数，通常只能反应某一种或某一类成分的体内过程，难以评价中药，尤其是复方中药制剂的整体药物动力学特征和生物效应。

（二）中药生物利用度与生物等效性研究的概况

中药及其制剂的生物利用度和生物等效性研究起步虽然不及化学药早，但近年来发展非常迅速。除了体外试验方法，中药制剂体内生物利用度和生物等效性研究取得了令人瞩目的成绩。特别是20世纪80年代以来，中药药物动力学的迅猛发展，促进了中药生物利用度和生物等效性的研究。在传统中医理论和临床经验的基础上，融合现代生物分析技术和计算机模拟等多学科知识和方法，这一研究正逐步向动物实验研究进入人体研究的新阶段。但是有关中药生物利用度与生物等效性研究，任务十分艰巨，有待我们在继承中不断创新。

> **知识拓展**
>
> 由于中药制剂特别是复方制剂成分复杂，影响生物利用度的因素很多，涉及多学科相关知识。
>
> 在众多影响生物利用度的因素中，药物剂型最为重要也最为复杂。古代医家认为："汤者荡也，去大病用之，散者散也，去急病用之，丸者缓也，不能速去舒缓而治之意也"。不同剂型的中药存在着不同的生物利用度。
>
> 另外，中药性味也会影响药物的生物利用度。川芎有活血行气，祛风止痛之功，冰片

开窍醒神、清热止痛、生肌之功,《本草衍义》认为这两味药"独行则势弱,佐使则有功"。单用冰片或川芎对脑缺血患者脑组织含水量无明显影响,只有二者配伍才能增加川芎对脑缺血再灌注损伤的保护作用。

第五节 群体药物动力学

一、概 念

群体药物动力学(population pharmacokinetics,PPK)是将经典药物动力学的基本原理和统计学模型相结合,分析药物动力学特性中存在的变异性,研究药物体内过程的群体规律、药物动力学参数的统计分布及其影响因素。群体药物动力学可以将患者的个体特征与药物动力学参数联系起来,作为个体化给药的依据。与传统药物动力学相比,群体药物动力学的优势主要体现在其对药物动力学参数变异的分析能力及分析稀疏数据的能力两方面。

二、群体药物动力学模型中的两大类因素

群体药物动力学用固定效应和随机效应因素来描述个体间差异。

(一)固定效应因素

包括年龄、体重、体表面积、身高、性别、种族、肝功能、肾功能、疾病、用药史、合并用药、吸烟、饮酒、环境、遗传等对药物处置的影响,这些因素是相对固定的,又称固定效应因素(fixed effects),用参数 θ 表示,在回归方程中用来估算药物动力学参数的平均值。

(二)随机效应因素

随机效应因素(random effects)是一类较难观测,较难预知的因素,包括个体间和个体自身变异,是指不同患者间、不同实验者、不同实验方法和患者自身随时间的变异。

三、群体药物动力学的研究方法

(一)实验设计与数据收集

群体药物动力学的研究应遵循现行的 GCP 和 GLP 的有关规定,研究前应了解药物的某些初步药物动力学信息,如药物主要消除途径、基本药物动力学模型,同时建立灵敏、专一的血药浓度检测方法。虽然 PPK 的特点和优势是可以采用临床大量患者的零散血药浓度数据进行分析,但必须充分认识到以下几点事项。

数据的完整性:用药相关数据应包括用药方案、剂量、给药途径、采样时间、合并用药信息等;应注重数据的长期积累。患者相关信息应包括人口统计学信息,包括性别、年龄、体重、身高等;以及病理生理数据,包括临床检验结果、重要脏器功能等。在数据的收集过程中应有分组的考虑,以考察固定效应、剂型、合并用药、分析方法等分组收集数据。

样本数:一般不少于 50 例;另外,样本数与所考察的固定效应及每个个体的取样点数多少有关,考察因素越多或个体取样点越少则样本数应适当增加。

取样点数:每个患者一般取 2~4 个点;具体的取样时间应根据药物治疗的给药方案设计的特点而定。

（二）群体药物动力学主要研究方法

用于 PPK 数据分析的方法可分为参数法（PM）和非参数法（NPM）。PM 法是目前应用的主要方法，包括单纯集聚法（NPD）、二步法（TS）、吉布斯取样法（GS）、非线性混合效应模型法（NONMEN）；非参数法目前尚停留在理论研究阶段。非线性混合效应模型法（NONMEN）是目前 PPK 数据处理中最重要的方法。虽然存在模型较复杂的缺点，但由于该方法能处理临床收集的零散数据、每例取样点少（2~3 次）、可直接估算各类参数并能定量考察各种病理因素对群体参数的影响，比较符合临床实际，从而得到了广泛的应用和开发。

（三）群体药物动力学研究具体步骤

（1）根据研究目的及研究类型结合文献，确定影响药物动力学的因素。
（2）数据收集，建立包括各影响因素（包括固定效应及偶然误差等随机效应）的数据库。
（3）建立固定效应模型，用 NONMEM 法求取固定效应参数。
（4）给予患者初剂量后，取样测定，求出患者个体的药物动力学参数，用于患者的个体化给药或新药研发等目的。

四、群体药物动力学的应用

（一）生物利用度研究

在药物动力学模型中加入生物利用度（F）、药物动力学参数，利用 NONMEM 法估算药物在患者体内的生物利用度 F 值及其个体化差异。NONMEM 法与经典方法具有良好的一致性，且 NONMEM 法具有能处理稀疏数据的优点，可以为药物生物利用度评价提供新的更加简捷和方便的数据分析途径，能为全面、综合地评价两种制剂的生物等效性提供更多的信息。

（二）合并用药

在日常的给药方案中，特别是一些需长期用药疾病的治疗，基本上都是采用联合用药的方式，定量研究药物相互作用的影响，对临床合理用药具有重要意义。群体药物动力学可定量研究药物相互作用的影响。

（三）新药临床评价

新药研发过程中，在新药Ⅰ期临床实验中，所采用的经典药物动力学研究方法，存在着一定的局限性。受试对象是健康志愿者或病情较稳定的患者，受试人数较少，受试对象为患者时少有并发症，很少合并用药。儿童、妇女、老人等特殊群体一般不作为新药Ⅰ期临床 PK 研究对象，但这些群体的药物动力学特征在Ⅲ、Ⅳ期临床研究中对于给药方案的设计与修订至关重要，另外Ⅲ、Ⅳ期临床研究中的受试群体出于管理和伦理等方面的原因，血药浓度采样只有几个点，这都凸显出 PPK 研究方法的优势。

（四）优化个体化给药方案

个体化用药就是根据患者特点，因人而异制定给药方案，治疗目标是"安全、有效"，特别是对于一些"治疗窗"比较窄，同时又需要长期服用的药物，以及一些需要联合用药的治疗，PPK 的研究就显得尤为重要。NONMEM 法考虑了固定效应及随机效应等各种因素，尤其适用于实现个体化用药。较常采用的方法是先通过 NONMEM 法计算出群体药物动力学参数，再结合 Bayesian 反馈法估算出个体药物动力学参数，设计个体化给药方案。

本 章 小 结

给药方案是指在药物治疗方案中,患者的给药途径、给药剂量、给药速度、给药间隔和给药方法等的选择与确定。掌握根据半衰期、平均稳态血药浓度、稳态血药浓度设计给药方案,熟悉非线性动力学特征、小儿及老年人、肾损伤患者给药方案设计。

治疗药物监测是在药物动力学原理的指导下,应用现代的分析技术,测定患者用药后的血液或其他体液中药物浓度变化,从而进行药物疗效评价或制定个体化给药方案,以提高药物的疗效和减少不良反应的发生。治疗药物监测的指征为:治疗指数低的药物、具有非线性动力学特征的药物、需要长期服用药物、未见预期疗效或怀疑患者药物中毒时、肝、肾或胃肠功能不良的患者、合并用药、个体差异大的药物。

生物利用度是指剂型中的药物被吸收进体循环的速度与程度。根据参比标准的不同,生物利用度可分为绝对生物利用度和相对生物利用度。

群体药物动力学是将经典药物动力学的基本原理和统计学模型相结合,分析药物动力学特性中存在的变异性,研究药物体内过程的群体规律,药物动力学参数的统计分布及其影响因素。

Bayesian 反馈法是在群体药物动力学参数的基础上,采用患者的 1~2 个血药浓度作为反馈,可以得到较为理想的个体药物动力学参数。

思考题与习题

1. 对于体内过程符合一室模型的药物,组织和血浆是否一定具有相同的药物浓度?为什么?

2. 为什么我们用负荷剂量更快地获得药物的治疗浓度,能否用增加输液速度或增加输液剂量大小的方法获得治疗浓度?

3. 如何根据 $t_{1/2}$ 设计临床给药方案?

4. 什么是生物等效性,常用的生物等效性评价的统计方法有哪些?

5. 肾功能减退患者给药方案的调整有哪些?

6. 某一室模型药物以 30mg/h 的速度静脉输液,计算该药物稳态时的排泄速度。C_{ss} 为 20μg/ml。如果输液速度增加至 40mg/h,新稳态药物浓度为多少?

7. 患者,男,60 岁,75kg,静脉输注某一抗生素。其消除半衰期是 8h,表观分布容积 1.5 L/kg。以药物浓度为 15mg/ml 的安瓿瓶给药 60ml,期望的稳态浓度为 20μg/ml。

(1) 该患者推荐的输注速度是多少?

(2) 该患者推荐使用的负荷剂量是多少?为什么推荐使用负荷剂量?

(3) 如果对该患者的血药浓度进行监测,何时取样?

8. 群体药物动力学主要应用有哪几方面?

(李 楠)

第十三章 药物动力学在药物设计中的应用

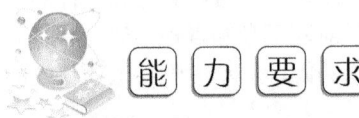

能力要求

1. 掌握新药临床前和临床药物动力学研究的内容和基本要求。
2. 熟悉生物样品检测方法的要求，缓控释制剂设计的药物动力学原理。
3. 了解药物动力学软件，靶向制剂的体内药物动力学特点，生物技术药物的体内药物动力学特点及其体内药物分析方法。

第一节 药物动力学在新药开发中的应用

一、药物动力学在新药研究开发中的作用

新药研究与开发过程通常分为临床前研究与临床研究两个阶段，与之相对应的，药物动力学研究也分为临床前药物动力学研究（或称非临床药物动力学研究，Preclinical pharmacokinetics）以及临床药物动力学研究（clinical pharmacokinetics）。临床前药物动力学研究的受试对象是实验动物，因此又被称为动物药物动力学试验；临床药物动力学研究的受试对象是人，因而又被称为人体药物动力学试验。

新药临床前药物动力学研究的目的，是通过动物体外和体内的研究方法，阐明新药在动物体内吸收、分布、代谢和排泄的过程和特点，并提供一些重要的药物动力学参数，进而揭示新药在体内动态变化的规律性，包括吸收的速度和程度；全身分布情况；药物的血浆蛋白结合率；代谢物的结构、转化途径及其动力学；排泄的途径、速率和排泄量。为药理学、毒理学、药效学、临床试验及临床合理用药提供参考资料。

临床前药物动力学研究在新药研究中意义重大：通过对先导化合物动物体内过程的研究，初步判断是否具有进一步开发研究的必要。在新药开发的早期阶段，可利用各种体内和体外模型对候选化合物药物动力学进行初筛，以便在研究开发的早期就确定该候选化合物是否有继续开发的价值，并可以根据筛选的结果对先导化合物进行结构改造或修饰，以获得具有良好药物动力学特性的新候选化合物。由此可见新药的临床前药物动力学研究在创新药物的开发研究中占有重要的地位，它与临床前药理学研究和毒理学研究一起构成一个三位一体的完整的新药筛选和评价体系。

新药的临床药物动力学研究旨在阐明药物在人体内的吸收、分布、代谢和排泄的动态变化规律。包括新药的Ⅰ期、Ⅱ期和Ⅲ期临床药物动力学研究，根据研究结论，认为是安全有效的新药才能被药品监督管理部门批准上市，因此，临床药物动力学成为新药开发的必要环节。临床药物动力学研究分为健康志愿者药物动力学研究、目标适应证患者的药物动力学研究以及特殊人群（如肝功能损害患者、肾功能损害患者、老年人和儿童）的药物动力学研究等。通过临床药物动力学研究，可以揭示疾病对药物体内过程的影响规律，探讨联合用药的药物体内过程相互作用等，从而为新药临床试验给药方案的拟订和新药上市后临床药物治疗方案的制订提供理论依据和实验基础。

二、新药临床前药物动力学研究

（一）新药临床前药物动力学研究的基本要求

1. 受试药品 要求质量稳定且与药效学或毒理学研究所用实验药品一致。只有试验样品与药效学和毒理学研究所用样品一致，才能使药物动力学研究结果对药理学和毒理学研究有直接的参考意义。药物动力学实验的复杂性和高要求，是用于揭示新药的药物动力学特征为目的的药物动力学研究，必须保证试验药品具有稳定的质量。

2. 受试动物 实验动物一般采用健康成年动物。常用动物有小鼠、大鼠、兔、豚鼠、犬和猴等。实验动物选择的基本原则有如下几点。

（1）首选动物尽可能与药效学和毒理学研究所用的动物一致。

（2）尽量在清醒状态下实验，药物动力学研究最好从同一动物多次采样。

（3）创新药应选用两种或两种以上的动物，其中一种为啮齿类动物，另一种为非啮齿类动物，其主要目的是要了解药物的体内过程是否存在明显的种属差异。其他类型的药物，可选用一种动物（首选非啮齿类动物，如犬等）。

（4）实验中应注意雌雄动物兼用，以便了解药物的体内过程是否存在明显的性别差异，如发现存在明显的性别差异，应分别研究药物在雌雄动物体内的动力学过程。对于单一性别用药，可选择与临床用药一致的性别。

（5）口服药物不宜选用兔等食草类动物，因为这类动物的吸收不规则。

（6）确定所需的受试动物数量时，以血药浓度-时间曲线的每个采样点不少于 5 个数据为限。最好从同一动物个体多次取样；若由多只动物的数据共同构成一条血药浓度-时间曲线，应增加动物数。

（7）在速释、缓释、控释制剂药物动力学研究时，原则上采用成年 beagle 犬，体重差值一般不超过 1.5kg，和药理学实验一样，实验动物应该在实验室饲养 3~5 日，使其适应场地环境，实验时处于正常的生理状态。口服给药，一般在给药前应禁食 12h 以上，以排除食物对药物吸收的影响。

3. 试验方案的设计

（1）给药途径和给药剂量：药物动力学研究所用的给药途径和方式，应尽可能与临床用药一致，对于大动物（如犬等）应使用与临床一致的剂型。剂量的选择可以参考药效学和毒理学研究中所用的剂量，应设置至少高、中、低 3 个剂量组，其高剂量最好接近最小中毒剂量，中剂量相当于有效剂量，这样所得结果更有利于解释药效学和毒理学研究中的现象。3 个剂量的主要目的是考察药物在体内的动力学过程是否属于线性，若为非线性动力学要研究剂量的影响。在剂量确定时应尽量避免为了适应检测方法的灵敏度而任意加大剂量。

（2）取样时间点安排：血药浓度-时间数据是药物动力学研究的核心，其准确可靠程度一方面取决于分析检测技术，另一方面取决于正确的实验设计，其中尤以取样点设置的合理性影响最为显著，取样点过少或选择不当，所得的血药浓度-时间曲线可能不能真实地反映药物在体内的动态变化规律，由此计算的药物动力学参数也就失去了意义。一个完整的血药浓度-时间曲线，应包括药物的吸收相、分布相和消除相，采样点的设计应兼顾到这 3 个时相。为此，应先做预试验，摸索出三个时相点的时间分布，再进行正式试验。取样点通常可安排 9~13 个点，一般在吸收相至少需要 2~3 个采样点，对于吸收快的血管外给药的药物，应尽量避免第一个点是 C_{max}；在 C_{max} 附近至少需要 3 个采样点；消除相需要 4~6 个采样点。整个采样时间至少应持续到药物的 3~5 个半衰期，或持续到血药浓度为 C_{max} 的 $1/20 \sim 1/10$。

4. 药物动力学参数的计算 根据血药浓度-时间数据，可采用适宜的房室模型或非房室模型方法进行数据处理,求算药物动力学参数。新药的药物动力学研究通常要求提供的基本药物动力学参数有:静脉注射给药的 $t_{1/2}$、V、AUC 和 CL 等,血管外给药的 k_a、C_{max}、t_{max}、$t_{1/2}$ 和 AUC 等。对于水溶性药物,还应提供血管外给药的绝对生物利用度。对缓控释制剂的要求可参考本教材相关章节。参数的估算目前一般主张采用非房室模型的方法(如统计矩方法),因为随着药物动力学研究的不断深入,人们逐渐认识到房室模型的一些不足之处,采用房室模型估算的有些药物动力学参数常与实测值存在较大差异。

对于单次给药,应提供各受试动物的血药浓度-时间数据、曲线及其平均值、标准差及曲线,以及主要药物动力学参数及平均值和标准差,并对受试动物单次给药临床前药物动力学的规律和特点进行讨论和评价。如果是多次给药,则应提供各(和各组)受试动物首次给药后的血药浓度-时间数据及曲线和主要药代动力学参数,各(和各组)受试动物的 3 次稳态谷浓度数据及平均值、标准差,各(和各组)受试动物血药浓度达稳态后末次给药的血药浓度-时间数据和曲线,及其平均值、标准差和曲线。比较首次与末次给药的血药浓度-时间曲线和有关参数,以及各个(和各组)平均稳态血药浓度及标准差。

(二)新药临床前药物动力学研究内容

1. 药物的吸收研究 对血管外给药的药物制剂而言,吸收是药物发挥全身作用的必要条件。对吸收过程的研究有助于药物的结构设计、处方筛选、工艺优化等,尤其是缓、控释制剂与速释制剂,其吸收的速度与程度几乎成为制剂的最主要特征。新药研究中血管外给药的药物制剂的吸收,也主要通过整体动物的药物动力学试验或人体生物利用度试验来进行评价,但是离体实验也有助于了解药物的吸收特点及其影响因素。研究药物在胃肠道中吸收常用的方法包括体外、在体和体内方法,具体的方法及操作可参见本书相关章节内容。对药物吸收的研究主要包含两方面的内容,即生物利用度和吸收机制。

(1)吸收速度:可以通过血药浓度-时间曲线来反映,吸收速度快的药物往往达峰时间短,且峰浓度高;吸收速度慢的药物则正好与之相反。因此药物在体内的 C_{max} 和 t_{max} 是反映药物吸收速度的两个最直观的指标和参数,常被用于评价药物的吸收速度。

(2)吸收的程度:可以用 AUC 来反映,AUC 越大表明药物的吸收越好,AUC 是评价药物吸收程度的一个重要的指标和参数。对于血管外给药的药物,应尽可能提供其绝对生物利用度,即通过比较静注给药的 AUC 和血管外给药后的 AUC 来研究血管外给药的吸收速度和程度及绝对生物利用度,以便确定临床的最佳给药途径和剂型。

(3)吸收机制:对于口服的创新药物而言,还可采用体外吸收模型(如 Caco-2 细胞模型)及在体或离体组织吸收模型研究药物吸收的特性(胃肠道吸收部位等)和机制(被动扩散和主动转运等)。其中 Caco-2 细胞模型是近年来建立的一种新的体外吸收模型,具有同源性好(与肠上皮细胞结构相似)、所需药量少、与体内吸收的相关性好、可进行批量操作和成本低等特点,因此尤其适合于创新药物早期的吸收筛选研究。目前 Caco-2 细胞模型已经被广泛地用于体外吸收的研究。

2. 药物的分布研究 药物的组织分布实验主要是研究试验药物在实验动物体内的分布规律、蓄积情况、主要蓄积的器官或组织、蓄积程度等。

组织分布研究一般选用小鼠或大鼠,应至少设置 3 个剂量组,给药后分别在吸收相、分布相和消除相各选一个时间点取样测定。每个时间点至少应有 5 只动物的数据。测定的样本包括心、肝、脾、肺、肾、脑、胃、肠、子宫或睾丸和肌肉等重要组织,通过测定这些组织中的药物浓度,了解药物在体内分布的主要组织器官,特别是效应靶器官和毒性靶器官的分布特征。正式试验前,应做好方法学研究,做一定的预试验,以保证结果的可靠性。试验采样要有代表性,如取 1/2 或 1/4 个肾时,应注意取样对称性。最好将整个组织做成匀浆后,取一定量作药物含量测定。当药物的检测选择同位素测定技术,进行同位素标记物的组织分布试验时,应尽可能提供给药后不同时相的整体放射自显影图像。若某组织的药物浓度较高、持续时间长且为临床上需要长期服用的药物，应研究其毒理学意义及体内的蓄积情况。对于单剂量给药后有明显的蓄积倾向、半衰期长（给药时间间隔短于 4 个半衰期）且临床需长期给药的药物，应考虑进行多次给药后的组织分布研究，以便进一步了解多次给药后药物在体内的蓄积情况。

3. 药物的血浆蛋白的结合研究 药物进入血浆或组织后，以结合型、游离型 2 种状态存在。药物与血浆蛋白的结合对药物的转运和药理活性会产生直接或间接影响，结合型的药物无法通过生物膜，因而不能进行转运并暂时失去药理活性。但由于药物与血浆蛋白的结合是可逆的，因此药物与血浆蛋白的结合对药物的转运和药理活性的影响是暂时的，可以把它看成是药物的一种储存形式。药物的血浆蛋白结合率是重要的药物动力学参数之一。血浆蛋白结合的研究，包括结合机制、潜在的结合相互作用、血浆蛋白结合对膜转运的影响等研究内容。在新药的血浆蛋白结合研究中，以血浆蛋白结合率测定为主要目的。研究药物与血浆蛋白结合试验可采用多种方法，如平衡透析法、超滤法、超速离心法、凝胶过滤法等。根据药物的理化性质及试验条件，可选择使用一种方法进行至少 3 个浓度（包括有效浓度）的血浆蛋白结合试验，每个浓度至少重复试验三次，以了解药物的血浆蛋白结合率是否有浓度依赖性。

平衡透析法是取血浆或血清置透析袋内，悬于含药物的缓冲液中，恒温振荡，至平衡后，分别测定袋内、外药物浓度，按下式计算血浆蛋白结合率的方法。

$$血浆蛋白结合率 = \frac{袋内药物浓度 - 袋外药物浓度}{袋内药物浓度} \times 100\% \quad (13\text{-}1)$$

在此方法中，透析袋常用醋酸纤维膜制成，一般容积为 0.5~10ml。半透膜的孔径与厚度应根据截留的相对分子质量大小确定，需截留的相对分子质量越小，所需的平衡时间越长。实验前，常将其在水或缓冲液中浸泡数小时，以防止膜破裂。为检查是否渗漏蛋白质，可取袋外缓冲液用 3%三氯乙酸试验有无沉淀。试验时的蛋白质溶液最常用人或动物血浆。由于不同个体的血浆蛋白组成和含量存在差异，结果变异大，可以取多个个体的血浆混合，用混合血浆蛋白进行研究。试验采用的缓冲液常用 pH7.5 的内含 0.15mol/L 氯化钠的 0.13mol/L 磷酸盐缓冲液。试验的温度与透析平衡时间也是试验的重要条件，常在 37℃进行实验，当药物稳定性不好或其他特殊情况时，也可在 20℃和 4℃条件下进行。通常，37℃静置透析需 16~48h 达扩散平衡；4℃静置透析约需 60h 达扩散平衡。为防止加热条件下长时间实验对药物稳定性的影响，可以采用振荡方式加速平衡或加入适量防腐剂。透析平衡时间的确定，可以在实验时用与血浆相同体积的缓冲液置透析袋内，进行对照试验，测定袋内外药物浓度达平衡的时间。此外，在试验时还应注意防腐与灭菌、药物在透析膜上的吸附、缓冲液体积变化的校正等问题。

4. 药物的代谢研究 对于创新药物，需了解在体内的代谢情况。在药物代谢研究中，微量代谢物的分离、纯化及结构确证是十分困难的，但在新药申报生产前应尽可能阐明主要代谢物的可能代谢途径及其结构，并研究其转化量；对有药理活性或毒理活性的主要活性代谢物，需进行药物动力学分析。

创新药物的体内代谢研究一般应选用两种或两种以上的动物，其中一种为啮齿类动物，一般选用大鼠；另一种为非啮齿类动物，一般选用犬，其主要目的是要了解药物在体内的主要代谢方式、代谢途径、主要的代谢产物及其代谢是否存在明显的种属差异。选择一定的剂量给药后分别采集血样、尿样、胆汁和粪便等，采用色谱方法分离和分析生物样品（血、尿、胆汁、粪等）中可能存在的代谢产物。

可采用体外的方法研究药物的生物转化。目前常用的体外代谢模型有肝微粒体 P450 酶、肝切片模型、肝灌流模型和肝细胞培养模型等，这些方法尤其适合于创新药物的早期药物动力学研究，可以进行大批量的药物动力学筛选，但采用该法所得的结果与体内代谢的一致性方面存在不足，因而其实验结果一般仅用于预测体内代谢情况，尚需体内代谢研究的进一步证实。

在药物生物转化试验中，转基因细胞系的应用对确定药物代谢酶、考察单一酶对药物的作用、考察可能的药物代谢过程相互作用及明确药物转化途径等提供了方便。通常采用 PCR 技术与 DNA 重组技术从人肝组织中克隆药酶基因的 cDNA 至载体,经限制性内切酶图谱分析和序列测定确证后,构建真核或原核细胞重组表达体,导入宿主细胞,以此建立转基因细胞系。分子生物学、分析检测技术等相关学科和技术的发展和提高,将为药物代谢研究提供更多的方法和手段。

5. 药物的排泄研究 新药排泄试验的目的是确定药物的排泄途径、排泄速率和各种排泄途径的排泄量。其主要的排泄途径为尿液、胆汁和粪便。药物排泄试验一般选用小鼠或大鼠。新药药物动力学研究要求至少有 5 只动物的试验数据。

(1) 尿排泄和粪排泄:将动物放入特制的代谢笼内,为保证尿和粪分离效果,应用优良设计的代谢笼进行试验。选择一个有效剂量给药后,按一定的时间间隔分段收集尿或粪的全部样品,包括药物从尿或粪中开始排泄、排泄高峰及排泄基本结束的全过程。记录尿体积,混匀,取一部分样品,测定尿药浓度,计算药物经尿液排泄的速度及总排出量(占总给药量的百分比)。粪便样品可先制成匀浆,记录总体积。取部分样品进行药物含量测定;也可先称重,后研磨均匀,取一定量进行药物测定,计算药物经粪便排泄的速率及总排泄量(占总给药量的百分比)。

(2) 胆汁排泄:胆汁排泄试验一般应用大鼠进行。在乙醚麻醉下,将动物四肢固定在大鼠板上作胆管插管引流胆汁,待动物清醒后,按所定剂量和给药途径给药,并以合适的时间间隔分段收集胆汁,记录胆汁体积,取一部分样品进行药物测定,计算药物经胆汁排泄的速率及总排泄量(占总给药量的百分比)。若胆汁是药物的重要排泄途径,且口服吸收良好,则需要研究该药物是否存在肝肠循环。对肝是重要结构转化部位或肝摄取较多的药物则应研究药物是否存在首过效应。

三、新药临床药物动力学研究

1. 新药临床药物动力学研究应遵循的原则 新药临床药物动力学研究是以人为对象的研究,根据《赫尔辛基宣言》和国际医学科学组织委员会颁布的《人体生物医学研究国际道德指南》的要求,所有以人为对象的研究必须符合公正、尊重人格、力求使受试者最大程度受益和尽可能避免伤害的原则。由于临床药物动力学试验的受试对象是人,因此,全过程必须贯彻 GCP (good clinical practice) 的精神并严格执行,试验的方案设计与试验过程中,均应注意对受试者的保护。按照 GCP 原则制订试验方案并经伦理委员会讨论批准,受试者必须是自愿参加试验,并签订书面知情同意书。

因此,为了保证临床研究的严肃性和安全性,国家规定进行药品临床研究,须由申办者在国家药品临床试验机构中选择临床研究单位(负责单位和协作单位);在非临床试验机构进行临床研究须填报药品临床研究申请表,并报国家食品药品监督管理局批准。

2. 新药临床药物动力学研究的内容 新药 I 期临床试验,即新药在临床前研究工作结束后在人身上进行实验的第一阶段,要求进行健康人的药物动力学研究,其目的在于探讨药物在体内吸收、分布和消除的动态变化特点。健康志愿者的药物动力学研究包括单次与多次给药的药物动力学研究、进食对口服药物制剂药物动力学影响的研究、药物代谢产物的药物动力学研究、药物-药物的药物动力学相互作用研究。通过 I 期的研究,获得基本的药物动力学参数,为 II 期临床试验提供剂量和给药方案的参考。

新药 II 期(或 III 期)临床试验时,临床药物动力学研究内容有:进行药物动力学和生物利用度研究,包括单次给药和多次给药的药物动力学研究;观察在患者和健康人的药物动力学差异,了解病理状态对新药体内过程的影响;如新药为前体药物或在人体内主要以代谢方式进行消除,则需进行新药的代谢途径、代谢物结构及其药物动力学的研究。这一期临床药物动力学试验主要为第二阶段临床研究做准备,以确定初步药物治疗方案。

3. 试验设计要点

（1）受试药物的要求：作为新药临床药物动力学研究的试验药物，应为经国家药检部门检验合格，符合临床研究用质量标准的中试放大产品。其稳定性、含量、溶出度、有关物质及安全性检查均合格，并为报送生产及进行Ⅰ期临床试验耐受性的同批药品。

（2）受试者选择：Ⅰ期临床药物动力学试验时应选择正常健康人作为受试者。受试者原则上应男女兼有，年龄以 18～45 岁为宜，体重指数[BMI，BMI=体重（kg）/身高（m）^{2}]19～24 范围内。不吸烟、不嗜酒。但应注意，女性作为受试者往往要受生理周期或避孕药物的影响，因某些避孕药物具有药酶诱导作用或抑制作用，可能影响其他药物的代谢消除过程，因而改变试验药物的药物动力学特性。另外，一些有性别针对性的药物，如性激素类药物、治疗前列腺增生药物、治疗男性性功能障碍药物及妇产科专用药等则应选用相应性别的受试者。

除健康受试者外，新药药物动力学研究的受试者还包括健康志愿者、目标适应证患者和特殊人群，其中特殊人群又包括肝肾功能损害患者、老年人和儿科人群等。目标适应证患者的药物动力学研究一般应在Ⅱ期和Ⅲ期临床试验期间进行。肝、肾功能损害患者的药物动力学研究可在Ⅲ、Ⅳ期临床试验期间进行。老年人的药物动力学研究可选择老年健康志愿者或患者，酌情在四个阶段的临床试验期间进行。儿科人群药物动力学研究可在Ⅰ～Ⅳ期临床试验期间进行。受试者多为目标适应征的患儿。

（3）剂量确定：由于整个试验是从小剂量到大剂量进行的，所以选择初始剂量必须十分慎重。首先以保证安全为准则，应参考动物的试验剂量如 ED_{50}、LD_{50} 和药物动力学参数，共同讨论一个预测剂量，然后以这个预测剂量的分数剂量（＜1/10）作为人体试验的初始剂量，试验前还必须确定本试验的最大剂量，一般等于临床应用该类药物的最大剂量。从起始剂量到最大剂量间分成几个剂量级别，这要根据药物安全范围大小，根据需要而定。若达到了最大剂量仍未出现毒性反应即可终止试验。同一受试者只能接受一个剂量试验，不得参加剂量递增和累积试验。

（4）血药浓度-时间曲线的数据测定：单剂量试验时，确定 12 例以上受试者，在试验前一日晚统一进清淡饮食，进入监护室或病房，而后禁食，不禁水过夜。次日晨空腹（注射给药可不空腹）给药，用 150～200ml 温水送服，2～4h 后进统一早餐（根据药物吸收速度确定），4h 后进统一午餐。试验期间受试者均应在监护室内，避免剧烈活动，禁止饮茶、咖啡和含咖啡饮料。

多剂量试验时，12 名以上的受试者集中在监护室内进行服药、采样和活动，一日三餐均应统一饮食。对每日一次给药的方案，受试者应禁食 10h 左右后，早晨空腹服药；对每日两次给药的方案，受试者应禁食 10h 左右后，早晨空腹服药，晚上则至少应在进晚餐 2h 后服药；每日三次给药的方案，受试者应早晨空腹服药，其他服药时间则按每 6h 或每 8h 间隔服药。

在进行食物对口服药物制剂药物动力学影响的研究时，应采用随机双周期交叉试验设计，受试者 6～8 例随机分两组。一组在试验前禁食 10h 左右，于次日早晨空腹口服药物，用 150～200ml 温水送服，服药后，4h 进统一饮食，并严格控制进餐量。另一组受试者在实验前禁食 10h，并进统一饮食后，立即口服药物（5min 内），用 150～200ml 温水送服，4h 后进统一饮食。其余步骤均同上。经清洗期后交叉进行试验，清洗期为被测定药物 $t_{1/2}$ 的 7 倍以上时间。取样时间点设计可参考临床前药物动力学研究的相关内容。

（5）实验结果处理与报告：一般选用房室模型法或非房室模型法进行处理以估算新药的主要药物动力学参数，以全面反映药物在人体内吸收、分布和消除的特点。通过单次给药测得各受试者血药浓度-时间数据，需获得的主要药物动力学参数包括：k_a、t_{max}、C_{max}、AUC、V、k、$t_{1/2}$ 和 CL 等。通过多次给药的稳态血药浓度-时间曲线数据，求得的主要药物动力学参数包括：t_{max}、C_{max}^{ss}、C_{min}^{ss}、$\bar{C}_{ss}$、$t_{1/2}$、CL、稳态血药浓度-时间曲线下面积 AUC_{ss} 及 DF 等。

新药临床药物动力学研究的报告，应提供各个受试者的血药浓度-时间数据及曲线图、平均值（±s）及曲线图；提供各受试者的上述主要药物动力学参数和其平均值（±s）；对多次给药与单次给药的药物动力学规律与特点进行比较,并对新药临床药物动力学规律和特点进行扼要的讨论和小结。

四、新药药物动力学研究中生物样本的测定方法

(一)生物样本分析的意义与特点

生物样本测定的准确程度通常决定了药物动力学研究结果的正确与否,因此,采用合适的、准确可靠的测定方法以测定生物样本中的药物,成为药物动力学研究的重要条件。由于生物样本一般来自全血、血清、血浆、尿液或其他临床生物样品,具有取样量少、药物浓度低、干扰物质多(如激素、维生素、胆汁以及可能同服的其他药物)以及个体差异大等特点,因此必须根据待测物的结构、生物介质和预期的浓度范围,建立灵敏、专一、精确、可靠的生物样本定量分析方法,并根据具体目的对方法进行确证。

(二)生物样本检测的方法

目前,生物样本的常用测定技术包括色谱法、免疫学方法、微生物学方法等,生物样本的分析一般首选色谱法。色谱法包括高效液相色谱法(HPLC)、气相色谱法(GC)、色谱-质谱联用法(LC-MS、LC-MS/MS、GC-MS)等。其中色谱-质谱联用时能够使样品的分离、定性、定量一次完成,色谱技术为质谱分析提供了纯化的试样,而质谱则提供准确的结构信息具有灵敏、快速等特点,因此在生物样本的检测中往往更具有优势。

放射性核素标记法具有灵敏、简便、快速的特点,这种方法主要用于药物在体内的分布和排泄研究,即阐明药物在体内的去向。微生物学方法因选择性和重现性较差,因此,只有在其他方法都不可用的情况下才考虑使用。目前主要用于抗生素类药物的测定。免疫分析法是一种快速、经济、灵敏和适用的测定方法,常用的有放射免疫分析、酶免疫分析及荧光偏振免疫分析。这些方法多已实现自动化,常用于血药浓度快速测定。磁共振技术是鉴定药物分子结构的重要方法之一,主要用于药物代谢物的结构鉴定。

上述几种分析方法中,色谱法具有灵敏度高、特异性强、准确性好的特点,因此常常作为首选方法用于生物样品中微量药物的分析测定,一般可以满足药物动力学研究的要求,因此应用最广(约90%的体内药物浓度可以用色谱法来测定);其他几种方法由于特异性不强,常作为替代用于生物样品中微量药物的分析测定。具体选用何种分析方法应根据药物的化学结构、理化性质、仪器条件以及借鉴文献方法等多方面因素来综合考虑。

(三)生物样本检测方法的评价指标与要求

建立可靠的和可重复的定量分析方法是进行药物动力学研究的关键之一,而方法学确证是药物动力学研究的基础,为了保证分析方法可靠,必须对测定方法进行充分确证,一般应进行以下几方面的考察。

1. 特异性(specificity) 又称选择性或称专属性,建立的分析方法必须能证明所测的物质为原形药物或活性代谢物,并能排除内源性物质、其他代谢物和杂质的干扰,如果有几个分析物,应保证每一个分析物都不被干扰。对于色谱法应该提供空白生物样品、空白生物样品外加被测定组分对照品及用药后的生物样品等色谱图以证明方法的选择性。

2. 灵敏度(sensitivity) 以定量限(limit of quantitation, LOQ)来表示。定量限是标准曲线上的最低浓度点,代表了测定方法的灵敏度。LOQ应能满足测定3~5个消除半衰期时样品中的药物浓度或能检测出C_{max}的1/20~1/10的药物浓度。其准确度应在真实浓度的80%~120%范围内,相对标准差(RSD)应小于20%。至少应由5个标准样品测试结果证明。

3. 精密度与准确度(precision and accuracy) 精密度是指在确定的分析条件下,相同介

质中相同浓度样品的一系列测量值的分散程度。准确度是指在确定的分析条件下,测得的生物样品浓度与真实浓度的接近程度(质控样品的实测浓度与真实浓度的偏差)。一般要求选择3个浓度的质控样品同时进行方法的精密度和准确度考察。低浓度选择在 LLOQ 附近,其浓度在 LLOQ 的3倍以内;高浓度接近于标准曲线的上限;中间选一个浓度,每一浓度每批至少测定5个样品。为获得批间精密度,应至少连续测定3个分析批。精密度用质控样品的批内和批间相对标准差(RSD)表示,RSD 一般应小于 15%,在 LLOQ 附近 RSD 应小于 20%。准确度以回收率(recovery)来表示,一般应在 85%~115%,在 LLOQ 附近应在 80%~120%。

4. 标准曲线及定量范围(calibration curve and range of quantitation) 标准曲线反映了所测定物质浓度与仪器响应值之间的关系,一般用回归分析法所得的回归方程来评价。应考察标准曲线的线性方程和相关系数,说明其线性相关程度。标准曲线高低浓度范围为定量范围,在定量范围内浓度测定结果应达到试验要求的精密度和准确度。用于建立标准曲线的标准浓度个数取决于分析物可能的浓度范围和分析物/响应值关系的性质,必须至少用6个浓度建立标准曲线。定量范围要能覆盖全部待测的生物样品浓度范围,不得用定量范围外推的方法求算未知样品的浓度。标准曲线各浓度点的实测值与标示值之间的偏差在可接受的范围之内时,可判定标准曲线合格。可接受范围一般规定为最低浓度点的偏差在±20%以内,其余浓度点的偏差在±15%以内。

只有合格的标准曲线才能对临床待测样品进行定量计算。当线性范围较宽的时候,推荐采用加权的方法对标准曲线进行计算,以使低浓度点计算得比较准确。色谱法相关系数的绝对值要求>0.99,生物检测方法相关系数的绝对值要求>0.98。

5. 样品稳定性(stability of samples) 药物动力学研究需要测定的样品量较多,在实验中,获取的生物样品通常不可能即时测定,常需要冷冻或冷藏储存,临测定时解冻。因此,根据具体情况,应对含药生物样品在室温、冷冻和冻融条件下及不同存放时间进行稳定性考察,以确定生物样品的存放条件和时间。还应注意储备液的稳定性及样品处理后溶液中分析物的稳定性,以保证检测结果的准确性和重现性。

6. 方法学质控 对于未知样品的测定应在生物样品分析方法确证完成以后开始。在测定生物样品中的药物浓度时应进行质量控制,以保证所建立的方法在实际应用中的可靠性。推荐由独立的人员配制不同浓度的质控样品对分析方法进行考核。每个未知样品一般测定1次,必要时可进行复测。每个分析批生物样品测定时应建立新的标准曲线,并随行测定高、中、低三个浓度的质控样品。质控样品测定结果的偏差一般应小于 20%。每个浓度质控样品至少双样本,并应均匀分布在未知样品测试顺序中。当一个分析批中未知样品数目较多时,应增加各浓度质控样品数,使质控样品数大于未知样品总数的 5%。质控样品测定结果的偏差一般小于 15%,低浓度点偏差一般应小于 20%,最多允许 1/3 不在同一浓度的质控样品结果超限。如质控样品测定结果不符合上述要求,则该分析批样品测试结果作废。

浓度高于定量上限的样品,应采用相应的空白介质稀释后重新测定。对于浓度低于定量下限的样品,应以零值计算。

7. 微生物学与免疫学方法确证 上述分析方法确证主要针对色谱法,很多参数和原则也适用于微生物学或免疫学分析,但在方法确证中应考虑到它们的一些特殊之处。如微生物学或免疫学分析的标准曲线本质上是非线性的,因此应尽可能采用比化学分析更多的浓度点来建立标准曲线。结果的准确度是关键因素,如果重复测定能改善准确度,则应在方法确证和未知样品测定中采用同样的步骤。

五、药物动力学研究中常用的计算软件

数学方法与计算机技术的发展,是药物动力学发展的重要条件。在药物动力学研究中,实

验方案的拟订、数据的处理及结果的阐述等均与数学方法及计算机技术有关。近年来，国内外研制了许多药物动力学的专用软件，本节将对 DAS 和 WinNonlin 等常用软件及其主要特点逐一介绍。

（一）WinNonlin 软件

WinNonlin 为美国 Pharsight 公司的产品，是国外最常用的药物动力学软件，被认为可用于几乎所有的药物动力学、药效学的分析。WinNonlin 软件基于微软视窗操作系统，其界面友好，功能强大，并且兼容性好，使用也比较灵活。WinNonlin 分为标准版、专业版、企业版三个版本，其中标准版包含了药物动力学与药效学分析的各种工具；专业版和企业版较标准版增加了几个功能模块，主要用于商业用途。由 Pharsight 公司生产的 WinNonlin 的配套产品还有 WinNomix 软件（用于群体药物动力学分析）和 Pharsight Trial Simulator 软件（用于药物评价试验设计）。WinNonlin 软件的运行环境为：奔腾 133MHz 中央处理器、256M 内存、70M 以上硬盘、Window98 或 WindowsNT4.0 操作系统。

WinNonlin 的主要功能有如下几点。

1. 计算分析功能

（1）房室模型分析：处理各种非线性回归问题；参数估计；各种微分方程求解；模拟不同用药方案或参数调整后的药效变化；提供了广泛的模型库，能解决各种模型拟合问题，包括药代模型、药效模型、间接响应模型及药代药效联合模型等；用户可用内置的工具来自定义模型；使用动态内存管理技术，可处理大型数据和复杂模型。

（2）非房室模型分析：可由血或尿数据计算 AUC_{0-t}、$AUC_{0-\infty}$、C_{max} 等参数；可计算稳态数据的参数；可在半对数图中选择终末消除相或由程序自动选择；三种方法计算 AUC；计算任意终点的 AUC 等。

2. 数据输入输出的管理功能

（1）输入输出数据的工作表和工作簿文件与 Excel 兼容。

（2）数据处理和编辑能力很强，如可用公式和函数建立和修改数据、导入导出 ASCⅡ 和 Excel 数据文件、分类合并数据文件、剪切和粘贴等。

（3）结果报告由"结果输出向导"产生，输入的数据和计算结果使用不同的方式显示，并可在 Word 或 Excel 中使用。

（4）具有图表功能，能形象化地显示数据，并可对其进行编辑修改。

（5）内建单位的定义和转换能力，包括指定输出单位、指定给药方案、在数据集内部处理剂量换算问题等。

（6）可从基于 ODBC（open database connectivity，开放式数据库互联）的数据库中读取或存储数据。

3. 统计功能

（1）描述性统计：可对输入输出的数据产生一般的概要性的统计，除了常规的描述性统计量外，还包括几何均数、调和均数、对数的均数和标准差、百分数、可信区间等；另外，尚有加权的描述性统计，如均数、标准差及标准误的加权统计量。

（2）ANOVA/GLM 模块（专业版和企业版）提供更专业的统计功能：可统计分析来自交叉设计、平行设计甚至非均衡设计的数据；用户可自定义误差条件；生物等效性统计，包括 Anderson-Hauck 法、Westlake 可信限法、经典可信限法、双向单侧 t 检验等。

4. "工具箱"功能及帮助功能。

（1）非参数重叠法，用来预测多剂量用药后达到稳态的血药浓度。

（2）半房室模型法，用来估算给定时间和血浆浓度的效应靶点浓度。

（3）交叉实验设计等。

(4) 在线帮助和指导功能可为用户熟悉软件的使用提供帮助。

(二) DAS 统计软件

DAS (drug and statistics) 统计软件最早是由安徽省药物临床评价中心开发，其最新版本为 4.0 版本，是在 NDST-21 (new drug statistics treatment ver21) 的基础上发展起来，在微软视窗下运行的专业统计软件包。DAS 可完成临床前药学、药理及临床新药研究关系密切的各种统计计算，计算结果直接存为 Excel 格式。

DAS 的特点有如下几种。

(1) DAS 具有药学统计、定量药理、临床药理、多因素分析、群体分析、生物统计、回归与相关 7 大模块，涉及的统计模块超过 150 个。

(2) DAS 软件中有关药物动力学的具体模块

1) 智能化模块：输入药物动力学实验数据后可自动进行下述操作：各种给药方法，1~3 种房室模型，1~3 种权重的全面分析，自动进行房室判断，AIC 判断，确定最佳房室数及权重值。算出各种二级药物动力学参数及统计矩参数，进行 $C\text{-}t$ 及 $\ln C\text{-}t$ 的拟合和作图。

2) 批处理模块：根据选定的房室数和权重值，进行 12~30 项数据组的批处理，给出各组的药物动力学参数的均数、标准差、拟合值及 $C\text{-}t$、$\ln C\text{-}t$ 的拟合值并分别作图。

3) 自定义模块：DAS 软件具有自定义模块功能，可根据相对误差和、绝对误差和最小的原则，也可根据各点总趋势，侧重合理点，或者根据群体数据的消除相斜率及统计学 F 检验判断差异有无统计意义。

4) 非线性药物动力学计算模块：应用米氏动力学方程，计算 K_m 和 V_m 等参数。

5) 尿数据的药物动力学模块：包括尿药排泄速率法、亏量法及肾清除率的计算等。

6) 吸收动力学模块：包括三种方法，Loo-Riegelman 法用于二室吸收动力学分析；Wagner-Nelson 法计算基本参数；反卷积法包括 Recigno-Segre 点点法和 Benet-Chiang 点面法的计算。

(3) DAS 软件中有关生物利用度及等效性检验部分的模块

1) 由实测各时间点的血药浓度，直接进行计算，也可应用已算出的 AUC、t_{max}、C_{max} 进行批处理计算，得到个体的生物利用度，进行等效性检验（双向单侧 t 检验）。

2) 可进行双交叉、三交叉、四交叉、双剂量两药的四交叉，也可进行平行设计的生物等效性分析。

3) 可进行平均生物利用度计算，也可进行群体生物利用度或个体生物利用度的计算。

4) 对 t_{max} 可进行 Wilcoxon 非参数法统计分析。

(三) NONMEM 软件

NONMEN 软件是由美国旧金山加州大学的 NONMEM 课题组根据非线性混合效应模型 (Nonlinear mixed effect model, NONMEM) 的理论编写而成的，主要用于群体药物动力学的参数估算及分析，是群体药物动力学分析的主流软件。NM-WIN 是其 Windows 版本，NM-WIN NONMEM 就其功能及结构分为以下三大模块。

(1) NM-EN 模块为核心模块，用于拟合一般非线性回归统计数据，同时分析固定效应和随机效应。

(2) PREDPP 模块为群体药物动力学房室模型模块，提供控制文件中指定的适合数据的房室模型模块，分别适合于不同给药途径的线性、非线性 PK 模型。

(3) NM-TRAN 模块为 NONMEM 控制文件和数据文件的翻译器、预处理器，是独立的预处理程序，将用户编写的较自由式的控制文件和数据文件编译为 NONMEM 必需的固定格式。NONMEM 运行前需建立和编辑固定格式的控制文件和数据文件，然后 NM-TRAN 模块对其进行翻译和预处理，最后由 NMEN 核心模块完成 NONMEM 运算并得出群体药物动力学参数等结果。

NONMEM 应用于群体药物动力学研究,可将经典药物动力学基本原理和统计学方法相结合，研究药物体内过程的群体规律，研究药物动力学参数的统计分布及影响因素，可应用于新药开发与药物评价，分析药物动力学参数及其影响因素，群体药效学，治疗药物监测及个体化用药，药物动力学生理模型，药物动力学药效学联合模型，药物相互作用及生物利用度等。

第二节　药物动力学在缓控释制剂设计中的应用

《中国药典》2015 年版对缓、控释制剂的定义分别为：缓释制剂是指在规定释放的介质中，按要求缓慢地非恒速释放药物，其与相应的普通制剂比较，给药频率比普通制剂减少一半或给药频率比普通制剂有所减少，且能显著增加患者依从性的制剂。控释制剂是指在规定的释放介质中，按要求缓慢地恒速释放药物，且与相应的普通制剂比较，给药频率比普通制剂减少一半或给药频率比普通制剂有所减少，血药浓度比缓释制剂更加平稳，且能显著增加患者依从性的制剂。口服缓、控释制剂因其血药浓度波动小、有效血药浓度维持时间长、可减少每日用药次数等优点，可以提高药物疗效、减少毒副作用、增加患者用药的依从性。同时口服缓、控释制剂开发周期短，技术含量高，经济风险小且回报丰厚，为制药工业界所看重，是制剂开发中比较活跃的领域。2007 年 10 月，SFDA 修订颁布了新的《药品注册管理办法》，其中继续将缓、控释制剂的注册申报按新药管理，说明缓、控释制剂仍将是我国今后药物新剂型研究开发的重要方向之一。

生物药剂学与药物动力学在缓、控释制剂的研究开发中占据着十分重要的地位，包括药物的选择依据、设计要求、体内吸收与体外释放的相关性研究等，本章就以上方面内容分节讲述。

一、缓、控释制剂药物选择的一般原则

口服缓控释制剂虽有其显著的优点，但并非所有的药物都适合制成缓控释制剂。对于溶解度差、剂量很大（如＞0.5g）、半衰期很短（如＜1h）或很长（如＞24h）、吸收差、体内吸收部位受限的药物制成口服缓控释制剂应特别慎重。例如，对于溶解度很差的药物考虑制成缓控释制剂，应采用适当方式改善其溶解度。体内在特定部位（如小肠上端）吸收的药物制成缓控释制剂，应采用适当方式延长制剂在该部位的滞留及释放药物的时间，以保证药物吸收完全。一般认为，具有如下特征的药物不宜制成口服缓、控释制剂：①一次剂量大于 0.5g；②药理活性强，治疗窗较窄；③生物半衰期 $t_{1/2}$ 太短（如 $t_{1/2}$＜1h）或太长（如 $t_{1/2}$＞24h）；④临床应用时剂量需做及时调整；⑤首过作用强的药物；⑥抗生素药物由于其抗菌效果与其峰浓度有关，同时其耐药性与长时间低浓度药物刺激有关，因此一般不宜制成缓、控释制剂。下列类型药物适于制备缓、控释制剂：抗心律失常药、抗心绞痛药、降压药、抗组胺药、支气管扩张药、抗哮喘药、解热镇痛药、抗精神失常药、抗溃疡药、铁盐、氯化钾等。浓度依赖型抗生素类药物，由于其抗菌效果依赖于峰浓度，除少数特例外，一般不宜制成缓、控释制剂。

随着近年来制剂技术的研究深入，口服缓释给药系统的研究已突破过去几十年的诸多限制，设计原则也发生了重要的观念性改变。由于制剂技术的进步，过去认为不适宜制备缓、控释制剂的药物已被成功开发。例如，普萘洛尔、维拉帕米等首过作用强的药物做成了缓、控释

制剂；硝酸甘油半衰期很短，也可制成每片 2.6mg 的控释片；如地西泮半衰期长达 32h，美国药典中收载了其 12h 缓释的缓释胶囊；卡马西平（$t_{1/2}$ 约为 36h）、非洛地平（$t_{1/2}$ 约为 22h）等半衰期长的药物也做成了缓、控释制剂，应用于临床；苯氟布洛芬（剂量 700mg，片重 1g）等剂量大的药物做成了缓、控释制剂；头孢氨苄、头孢克洛、庆大霉素等抗生素做成了缓、控释制剂；可待因、吗啡等成瘾性药物也做成了缓、控释制剂。此外，复方缓、控释制剂也有增加的趋势，如复方烟酸缓释片（洛伐他汀与烟酸）、复方盐酸伪麻黄碱缓释片（盐酸伪麻黄碱与盐酸西替利嗪）、复方非洛地平缓释片（依那普利与非洛地平）。

在研制口服缓控释制剂时，应考虑以下几点。

（1）制备合理的药物给药系统。制剂中药物能在规定时间内以理想释药速率释药并能获得最佳疗效。理想的口服缓控释制剂在首次服药后体内血药浓度迅速上升至有效血药浓度范围内并能较长时间维持这一浓度。这可通过首次同时服用普通制剂、控释制剂或含有一定量速率部分药物的缓控释制剂来达到。根据临床治疗需要及药物动力学数据确定适宜的药物释放速率和剂量是口服缓控释制剂设计的重要内容。

（2）延长制剂在胃肠道的转运时间。口服缓控释制剂能延长制剂在胃肠道的停留时间，以便制剂有足够时间在胃肠道释放出来，使药物的吸收更完全。由于影响胃肠道排空的因素较多，很难估计口服缓控释制剂的最佳释药时间，一般认为，12h 是口服缓控释制剂的最大释药时间，这样可以避免在 12h 后残留在制剂中的药物进入粪便或被肠道内细菌降解。但 12h 最大释药时间不适用于胃内漂浮型控释片和黏附于胃肠道的制剂。

（3）减少肝消除。一种药物受到首过消除且在普通剂量时就已达到饱和，那么服用缓控释制剂后，由于消除不饱和，其生物利用度可能降低，对这类药物应采用适当方法减少首过消除。

二、缓、控释制剂的设计要求

1. 生物利用度（bioavailability） 缓释、控释制剂的相对生物利用度一般应为普通制剂的 80%～120%。考虑到胃肠道的吸收情况，通常药物在胃内滞留 2～3h，通过小肠的十二指肠、空肠、回肠 4～6h，故多数缓释制剂给药后 9～12h 达到吸收较差的大肠部位（包括盲肠、结肠、直肠），由于胃与小肠是药物吸收的主要部位，故若吸收半衰期为 4h，9～12h 应吸收药物 80%～90%。如果吸收半衰期为 3h，则在同样时间里，吸收可达 90%～95%。若该药物吸收部位主要在胃与小肠，宜设计每 12h 服 1 次，若药物在大肠也有一定的吸收，则可考虑设计 24h 服 1 次。为了保证缓释、控释制剂的生物利用度，除了根据药物在胃肠道中的吸收速度，控制适宜的释放速度外，主要在处方设计时选用合适的材料以达到较好的生物利用度，并不得有突释现象，每个剂量单位性能一致，体外释放与体内吸收相关。

2. 峰浓度与谷浓度之比 缓释、控释制剂稳态时峰浓度与谷浓度之比应等于或小于普通制剂，也可用波动百分数表示。根据此项要求，一般半衰期短的治疗指数窄的药物，可设计每 12h 服一次，而半衰期长的或治疗指数宽的药物则宜 24h 服一次。若设计零级释放剂型，如渗透泵，其峰谷浓度比显著低于普通制剂，此类制剂血药浓度平稳。

3. 血药浓度应在治疗窗范围内 即在最小毒性浓度（MTC）以下与最小有效浓度（MEC）以上，达到与普通制剂类似的稳态血药浓度水平。

三、缓、控释制剂设计的药物动力学及生物药剂学原理

（一）缓、控释制剂血药浓度与时间关系

由于缓、控释制剂在胃肠道的药物释放速率较普通制剂慢，吸收的限速步骤为药物从制剂

中的释放速率，若制剂中无速释部分，其体内过程可以表示为图13-1所示。

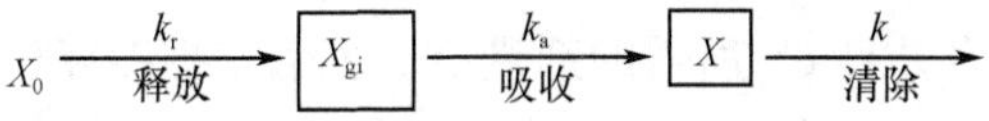

$$X_0 \xrightarrow{k_r \text{ 释放}} X_{gi} \xrightarrow{k_a \text{ 吸收}} X \xrightarrow{k \text{ 清除}}$$

图 13-1　缓、控释制剂口服给药体内过程示意图

X_0 为缓、控释制剂中的药物总量；k_r 为体内药物释放速率常数；X_{gi} 为胃肠道可吸收的药物量；X 为体内药物量。因为缓释制剂的 $k_r \ll k_a$，k_a 可忽略，则符合一室模型药物的血药浓度与时间关系，可表示为

$$C = \frac{FX_0 k_r}{(k_r - k)V_d}\left(e^{-kt} - e^{-k_r t}\right) \tag{13-2}$$

控释制剂中药物以零级速率释放，k_r 为固定速率，且药物很快吸收，其血药浓度与时间关系为

$$C = \frac{k_r^0}{kV_d}\left(1 - e^{-kt}\right) \tag{13-3}$$

式中，k_r^0 为零级释放速率。如果吸收过程不能忽略，则为

$$C = \frac{k_r^0}{kV_d}\left(1 - e^{-kt}\right) - \frac{k_r^0}{V_d(k_a - k)}\left(e^{-kt} - e^{-k_a t}\right) \tag{13-4}$$

如果控释部分以零级速率释放药物，同时有速释部分剂量 D_i 时，血药浓度与时间关系为

$$C = \frac{Fk_a X_i}{V_d(k_a - k)}\left(e^{-kt} - e^{-k_a t}\right) + \frac{k_r^0}{kV_d}\left(1 - e^{-kt}\right) \tag{13-5}$$

（二）缓、控释制剂的剂量设计

关于缓释、控释制剂的给药间隔设计时应考虑临床需要及患者用药的顺应性，同时应考虑药物在胃肠道吸收特点。关于缓释、控释制剂的剂量，一般根据普通制剂的用法和剂量，如中国药典 2015 版收载的盐酸维拉帕米缓释片，规格为 120mg，每日给药 1 次，每次 120mg，其普通片每日给药 3 次，每次 40mg。由于缓释制剂的释药时间较长，其维持的有效血药浓度时间也较长，欲得到理想的血药浓度-时间曲线，可根据药物的动力学参数及吸收特性，设计给药剂量及给药间隔。但由于人群个体差异的复杂性及其他因素，理想的血药浓度数据难以获取，以下仅从理论角度，探讨其剂量设计的基本方法，通过计算得到的剂量仅供制备时参考。

1. 仅含缓释或控释部分、无速释部分的剂量计算

（1）缓释或控释制剂在体内零级释放：当控释制剂以零级释放速率 k_r^0 释放药物时，为了维持血药浓度稳定，要求药物释放速率与体内消除速率相等，即 $k_r^0 = Xk$，因 $X = C_{ss}V_d$，即有 $k_r^0 = C_{ss}V_d k$；若给药间隔为 T 则其维持剂量 X_m 可用以下公式表示：

$$X_m = C_{ss}V_d KT/F \tag{13-6}$$

F 为口服缓、控释制剂生物利用度。

（2）缓释制剂在体内一级释放：达到稳态时，体内药物消除速率与药物释放速率相等，即有 $X_m k_r^1 = CV_d k$，其中 k_r^1 药物在胃肠道的一级释放速率常数，则维持剂量 X_m 可通过以下公式计算：

$$X_m = C_{ss}V_d k / k_r^1 \tag{13-7}$$

2. 有速释部分的缓、控释制剂剂量计算　制剂药物总量 X_T 可用下式表示：

$$X_T = X_m + X_i \tag{13-8}$$

式中，X_i 为速释剂量。速释剂量可使药物口服后快速达到有效血药浓度，但速释剂量一般要低于单次普通制剂给药剂量，因为口服普通制剂后血药浓度峰值要高于缓、控释制剂，因此可通过药物动力学关系式计算。

可先计算达到理想血药浓度 $\bar{C}_{ss}$ 所需的剂量 X_i，然后根据缓释部分与速释部分是否同时释放进行较正，以下仅对控释制剂含速释部分的制剂进行讨论。

若药物的体内过程符合一室模型一级消除，可通过如下公式计算 X_i，

$$\bar{C}_{ss} = \frac{FX_i k_r^0}{(k_s-k)V_d}(e^{-kt_{max}} - e^{-k_a t_{max}}) \tag{13-9}$$

式中，$\bar{C}_{ss}$ 为平均稳态血药浓度，若缓释部分有时时滞，即速释部分达峰后开始释药，则速释部分的剂量即为 D_i，若缓释部分以零级速度 k_r^0 释药，维持剂量 X_m 可按以下公式调整：

$$X_m = k_r^0 (T-t_{max}) \tag{13-10}$$

$$X_T = X_i + X_m = X_i + k_r^0 (T-t_{max}) \tag{13-11}$$

若缓释部分与速释部分同时释放，则需对速释剂量 X_i 作较正：

$$X_i' = X_i - k_r^0 t_{max} \tag{13-12}$$

$$X_m = k_r^0 T \tag{13-13}$$

$$X_T = X_i' + X_m = X_i - k_r^0 t_{max} + k_r^0 T \tag{13-14}$$

式中，D_i' 为调整后的速释剂量。

例 13-1 某药物普通制剂给药方案为口服给药，按普通人 50kg 体重折算给药量为：每天 4 次，每次 50mg，临床上需长期给药，该药物半衰期为 4h，吸收速率常数 k_a 为 $1.8h^{-1}$，表观分布容积 V_d 为 10L，生物利用度 F 为 1，体内过程符合一室模型。请设计为每 12h 给药一次的控释制剂，试设计其给药剂量。

解：（1）常规设计一般按日给药总剂量计算，即每 12h 给药一次，每次剂量 100mg。

（2）如需服药后快速达峰，可设计速释剂量，按以下公式计算：

$$\bar{C}_{ss} = \frac{FX_0}{kV_d \tau} = \frac{1 \times 50}{0.693/4.0 \times 10 \times 6} = 4.81 (mg/L)$$

$$k_r^0 = \bar{C}_{ss} V_d k = \frac{FX_0}{\tau} = \frac{1 \times 50}{6} = 8.33 (mg/h)$$

$$X_m = k_r^0 \times T = \frac{FX_0}{\tau} \times T = \frac{1 \times 50}{6} \times 12 = 100 (mg)$$

式中，τ 为普通制剂给药间隔；T 为控释制剂给药间隔，达到峰浓度所需的速释剂量可用以下公式计算：

$$t_{max} = \frac{2.303}{k_a - k} \lg \frac{k_a}{k} = \frac{2.303}{1.8 - 0.693/4.0} \lg \frac{1.8}{0.693/4.0} = 1.44(h)$$

$$C_{max} = \frac{Fk_a X_i'}{(k_a - k)V_d}(e^{-kt_{max}} - e^{k_a t_{max}})$$

$$\Rightarrow 2.40 = \frac{1 \times 1.8 X_i'}{(1.8 - 0.693/4.0) \times 10}(e^{-0.693/4.0 \times 0.92} - e^{1.8 \times 0.92})$$

$$\Rightarrow X_i' = 30.62 (mg)$$

如控释部分与速释部分同时释药，则速释剂量需较正：

$$X_i = X_i' - k_r^0 t_{max} = 30.62 - 4.81 \times 1.44 = 23.69 (mg)$$

$$X_{tot} = X_i + X_m = 23.69 + 100 = 123.69 (mg)$$

式中 X_{tot} 为制剂总量。

如控释部分在速释部分达峰后释药，则控释剂量 X_m 需校正：

$$X_i = X_i' = 30.62 \text{(mg)}$$
$$X_m = k_r^0(T - t_{max}) = 8.33 \times (12 - 1.44) = 87.96 \text{(mg)}$$
$$X_{tot} = X_i + X_m = 30.62 + 87.96 = 118.58 \text{(mg)}$$

大部分缓、控释制剂需要重复给药，如果缓释部分能在整个给药间隔内，血药浓度仍维持在治疗水平，则可不设速释剂量。

（三）缓、控释制剂体内外相关性评价

1. 体外释放度评价 体外释放度实验是缓释、控释制剂研究开发最基本的内容，释放度是指在规定释放介质与释放条件下药物释放的速度与程度，释放度是缓、控释制剂处方工艺筛选的重要指标，也是体外质量评价的重要参数。在进行新产品研究过程中，若研制产品为仿制国外品种，则应以国外产品为对照进行研究。若为自主开发的产品，则应自行设计，最好与体内吸收同时进行，使该制剂处方能够达到理想的设计要求。释放度的研究，一般考虑以下几个问题。

（1）释放度试验方法与转速的选择：缓、控释制剂试验方法可选用溶出度测定有关装置，主要转篮法（《中国药典》第一法）、浆法（《中国药典》第二法）、小杯法（《中国药典》第三法），片剂一般选用浆法，胶囊剂常用转篮法，小剂量药物则选用小杯法，有些凝胶型骨架片用浆法片子往往黏附于杯底，影响释放，此种情况则可试用转篮法。

（2）释放介质的选择：缓释、控释制剂释放介质的选择具有重要的意义，一般选用水、0.1mol/L 盐酸或 pH6.8 磷酸盐缓冲液。对难溶性药物可以选用 0.1%~0.5%十二烷基硫酸钠水溶液，在缓释、控释制剂的研究开发过程中，建议测定不同 pH 介质的释放曲线，即 pH 1.0~1.5、pH 4.0~4.5、pH 6.0~6.8。通过体内吸收过程的研究，找出在何种 pH 条件下，体内外相关性最佳，作为质量标准释放度制订的依据。

（3）药物释放曲线：缓释、控释制剂在研制过程应测定 3 批产品的释放度曲线，以了解释放的重现性，每次测定 6 片，也有些国家药典规定 12 片，至少提供一批产品释放度均一性，以 RSD%表示，并画出释放曲线。测定释放曲线，一般 1h、2h、4h 取样，以后每 2h 取样一次，直至测到释放 80%~90%的药物。研究新产品时，参比制剂也要测定释放度。释放度试验药物含量测定方法多数使用紫外分光光度法和 HPLC 法。

（4）释放度标准的建立：缓、控释制剂释放度标准的制订，一般考虑药物通过胃肠道的时间、药理作用特性及血药浓度水平要求。若处方中药物释放后以一级形式很好吸收，对于吸收半衰期为 4h 的药物，则在 9~12h 可吸收给药剂量的 80%~90%。因此要获得较好的生物利用度，制剂中的药物宜在 9~12h 前基本释放。除了考虑药物通过胃肠道的时间外，还要根据药物在胃肠道内的吸收部位特性与给药间隔（如每日服 1 次还是服 2 次）。例如，仅在十二指肠吸收的药物，设计为缓释制剂要慎重，又若在结肠不吸收或吸收差，又依赖吸收而发挥药效的药物，就不宜设计为结肠定位制剂。

根据以上原则及国内外有关药典收载的产品数据，缓、控释制剂释放度标准，要求至少设计 3 个时间点，也可设计 4 个或更多个时间点。第一点为开始 0.5~2h 的取样时间点，用于考察药物是否有突释，第二点为中间的取样时间点，一般为药物累积释放 50%时，用于确定释药特性，最后的取样时间点，用于考察释药是否基本完全，此时药物累积释放应至少达到 80%。此 3 点可用于表征体外药物释放度。控释制剂除以上 3 点外，还应增加 2 个取样时间点，准确控制体外药物释放行为，此 5 点可用于表征体外控释制剂药物释放度。表 13-1 为《中国药典》2015 年版收载的缓、控释制剂的释放度限度要求，可以供参考。

表13-1 中国药典（2015）收载的缓、控释制剂及释放度要求

剂型	药品名称	释放度要求[占标示量的百分率（%）]									
		1h	2h	3h	4h	5h	6h	7h	8h	12h	16h
缓释胶囊	布洛芬	10~35	25~55		50~80			>75			
	盐酸曲马多	20~45	35~60		55~80				>75		
	盐酸氨溴索	15~45	45~80		>80						
	硫酸沙丁胺醇	<40			45~80				>75		
	乙酮可可碱		10~30				30~55			50~85	>75
	茶碱		20~40				40~65			>70	
	盐酸曲马多	25~45	35~55		50~80				>75		
	盐酸吗啡	25~45	40~60	55~75	65~85	70~90	>80				
	盐酸维拉帕米		20~45				45~70		>70		
	氨茶碱		25~45		35~55		>50				
缓释片	酒石酸美托洛尔	25~45			40~75				>75		
	硫酸亚铁		20~40				50~75				
	硫酸吗啡	30~45	45~65	55~75	65~85	75~95	>80				
	硫酸庆大霉素		45~70		60~85		>80				
	硫酸沙丁胺醇		35~55		55~75				>75		
	氯化钾		10~35		30~70				>80		
	碳酸锂			45~65			65~85				

2. 缓、控释制剂的体内评价　对于国内未上市的缓、控释制剂，在进行人体试验前应进行动物试验，并与已上市的普通制剂比较验证其在动物体内的药代动力学行为是否符合设计的缓释或控释特性。可采用成年 beagle 狗或杂种狗 6 只，体重差值一般不超过 2kg，以上市的普通制剂为参比制剂。

（1）单剂量研究：采用自身对照或分组对照进行实验，每组动物不应少于 6 只，禁食 12h 以上，在清醒状态下，按每只动物等量给药，给药剂量参照人体临床用药剂量。给药时，制剂应完整，不得破碎。取血点设计参照"化学药品Ⅰ临床前药代动力学研究"项下有关要求。药代动力学参数采用非房室模型法计算，获得 C_{max}、t_{max}、AUC、$t_{1/2}$ 等药物动力学参数。并与同剂量的普通制剂有关参数进行比较，AUC 是否生物等效，C_{max} 与 t_{max} 是否显示缓、控释制剂特性，即 C_{max} 应比普通制剂有所下降，t_{max} 比普通制剂延长，控释制剂血药浓度-时间曲线应比普通制剂或缓释制剂平稳。

（2）多剂量（多次给药）研究：采用自身对照或分组对照．每组动物不少于 6 只，每日一次给药的制剂应空腹给药。每日多次给药的制剂则首次空腹，其余应在进食前 2h 或进食后 2h 给药，缓释制剂按预定方案给药，普通制剂按常规方法给药，试验制剂与参比制剂每日剂量相等。连续给药 4~5 日（7 个半衰期以上），在 6 日、7 日、8 日给药前取血分析，观察血药浓度是否达到稳态。最后一日给药，取足够时间点的血样（一般 12 个点以上），得出稳态下一个给药间隔内完整的血药浓度-时间曲线。计算 AUC_{0-t}、C_{max}^{ss}、C_{min}^{ss} 和 DF 等药物动力学参数。然后比较试验制剂与参比制剂的动力学参数，考察试验制剂是否具有缓释或控释制剂的特征，即 $AUC_{0-\tau}$ 是否生物等效，缓释制剂的 C_{max}^{ss} 比普通制剂有所降低，C_{min}^{ss} 比普通制剂有所增加，DF 应小于普通制剂。

3. 体外释放与体内吸收相关性评价　体内、体外相关性，指的是由制剂产生的生物学性质或由生物学性质衍生的参数（如 t_{max}、C_{max} 或 AUC）与同一制剂的物理化学性质（如体外释放行为）之间，建立了合理的定量关系。缓、控释要求进行体内外相关性的试验，它应反映整个体外释放曲线与血药浓度-时间曲线之间的关系。只有当体内外具有相关性，才能通过体外释

放曲线预测体内情况。

(1) 体内-体外相关性评价方法：体内外相关性评价方法可归纳为3种水平（level A、level B、level C）：①体外释放曲线与体内吸收曲线上对应的各个时间点应分别相关，这种相关简称点对点相关，表明两条曲线可以重合。这是最能反应体内外相关性的评价方法，所建立的释放度方法可直接预测药物的体内过程。②应用统计矩分析原理建立体外释放的平均时间与体内平均滞留时间之间的相关。但由于平均滞留时间不能完全描述体内的血浆药物浓度-时间曲线，因此这种相关水平低于第一层次的相关性。③将一个释放时间点（$T_{50\%}$、$T_{90\%}$等）与一个药代动力学参数（如 AUC、C_{max} 或 t_{max}）之间单点相关，此种相关仅代表部分相关，因此这种相关的程度是最低的。本节内容就第1种水平相关的主要内容做简要介绍。

(2) 体内吸收速率的计算方法及相关性检验

1) 室模型法：一室模型的药物可采用 Wagner-Nelson 法求得不同时间的药物吸收分数（f），二室模型药物可采用 Loo-Riegelman 法计算，求得吸收相体内药物吸收速率后，可利用线性最小二乘法回归原理，将同批试样体外释放曲线和体内吸收相吸收曲线上对应的各个时间点的释放百分率和吸收百分率回归，得直线回归方程。如直线的相关系数大于临界相关系数（$P < 0.001$），可确定体内外相关。此为中国药典2015版指导使用的方法。

一室模型药物体内吸收分数

$$f = \frac{C_t + k\int_0^t C_t \mathrm{d}t}{k\int_0^\infty C_t \mathrm{d}t} \times 100\% \tag{13-15}$$

二室模型药物体内吸收分数

$$f = \frac{C_t + k_{10}\int_0^t C_t \mathrm{d}t + \frac{(X_p)_t}{V_c}}{k_{10}\int_0^\infty C \mathrm{d}t} \tag{13-16}$$

式中，C_t 和 $(X_p)_t$ 分别是时间 t 时血药浓度和周边室药物量。

2) 反卷积分法：该法不需使用模型而直接根据实验数据就可以得到关于药物体内动态的情况。其原理为：根据质量守恒原则，缓、控释制剂药物在体内的浓度 $C_{(t)}$ 可以用以下的卷积分（convolution）方程来表示：

$$C_{(t)} = \int_0^t R(\theta)W(t-\theta)\mathrm{d}\theta \tag{13-17}$$

$R(\theta)$ 为缓、控释制剂的给药速度，称为输入函数，对于控释制剂来说，就是药物体内释放特性（模型）。

$W(\theta)$ 是单位脉冲给药后体内药物浓度变化（时间 θ 的函数），W 是口服溶液或标准速释制剂的药物浓度函数，称为权函数。

式13-17表明 t 时体内药物浓度 $C_{(t)}$ 可以表示为无限个微小输入函数与权函数乘积的和。$R(\theta)$ 是口服控释制剂的输入函数，C 为口服控释制剂的药物浓度函数。已知输入函数 R 和权函数 W 求浓度 $C_{(t)}$ 的过程称为卷积分方法；反之，已知体内测定的数据 $C_{(t)}$ 与 W 求输入函数 $R(\theta)$ 的过程即为反卷积分法。

由于

$$\int_{t_{j-1}}^{t_j} W(t)\mathrm{d}t = \mathrm{AUC}_{t_{j-1}}^{t_j} \tag{13-18}$$

因此式（13-16）可转换为

$$C_{(t)} = \sum_{K=1}^{K=i} R_k \mathrm{AUC}_{t_j - t_k}^{t_j - t_{k-1}} \tag{13-19}$$

式(13-18)即为反卷积分的应用方程,其中 $C(t)$ 代表缓、控释制剂 t 时的体内血药浓度;R_k 为时间间隔 $t_{k-1} \sim t_k$ 内控释制剂的体内药物释放量(输入函数);AUC 为速释制剂或口服溶液剂各个时间段药时曲线下面积。值得注意的是,卷积分/反卷积分法的应用比药代房室模型法的应用更加广泛和合理。

房室模型法与反卷积分法均为点对点的相关性考察时计算体内药物释放速率的方法,两种方法各有特点,房室模型的计算方法简单,易于理解,融入了较多的实验数据,数据的点对点对应能较完整地反映制剂中药物的体外释放和体内吸收之间的相关关系,但是房室模型判断有一定误差,所需的计算公式复杂,同时缓、控释制剂消除速率常数 k 是血药浓度-时间曲线的尾段数据回归得到,尾段数据常混杂有吸收相,加之动力学实验中的选点偏差及尾段数据低浓度点的分析测定误差较大,因此根据缓、控释制剂的药时数据得到的 k 值常与静脉注射或速释制剂药时数据得到的 k 值有一定偏差。反卷积分法不依赖房室模型的拟合,对于房室模型化困难的药物尤其适合,适用于各种体内外数据的相关性研究,具有概念简单、可进行直观数学运算的特点,既可以通过体内药时数据推算体内药物吸收(溶出),又可根据体外释放数据预测体内血药浓度-时间数据;但是权函数的计算需要另一速释制剂的血药浓度-时间数据,与房室模型法相比,要求的数据量大,而且取样时间点应尽可能均匀,增加了样品测定工作量,如时间点不均匀需通过梯形法估算血药浓度,引入了一定的误差,同时常用作缓、控释制剂体内动力学研究对照的普通制剂有时也不能认为可以替代其溶液剂或"标准"速释制剂。

平均释放时间与平均滞留时间的相关:此相关属于第 2 种水平(Level B)相关,缓、控释制剂在体内释放的平均时间等于口服缓、控释制剂和溶液剂(或标准速释制剂)的平均滞留时间差,即有

$$\mathrm{MDT}_{\text{in-vivo}} = \mathrm{MRT}_t - \mathrm{MRT}_r \tag{13-20}$$

体外溶出过程:

$$\mathrm{MDT}_{\text{in-vitro}} = \frac{\int_0^\infty t\left(\frac{\mathrm{d}m}{\mathrm{d}t}\right)\mathrm{d}t}{\left(\frac{\mathrm{d}m}{\mathrm{d}t}\right)\mathrm{d}t} = \frac{\int_0^\infty t\left(\frac{\mathrm{d}m}{\mathrm{d}t}\right)\mathrm{d}t}{M_\infty} \tag{13-21}$$

M_∞ 为药物溶出的最大量,MDT 表示体内和体外释放 63.2% 的药物所需的时间,两者相关性可用直线方程来描述,式 13-22 中 A 越接近 1,表明体内外释放特性越接近,相关性越好。

$$\mathrm{MDT}_{\text{in-vivo}} = A \times \mathrm{MDT}_{\text{in-vitro}} + B \tag{13-22}$$

第三节 药物动力学在靶向制剂设计中的应用

一、靶向制剂的概念

靶向制剂又称靶向给药系统(targeting drug delivery system,TDDS),是指通过适当载体使药物选择性地浓集于需要发挥作用的靶组织、靶器官、靶细胞或细胞内某靶点的给药系统。

相较于普通制剂,靶向制剂最突出的特点是能将治疗药物最大限度地运送到靶区,使治疗药物在靶区的浓度达到普通制剂的数倍乃至几十倍,治疗效果显著提高。同时,由于药物在正常组织分布相较于普通制剂减少,药物的毒副作用和不良反应会明显减轻,达到高效低毒的治疗效果,提高药品的安全性、有效性、可靠性和患者的顺应性。

靶向制剂根据靶部位可分为一级靶向(组织或器官靶向)、二级靶向(细胞靶向)及三级靶向(细胞器靶向);根据靶向方法又可分为被动靶向制剂、主动靶向制剂及物理化学靶向制剂。

二、靶向生物利用度

药物动力学在药物传递研究中一直起着重要作用,也是药物发现和开发过程中一个重要的部分。对于靶向制剂来说,药物动力学研究也尤为重要。为研究药物传递的动力学问题,有必要仔细考虑生物利用度的定义。通常,生物利用度被定义为:"口服制剂实际进入体循环的部分"和"一般认为药物进入体循环的速度和程度"。仔细检查这些定义,可发现,它们都是先假设在体循环中的药物浓度就代表了作用部位的药物浓度。然而,这个假设却不能解释药效动力学(如药物反应、疗效、毒性)变化与药物动力学(如最基本的血药浓度-时间曲线)变化的不一致。也就是说,当药物浓度与药效不能直接相关时,通常的药物动力学研究则很难预测药物的药效学变化。对于靶向制剂来说,由于靶向制剂对某器官或组织的选择性,药物在靶器官或靶组织的分布往往高于(甚至以数量级计)血药浓度。因此,必须考虑将哪种浓度进行药物动力学与药效学分析。如果检测血液外组织的药物浓度的方法越多,我们就越有可能得到真正的"靶向"生物利用度。

靶向生物利用度(targeted bioavailability),也叫真实生物利用度,是指药物从给药部位到达作用部位的速度和程度。通过靶向生物利用度的测定,我们就可以更精确判断和区分药物疗效和毒性产生差异的原因。

1. 药物作用差异性的产生 药物从给药部位到作用部位的过程中会穿越多个屏障,这可能成为最终药物作用差异的原因。这一过程中,有多种机制影响药物到达作用部位的速率和程度(图 13-2)。各种屏障的重要性,在很大程度上取决于给药部位、药物的理化性质和最终作用部位。

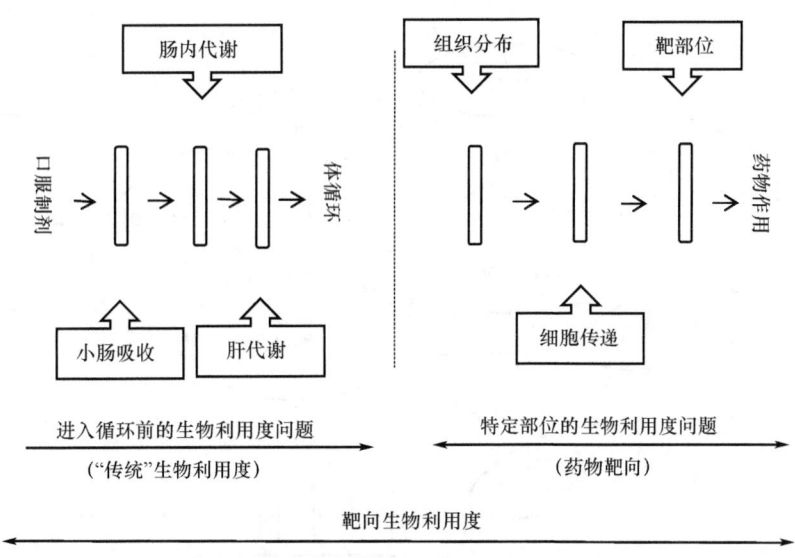

图 13-2 口服药物达到作用部位前须通过的屏障示意图

药物通过屏障达到体循环,一般认为是最终的生物利用度问题,而药物从血液再到达作用部位是药物靶向问题,但实际上,药物从给药部位到达作用部位(大部分是在血管外)是靶向生物利用度问题。

2. 测定靶部位药物浓度的新方法 靶向生物利用度研究的不是血液中的药物浓度,而是在"生物相"(biophase)中或接近作用部位的药物浓度。因此,化合物在生物相中的分布,对于评价靶向生物利用度时有重要意义。为定量评估可能影响药物从血液向作用部位的分布的多种机制（靶向生物利用度的影响因素，图 13-2），有必要在样品测定方法上进行革新。今后分子影像技术可能成为测定药物在特定部位分布的重要手段。过去 30 年里影像技术有了显著进步，如磁共振成像、X 射线计算机成像、正电子发射断层成像（PET）都在临床上广泛应用。今后这些技术及其他正在发展的技术被改进后，可用来测定组织内药物浓度。它们可精密解析必要的时间和空间的变化，从而描绘出从给药部位到作用部位这条链上各处的药物浓度。令人激动的是，药物发现和开发工作者对这些低廉和多功能的新技术，包括荧光和生物发光成像技术特别感兴趣。新的检测系统，如超敏感加速质谱可能成为测定靶作用部位的药物浓度必需的工具。临床前研究也能采用新的取样方法，如体内微渗析和定量全身自放射。成功描述靶向生物利用度的机制在很大程度上需要收集合适的数据，包括血液循环外的药物分布（浓度-时间曲线）的准确测定。

3. 机制分析和黑匣子 PK/PD 分析　PK（pharmacokinetics，药物动力学）和 PD（pharmacodynamics，药效学）系统分析（建模分析）是量化药物分布和反应的描述工具。PK/PD 分析的最新进展，已经从纯粹的隔室模型到更多采用机制分析手段，这对现在讨论的影响药物分布的多重机制，及其带来的变化特别有用。如图 13-3 所示，几种生物和生化机制对化合物的靶向生物利用度，以及药理/毒理作用有影响。图中的整个系统包括解剖、生理和病理，以及物理化学性质等多种因素，每种因素都可能有数种机制作用于各个屏障，最终影响靶向生物利用度和药理、病理作用。

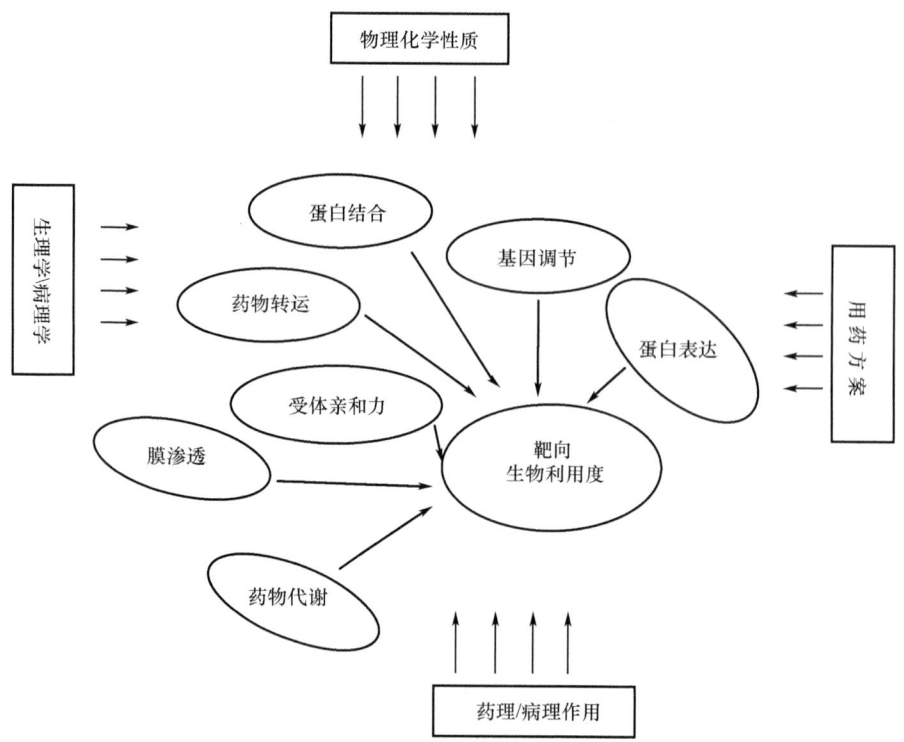

图 13-3　机体、化合物和给药剂量之间的相互关系图

图 13-3 中给出的机制都相互联系，所以要综合考虑它们对药物分布的影响。例如，基因调控对膜转运蛋白的表达会产生影响。如果诱导转运系统，那也会依次影响代谢酶活性，后者作为代谢屏障（如肠上皮细胞或肝细胞）影响药物传递到血液中，此过程往往是药物到达作用部位过程的第一步。

如图 13-3 所示，人类已经知道许多可调控药物反应的因素，并都有助于更清楚地认识

PK/PD，本书其他章中讨论过很多影响药物传递的参数，包括药物代谢、膜渗透、受体介导传递的受体亲和性和外排转运。这些参数整合进药物发现和开发的预测系统，同时受限于高通量筛选中体外实验和计算机拟合预测参数的需要。最近这些研究方法又有所发展，机制性的 PK/PD 模型，可被选择在药物发现和开发的早期过程中测定关键参数。然而下一个挑战是将这些参数整合并构建定量 PK/PD 模型，这样也更灵敏和实用。体外或计算机拟合获得的信息有时不能与体内数据吻合，这是一个棘手的问题。一些以体外/计算机拟合为基础的实验也曾尝试评价吸收、肝代谢和分布情况。最新的 PK/PD 模型可对候选药物的 ADME 过程中的 PK 参数进行预测和拟合，这些模型整合了基于体外实验和计算机拟合的工具，含有新的机制性 ADME 参数。应用药物分布的普通和综合 PK/PD 模型，可获得模拟性的机制评价，并促进先导药物的选择和优化。

将机制参数整合构建 PK/PD 模型时，选择的是血液或血浆药物浓度-时间数据和时间过程。必须认识到，对于药物作用差异性的定量分析是可以用于离体实验数据收集的。可以先建立传统的房室模型或者生理模型以获得血药浓度曲线，再将复杂的机制性参数加入模型。此时的血药浓度结果可以作为固定变量存在于模型中，无论用哪种模型或系统分析方法，要想成功，一开始就应认识到这些参数的重要性，它们之间的联系（模型结构），定性数据（表达参数的影响程度）以及用于评估这些参数的统计学方法的复杂程度。

第四节　生物技术药物的药物动力学

一、生物技术药物的生物药剂学性质

生物技术药物（biotechnological drug）是指采用基因重组技术或其他生物技术生产的药物，主要包括应用 DNA 重组技术生产的蛋白质、多肽、酶、激素、疫苗单克隆抗体、细胞因子和核酸类药物等，以蛋白多肽为主，大多数为生物大分子，所以与传统化学药物相比，有其特殊的生物药剂学性质和体内药物动力学过程。

（一）给药途径

由于蛋白多肽类药物相对分子质量大，极性大，膜通过性差；易受到胃肠道酶的降解，在胃肠道中的稳定性差，所以大多数肽类和蛋白质药物口服后不能被吸收，非肠道给药包括静脉注射、肌内注射和皮下注射是目前蛋白多肽类最常用的给药途径，其中静脉注射最有效，肌内注射和皮下注射由于肌肉和皮下组织的扩散障碍而存在吸收入血的过程。鼻腔、经皮、肺部给药等给药途径可以避免胃肠道酶解作用及肝的首过效应，目前也都已成为蛋白多肽类药物新型给药途径的研究热点。

（二）分布

多肽和蛋白质药物由于其相对分子质量大和亲水性强的特点，因此与小分子药物相比，蛋白多肽类药物的表观分布容积通常较小，接近血浆容积，组织药物浓度与血药浓度的比值为 1%～10%，脑组织中更低约 0.1%。另外，肽类和蛋白质还可以与血浆蛋白非特异的结合，如奥曲肽与血浆蛋白结合率高达 65%。

（三）消除

一般而言，肽类或蛋白质药物几乎全部与内源性或膳食蛋白质一样的分解代谢途径被消除，分解产生的氨基酸进入内源性氨基酸库，进而被用于重新合成机体蛋白质，原型药物排泄量极低。肽类和蛋白质的消除速率和清除机制的决定因素是相对分子质量，其他理化性质，如总电荷、亲脂性、糖基化、二三级结构等也会影响其清除。代谢速率通常随着相对分子质量的降低而增加，顺序依次为：大蛋白质＜小蛋白质＜肽。肽类和蛋白质的代谢部位不仅包括肝、肾和胃肠道组织，也包括血液和其他组织，其代谢在机体各部位均可能发生，且具有非特异性。

1. 蛋白质水解 蛋白质水解酶（如蛋白酶和肽酶）遍布机体各处，如肝、肾、胃肠道、血液、血管内皮及其他器官和组织。由于蛋白酶和肽酶也存在于细胞内，因此细胞内也存在蛋白的降解。

2. 胃肠道消除 对于口服多肽和蛋白质，胃肠道是主要代谢部位。体循环前代谢是这类药物口服生物利用度低的主要原因。对于非口服多肽和蛋白质，药物被分泌到肠腔也可能被降解（至少20%的内源性清蛋白在肠道被降解）。

3. 肾消除 对于非口服及内源性肽类和蛋白质药物，如果其相对分子质量小于肾小球滤过极限（约60kDa），那么肾就会成为其主要消除器官，已经证明肾在白介素和干扰素-α的消除中扮演了重要角色。

4. 肝消除 除了胃肠道和肾代谢外，肝也在肽和蛋白质药物的代谢过程中发挥了重要作用。肝中的内肽酶将蛋白降解后，产生的寡肽进一步被肽酶降解，蛋白质的最终代谢产物——氨基酸和二肽进入内源性氨基酸库被重新利用。肝代谢的底物包括胰岛素和胰高血糖素等物质。

所以，与小分子化学药物相比，蛋白多肽类药物具有以下几种显著的药物动力学特征。

（1）口服生物利用度低：由于蛋白多肽类相对分子质量大，不易透过生物膜，以及胃肠道和肝的首过效应等原因，其生物利用度通常较低。

（2）半衰期短：蛋白多肽类药物进入体内后迅速消除，通常半衰期很短，如血管紧张素Ⅱ的半衰期＜1min，胰岛素在人体半衰期＜9min，组织型纤溶酶原激活物（t-PA）为26～55min。

（3）表观分布容积小：蛋白多肽类药相对分子质量大，亲水性较强，一般难以透过生理屏障，因此表观分布容积相对较小，接近血浆容积。

二、生物技术药物动力学研究的方法学

开展生物技术药物动力学研究的关键是建立有关生物技术药物的定性、定量分析方法。蛋白多肽类药物给药剂量小，血药浓度低，体内消除速度快，同时体内存在内源性物质，所以对其体内药物动力学研究的分析方法提出了很高的要求。生物技术药物的结构、理化性质与被测定生物介质中高浓度的内源性物质往往非常相似。例如，单抗药物的治疗浓度为$0.1\sim10\mu g/ml$，而结构相似的正常人免疫球蛋白浓度大约是$10\,000\mu g/ml$，从而难以定性、定量的对药物进行分析。此外有些生物技术药物难以进行分析或达不到检测的精度。例如，在给予耐受剂量肉毒素时，肌内注射后全身循环的肉毒素的浓度为fg（飞克）数量级，迄今没有任何分析方法的灵敏度可达到这样的水平。

常用的生物技术药物的分析方法有如下几种。

1. 同位素标记法 通过在目标蛋白、多肽上标记同位素来鉴别目标蛋白和内源性蛋白、多肽，是蛋白多肽类药物动力学研究的主要手段之一。该方法灵敏度高，可获得血药浓度的经时变化、药物分布、代谢和排泄的有关信息；但不能用于人体药物动力学研究，且需要专门的同位素实验室。同位素标记方法包括内标记法和外标记法。

同位素法可分别与分子排阻高效液相色谱、反相高效液相色谱、离子交换高效液相色谱、聚丙烯酰胺凝胶电泳法、酸沉淀法等分离分析方法结合进行分析。

2. 免疫学分析法 免疫学分析法是一种基于抗体-抗原反应的分析方法，反应信号产生于连接到抗原或抗体上的标记物。由于蛋白多肽类药物是生物大分子，具有免疫原性，因此免疫

学分析法是其药物动力学研究所选择的常用定量分析法,具有快速、灵敏和经济的特点。免疫学分析方法包括以下几种。

(1)酶联免疫吸附分析(ELISA):为最常用的免疫分析法,灵敏度高,其原理是将一种针对抗目标蛋白的抗体(通常为单抗)预包在固相载体上,加入含有目标蛋白的基质,通过酶偶联的抗目标蛋白的第二抗体(通常为多抗)与酶的底物产生颜色或荧光反应进行分析。

(2)放射免疫分析(RIA):通过放射性标记进行定量,是一种对单个抗体的竞争性分析方法,非标记抗原与标记抗原将竞争抗体上数量有限的结合位点。

(3)酶免疫分析(EIA):原理与RIA相似,也是一种对单个抗体的竞争性分析方法,检测的终点并非同位素而与ELISA方法相近,是酶-底物系统所产生的颜色或荧光反应。

其他免疫学分析方法,如免疫沉淀、电泳、免疫印迹、免疫亲和层析等,通常只能作为某种药物特异的分析方法,很难作为蛋白多肽类药物动力学研究的常规方法。免疫分析法难以对多肽、蛋白给出确切的生化组成和序列,难以鉴别蛋白的活性与无活性形式,不能同时测定代谢物,代谢物的存在也可能干扰测定。免疫分析的变异系数相对较大(15%~20%)。

3. 生物检定分析法 是根据蛋白、多肽的某种特异反应,通过剂量(或浓度)-效应曲线对目标蛋白进行定量(绝对量或比活性单位)分析的方法。生物检定分析法特异性较差、灵敏度不够高、变异性较大、费时费力,通常作为与免疫学方法相互印证以及同位素标记前后活性对比性测定等的辅助方法。使用生物检定分析方法时,应提供方法的特异性、正常体液或组织中内源性物质对测定干扰的资料,还应特别注意证明方法的精密度(RSD<30%)、重现性和变异性。

4. 理化分析技术 理化分析技术主要包括色谱法、毛细管电泳、质谱法及它们之间的联用技术。色谱法中最常用的是HPLC法。HPLC法具有分离效率高、分离速度快等优点,但对于多数蛋白多肽类药物而言,由于尚未建立结构与功能之间确切的对应关系而使HPLC法不能得到广泛的应用,多需与其他方法联用才能满足分析的要求,如前面提到的同位素标记、免疫方法,以及后面描述的液质在线联用。目前采用HPLC法直接进行药物动力学分析的蛋白多肽类药物只有胰岛素、生长激素等个别品种。毛细管电泳(CE)具有分辨率高、分析时间短、样品用量少及操作简单等诸多优点。蛋白多肽类药物具有扩散系数小的特点,而毛细管的柱效与样品分子的扩散系数成反比,这正好适合于此类药物的分析研究。高效毛细管电泳(HPCE)是电泳技术与色谱技术相结合的一种分析技术,以高压电场为驱动力,以类似于色谱柱的毛细管为分离通道,依样品中被测组分之间电泳淌度和分配系数的不同而达到分离目的。HPCE分离效率高、上样量少、分析速度快,是一种灵敏的蛋白多肽类药物的分析方法,但该方法也存在检测灵敏度不足和重现性差等缺点。质谱法(MS)长期以来一直用于小分子化合物的结构分析。直到20世纪80年代末电喷雾电离(ESI)和基质辅助激光解吸电离(MALDI)两种"软电离"技术的出现,才使质谱用于分析蛋白多肽类大分子物质成为可能。然而生物样品的处理过程和生物样品中蛋白多肽类药物的含量太低都限制了其应用。将液相色谱的高分离能力与质谱的高灵敏度、强专属性结合起来的液质联用技术(LC-MS,LC-MSMS)是近几年发展起来的药物体内动力学研究分析方法。

本 章 小 结

药物动力学研究分为临床前和临床药物动力学研究,新药临床前药物动力学研究包括药物的吸收、分布、代谢、排泄和血浆蛋白结合研究,获得药物在动物体内的药物动力学参数,其结果为临床研究提供参考,新药临床研究包括健康志愿者、目标适应征患者和特殊人群药物动力学研究,获得人体内药物动力学参数,其结果为临床给药方案的制订提供依据。生物样品具有取样量少、药物浓度低、干扰物质多及个体差异大等特点，因此必须建立灵敏、专一、精确、可靠的生物样本定量分析方法，并对方法进行确证。生物样本的分析一般首选色谱法。生物药剂学与药物动力学在缓、控释制剂的研究开发中占据着十分重要的地位，其内容包括缓控释药物的选择依据、设计要求、体内吸收与体外释放的相关性研究等。靶向生物利用度，也叫真实生物利用度，是指药物从给药部位到达作用部位的速度和程度。由于靶向制剂的特殊性，考察药物在靶部位的药物动力学性质（即靶向生物利用度），对于靶向制剂具有更多的现实意义。与小分子化学药物相比，蛋白多肽类药物的体内过程具有口服生物利用度低、体内半衰期短、表观分布容积小等特点，其剂型大多为注射给药。常用的生物技术药物的分析方法有同位素标记法、免疫学分析法、生物检定分析法和理化分析技术等。

思考题与习题

1. 新药临床前药物动力学研究和新药临床药物动力学研究的主要研究内容分别是什么？
2. 缓、控释制剂药物选择的一般原则是什么？
3. 生物技术药物的生物药剂学性质与普通化学药物有什么区别？

(高秀蓉 张 全)

参 考 文 献

陈新谦，金有豫. 2003. 新编药物学. 第 15 版. 北京：人民卫生出版社

范文亮，李正良，韩枫. 2012. 单变量函数统计矩的点估计法性能比较. 工程力学，9：9-18

方春生，顾月清. 2007. 蛋白多肽类药物体内动力学分析方法的研究新进展. 药学进展，31（10）：433-438

高申，程刚. 2014. 生物药剂学. 北京：人民卫生出版社，66-104

郭涛. 2005. 新编药物动力学. 北京：中国科学技术出版社

国家药典委员会. 2010. 中华人民共和国药典 2010 年版一部. 北京：化学工业出版社

蒋海松，吴永淳，李静莉，等. 1996. 应用统计矩原理评价缓释制剂的新参数. 中国医药工业杂志，11：497-500

蒋新国. 2009. 生物药剂学和药物动力学. 北京：高等教育出版社

蒋新国. 2011. 脑靶向递药系统. 北京：人民卫生出版社，1-395

蒋学华. 2007. 临床药动学. 北京：高等教育出版社

蒋学华. 2007. 临床药学导论. 北京：人民卫生出版社

蒋学华. 2014. 临床药学导论（第二版）. 北京：人民卫生出版社

李丽京，李素霞，孙莉，等. 2015. 单剂量复方法莫替丁咀嚼片在健康人体的药代动力学. 中国临床药理学杂志，31(19)：1955-1957

李楠. 2015. "症、药、效"为基础的现代中药药物动力学研究及治疗药物监测的现状及展望. 中国药师，7（18）：1140-1144

李晓天，赵永星. 2006. 生物药剂学与药物动力学. 郑州：郑州大学出版社，322-327

梁文权. 2000. 生物药剂学与药物动力学：第 3 版. 北京：人民卫生出版社

刘昌孝. 2008. 我国药物动力学研究 50 年发展概述. 天津中医药大学学报，27（3）：127-134

刘昌孝. 2010. 我国药代动力学研究发展的回顾. 中国药学杂志，45（2）：81-89

刘建平，李高. 2011. 生物药剂学与药物动力学. 北京：人民卫生出版社

刘建平，李高. 2015. 生物药剂学和药物动力学（第四版）. 北京：人民卫生出版社

刘建平. 2011. 生物药剂学与药物动力学（第四版）. 北京：人民卫生出版社，102-129

刘蜀宝，李晓阳，朱照静. 2009. 临床药学. 北京：北京大学医学出版社

梅全喜，曹俊岭. 2013. 中药临床药学. 北京：人民卫生出版社

裴小兵，吴增宝. 2005. 统计矩法回顾性分析布洛芬不同剂型的体内释放特征. 安徽医药，2：16-19

平其能，屠锡德，张均寿，等. 2013. 药剂学（第四版）. 北京：人民卫生出版社

施裕珍，王丽梅，李春媛，等. 1998. 氟康唑胶囊剂生物利用度研究. 中国药房，9(2)：77-78

苏成业，韩国柱. 2003. 临床药物代谢动力学，北京：科学出版社

王广基. 2005. 药物代谢动力学. 北京：化学工业出版社

王晓丹，滕玉芳，郝吉福，等. 2013. 不同来源血竭的研究进展. 中成药，35（8）：1752-1756

王元清，韩彬，向荣，等. 2015. 总量统计矩结合聚类分析与主成分分析评价虎杖饮片一致性与差异性. 中草药，19：53-59

魏敏吉，赵明. 2008. 创新药物药代动力学研究与评价，北京：北京大学医学出版社，418-419

魏树礼，张强. 2004. 生物药剂学与药物动力学（第 2 版）. 北京：北京大学医学出版社

魏树礼. 1997. 生物药剂学与药物动力学. 北京：北京医科大学/中国协和医科大学联合出版社

伊秀林，司端运，刘昌孝. 2010. 应用药物转运体的药代动力学评价. 药物评价研究，33（5）：341-346

印晓星，杨帆. 2009. 生物药剂学与药物动力学（案例版）. 北京：科学出版社

张继稳，顾景凯. 2009. 缓控释制剂药物动力学. 北京：科学出版社，134-135

赵香兰. 2002. 临床药代动力学. 郑州：郑州大学出版社

周晋，邓凯文，段晓鹏，等. 2012. 指纹图谱总量统计矩分析法参数的计算及积分条件的确定. 中华中医药学刊，3：59-62

周艺佳，唐静雅，侯媛媛，等. 2015. 硝呋太尔片在健康人体内的药物学研究. 沈阳药科大学学报，32(2)：141-146

朱家壁. 2011. 现代生物药剂学. 北京：人民卫生出版社

邹昌文，刘晓伟，王洪光. 2011. 法莫替丁分散片的研制及其体外释放度的研究. 天津化工，25（4）：18-21

《化学药物非临床药代动力学研究技术指导原则》课题研究组. 2005. 化学药物非临床药代动力学研究技术指导原则

《化学药物临床药代动力学研究技术指导原则》课题研究组. 2005. 化学药物临床药代动力学研究技术指导原则

Ando H, Hisaka A, Suzuki H. 2015. A new physiologically based pharmacokinetic model for the prediction of gastrointestinal drug absorption: translocation model. Drug Metab Dispos, 43（4）：109-113

Anthérieu S, Chesné C, Li R, et al. 2012. Optimization of the HepaRG cell model for drug metabolism and toxicity studies. Toxicol In Vitro, 26（8）：1278-1285

Ashton M, Hai T N, Sy N D, et al. 1998. Artemisinin pharmacokinetics in time-dependent during repeated oral administration in healthy male adults. Drug Metab Dispos, 26：25-27

Beaumont C, Young G C, Cavalier T, et al. 2014. Human absorption, distribution, metabolism and excretion properties of drug molecules: a plethora of approaches. Brit J Clin Pharmaco, 78（6）：1185-200

Benet L Z, Galeazzi R L. 1979. Noncompartmental determination & the steady-state volume of distribution. J Pharm Sci, 68：1071-1074

Bergström C A S, Holm R, Jørgensen S A, et al. 2014. Early pharmaceutical profiling to predict oral drug absorption: current status and unmet needs. Eur J Pharm Sci, 57（1）：173-199

Bernd Meibohm. 2010. 生物技术药物药代动力学与药效动力学. 程远国等译. 北京：人民军医出版社

Boroujerdi M. 2002. Pharmacokinetics: Principles and Applications. New York: McGraw Hill Medical Publishing Division

Carter B L. 2016. Evolution of Clinical Pharmacy in the USA and Future Directions for Patient Care. Drugs Aging, 33（3）：169-177

Chauhan V P, Stylianopoulos T, Martin J D, et al. 2012. Normalization of tumour blood vessels improves the delivery of nanomedicines in a size-dependent manner. Nat Nanotechnol, 7（6）：383-388

Cho WS, Kang BC, Lee JK, et al. 2013. Comparative absorption, distribution, and excretion of titanium dioxide and zinc oxide nanoparticles after repeated oral administration. Part Fibre Toxicol. 10：1-9

Davit B M, Kanfer I, Tsang Y C, et al. 2016. BCS Biowaivers: similarities and differences among EMA, FDA, and WHO requirements. AAPS J, 18（3）：612-618

Feng C, Zhang C, Shao X, et al. 2012. Enhancement of nose-to-brain delivery of basic fibroblast growth factor for improving rat memory impairments induced by co-injection of beta-amyloid and ibotenic acid into the bilateral hippocampus. Int J Pharm, 423（2）：226-234

Fischman, AJ, Alpert, et al. 2002. Pharmacokinetic imaging: a noninvasive method for determining drug distribution and action. Clin Pharmacokinet, 41（8）：581-602

Fu C, Liu T, Li L, et al. 2013. The absorption, distribution, excretion and toxicity of mesoporous silica nanoparticles in mice following different exposure routes. Biomaterials. 34（10）：2565-2575.

Gao H, He Q. 2014. The interaction of nanoparticles with plasma proteins and the consequent influence on nanoparticles behavior. Exp OpinDrug Deliv, 11（3）：409-420

Gao X, Qian J, Zheng S, et al. 2014. Overcoming the blood-brain barrier for delivering drugs into the brain by using adenosine receptor nanoagonist. ACS Nano, 8（4）：3678-3689

Gibaldi. 朱家壁译. 1987. 药物动力学（第2版）. 北京：科学出版社

Graham D J, Dow R J, Hall D J, et al. 1985. The metabolism and pharmacokinetics of nicardipine hydrochloride in man. British Journal Of Clinical Pharmacology, 20（S1）：23S-28S

Grodi T, Huong DX, Hai TN, et al. 2002. Artemisinin pharmacokinetics and efficacy in uncomplicated-malaria patients treated with two different dosage regimens. Antimicrob Agents Chemother, 46：1026-1031

Hines R N. 2013. Developmental expression of drug metabolizing enzymes: Impact on disposition in neonates and young children. Int J Pharm, 452（1-2）：3-7

Hla K K, Latham A N, Henry J A. 1992. Influence of time of administration on verapamil pharmacokinetics. Clinical Pharmacology &

Therapeutics, 51（4）: 366-370

Hu Z X, Zhang W N, He H B, et al. 2005. Magnesia-zirconia based mimetic biomembrane chromatography for predicting human drug absorption. J Chromatogr B Analyt Technol Biomed Life Sci, 827（2）: 173-181

Ikemura K, Iwamoto T, Okud M. 2014. MicroRNAs as regulators of drug transporters, drug-metabolizing enzymes, and tight junctions: Implication for intestinal barrier function. Pharmacol Ther, 143（2）: 217-224

Isoherranen N, Thummel K E. 2013. Drug metabolism and transport during pregnancy: how does drug disposition change during pregnancy and what are the mechanisms that cause such changes? Drug Metab Dispos, 41: 256–262.

Kaddurah-Daouk R, Kristal B S, Weinshilboum R M. 2008. Metabolomics: a global biochemical approach to drug response and disease. Annu Rev Pharmacol Toxicol, 48（5）: 653-683

Kiang T K, Ensom M H. 2016. Therapeutic drug monitoring of mycophenolate in adult solid organ transplant patients: an update. Expert Opin Drug Metab Toxicol, DOI: 10.1517/17425255.2016.1170806

Kline S, Larsen TA, Fieber L, et al. 1995. Limited toxicity of prolonged therapy with high doses of amphotericin B lipid complex. Clin Infect Dis. 21: 1154-1158.

L. 夏盖尔. 2006. 应用生物药剂学与药物动力学. 李安良等译. 北京: 化学工业出版社

Lamba J K, Lin Y S, Schuetz E G, et al. 2012. Genetic contribution to variable human CYP3A-mediated metabolism. Adv Drug Deliv Rev, 64（S）: 256-269

Lee W L, Tan J W, Tan C N, et al. 2014. Modulating drug release from gastric-floating microcapsules through spray-coating layers. PLoS One, 9（12）: e114284

Leon A. 2007. Pharmacokinetic &pharmacodynamicdata analysis, Concepts and Applications, Fourth Edition. Swedish Pharmaceutical Press

Leon S, Andrew B C Yu. 2015. Applied biopharmaceutics&pharmacokinetics, Seventh Edition.McGraw-Hill Medical Publishing Division

Leon S, Susanna W P, Anderw B C YU. Applied biopharmaceutics&pharmacokinetics, Fifth Edition.McGraw-Hill Medical Publishing Division.

Leon S, Wu Pong S, Yu A B C. 2005. Applied Biopharmaceutics & Pharmacokinetics.5th Ed. New York: McGraw-Hill, Medical Pub.Division

Li D, Wang M, Yang CQ, et al. 2012. Solid state characterization and analysis of stability in Azelnidipine polymorphs. Chem Pharm Bull, 60（8）: 995-1002

Lin Y J, Liao C M. 2015. Quantifying the impact of drug combination regimens on TB treatment efficacy and multidrug resistance probability. J Antimicrob Chemother, 70（12）: 3273-3282

Li N, Ye Y J, Yang M, et al. 2011. Pharmacokinetics of baicalin-phospholipid complex in rat plasma and brain tissues after intranasal and intravenous administration.Pharmazie,（66）: 374-377

Liou Y F, Vasylenko T, Yeh C L, et al. 2015. SCMMTP: identifying and characterizing membrane transport proteins using propensity scores of dipeptides. BMC Genomics, 16 Suppl 12: S6

Lipinski C A, Lombardo F, Dominy B W, et al. 2001. Experimental and computational approaches to estimate solubility and permeability in drug discovery and development settings. Adv Drug Deliv Rev, 46（1-3）: 3-26

Liu CJ, Dang LP, Tong Y, et al. 2013. Influence of polymorphs on the transformation water activity of theophylline. Ind Eng Chem Res, 52（42）: 14979-14983

Liu Z H, Li Y. 2012. Modulation of nuclear receptors on drug metabolizing enzymes and transporters. Yao Xue Xue Bao, 1575-1581

Ludden T M. 1991. Nonlinear pharmacokinetics. Clinical Pharmacokinetics, 20（6）: 429-446

Mager, DE, Jusko, et al. 2002. Quantitative structure-pharmacokinetic/ pharmacodynamic relationships of corticosteroids in man. J Pharm Sci, 91（11）: 2441-2451

Mahmoudi M, Azadmanesh K, Shokrgozar M A, et al. 2011. Effect of nanoparticles on the cell life cycle. ChemRev. 111（5）: 3407-3432

Malcolm Rowland, Thomas N. Tozer. 陈东生, 等译. 2012. 临床药代动力学与药效动力学. 北京: 人民卫生出版社

Mehdi B. 2001. Pharmacokinetics: Principles and Application. New York: McGraw-Hill, Medical Pub.Division

Mehdi B. 2015. Pharmacokinetics and Toxicokinetics. CRC Press

Michael E, Aulton.2007. Pharmaceutics, The design and manufacture of medicines. third edition. Churchill Livingstone Elsevier

Moreira da Silva R, Verjee S, de Gaitani C M, et al. 2016. Evaluation of the intestinal absorption mechanism of casearin X in Caco-2 cells with modified carboxylesterase activity. J Nat Prod, DOI: 10.1021/acs.jnatprod.5b01139

Nalwa H S. 2016. Encyclopedia of Nanoscience and Nanotechnology.Valencia: American Scientific Publishers, 9: 1-21

Perl W, Saruds P. 1969. Input-output analysis and for total input rate and total traced mass of body cholesterol in man. Circ Res, 25: 191-199

Riegllman S, Collier P. 1980. The application of statistical moment theory to the evaluation of in vivo dissolution time and absorption. J Pharmacokinet Biopharm, 8: 509-534

Rowland M, Tozer T N. 1999. 临床药物动力学概念与应用. 彭彬译. 长沙: 湖南科学技术出版社

Saghir S A. 2014. Absorption. Encyclopedia of Toxicology, 11 (12): 1-6

Sara R. 2011. Basic pharmacokinetics and pharmacodynamics, An Integrated Textbook and Computer Simulations. A John Wiley & Sons, Inc., Publication

Sara R. 2011. Basic Pharmacokinetics And Pharmacodynamics: An Integrated Textbook And Computer Simulations. New York: John Wiley & Sons, inc., Publication

Sara R. Basic Pharmacokinetics And Pharmacodynamics: An Integrated Textbook And Computer Simulations. Hoboken: John Wiley & Sons, Inc., Publication

Shargel L, Wu-Pong S, Yu ABC. 2012. Applied Biopharmaceutics & Pharmacokinetics (6th Edition). New York: McGraw-Hill

Shargel L, Wu-Pong S, Yu A BC. 2006. 应用生物药剂学与药物动力学 (第五版). 李安良, 吴艳芬, 等译. 北京: 化学工业出版社

Sinnollareddy M G, Roberts M S, Lipman J, et al. 2015. In vivo microdialysis to determine subcutaneous interstitial fluid penetration and pharmacokinetics of fluconazole in intensive care unit patients with sepsis. Antimicrob Agents Chemother, 60 (2): 827-832

Sunil SJ, Philip JB. 2009. Basic Pharmacokinetics.London: Pharmaceutical Press

Tan Q, Wu J, Li Y, et al. 2013. A supermolecular curcumin for enhanced antiproliferative and proapoptotic activities: molecular characteristics, computer modeling and in vivo pharmacokinetics. Nanotechnology, 24: 035102

Toy R, Peiris P M, Ghaghada K B, et al. 2014. Shaping cancer nanomedicine: the effect of particle shape on the in vivo journey of nanoparticles. Nanomedicine (Lond),9 (1): 121-134

Turk, B. 2006. Targeting proteases: successes, failures and future prospects. Nat Rev Drug Discov, 5 (9): 785-799

van der Meel R, Vehmeijer L J, Kok R J, et al. 2013. Ligand-targeted particulate nanomedicines undergoing clinical evaluation: current status. Adv Drug Deliv Rev. 2013, 65 (10): 1284-1298

Wang X, Wayne YW Lee, Zhou XL, et al. 2010. A pharmacodynamic-pharmacokinetic (PD-PK) study on the effects of Danshen (Salviamiltiorrhiza) on midazolam, a model CYP3A probe substrate, in therat. Phytomedicine, (17): 876-883

Xu X, Zhang X A, Wang D W. 2011. The roles of CYP450 epoxygenases and metabolites, epoxyeicosatrienoic acids, in cardiovascular and malignant diseases. Adv Drug Deliv Rev, 63 (8): 597-609

Yager J D. 2015. Mechanisms of estrogen carcinogenesis: The role of E2/E1-quinone metabolites suggests new approaches to preventive intervention-A review. Steroids, 99 (A): 56-60

Yamaoka K, Nakagava J, Uno T. 1978. Statistical moments in pharmacokinetics. J Pharmacokinet Biopharm, 6: 547-558

Zhang L, Chang J H, Zhang B Q, et al. 2015. The pharmacokinetic study on the mechanism of toxicity attenuation of rhubarb total free anthraquinone oral colon-specific drug delivery system. Fitoterapia, 104: 86-96

Zheng D, Shuai X, Li Y, et al. 2015. Novel flurbiprofen derivatives with improved braindelivery: synthesis, in vitro and in vivo evaluations. Drug Deliv, 1-10

索　引

B

半衰期（half-time，$t_{1/2}$）　119
饱和动力学　206
崩解（disintegration）　21
鼻黏膜给药（intranasal administration）　46
表观分布容积（apparent volume of distribution，V_d）　52，114，162，205
波动百分数（percent of fluctuation，PF）　198
波动度（degree of fluctuation，DF）　198
波动现象（fluctuation）　183

C

肠道血管灌流法（vascular cannulation method）　30
肠肝循环（enterohepatic circulation）　99
肠襻法（intestinal loop method）　30
超声导入法（sonophoresis）　41
处置（disposition）　1

D

达峰时间（t_{max}）和峰浓度（C_{max}）　161
达坪分数（rate of accumulation to plateau）　186
代谢（metabolism）　1
动脉注射（intra-arterial injection，ia）　36
毒物动力学（toxicokinetics）　107
多剂量给药（multiple-dose regimens）　182
多剂量函数（multiple dose function）　185
多晶型（polymorphism）　20

F

非肾清除率（nonrenal clearance）　126
肺部给药（pulmonary administration）　43
分布（distribution）　1
分子生物药剂学（molecular biopharmaceutics）　3
负荷剂量（loading dose）　200
腹腔注射（intraperitoneal injection，ip）　36

G

给药间隔时间（dosing interval，τ）　182

J

肌酐（creatinine）　93
肌内注射（intramuscular injection，im）　36
剂量数（dose number，D_o）　33
剂量依赖动力学（dose-dependent pharmacokinetics）　206
经皮吸收（percutaneous absorption）　38
静脉注射（intravenous injection，iv）　36
绝对生物利用度（absolute bioavailability，Fabs）　115

K

口腔黏膜给药（buccal mucosa administration）　45
快代谢型（extensive metabolism，EM）　78
快平衡组织隔室（rpidly equilibrating tissue，RET）　110
亏量法（deficiency method）　123

L

离子导入技术（iontophoresis）　40
联合用药（drug combination）　6
链状模型（catenary model）　110
临床毒理学（clinical toxicology）　107
临床药物动力学（clinical pharmacokinetics）　107
临床药学（clinical pharmacy）　5
临界粒径（critical particle size）　21
漏槽状态（sink state）　19

M

慢代谢性（poor metabolism，PM）　78
慢平衡组织隔室（sowly equilibrating tissue，SET）　110

N

能力限定过程（capacity limited processes）　113

P

排泄（excretion）　1，90

皮内注射（intracutaneous injection, ic 或 intradermal injection, id） 36
皮下注射（subcutaneous injection, sc） 36
平均稳态血药浓度（average steady state-plasma concentration） 193
坪浓度（plateau concentration） 183

Q

前体药物 83
鞘内注射（intrathecal injection, it） 36
清除率（clearance, CL） 114

R

容量限制动力学（capacity-limited pharmacokinetics） 206
溶出度（dissolution） 21
溶出数（dissolution number, D_n） 33
溶剂化物（solvate） 20
乳突模型（mammillary model） 109

S

肾清除率（renal clearance, CLr） 97, 126, 205
肾小管分泌（tubular secretion） 94
肾小管重吸收（tubular reabsorption） 95
肾小球滤过（glomerular filtration） 92
肾小球滤过率（glomerular filtration rate, GFR） 93
生物半衰期（biological half-life time, $t_{1/2}$） 113
生物利用度（bioavailability, BA） 115, 205
生物药剂学（biopharmaceutics） 1
生物药剂学分类系统（biopharmaceutics classification system, BCS） 3, 32
时间药物动力学（chronopharmacokinetics） 216
首过效应（first pass effect） 69
速率常数（rate constant, k） 113

T

体内法（in vivo experimental method） 30
体内总清除率（total clearance, CL） 120
体外法（in vitro method） 31
透皮吸收促进剂 40

W

外翻肠囊法（everted gut sac method） 31

微针（microneedles） 41
维持剂量（maintenance dose） 200
稳态（steady state） 183
稳态峰浓度（maximum steady state concentration） 183
稳态谷浓度（minimum steady state concentration,） 183
稳态血药浓度（steady state concentration） 183

X

吸收促进剂（absorption enhancer） 29
吸收数（sbsorption number, A_n） 33
吸收速率常数 205
细胞旁路通道转运（paracellular pathway） 9
细胞通道转运（transcellular pathway） 9
相对生物利用度（relative bioavailability, Frel） 115
消除（elimination） 1, 90
蓄积（accumulation） 54
蓄积系数（accumulation index） 196
蓄积现象（accumulation） 183
血浆蛋白结合率 57
血药浓度-时间曲线（concentration-time） 105
血药浓度-时间曲线下面积（area under the plasma concentration-time curve, AUC） 119, 162, 204

Y

眼部给药（ophthalmic administration） 41
药物代谢（drug metabolism） 69
药物的分布（distribution） 52
药物的吸收（absorption） 1
药物动力学（pharmacokinetics） 104
药物效应动力学（pharmacodynamics） 108
遗传多态性（genetic polymorphism） 78
阴道黏膜给药（vaginal mucosa administration） 48

Z

在体肠灌流法（intestine perfusion method） 30
在体法（in situ experimental method） 30
直肠黏膜给药（rectal mucosal administration） 49

治疗窗(therapeutic range or therapeutic window) 182
治疗药物监测(therapeutic drug monitoring) 6
中央室(central compartment) 109
肿瘤增强的渗透和滞留效应(Enhanced permeability and retention effect, EPR effect) 67
周边室(peripheral compartment) 109
注射给药(parenteral administration) 35
转运(transport) 1

总清除率(total clearance) 126
组织流动室法(tissue flux chambers method) 31

其他

Ⅰ相反应(phase Ⅰ reaction) 71
Ⅱ相反应(phase Ⅱ reaction, conjugation) 71
Caco-2 细胞(Caco-2 cell) 31
MDCK 细胞(MDCK cell) 32
pH-分配假说(pH-partition hypothesis) 17